TRAITÉ PRATIQUE
DE MÉDECINE
CLINIQUE ET THÉRAPEUTIQUE

PUBLIÉ SOUS LA DIRECTION

DE MM.

Samuel BERNHEIM et Émile LAURENT

COLLABORATEURS :

MM. Archamband (de Paris), Assimis (d'Athènes), Bacchi (de Paris), Paul Barlerin (de Paris), Bauurel (de Montpellier), Bianchi (de Naples), Bilhaut (de Paris), Bloch (de Paris), Boeteau (de Villejuif), Bonnet (de Paris), Bonvalot (de Paris), Bosc (de Montpellier), Boncour (de Paris), Bouton (de Besançon), Bovet (de Pougues), Brousse (de Montpellier), Brunet (de Paris), Cazenave de la Roche (de Menton), Chapplain (de Marseille), Chatelain (de Paris), Chrétien (de Poitiers), de Christmas (de Paris), Cornet (de Paris), Coudray (de Paris), Coutagne (de Lyon), Coutenot (de Besançon), Cristiani (de Genève), Crocq (de Bruxelles), Cuilleret (de Lyon), Dechamp (d'Arcachon), Delyanis (d'Athènes), Dervillez (de Paris), Destarac (de Toulouse), Diamantberger (de Paris), Dubreuilh (de Bordeaux), Duhourcau (de Cauterets), Ferran (de Barcelone), Fienga (de Naples), Fouchard (du Mans), Garnault (de Paris), L. Garnier (de Paris), Gibert (du Havre), Girod (de Clermont-Ferrand), Gottstein (de Breslau), Goureau (de Paris), Guelpa (de Paris), Hagen (de Leipzig), Hajeck (de Vienne, Autriche), Jocqs (de Paris), Jouin (de Paris), Kohos (de Paris), Leriche (d'Eaux-Bonnes), E. Levy (de Strasbourg), Levrat (de Lyon), Liandier (de Paris), Lichtwitz (de Bordeaux), Lorain (de Nancy), Mascarel (de Châtellerault), Masoin (de Louvain), Mejia (de Mexico), Minovici (de Bucharest), Moldenhauer (de Leipzig), Albert Moll (de Berlin), Mook (de Paris), Moreau (d'Alger), Morin (de Paris), Perrenot (de Hyères), Henri Picard (de Paris), Piole (de Paris), Polguère (de Paris), Ruech (de Bordeaux), Van Renterghem (d'Amsterdam), Rémond (de Toulouse), Sanchez Herrero (de Madrid), Sauvez (de Paris), Semmola (de Naples), Sérieux (de Villejuif), Sormani (de Pavie), Stieffel (de Joinville), Suss (de Paris), Tison (de Paris), Tobeitz (de Graz), Trénel (de Paris), de Tymovski (de Schintznach), Vautrin (de Nancy), Vermel (de Moscou), Voronoff (de Paris), de Yong (de La Haye), Ziem (de Dantzig), Zilgien (de Nancy).

TOME PREMIER

MALADIES INFECTIEUSES

PARIS

A. MALOINE, ÉDITEUR

91, BOULEVARD SAINT-GERMAIN, 91

1895

TRAITÉ PRATIQUE
DE MÉDECINE
CLINIQUE ET THÉRAPEUTIQUE

PUBLIÉ SOUS LA DIRECTION

DE MM.

Samuel BERNHEIM et Émile LAURENT

COLLABORATEURS :

MM. Archambaud (de Paris), Assimis (d'Athènes), Bacchi (de Paris), Paul Barlerin (de Paris), Baumel (de Montpellier), Bianchi (de Naples), Bilhaut (de Paris), Bloch (de Paris), Boeteau (de Villejuif), Bonnet (de Paris), Bonvalot (de Paris), Bosc (de Montpellier), Boncour (de Paris), Bouton (de Besançon), Bovet (de Pougues), Brousse (de Montpellier), Brunet (de Paris), Cazenave de la Roche (de Menton), Chapplain (de Marseille), Chatelain (de Paris), Chrétien (de Poitiers), de Christmas (de Paris), Cornet (de Paris), Coudray (de Paris), Coutagne (de Lyon), Coutenot (de Besançon), Cristiani (de Genève), Crocq (de Bruxelles), Cuilleret (de Lyon), Dechamp (d'Arcachon), Delyanis (d'Athènes). Dervillez (de Paris), Destarac (de Toulouse), Diamantberger (de Paris), Dubreuilh (de Bordeaux), Duhoureau (de Cauterets), Ferran (de Barcelone), Fienga (de Naples), Fouchard (du Mans), Garnault (de Paris), L. Garnier (de Paris), Gibert (du Havre), Girod (de Clermont-Ferrand), Gottstein (de Breslau), Goureau (de Paris), Guelpa (de Paris), Hagen (de Leipzig), Hajeck (de Vienne, Autriche), Jocqs (de Paris), Jouin (de Paris), Kohos (de Paris), Leriche (d'Eaux-Bonnes), E. Levy (de Strasbourg), Levrat (de Lyon). Liandier (de Paris), Lichtwitz (de Bordeaux), Lorain (de Nancy), Mascarel (de Châtellerault), Masoin (de Louvain), Mejia (de Mexico), Minovici (de Bucharest), Moldenhauer (de Leipzig), Albert Moll (de Berlin), Mook (de Paris), Moreau (d'Alger), Morin (de Paris), Perrenot (de Hyères), Henri Picard (de Paris), Piole (de Paris), Polguère (de Paris), Rueck (de Bordeaux), Van Renterghem (d'Amsterdam), Rémond (de Toulouse), Sanchez Herrero (de Madrid), Sauvez (de Paris), Semmola (de Naples), Sérieux (de Villejuif), Sormani (de Pavie), Stieffel (de Joinville), Suss (de Paris), Tison (de Paris), Tobeitz (de Graz), Trénel (de Paris), de Tymovski (de Schintznach), Vautrin (de Nancy), Vermel (de Moscou), Voronoff (de Paris), de Yong (de La Haye), Ziem (de Dantzig), Zilgien (de Nancy).

TOME PREMIER
MALADIES INFECTIEUSES

PARIS
A. MALOINE, ÉDITEUR
91, BOULEVARD SAINT-GERMAIN, 91

1895

TRAITÉ PRATIQUE
DE MÉDECINE

CLINIQUE ET THÉRAPEUTIQUE

DIVISION DE L'OUVRAGE

ÉVREUX, IMPRIMERIE DE CHARLES HÉRISSEY

TRAITÉ PRATIQUE

DE MÉDECINE

CLINIQUE ET THÉRAPEUTIQUE

PUBLIÉ SOUS LA DIRECTION

DE MM.

Samuel BERNHEIM et Émile LAURENT

COLLABORATEURS :

MM. Archambaud (de Paris), Assimis (d'Athènes), Bacchi (de Paris), Paul Barlerin (de Paris),
Baumel (de Montpellier), Bianchi (de Naples), Bilhaut (de Paris), Bloch (de Paris),
Bœteau (de Villejuif), Bonnet (de Paris), Bonvalot (de Paris), Bosc (de Montpellier), Boncour (de Paris),
Bouton (de Besançon), Bovet (de Pougues), Brousse (de Montpellier),
Brunet (de Paris), Cazenave de la Roche (de Menton), Chapplain (de Marseille),
Chatelain (de Paris), Chrétien (de Poitiers), de Christmas (de Paris), Cornet (de Paris),
Condray (de Paris), Coutagne (de Lyon), Coutenot (de Besançon), Cristiani (de Genève),
Crocq (de Bruxelles), Cuilleret (de Lyon), Dechamp (d'Arcachon), Delyanis (d'Athènes),
Dervillez (de Paris), Destarac (de Toulouse), Diamantberger (de Paris), Dubreuilh (de Bordeaux),
Duhoureau (de Cauterets), Ferran (de Barcelone), Fienga (de Naples),
Fouchard (du Mans), Garnault (de Paris), L. Garnier (de Paris), Gilbert (du Havre),
Girod (de Clermont-Ferrand), Gottstein (de Breslau), Goureau (de Paris), Guelpa (de Paris),
Hagen (de Leipzig), Hajeck (de Vienne, Autriche), Jocqs (de Paris), Jouin (de Paris), Kohos (de Paris),
Leriche (d'Eaux-Bonnes), E. Levy (de Strasbourg), Levrat (de Lyon), Liandier (de Paris),
Lichtwitz (de Bordeaux), Lorain (de Nancy), Mascarel (de Châtellerault),
Masoin (de Louvain), Mejia (de Mexico), Minovici (de Bucharest), Moldenhauer (de Leipzig),
Albert Moll (de Berlin), Mook (de Paris), Moreau (d'Alger), Morin (de Paris),
Perrenot (de Hyères), Henri Picard (de Paris), Piole (de Paris), Polguère (de Paris),
Puech (de Bordeaux), Van Renterghem (d'Amsterdam), Rémond (de Toulouse),
Sanchez Herrero (de Madrid), Sauvez (de Paris), Semmola (de Naples), Sérieux (de Villejuif),
Sormani (de Pavie), Stieffel (de Joinville), Suss (de Paris), Tison (de Paris), Tobeitz (de Graz),
Trénel (de Paris), de Tymovski (de Schintznach), Vautrin (de Nancy), Vermel (de Moscou),
Voronoff (de Paris), de Yong (de La Haye), Ziem (de Dantzig), Zilgien (de Nancy).

TOME PREMIER

MALADIES INFECTIEUSES

PARIS

A. MALOINE, ÉDITEUR

91, BOULEVARD SAINT-GERMAIN, 91

1895

PRÉFACE

Quoique notre époque soit très fertile en productions scientifiques de tous genres, nous croyons être utiles en présentant au monde savant un Traité de Médecine, qui ne ressemble en rien aux autres ouvrages parus jusqu'à ce jour : il est nouveau par sa conception, par son esprit, par sa portée, par sa collaboration.

Autrefois un auteur s'attelait généralement seul à la rédaction d'un traité de médecine ou de chirurgie. Quelle que fût son érudition, il ne pouvait manquer de commettre des oublis, de laisser quelques points importants dans l'ombre, d'enregistrer plus d'une erreur, de repousser à tort ou à raison et d'ignorer quelque découverte nouvelle ; son œuvre était forcément inégale et boitait en plus d'un chapitre. Et puis un pareil labeur exigeait toujours plusieurs années, quelquefois même absorbait une existence tout entière, de sorte que, quand les derniers chapitres voyaient le jour, chapitres jeunes et nouveaux, les anciens étaient déjà frappés de vétusté et n'étaient plus au courant de la science.

De nos jours, on a compris les inconvénients de ce genre de publications, et on y a renoncé en partie. Il est exceptionnel qu'un seul auteur assume la lourde tâche de compiler un traité didactique complet. Aujourd'hui les savants s'associent en plus ou moins grand nombre pour produire le plus rapidement possible ces œuvres. Malheureusement tous ces ouvrages,

très savants et très nourris de documents, négligent trop souvent la partie essentielle, celle qui intéresse surtout les praticiens, ceux qui exercent la partie la plus utile de l'art difficile
de guérir. On se perd dans les discussions théoriques, dans
de stériles questions d'École, dans de mesquines controverses
d'historique et de priorité ; on se fait compilateur et natura-
liste ; on oublie plus ou moins complètement le guérisseur, le
vrai médecin en un mot, celui qu'on ne devrait jamais perdre de
vue, puisque c'est pour lui en somme qu'on écrit. Et puis ces
sortes de traités sont généralement produits par une École, sous
l'égide d'un seul Maître, qui donne ses indications, ses instructions et même ses ordres. Il en résulte qu'on a tendance à
bannir toutes les idées d'une école rivale ou voisine, de frapper
d'ostracisme toutes les découvertes qui ne sont point sorties du
laboratoire du maître, qui n'ont point été élaborées par le petit
cénacle d'élèves ou d'admirateurs.

En entreprenant la publication de cet ouvrage, nous avons
voulu suivre une autre voie et agir d'une façon toute différente.

Nous n'appartenons, au point de vue scientifique, à aucun
clan, à aucune école, à aucune église. Nous ne sommes les
élèves de personne et tous les maîtres sont nos maîtres. Libres
de toute attache, nous avons résolu de nous adresser, pour la
rédaction de notre Traité de Médecine, à des professeurs, à des
médecins des hôpitaux, à des spécialistes, à des médecins de
toutes les écoles et de tous les pays. Nous avons confié à chacun
d'entre eux les questions sur lesquelles il s'est fait une réputation incontestable de compétence. Chaque chapitre a été ainsi
rédigé sans peine par un auteur, qui connaissait son sujet à fond
avant même d'en avoir entrepris la rédaction.

Nous avons voulu surtout faire un traité essentiellement
pratique, où les médecins pourront trouver tous les renseignements qui leur sont nécessaires chaque jour dans l'exercice difficile de leur art. Aussi avons-nous recommandé à tous nos collaborateurs de passer rapidement sur les nombreuses doctrines
et théories, de décrire avec précision, mais sans longueur,

l'étiologie, l'anatomie pathologique, la bactériologie. Nous les avons priés, par contre, d'étudier avec détails la symptomatologie et le diagnostic. Enfin la plus large place a été réservée à la prophylaxie et à la thérapeutique de chaque affection. Ce soin particulier, avec lequel on a traité les questions cliniques et thérapeutiques, justifie le titre de notre ouvrage.

Nous n'avons certes pas la prétention d'avoir édifié une œuvre parfaite et sans défauts ; nous sommes plus modestes. Nous espérons simplement être utiles, avoir rempli une lacune dans la bibliothèque de la pratique médicale, et rendre ainsi quelques services à nos confrères et aux vrais praticiens.

Nous ne pouvons clore cette préface sans remercier tous ceux qui nous ont si efficacement aidés dans cette lourde tâche. Les bonnes volontés sont venues à nous de partout, de toutes les Facultés, de tous les pays. Les auteurs ont bien compris que, si nous leur tracions un plan pour former un ouvrage homogène, ils conservaient toute leur indépendance pour la rédaction du chapitre dont ils se chargeaient, et qu'ils gardaient ainsi tout le mérite de leurs efforts. Si ce Traité de Médecine a du succès, c'est à eux qu'en reviendra toute la gloire, puisque nous n'avons été que les inspirateurs de cette œuvre à laquelle ils ont participé d'une façon si active : ils sont réellement tous, et au même titre, les auteurs de ce traité.

Samuel BERNHEIM.   Émile LAURENT.

TRAITÉ PRATIQUE
DE MÉDECINE

CLINIQUE ET THÉRAPEUTIQUE

TOME PREMIER
MALADIES INFECTIEUSES

CHAPITRE PREMIER

INFECTION — CONTAGION — GERMES PATHOGÈNES
POISONS MICROBIENS
IMMUNITÉ ET VACCINATION — ASSOCIATIONS MICROBIENNES

I

INFECTION

A l'époque où nous sommes, époque qui comprend presque toute la dernière moitié du siècle, nous assistons à une véritable évolution scientifique dont on ne peut méconnaître ni la réalité ni l'importance.

Cette évolution a eu son point de départ dans les découvertes immortelles de Pasteur sur les fermentations ; elle marque pour la science et plus particulièrement pour la médecine le commencement d'une ère de progrès et de clarté. Révélant d'abord l'existence d'un monde jusqu'alors inconnu, celui des infiniment petits, l'illustre savant continua ses recherches et montra le lien de causalité existant entre certaines maladies et certains microorganismes. Il renversait ainsi nombre de vieilles doctrines et créait de toutes pièces une nouvelle branche d'études, la bactériologie.

Aujourd'hui cette nouvelle science est en honneur, elle compte de nombreux et fervents adeptes, des travaux considérables ont été faits et sont encore entrepris sur cet intéressant sujet, bref, il n'est plus permis de douter de l'existence et du rôle de certains micro-organismes dans les maladies. On attache un sens précis aux expressions « d'*infection*, de *contagion*, de *germe pathogène*, » et tout travail de pathologie qui désire être complet, doit consacrer un chapitre spécial à cette question.

Tous les esprits jeunes et actifs qui ont étudié sous l'empire des nouvelles idées ou qui se sont tenus au courant des découvertes et ont ainsi rectifié les enseignements de la vieille école, sont d'accord pour reconnaître l'importance des doctrines microbiennes, tous comprennent que l'avenir de la science est là.

Pour espérer guérir, il faut connaître la cause du mal, le médecin doit donc se préoccuper des germes pathogènes, de leur entrée et de leur pullulation dans l'organisme, des actions bonnes et mauvaises qu'ils y exercent. Alors seulement il pourra espérer découvrir le remède qui les détruira, le vaccin qui les atténuera ou rendra nos tissus réfractaires à leurs effets.

Chaque jour augmente le nombre des maladies dites infectieuses, dont la cause jusqu'alors ignorée doit être attribuée à l'action d'un organisme parasitaire microbien ; chaque jour on découvre de nouvelles bactéries, on perfectionne les procédés de vaccination, on crée des méthodes d'immunisation ; et chaque pas fait en avant nous rapproche de la solution du grand problème qui nous intéresse tous : celui de l'existence, de la maladie et de la mort.

Ces idées générales établies, abordons le fond de la question complexe qu'il nous faut étudier ; nous allons dans ce premier chapitre examiner ce qu'on entend par infection, voir ce que sont ces maladies infectieuses, chercher à en expliquer la cause et la pathogénie, décrire leur symptomatologie générale et les lésions anatomo-pathologiques qu'elles présentent, enfin donner un aperçu général rapide de la thérapeutique que l'on doit leur opposer.

Le terme de *maladie infectieuse* évoque l'idée d'un empoisonnement, de nature toute particulière, puisque ce poison infectieux, une fois qu'il a été introduit dans l'organisme et qu'il y a trouvé des conditions favorables, s'y développe d'une façon indéfinie : l'infection laisse donc supposer la présence dans le corps d'un être vivant qui s'y multiplie.

Cet être vivant qui est la cause première et efficiente de la maladie, c'est le germe pathogène dont nous étudierons plus loin l'organisation, la manière de vivre et les sécrétions toxiques. Ce germe s'introduit dans l'organisme, au sein même de nos tissus, grâce à une perte de substance de la surface cutanée ou des diverses muqueuses qui tapissent nos cavités naturelles ; puis après avoir franchi cette porte d'entrée qui n'a pas besoin d'être bien large pour l'admettre, s'il rencontre dans le point où il s'est logé un terrain favorable, réunissant les conditions requises pour son développement, chaleur, oxygène, substances azotées, etc., il s'y reproduit avec rapidité ; en quelques heures, le nombre de ces individualités microbiennes devient très considérable.

Mais le corps ne se laisse pas ainsi envahir sans tenter quelque résistance ; les remarquables et récents travaux publiés par Metchnikoff expliquent le mécanisme de cette lutte, dont notre organisme est alors le théâtre ; d'un côté sont les microbes pathogènes, de l'autre, certaines cellules de notre économie, les globules blancs et les cellules leucocytaires du sang et de la lymphe, qui deviennent les antagonistes des germes envahisseurs.

A l'état normal, ces leucocytes sont charriés par les liquides nutritifs à l'intérieur des vaisseaux sanguins et lymphatiques, mais lorsque des germes pathogènes ont fait irruption quelque part dans nos tissus et s'y sont implantés, on voit bientôt se produire les phénomènes suivants :

Les leucocytes deviennent plus abondants dans les vaisseaux qui se rendent au point du corps où sont cantonnés les microbes, puis arrivés dans les capillaires de ces régions, on les voit ralentir leur marche, s'accoler aux parois, s'insinuer entre les cellules de l'endothélium qui constitue la paroi de ces vaisseaux capillaires et sortir ainsi du torrent circulatoire (diapédèse). Les voilà donc dans l'intimité des tissus, en face des microbes qu'ils vont chercher à détruire ; les observations de Metchnikoff, auquel on a fait de nombreuses objections, sont très affirmatives à cet égard et s'appuient sur un grand nombre d'examens microscopiques. Ces leucocytes, animés de mouvements amiboïdes, se dirigent vers les germes pathogènes, les entourent, les englobent et les détruisent après les avoir ainsi englobés.

Metchnikoff, pour caractériser ce phénomène de défense organique qu'il avait découvert, a donné aux cellules qui dévorent ainsi les microbes le nom de *phagocytes*, et à l'ensemble du phénomène lui-même le nom de *phagocytose*.

Tel est, exposé en quelques mots, le mécanisme de l'infection et de la résistance de notre corps à l'infection ; mais le résultat de cette lutte sans merci que se livrent nos cellules et les microbes n'est pas toujours le même : tantôt ce sont les phagocytes qui, nombreux et forts, parviennent à arrêter l'invasion des germes infectieux ; tantôt, au contraire, les microbes triomphent et grâce à la rapidité avec laquelle ils se reproduisent, grâce au peu d'abondance ou au peu de vitalité des leucocytes qui ne peuvent suffire à les détruire tous, ils se répandent de proche en proche dans les tissus, passent dans le sang qui les charrie dans tout l'organisme, généralisant ainsi l'infection, purement locale au début.

L'ensemble de ces phénomènes (réaction phagocytaire de l'organisme contre les agents irritatifs microbiens) constitue l'*inflammation ;* il suffit, en effet, de pratiquer une coupe microscopique d'un tissu enflammé pour y remarquer, outre la présence de germes parasitaires, l'extrême abondance des cellules leucocytaires qui infiltrent les mailles du tissu conjonctif ; la théorie et l'hypothèse de la phagocytose semblent donc concorder avec les faits observés.

De nombreuses causes peuvent entraver ou favoriser la phagocytose et par conséquent permettre aux germes pathogènes d'accomplir ou non leur œuvre nocive dans l'organisme ; de ces causes dépendra donc la gravité ou la bénignité de l'infection. Celle-ci sera aggravée par tout ce qui activera la prolifération des microbes, retardera la diapédèse et l'arrivée des phagocytes et inversement.

C'est ainsi que les germes pathogènes se développent plus vite s'ils ont pénétré à la fois en grande quantité, si ces germes sont doués d'une grande virulence, si l'individu atteint est déjà débilité par les privations, la misère, le surmenage et l'inanition, la vie dans des habitations mal aérées et obscures ; il en sera de même si cette personne a été auparavant exposée au froid, qui ralentit les actes cellulaires dont dépend le phagocytisme (influence des refroidissements dans l'étiologie de nombreuses maladies), s'il a des habitudes alcooliques ou a subi d'autres intoxications chroniques.

L'infection sera également plus prompte à se développer si elle frappe une personne âgée, de sexe féminin, si les microbes s'attaquent à un organe déjà malade, par exemple à des reins présentant des lésions de néphrite ; on doit encore tenir compte de l'état d'intégrité du système nerveux qui, par les nerfs vaso-moteurs, commande à la diapédèse et par suite règle la rapidité avec laquelle les leucocytes pourront venir au secours de l'organisme menacé.

Au contraire, l'infection sera bénigne si le germe pathogène qui envahit l'économie a été atténué par les conditions biologiques auxquelles il était antérieurement soumis (exposition à la lumière, à la dessiccation, à la chaleur ou au froid, passage dans le corps d'animaux réfractaires, etc.).

L'existence d'une maladie infectieuse se reconnaît à divers symptômes, d'ordre général, communs à la plupart des affections microbiennes. Ce sont ces signes caractéristiques de l'infection que nous nous bornerons à examiner ici, laissant de côté tout ce qui est spécial et particulier à un cas déterminé, et dont l'exposé se trouvera à propos de l'étude de chacune des maladies infectieuses.

L'infection débute ordinairement par des lésions locales plus ou moins apparentes ; ces lésions (inflammation, œdème, congestion, etc.) prouvent la résistance de notre corps ; elles sont dues à l'afflux des leucocytes dans les vaisseaux se rendant au point contaminé et à la diapédèse de ces mêmes leucocytes lorsqu'ils sont arrivés dans les tissus en présence des germes pathogènes.

La lutte commence donc : les phagocytes s'occupant d'englober le plus grand nombre possible de microbes, ceux-ci se reproduisant et sécrétant des produits solubles toxiques qui agissent d'abord localement, en altérant la composition chimique des tissus, puis passent bientôt dans la circulation générale, diffusent dans toutes nos humeurs, influent sur les centres nerveux vaso-moteurs, provoquant la vaso-constriction et paralysant les nerfs vaso-dilatateurs, ce qui nuit à la diapédèse et gêne la phagocytose.

En même temps que ces poisons microbiens, les microbes eux-mêmes peuvent se répandre dans l'organisme, s'arrêtent en divers points du système circulatoire, deviennent le point de départ de thrombus, d'embolies et de foyers infectieux nouveaux.

On remarque, dès lors, l'apparition de nouveaux symptômes qui sont :

1° La *fièvre*, signe des plus constants et des plus caractéristiques de l'infection ; on l'attribue à la présence des sécrétions microbiennes. Les travaux de Weber, Chauveau, Brieger, Bouchard, Charrin, etc., ont démontré, en effet, que certaines parties des produits solubles sécrétés par les microbes étaient pyrétogènes et qu'injectés à des animaux ils produisaient seulement chez ceux-ci de l'hyperthermie. Hunter analysant la tuberculine de Koch en a également séparé un produit dont l'inoculation donne la fièvre, alors que l'inoculation des autres substances qui composent cette tuberculine ne provoque pas d'hyperthermie très sensible.

Par quel mécanisme se produit cette fièvre, c'est ce qui n'est pas encore bien fixé ; plusieurs hypothèses prétendent en donner à elles seules l'explication, alors que ce fait est sans doute assez complexe et dépend de plusieurs causes. Pour quelques auteurs, les produits

solubles microbiens agiraient sur le système nerveux vaso-moteur
en produisant une dilatation des vaisseaux ; les autres font intervenir
l'activité des cellules phagocytaires ; divers auteurs, Birk, Nothnagel,
Hammerschlag entre autres, parlent de la présence dans le sang
d'un ferment thermogène, le ferment de fibrine ou de coagulation
qui, sous l'influence des germes pathogènes et de leurs toxines,
serait capable de produire une diastase génératrice de calorique.
Quel que soit le mode de production de cette fièvre, elle n'en
existe pas moins dans la grande majorité des cas où l'organisme
est envahi par des germes infectieux.

2° Un autre symptôme excessivement fréquent dans les maladies
infectieuses, c'est la tendance aux hémorragies ; là encore, les produits solubles microbiens sont mis en cause et les théories explicatives sont nombreuses. Le fait certain, c'est que dans la plupart des
fièvres infectieuses, il est facile de constater l'altération du sang,
parfois noirâtre, très fluide ou au contraire presque poisseux. Au
microscope, on y constate également des altérations histologiques
portant sur le globule, la quantité d'hémoglobine, de fibrine, des
sels et des gaz dissous dans le sérum.

Ces tendances aux hémorragies sont-elles dues à une modification
des parois vasculaires qui se laissent plus facilement traverser ou
tiennent-elles à un changement dans la composition chimique du
sang qui le rend plus fluide ? Les deux opinions ont été émises et
soutenues : la première par Hoffmann (dégénérescences graisseuse
et athéromateuse des vaisseaux), la seconde par Garrod (diminution
des sels de soude et de potasse du sérum sanguin). Huxham, Chap-
pelain, Bouchard, Neumann, etc., ont remarqué que l'introduction
des toxines microbiennes dans le sang produisait des hémorragies
multiples, tandis que Hlava croyait à l'existence d'un bacille hémorragique dont les sécrétions étaient douées d'un pouvoir hémophyl-
lique.

3° L'albuminurie est aussi un symptôme qui manque rarement
dans l'infection. Elle a lieu par altération des cellules épithéliales du
rein, des glomérules et des tubuli contorti ; les germes pathogènes,
en les franchissant, altèrent le protoplasma de ces cellules ; d'autre
part, les toxines microbiennes sécrétées dans l'organisme s'éliminent
en partie par les urines, ainsi que l'a magistralement démontré
Bouchard ; ces toxines, en traversant le filtre rénal, en altèrent
également l'épithélium qui dès lors ne peut plus suffire à ses fonctions et laisse passer l'albumine du sang. Ajoutons à cela que

l'albuminurie est encore favorisée par les modifications que la fièvre fait subir au cours du sang (variations de pression et de vitesse).

Si maintenant on examine chaque appareil en particulier, on trouve dans le cours des maladies infectieuses :

4° Des symptômes du côté de l'appareil digestif. A la faveur du mauvais état général dû à l'infection se développent des affections parasitaires sur la langue (muguet), dans la bouche (actinomycose, aphtes, stomatites ulcéreuses), dans le pharynx (angines phlegmoneuses).

L'estomac, grâce à la présence du suc gastrique et de l'acide chlorhydrique qu'il contient et qui est un bon fermenticide, contient peu de microbes, ou bien ceux-ci ne s'y développent pas ; on sait en effet que le suc gastrique atténue le bacille de la tuberculose après huit à douze heures de contact et le tue après dix-huit à trente-six heures ; pour le charbon, il suffit d'une demi-heure ; pour celui de la fièvre typhoïde, deux à trois heures ; pour celui du choléra, deux heures. Mais dans l'intestin, où cette action cesse, on retrouve des lésions d'entérite caractérisées surtout par de la diarrhée.

Pour expliquer la production de cette diarrhée, on admet l'influence des toxines microbiennes sur le système nerveux vaso-moteur qui provoque la congestion des vaisseaux et l'exsudation séreuse ; on admet également l'action directe des nombreux et différents microbes qui habitent le tube intestinal et qui irriteraient les glandes sécrétoires.

5° Du côté de l'appareil circulatoire, les maladies infectieuses s'accompagnent de lésions des vaisseaux (artérites, phlébites, embolies, thromboses), de lésions du cœur (endocardites, péricardites). Le mécanisme de ces altérations est double : ou bien ce sont les produits solubles microbiens qui, par l'intermédiaire des nerfs vaso-moteurs, contractent les vasa vasorum et produisent des lésions dégénératives ; ou bien les germes pathogènes contenus dans le sang agissent directement par leur présence, rétrécissent et oblitèrent la lumière des vaisseaux, deviennent le point de départ d'un caillot fibrineux qui gêne ou interrompt la circulation et provoque des œdèmes, des congestions, des altérations d'ordre dyscrasique.

6° L'infection retentit souvent sur la peau et y produit des sueurs

et des éruptions très variables d'intensité et d'aspect ; ces phénomènes sont dus : soit à l'élimination des toxines, qui se fait
par la surface cutanée, soit aussi à des troubles vaso-moteurs
dépendant de l'action de ces mêmes toxines sur le système nerveux.

7° Les germes infectieux ont également une action manifeste sur
le foie, les ganglions lymphatiques et la rate, organes qui, à l'examen clinique, se montrent la plupart du temps augmentés de volume,
la rate principalement.

Nous commençons maintenant à posséder quelques notions précises sur le rôle de ce dernier organe comme destructeur de
microbes ; nous savons que la rate est un véritable champ de
bataille où phagocytes et microbes se livrent d'acharnés combats ;
toutes les fois que des germes infectieux envahissent la circulation,
le tissu splénique, riche en vaisseaux, les arrête quelque temps et
comme ce tissu, véritable organe lymphoïde, contient beaucoup de
leucocytes, il s'ensuit que des phénomènes réactionnels importants
s'y produisent, ce qui en explique l'inflammation et la tuméfaction
dans les infections.

Le foie, de son côté, est surmené pendant le cours des maladies
infectieuses ; il doit fonctionner avec un sang, dont les éléments
altérés ne lui fournissent pas les mêmes ressources pour les excrétions et pour les sécrétions qu'il produit ; il doit, en outre, redoubler
d'activité pour suffire à la nutrition du corps épuisé par la fièvre
(fonction glycogénique) ; enfin il doit régénérer les globules sanguins, dont les microbes et leurs produits solubles ont altéré la
structure et la composition ; aussi résulte-t-il de tout ce surmenage
une hypertrophie que l'on constate fréquemment.

8° Le système nerveux est une des parties de notre corps qui subit
le plus facilement l'influence des maladies infectieuses ; déjà, à
plusieurs reprises, nous avons cité l'action vaso-motrice des poisons
microbiens et les lésions diverses qui en résultent. Ces mêmes
toxines, en agissant sur les cellules nerveuses des divers centres,
peuvent provoquer des accidents convulsifs, du délire, des paralysies ; les germes pathogènes en oblitérant les artères cérébrales,
peuvent occasionner des ramollissements, puis des accidents de
méningite.

9° L'infection se localise fréquemment sur les séreuses, produisant des épanchements dans lesquels se retrouve quelquefois le
microorganisme cause originelle de l'infection ; on a ainsi des pleu-

résies, des méningites, des arthrites, des péricardites, toutes de nature infectieuse, mais dont la marche et la nature varient selon l'espèce microbienne qui a déterminé la maladie.

Tels sont les traits principaux de la symptomatologie de l'infection ; celle-ci met pour évoluer un temps qui est très variable, selon la quantité, la virulence du germe infectieux introduit et l'état de résistance de l'organisme. C'est ainsi qu'il y a des infections foudroyantes, d'autres ayant une marche irrégulière, avec des rémissions et des exacerbations, des rechutes, des récidives, d'autres enfin qui ont un cycle bien connu, composé de plusieurs périodes, revenant dans le même ordre, ayant une durée sensiblement la même, et qui ont reçu les dénominations de : périodes d'incubation, d'invasion ou d'augmentation, de régression ou d'amélioration et enfin de guérison.

Ces divers stades de la maladie tiennent à des modifications successives que le microbe fait subir au milieu organique dans lequel il vit, modifications chimiques des humeurs qui favorisent d'abord, puis gênent et enfin arrêtent son développement : nous retrouverons ces idées en parlant des produits solubles microbiens.

Examinons maintenant quelles sont les lésions anatomo-pathologiques que provoquent les germes infectieux. Les études micrographiques auxquelles nombre de médecins se sont adonnés dans ces derniers temps ont fait d'immenses progrès ; grâce aux perfectionnements de l'outillage, aux procédés nouveaux et rapides de coloration, on est arrivé à se rendre aisément compte de la marche et de l'évolution des lésions anatomiques dans l'infection.

Tout d'abord, les germes pathogènes introduits dans le tissu cellulaire s'y multiplient et commencent à y sécréter des substances solubles, et bientôt on remarque dans toute la région de la congestion vasculaire ; les vaisseaux capillaires se dilatent, les cellules endothéliales de ces vaisseaux subissent une série d'altérations qui les rendent perméables aux leucocytes ; ceux-ci franchissent alors les parois vasculaires par diapédèse, viennent infiltrer le tissu cellulaire et se grouper dans les vacuoles de ce tissu.

Là, ces cellules leucocytaires se multiplient à leur tour par prolifération nucléaire (karyokinèse) donnant des cellules épithélioïdes embryonnaires, dont le groupement constitue des nodules ou tubercules : pendant ce temps la lutte s'est engagée entre phagocytes et microbes, elle se termine par la victoire de l'un ou de l'autre, c'est-à-dire par la guérison ou la généralisation de l'infection.

Dès que les germes pathogènes ont réussi à vaincre les leucocytes, ils se répandent dans toutes les parties de l'organisme qu'ils
irritent; dans chaque tissu, les cellules fixes qui n'ont pu se débarrasser du germe pathogène envahisseur subissent des lésions de
dégénérescence dont la nature et la gravité varient et que l'on
appelle suivant l'aspect qu'elles affectent : dégénérescences granuleuse, graisseuse, granulo-graisseuse, pigmentaire, cireuse, fibrineuse, nécrose de coagulation, tuméfaction trouble, dégénérescences
colloïde, hyaline, etc...

Les microbes s'introduisent dans le tissu osseux médullaire,
dans les muscles dont les fibres se segmentent et subissent la
dégénérescence granuleuse, dans les séreuses où se produisent des
exsudats et des nodules de prolifération inflammatoire, dans le
derme qu'ils infiltrent et où se développent de l'œdème, des gaz,
des globules de pus, ces derniers étant considérés comme des leucocytes dégénérés. Les globules sanguins (hématies) sont aussi
profondément modifiés par les maladies infectieuses, ils diminuent
de nombre, deviennent moins riches en hémoglobine, leur coloration, leur forme sont altérées ; le sérum sanguin, comme les autres
humeurs, contient des produits solubles bactériens, dont le rôle chimique est considérable et a été utilisé, ainsi que nous le verrons au
chapitre de l'immunisation.

Ces données nouvelles ont profondément modifié les règles de la
thérapeutique dans le traitement de ces affections. Aujourd'hui que
l'on reconnaît une origine parasitaire à beaucoup de maladies, on a
cherché, pour les guérir, des remèdes destinés à détruire les germes
pathogènes et à neutraliser les toxines que ces germes sécrètent.
Pour obtenir le premier résultat, on a fait usage successivement de
tous les antiseptiques connus et on en a créé de nouveaux ; on a
utilisé ainsi toute la série des composés chimiques hydrocarburés
provenant de la distillation des goudrons de houille. Bouchard,
un des premiers, a préconisé plusieurs de ces corps (naphtols) pour
réaliser l'antisepsie interne dans les maladies infectieuses localisées
au tube digestif, il a obtenu par ce procédé de remarquables succès.
Mais il restait encore un pas à faire, découvrir des substances
antitoxiques pour neutraliser les effets désastreux des produits
solubles microbiens; c'est dans cette dernière recherche que semble
se concentrer actuellement l'intérêt de la question, aussi est-elle
poursuivie par une pléiade de chercheurs infatigables, qui ont déjà
été récompensés de leurs travaux par des résultats positifs très
encourageants.

II

CONTAGION

Une maladie est dite contagieuse lorsqu'elle peut se communiquer de la personne malade à un individu sain. La contagion laisse donc supposer la nature infectieuse de la maladie, tandis qu'il ne s'ensuit pas qu'une maladie infectieuse soit toujours contagieuse ; c'est en effet ce qui se rencontre dans la réalité. Pour qu'il y ait contagion, il faut donc que le germe infectieux passe d'un organisme à l'autre, soit immédiatement, par contact ; soit d'une façon médiate, par les vêtements, l'air, l'eau, etc. ; c'est ainsi que l'on range la syphilis, l'érysipèle, la variole parmi les maladies contagieuses et que l'on n'y place pas d'autres affections, d'origine microbienne non douteuse, telle que la pneumonie, par exemple.

Le *contage* est le principe morbide, le bacille ou le germe microbien quelconque, qui se transmet et à l'aide duquel s'opère la contagion ; c'est un être organisé, quelque chose de vivant qui a la propriété de se reproduire et de se multiplier rapidement.

Il n'est plus utile de s'attarder à discuter sur le sens des termes *contage, miasme, virus*, ces expressions ont aujourd'hui perdu beaucoup de l'importance qu'on leur attribuait autrefois ; les termes plus précis de *germes pathogènes*, de *poisons microbiens* ont remplacé ces mots dans le langage pratique. La définition que nous avons donnée du contage, montre que celui-ci est très fréquemment synonyme de germe pathogène ; quant au virus, c'est un contage facile à recueillir et à inoculer ; le miasme est un agent infectieux qui existe dans l'air mais qui, une fois cantonné dans le corps d'un individu, y évolue sans en sortir.

La question vraiment intéressante qui se pose à propos de la contagion est la suivante : Comment se produit la contamination, quels en sont les modes et les causes adjuvantes ?

La contagion peut s'opérer de deux manières, et selon la façon dont elle se produit, elle est dite directe ou indirecte, immédiate ou médiate.

Lorsque les germes passent du corps contaminé au corps sain sans intermédiaire d'aucune sorte, par contact, la contagion est directe ou immédiate ; si au contraire l'air ou un milieu, solide ou liquide (sécrétions ou excrétions du corps), sert de véhicule au contage, la contagion est apportée indirectement, d'une façon médiate.

Les germes pathogènes peuvent se rencontrer dans les poussières de l'air, dans l'eau, dans le sol; Straus et Dubary ont montré que les microbes pathogènes se reproduisent dans l'eau presque aussi bien que les bactéries aquatiles, ils peuvent y vivre longtemps, même dans l'eau stérilisée, tellement sont minimes leurs exigences nutritives; on les rencontre aussi à la surface des matériaux de toute sorte qui entrent dans la construction de nos habitations. On les rencontre également à la surface des murs, des plafonds, des planchers, à la surface des meubles, des objets de literie et de toilette, des ustensiles de ménage et de cuisine; les linges, les vêtements que nous portons peuvent en contenir et les aliments que nous absorbons quotidiennement sont également susceptibles d'en renfermer. Les végétaux qui nous entourent, de même que les animaux qui nous approchent, peuvent receler les germes les plus dangereux pour notre santé.

Pour que ces espèces microbiennes viennent contagionner notre corps, il faut qu'ils trouvent une porte d'entrée pour y pénétrer et un terrain favorable, c'est-à-dire un état de réceptivité, pour y prospérer; deux conditions indispensables à toute contamination.

La porte d'entrée est multiple et varie de mille façons, bien que ce soit toujours une plaie cutanée ou muqueuse, parfois une ulcération presque invisible, cachée dans un repli muqueux d'une cavité organique.

C'est ainsi que l'on doit compter comme cavité susceptible de recevoir le germe contagieux, toute l'étendue du tube digestif en communication par ses deux extrémités avec l'extérieur, le poumon et les voies respiratoires (trachée, larynx), les organes génito-urinaires, surtout chez la femme.

La contagion peut donc se produire à l'occasion d'une foule de circonstances : par l'alimentation, la boisson, la respiration, le coït, l'accouchement, par les plaies cutanées ou opératoires en contact avec des pansements ou des instruments souillés, etc... Pour éviter la contamination, on devra donc prendre beaucoup de précautions, dont la plupart ne sont en somme que des mesures d'hygiène. C'est ainsi qu'on choisira une habitation dans un lieu aéré, à l'abri des exhalaisons des lieux d'aisances et des égouts et des germes que ces exhalaisons peuvent contenir. Les murailles, plafonds et parquets seront proprement tenus, lavés, essuyés ou cirés de temps en temps, les appartements aérés, débarrassés des poussières par des net-

toyages accomplis avec précaution. Il faut en effet éviter de trop
soulever ces poussières, qu'il s'agit de faire disparaître et qui,
balayées avec force, restent longtemps en suspension dans l'atmosphère et peuvent pénétrer avec les germes qu'elles contiennent dans
la cavité buccale et les voies respiratoires ; on ne doit jamais souiller
les parquets avec l'expectoration, les crachats sont toujours garnis
de bacilles qui, après la dessiccation, sont mis en liberté et volti-
gent dans l'air, dès que le balayage soulève les poussières des
appartements.

L'alimentation devra être surveillée rigoureusement, on évitera les
viandes dites faisandées, ayant subi un commencement de putréfaction ; les qualités d'une bonne viande sont sa fermeté et sa teinte
rouge chez les animaux adultes, molle et blanche chez les jeunes
animaux ; il est facile de la couper et elle présente l'aspect marbré
dû aux travées cellulaires et graisseuses qui séparent les muscles et
revêtent leur surface. Les viandes avariées contiennent des germes
de la putréfaction ainsi que les toxines sécrétées par ces germes ;
leur ingestion provoque de véritables épidémies d'empoisonnement
dont les agglomérations de population et surtout les casernes et les
camps ont eu souvent à pâtir. On devra également veiller à ce que
les viandes consommées ne proviennent pas d'un animal atteint
de maladies contagieuses telles que le charbon ou la tuberculose ;
le lait des vaches tuberculeuses est aussi à rejeter comme pouvant
être un véhicule de la contagion.

Il sera préférable de n'utiliser comme aliments que des viandes
et des légumes bien cuits, la chaleur de coction atténuant, si elle
ne détruit pas tout à fait, la virulence des germes pathogènes.

L'eau de boisson sera filtrée sur une bougie de porcelaine (filtre
Chamberland), les fruits lavés et mangés à maturité.

Des soins assidus de propreté (bains, toilette des cheveux et des
mains, lavages de la bouche et de la gorge, brossage des dents,
renouvellement fréquent du linge de corps, brossage et désinfection
des vêtements) seront également recommandés comme des moyens
utiles pour éviter la contagion.

Les lieux d'aisances seront tenus soigneusement propres, les
selles, urines, et en général toutes les excrétions des malades
seront désinfectées : Uffelmann a constaté, en effet, que le bacille
typhique vivait encore dans les matières fécales, après quatre mois,
la température étant demeurée à 17°.

Ceci posé, il reste encore à examiner un deuxième facteur de la
contagion : le terrain. Son importance est grande, car suivant qu'il

sera propice ou réfractaire à l'envahissement, les dangers d'infection seront considérables ou restreints.

La réceptivité au contage varie avec l'âge, les races, l'acclimatement, les conditions telluriques, hygiéniques, géographiques et saisonnières ; telle ville du midi sera plus facilement contaminée qu'une autre ville du nord ou de l'est. A un autre point de vue, Pettenkofer a exprimé sous forme de loi la relation qui existe dans certaines localités, entre la hauteur de la nappe des eaux souterraines et la fréquence et la marche des épidémies. On sait également que la contagion se fait facilement par les eaux potables quand celles-ci sont souillées par le voisinage de dépôts de matières organiques (cimetières, égouts, fosses d'aisances). Mais, en règle générale, l'organisme peut être regardé comme un bon milieu de culture, où les germes pathogènes trouvent tout ce qui leur est nécessaire pour se développer rapidement. Mais nous avons vu que cet organisme contient des éléments cellulaires qui ont pour rôle de combattre les microbes et de protéger ainsi notre individu ; ces phagocytes ne font jamais défaut, quoiqu'ils puissent exister en plus ou moins grand nombre et être plus ou moins actifs. Dès lors, on conçoit les différences qui vont se produire dans la résistance des divers individus à la même maladie : les uns seront infectés et envahis parfois très rapidement par le virus contagieux, les autres ne seront infectés que tardivement ou ne le seront même pas du tout : la contagion aura été modifiée ou entravée par le terrain dans lequel elle aura eu à germer.

Cette considération n'a cependant rien d'absolu et il existe des microbes dont la virulence est telle, qu'elle se développe dans tous les terrains (exemple : la rage, la syphilis, le charbon, etc.) ; mais, en règle générale, la résistance de l'organisme à la contagion est un fait très important à noter.

Toutes les conditions qui entraveront cette résistance vont donc favoriser la contagion et jouer le rôle de causes adjuvantes. Parmi elles nous citerons le froid, la fatigue, l'inanition, l'asphyxie due au mauvais fonctionnement habituel des organes respiratoires, etc..., toutes conditions qui nuisent à la libre activité des cellules phagocytaires, les empêchent de se porter rapidement au secours de notre organisme envahi, diminuent leur nombre et font qu'elles ne peuvent, une fois en lutte, suffire à englober et à détruire tous les germes introduits ou qui se sont multipliés dans nos tissus. L'organisme qui est ainsi affaibli et en mauvais état de résistance, est dit : *prédisposé à la contagion.*

Outre cette prédisposition qui tient aux conditions momentanées dans lesquelles se trouve le corps, il est une autre cause de moindre résistance qui, elle, a existé depuis la naissance et provient des ancêtres, c'est l'hérédité.

Depuis une cinquantaine d'années, on s'est beaucoup occupé de ces questions d'étiologie, et l'on a reconnu la transmission possible de certaines maladies de la mère au fœtus, par exemple la syphilis. Ce mode de contagion semble, au premier abord, ne pas rentrer dans la généralité, en ce sens que le germe pathogène pénétrerait dans l'organisme fœtal, sans qu'il y ait eu de plaie ou d'ulcération, faisant l'office de porte d'entrée. Après de longues discussions et de nombreuses expériences, il est aujourd'hui démontré que pour que le germe franchisse le placenta et passe de la circulation maternelle dans la circulation fœtale, il est indispensable que ce placenta soit altéré en quelque point, ou présente une malformation. On explique la production de cette lésion en faisant intervenir un trouble de la circulation maternelle dû aux microbes ou aux virus que ce sang contient. Ce trouble circulatoire permanent ferait subir au placenta des modifications et des ulcérations qui laisseraient la contagion s'effectuer. C'est ainsi que l'on a observé des cas de transmission du charbon symptomatique (Arloing), du charbon ordinaire (Straus, Koubassoff, Malvoz), de pneumonie (Netter), de rougeole et de scarlatine, de variole (Kaltenbach), de fièvre intermittente (Stokes, Hoffmann). Pour la fièvre typhoïde, le fait du passage du bacille d'Eberth dans le sang du fœtus est démontré ; il y engendre une septicémie mortelle qui se termine par l'avortement : la syphilis héréditaire est constatée trop fréquemment pour que l'on ait le moindre doute sur la contagion intra-utérine ; enfin, en ce moment, on discute pour savoir si la tuberculose se transmet de cette façon. Landouzy, Hayem, sont pour l'affirmative, tandis que d'autres auteurs, notamment Bernheim, croient que les parents tuberculeux ne transmettent au fœtus qu'une prédisposition à la tuberculose et non ce bacille lui-même.

Cette opinion nous amène naturellement à parler de la seconde espèce de prédisposition que nous lègue l'hérédité, la prédisposition morbide, c'est-à-dire celle qui fait que notre organisme, quoique naissant indemne de germes pathogènes, est tout préparé pour les recevoir et a beaucoup de peine pour s'en défendre.

Cette prédisposition à la contagion existe chez les enfants nés de parents malades, misérables, alcooliques, syphilitiques, porteurs de tares organique ou nerveuse quelconques. Depuis les travaux d'Arloing et de Courmont sur l'existence de toxines prédisposantes existant au milieu des produits solubles sécrétés par les microbes, on comprend encore mieux la possibilité d'une transmission de la prédisposition morbide des parents à l'enfant.

Une femme enceinte dont les humeurs et les divers liquides organiques sont imprégnés de substances solubles par suite des maladies qu'elle a supportées, peut transmettre à son enfant une partie de ces sécrétions morbides favorables au développement ultérieur des espèces pathogènes, et, par ce moyen, faire de son jeune organisme un terrain propice à la contagion.

III

GERMES PATHOGÈNES

Nous avons vu que la contagion et l'infection sont dues à l'introduction et à la multiplication dans l'organisme de certains êtres microscopiques que l'on désigne sous le nom de *germes pathogènes*.

Le moment est venu d'exposer ce que sont ces travailleurs de la maladie, comment ils vivent et se multiplient, et de quelle manière on est arrivé à les étudier, à les connaître, à les différencier les uns des autres.

Les germes pathogènes sont les agents des maladies infectieuses et les recherches bactériologiques, chaque jour plus parfaites, font constater leur présence dans beaucoup d'affections alors qu'on ne les y soupçonnait pas, ce qui a éclairé d'un jour nouveau l'étiologie, jusqu'alors vague et peu précise, d'un grand nombre de maladies.

Il est donc maintenant indispensable pour le praticien de connaître ce qui a trait à la manière d'être et aux conditions d'existence de ces infiniment petits dont le rôle pathologique est si considérable.

Sans vouloir entreprendre ici un exposé complet des connaissances bactériologiques (le cadre restreint attribué à chaque question de cet ouvrage ne le permettant pas), nous allons, en quelques notions générales, résumer l'état actuel des connaissances touchant la nature, l'existence, les propriétés des bactéries, exposer leurs modes de reproduction, enfin les procédés en usage pour la culture et l'examen des germes microbiens.

Les microbes appartiennent au règne végétal, on les classe ordinairement parmi les cryptogames, groupe des schizomycètes (Nœgeli); ils sont essentiellement constitués par un amas de matière albuminoïde, le plus souvent homogène (protoplasma), entouré d'une fine membrane plus ou moins apparente contenant parfois un ou plusieurs noyaux (nucléoles).

L'apparence de ces microorganismes est loin d'être uniforme : ils peuvent être sphériques, allongés, contournés en spirales, d'où les noms de *coccus*, *bacille*, *spirille*, qui leur ont été donnés. Quoi qu'il en soit, leurs dimensions sont très minimes et ne dépassent guère quelques μ (millièmes de millimètre); beaucoup de cocci ont moins de 1 μ. Exemple : ceux de Fehleisen dans l'érysipèle qui sont réunis en chaînes, mais ont chacun environ 0,3 μ de diamètre. Quelques espèces sont susceptibles de se transformer sous l'influence de modifications survenant dans le milieu qu'elles habitent ; ce polymorphisme, objet de longues et vives discussions, a été constaté, notamment pour le bacille pyocyanique (Charrin) et la bactérie du charbon (Chauveau).

Les cellules microbiennes sont fréquemment groupées, accolées, formant des colonies (zooglées); ce groupement quand il est constant devient, pour certaines espèces, un caractère distinctif de haute importance. C'est ainsi qu'on trouve des microbes associés deux à deux (diplocoques) par exemple : dans la pneumonie; en chaînettes (streptocoques), dans l'érysipèle et la septicémie puerpérale ; en amas (staphylocoques), dans les suppurations ; en massifs cubiques (sarcines); d'autres fois les bacilles sont soudés à la suite les uns des autres (leptothrix), ou contournés en virgules (komma-bacille), ainsi que cela se remarque pour la spirille du choléra asiatique.

La plupart de ces microbes sont doués de motilité; quand on les examine quelque temps, à un fort grossissement, on s'aperçoit qu'ils sont agités par une sorte de mouvement d'oscillation assez rapide, combiné avec un mouvement de translation (trépidation brownienne). Cette motilité, accentuée par certaines influences extérieures (chaleur modérée, électricité, lumière, densité peu considérable du milieu de culture, abondance de l'oxygène en dissolution dans ce même milieu), est, au contraire, diminuée par d'autres agents, principalement par des agents chimiques, tels que l'alcool et les acides concentrés.

Certaines espèces bactériennes semblent dénuées de mouvement, enfin il en est qui sont pourvues à la périphérie de longs cils (flagellum) qui, en s'agitant, semblent servir au déplacement de la cellule.

Ces microbes ainsi constitués vivent, se développent, se multiplient ; ils respirent, quoique quelques-uns meurent au contact de l'oxygène (anaérobies), par exemple : le vibrion de la fermentation butyrique de Pasteur et le bacille du tétanos découvert par Nicolaïer. Pour le plus grand nombre, la présence de l'oxygène est une condition indispensable à l'existence, ils sont alors dits : aérobies.

Les microbes se nourrissent et pour cela ils s'assimilent les substances azotées et amylacées, les sels minéraux qu'ils vont puiser dans les milieux où ils végètent, ils se les incorporent en les modifiant même selon leurs exigences nutritives. Puis, ils sécrètent et excrètent diverses substances (diastases, ferments solubles, toxines) qui se répandent, se diffusent dans le milieu de culture et sont douées de propriétés importantes que nous étudierons bientôt.

Certains microbes (bactéries chromogènes) produisent des pigments qui imprègnent leur protoplasma et le milieu de culture; cela se voit par exemple chez le *micrococcus prodigiosus* qui sécrète un pigment rouge et chez le *bacillus pyocyaneus* qui fait du pus et le colore en bleu, d'où le nom de bacille du pus bleu qui lui a été donné.

D'autres microbes, rares à la vérité, le *micrococcus phosphoreus* de Cohn, par exemple, produisent une phosphorescence (photobactérium) qui se développe au contact de l'oxygène libre. Mais de toutes ces sécrétions bactériennes, les plus importantes sont les produits solubles, toxines et diastases que nous étudierons dans un chapitre spécial.

Le nombre des microbes est infini, et cela tient au mode et à la vitesse de reproduction de ces organismes. Cette pullulation des cellules microbiennes se fait de deux façons : 1° par division ou scissiparité; 2° par sporulation.

Dans le premier cas, le phénomène s'annonce par un trouble du protoplasma tandis que le noyau se segmente (karyokinèse) et que chacun de ces segments va occuper une des extrémités de la cellule. Celle-ci s'allonge légèrement, bientôt une sorte de cloison se forme entre les deux noyaux, tandis que la cellule s'étrangle de plus en plus à sa partie médiane. Cet étranglement s'accroît, les cellules ne sont plus réunies que par un mince filament qui se rompt et les deux parties, désormais cellules à leur tour, se séparent, s'accroissent et ont bientôt atteint leurs dimensions normales. Au bout d'un temps très court, chacune de ces deux nouvelles cellules se segmente pour en former deux autres qui se segmenteront de nouveau et ainsi de suite.

Le second mode de reproduction des microbes est la sporulation, on l'observe communément chez le *bacillus anthracis*, microbe du charbon ; il semble se produire principalement lorsque le microbe se trouve dans de mauvaises conditions d'existence ; la spore, en effet, est douée d'une grande puissance de résistance aux causes de destruction. Pour la maladie charbonneuse, par exemple, tandis que les bacilles meurent à 60°, les spores résistent 10 minutes à 95° dans l'air humide ; elles se développent encore après un court séjour à 123° dans l'air sec (Koch).

La formation de la spore s'annonce par le gonflement de la cellule dont le protoplasma devient trouble et granuleux, puis on y voit apparaître une tache claire, ovale ou sphérique, à contours sombres. Bientôt le protoplasma qui l'entoure se gélatinifie, la membrane d'enveloppe se rompt, laisse échapper la spore qui germe rapidement et donne naissance à une cellule analogue à celle dont elle est sortie.

Nous avons vu que les microbes ont besoin pour vivre de certaines substances nutritives qu'ils s'assimilent et s'incorporent ; pour étudier leur développement, il était donc nécessaire de leur fournir un milieu approprié, répondant à leurs exigences et où il fût facile de surveiller, d'assister en quelque sorte à ce phénomène.

Le mérite de la découverte des bouillons de culture revient tout entier à Pasteur qui, dès 1859, dans ses recherches sur la fermentation lactique, utilisa une solution nutritive composée de sucre candi, d'eau distillée et de cendres de levure de bière. Mais bientôt, de nombreux expérimentateurs reprenant et continuant les découvertes de l'illustre savant, modifièrent et transformèrent ce milieu de culture primitif et utilisèrent d'abord les infusions végétales (eau de foin), puis les infusions animales ou bouillons.

Aujourd'hui, dans les laboratoires de bactériologie, on se sert communément pour la culture des microbes de quatre milieux nutritifs qui sont : le bouillon de viande, la gélatine, la gélose, la pomme de terre ; ajoutons-y encore le sérum de sang d'animal qui est indispensable pour commencer les cultures de certains germes, le bacille tuberculeux, par exemple.

1° Le bouillon ordinaire est préparé avec de la viande de bœuf hachée, macérée pendant vingt-quatre heures dans de l'eau distillée, puis exprimée. Le résidu auquel on ajoute de la peptone et du sel marin est neutralisé, chauffé à l'autoclave (marmite de Papin) à 125°, filtré, puis stérilisé et réparti dans les ballons où doit se faire l'ensemencement.

2° La gélatine se prépare en faisant fondre 6 à 7 p. 100 de gélatine dans du bouillon de viande; on alcalinise, puis on porte à la stérilisation, après quoi l'on filtre et on en remplit des tubes qui sont stérilisés à nouveau.

3° La gélose est une gelée nutritive que l'on retire de plusieurs algues de l'ordre des *Floridées*, notamment le *Carraghaen* et le *Gelidium spinale :* on l'ajoute dans la proportion de 1 à 1,5 p. 100 au bouillon de viande, le tout est alcalinisé, stérilisé, filtré et restérilisé après avoir été réparti en tubes.

4° La pomme de terre est également un bon milieu pour la végétation des microbes et les caractères des cultures ainsi obtenues sont d'un précieux secours pour différencier les diverses espèces de parasites microbiens. Les pommes de terre, lavées et coupées en tranches, sont introduites dans de larges tubes, placées ainsi à l'autoclave où elles sont cuites et stérilisées à la fois; elles sont dès lors prêtes pour les ensemencements.

Quant au sérum, il doit être recueilli avec beaucoup de précautions antiseptiques; on reçoit le sang directement de la veine dans des ballons stérilisés où on le laisse se coaguler; au bout de deux à trois jours on voit surnager au-dessus du caillot rougeâtre, le sérum jaune citron, on le retire avec des pipettes stérilisées qu'on ferme ensuite à la lampe. Ce sérum se coagulant dès qu'on le chauffe à 65°, on est obligé pour le stériliser de se servir du procédé de Tyndall (chauffages successifs à 55°, 60°, répétés plusieurs jours de suite); on peut employer ce sérum solidifié en le coulant dans des tubes où on le coagule par la chaleur (sérum gélatinisé).

Outre ces principaux milieux de culture on en a encore utilisé beaucoup d'autres, naturels ou artificiels, nous citerons seulement : l'urine et le lait, le blanc d'œuf cuit. Enfin on a augmenté le pouvoir nutritif des milieux à la gélose et au bouillon en y ajoutant de la glycérine et des peptones; cette précaution est même indispensable pour obtenir de belles cultures de tuberculose.

Tous les récipients, tubes, ballons, contenant des milieux nutritifs doivent être fermés avec un tampon d'ouate qui, laissant arriver l'air à la surface de la culture, retient les germes en suspension dans cet air, germes qui pourraient venir se déposer à la surface de la culture et la souiller.

Les bactéries à étudier sont ensemencées soit à la surface, soit dans la profondeur de ces divers milieux au moyen d'une aiguille de platine stérilisée, puis suivant le degré de chaleur nécessaire au développement de ces espèces bactériennes, on abandonne les cultures à la température du laboratoire ou on les place dans une étuve ou caisse maintenue à une température constante. Les avantages des cultures sur gélose sont ici évidents, car, tandis que la gélatine fond à 22°, la gélose ne se liquéfie que vers 70°, ce qui permet de placer les cultures ensemencées sur cette substance à l'étuve à 35°-37°, qui est la température optima pour le développement d'un grand nombre de microbes.

Les germes ainsi ensemencés, on ne tarde pas à voir apparaître dans les milieux nutritifs des modifications qui en annoncent le développement : ce sont des troubles, des nuages filamenteux dans les bouillons, des taches, de formes, de nuances et d'épaisseur variables sur les milieux solides. Quelques espèces (*micrococcus pyogenes aureus* de la suppuration, par exemple) ensemencées sur gélatine, liquéfient cette substance, lui faisant subir une véritable peptonisation ; c'est là un caractère important pour le diagnostic de ces espèces.

Lorsqu'on désire étudier une bactérie anaérobie on peut utiliser les mêmes milieux de culture, mais il faut dans ce cas isoler le milieu choisi (bouillon ou gelée nutritive) du contact de l'air, soit en faisant le vide dans les ballons au moyen de la pompe à mercure, soit en interposant une couche de liquide privé d'air (huile) entre la surface du milieu ensemencé et l'atmosphère, soit en remplissant les récipients d'un gaz inerte (azote, hydrogène, gaz d'éclairage). L'acide carbonique ne peut être facilement employé, car il est un poison violent pour beaucoup de microbes.

Pour séparer plusieurs espèces différentes qui se trouvent dans un produit pathologique, urine, expectoration, etc., on ensemence un tube de gélatine préalablement liquéfiée avec une parcelle de la matière à examiner, puis avec un atome de la gélatine de ce premier tube on ensemence un deuxième tube et de même un troisième avec une parcelle de la gélatine du deuxième tube, on a ainsi trois dilutions à un degré de plus en plus faible. Chaque tube est coulé sur une plaque horizontale refroidie et mise à l'abri des germes de l'air (plaque de Koch) ; bientôt la gélatine liquéfiée qui s'était étalée en couche mince se solidifie et au bout de quelques jours les colonies des diverses espèces se développent séparément; on les recueille avec la pointe d'un fil de platine et on ensemence un tube avec chaque colonie d'aspect différent; on a beaucoup de chances, si l'opération a été faite proprement, pour que chaque tube ainsi ensemencé contienne une culture pure du microbe que l'on a ainsi prélevé.

Reste maintenant à l'examiner au microscope et à apprécier la forme, la grosseur, le groupement des éléments qui constituent les colonies.

Il faut employer dans ce but des microscopes dont le grossissement soit au moins de 600 à 800 diamètres et plus; il est préférable de se servir des instruments pourvus d'un système d'éclairage à lentille convergente (condensateur Abbé) et d'un objectif à immersion homogène dans l'huile de cèdre, ce qui atténue pour une large part la réfraction et la déviation des rayons lumineux, causes qui nuisent à la netteté et à la clarté de la préparation à examiner.

Un grand progrès dans l'étude des bactéries date du jour où l'on a trouvé les procédés de coloration : les microbes sont très avides des couleurs basiques d'aniline, ils se comportent en cela comme les noyaux des cellules de nos tissus ; on est arrivé de la sorte à les rendre très apparents dans le sein des préparations microscopiques. Les colorants habituellement usités sont des produits tirés de la distillation des goudrons de houille : la fuchsine, le violet de gentiane, le bleu de méthylène.

Citer la liste complète des réactifs colorants n'est pas possible ici, ils sont déjà nombreux et leur nombre s'accroît toujours. Dans les laboratoires on emploie plus communément les solutions alcooliques de violet de gentiane, de bleu de méthylène, seul ou associé avec une solution alcaline faible de potasse (bleu de Löffler); on a recours également pour colorer certaines espèces bactériennes (microbe de la tuberculose) à un mélange de fuchsine et d'acide phénique (solution de Ziehl) ou de fuchsine et d'eau anilinée (solution d'Ehrlich).

Un autre moyen de différenciation des bactéries par la coloration consiste dans la propriété que possèdent certaines d'entre elles de garder indéfiniment la couleur une fois qu'on les a soumises au réactif colorant, tandis que d'autres, qui se colorent également bien, cèdent cette coloration à divers réactifs appropriés (alcool, acide azotique dilué, solution iodurée de Gram). Cette recherche doit toujours être faite quand on veut établir les caractères d'un nouveau microbe; on devra de même faire un examen microscopique de la bactérie vivante, en déposant une goutte de la culture sur une lamelle, sans la dessécher ni la fixer à la flamme d'un bec Bunsen.

Quand, au contraire, on désire faire une préparation durable, on doit après avoir déposé sur la lamelle une goutte de la culture à examiner, laisser sécher à l'air, puis passer rapidement sur la flamme d'un bec Bunsen afin de rendre adhérente la préparation, colorer et décolorer s'il y a lieu, laver, laisser sécher et monter dans le baume de Canada ; on a ainsi une préparation microscopique qui peut se conserver indéfiniment.

Grâce à l'emploi de tous ces procédés de culture et d'examen, on est parvenu à découvrir un grand nombre de microbes. Mais tandis que les uns inoculés aux animaux ne leur causaient aucun malaise (saprophytes), les autres injectés sous la peau ou dans la circulation provoquaient chez ces mêmes animaux de graves désordres et parfois la mort. Ces derniers étaient donc *pathogènes*, c'est-à-dire susceptibles d'engendrer des maladies.

Ce fut Davaine qui en 1850 révéla l'existence du premier agent spécifique connu, la bactéridie charbonneuse ou *bacillus anthracis ;* depuis cette époque il ne s'est guère passé d'année, sans que leur nombre ne vînt s'accroître d'une ou de plusieurs individualités nouvellement découvertes. Aujourd'hui les germes pathogènes sont légion; on ne les connaît pas encore tous cependant, mais beaucoup, et parmi eux les plus importants, sont bien étudiés et ont été l'objet de recherches approfondies.

Comme conclusion à ce chapitre, il nous reste à citer les principales espèces pathogènes pour l'homme, en indiquant les maladies auxquelles ces germes peuvent donner naissance.

Nous trouvons ainsi :

1° Le *bacillus anthracis* découvert par Davaine, c'est l'agent de la pustule maligne chez l'homme (charbon). Il se présente dans le sang sous la forme de bâtonnets longs de 5 à 6 μ, isolés ou réunis en chaînes.

2° Les *staphylocoques pyogenes aureus* et *pyogenes albus* (Rosenbach) souvent associés et produisant les suppurations; on les trouve dans l'infection purulente, dans certains cas d'endocardite ulcéreuse, d'ostéomyélite, d'éclampsie puerpérale (Combemale et Brie), etc. Ils se présentent sous la forme d'amas de coccus sphériques, de 0,9 à 1,2 μ.

3° Le *streptocoque pyogenes* (Rosenbach), agent infectieux qui se rencontre dans la septicémie puerpérale, le phlegmon diffus, l'ostéomyélite, l'endocardite, etc.; souvent il s'associe à d'autres germes pathogènes et vient aggraver la maladie en produisant des infections secondaires (fièvre typhoïde, pneumonie, diphtérie, etc.). C'est un coccus groupé en courtes chaînes, chaque élément a en moyenne 0,8 à 1 µ.

4° Le *streptocoque de l'érysipèle* (Fehleisen) se rencontre dans la sérosité du sang des plaques d'érysipèle, coccus très petit, 0,3 µ, disposé en chaînes.

5° Le *pneumocoque* (Talamon, Fränkel), est la cause d'un grand nombre de pneumonies et broncho-pneumonies, pleurésies, se trouve à l'état normal dans la bouche et à l'état pathologique dans les exsudats qui remplissent les alvéoles des poumons hépatisés. C'est un coccus ovale, encapsulé, d'environ 1 µ de longueur, souvent réuni en diplocoques.

6° Le *bacille de la diphtérie* (Löffler) se rencontre dans les fausses membranes diphtériques sous la forme de bâtonnets, 2,5 à 3 µ en longueur, immobiles.

7° Le *bacille de la tuberculose* (Koch) qui existe dans les crachats chez les phtisiques porteurs de cavernes et dans les tubercules de ces poumons; bâtonnets longs de 1,5 à 3,5 µ.

8° Le *bacille typhique* (Eberth-Gaffky) se rencontre dans le sang, la rate et les organes lymphatiques des gens atteints de fièvre typhoïde, c'est un bacille à extrémités arrondies, long de 2 à 3 µ, très mobile. Il peut aussi devenir l'agent d'infections secondaires, se localisant dans certains organes, produisant par association avec d'autres microbes pathogènes, des pneumonies et pleurésies, des néphrites, des endocardites, des abcès, etc.

9° Le *bacille du choléra asiatique* (Koch), bâtonnet courbé en forme de virgule, abondant dans le mucus intestinal des cholériques et les selles de ces malades. Le spirille du choléra a une longueur de 1,5 à 3 µ, il est mobile et parfois incurvé fortement en S.

10° Le *bacillus coli communis* (Escherich) qui habite normalement l'intestin humain, mais peut, quand il devient trop abondant, provoquer des entérites, de la diarrhée verte chez les enfants, une sorte d'état typhique ou cholérine, analogue au choléra nostras.

C'est un bacille de 2 à 3 μ de longueur, peu mobile, souvent groupé par deux.

11° Le *bacille de la morve* (Löffler) pouvant communiquer la maladie de l'animal à l'homme, est un bâtonnet de 2 à 5 μ, mobile, parfois un peu recourbé. Il se rencontre dans le pus et le jetage des animaux atteints de la morve ainsi que dans les ganglions lymphatiques et la rate de ces mêmes animaux.

12° Le *bacille du tétanos* (Nicolaïer) qui est un bâtonnet de 3 à 5 μ, renflé à une extrémité en forme de baguette de tambour, contenant en ce point une spore sphérique et brillante. Se rencontre dans le pus et dans les tissus avoisinant la plaie d'inoculation ; c'est un microbe anaérobie.

13° Les *hématozoaires du paludisme* (Laveran), qui se présentent sous quatre formes différentes : corps sphériques, flagella, corps en croissant, corps segmentés ou en rosace. Ces parasites se rencontrent dans le sang des paludéens ; leurs dimensions varient de 1 à 9 μ, ils déterminent la malaria et l'infection paludéenne, les diverses formes de fièvres intermittentes.

14° Le *microbe de la vaccine* a fait l'objet de nombreuses recherches (Chauveau, Straus, Pfeiffer, Quist, Bernheim) : plusieurs expérimentateurs ont isolé un coccus de 1 μ de diamètre environ, groupé en amas, qui se retrouve à l'état de pureté dans la lymphe vaccinale et dont la culture inoculée à une génisse reproduit des pustules de vaccin (Bernheim).

15° Le *gonocoque de la blennorrhagie* (Neisser), microcoque qui se rencontre dans le pus de la blennorrhagie et de l'ophtalmie blennorrhagique ; souvent il se trouve à l'intérieur des cellules épithéliales et des globules de pus. Son diamètre est de 0,5 μ, il est ordinairement associé en diplocoques, ovales, réniformes, peu mobiles.

16° Le *microbe du clou de Biskra* (Duclaux) est un microcoque de 0,5 à 1 μ, assez mobile, qui se rencontre dans les tissus voisins des ulcérations dues à cette maladie.

Nous pourrions en citer encore d'autres, car la bactériologie est loin d'avoir dit son dernier mot. De nombreuses maladies ont les allures des infections et dans les exsudats et dans les liquides de l'organisme recueillis à ce moment, on a rencontré plusieurs espèces microbiennes, d'où il résulte que l'on n'est pas encore fixé nettement sur celle qui produit le mal. C'est ainsi que la grippe, la scarlatine, la rougeole, la fièvre jaune, la suette miliaire, les oreillons, la coqueluche, la rage, la syphilis, le cancer semblent devoir être rangés parmi les maladies infectieuses, au même titre que les suppurations, la tuberculose ou le choléra. Dans un avenir qui n'est peut-être pas très éloigné, on pourra sans doute isoler et cultiver le germe pathogène de chacune de ces affections, puis avec les cultures faites, reproduire par inoculation la maladie chez des animaux, ce qui est le critérium demandé pour affirmer que tel microbe est bien la cause de telle manifestation morbide.

IV

POISONS MICROBIENS

Les microbes produisent des sécrétions et déjà, à plusieurs reprises, notamment dans l'étude des symptômes infectieux, nous avons constaté que le rôle dévolu à ces sécrétions était d'une réelle importance, car c'est à eux qu'on doit attribuer plusieurs manifestations symptomatiques de ces maladies : la fièvre, les troubles vaso-moteurs, etc., il était donc utile de revenir plus longuement sur cette question.

Les germes pathogènes, puisque c'est d'eux qu'il s'agit plus spécialement ici, donnent naissance pendant leur vie à des produits solubles, dont la composition se rapproche des matières albuminoïdes. Ces produits, une fois hors de l'organisme microbien où ils ont été élaborés, se diffusent dans le milieu nutritif, s'il s'agit d'un bouillon, l'imprègnent s'il s'agit au contraire d'un milieu organisé comme le corps humain ; dans les deux cas il résulte une modification importante de ces milieux.

Il n'y a pas très longtemps que l'on possède des notions précises sur la nature chimique et surtout sur les effets physiologiques des sécrétions microbiennes. On croyait d'abord que les microbes agissaient par leur nombre et leur masse en encombrant les vaisseaux ; on sait aujourd'hui que les germes pathogènes sont plus redoutables par les poisons qu'ils sécrètent que par leur puissance numérique cependant si considérable, et que les bouillons où ils ont végété conservent des propriétés nuisibles, alors même que les microbes y ont été tués, ou en ont été séparés.

C'est en étudiant les produits de la décomposition putride que

Panum (1859) puis Henner, Schweninger (1866), Bergmann et Schmiedeberg (1868) mirent en évidence l'existence d'un produit toxique, dont l'action était indépendante des germes qui l'avaient sécrété ; on l'appela *sepsine*.

Bientôt vinrent les communications de Semlin, Monigia et Battistini (1870-75), de Gautier (1874-83) sur les alcaloïdes provenant de la décomposition des cadavres (ptomaïnes) et sur les produits solubles résultant de l'activité cellulaire des êtres vivants (leucomaïnes).

Puis Löffler constata en 1884 que dans la diphtérie, tandis que les bacilles pathogènes restaient cantonnés dans les fausses membranes du larynx on voyait se produire des lésions excessivement graves et généralisées ; il pensa que de tels effets ne pouvaient pas être attribués au microbe lui-même, qui restait localisé et relativement en petit nombre, mais aux poisons que ce microbe était capable de sécréter et de lancer dans le torrent circulatoire. Des constatations analogues furent alors faites par Koch, à propos du bacille cholérique et du bacille du tétanos ; dans les deux cas l'effet pathologique produit dépassait de beaucoup ce qu'on en pouvait attendre étant donné la localisation de ces germes pathogènes dans l'intestin ou au voisinage de la plaie d'inoculation. Les sécrétions microbiennes étaient donc de véritables poisons organiques, aussi violents et, analogues comme effets, à certains poisons végétaux tels que la digitaline, la vératrine ou le curare.

L'existence de ces poisons une fois admise et reconnue, il s'agissait de les isoler, pour les étudier ; ce fut à ce travail que s'appliquèrent de nombreux savants, dont les noms sont aujourd'hui connus et cités partout : Koch, Brieger et Kitasato, Chauveau, Toussaint, Yersin, Roux, Arloing, Courmont, Chamberland, Vaillard, Metchnikoff, Gamaleïa, Charrin et Roger, etc...; les résultats qu'ils obtinrent à force de persévérance furent très encourageants, et aujourd'hui, grâce à leurs travaux, on connaît un grand nombre de poisons microbiens.

Pour les isoler on emploie le procédé suivant : on ensemence le microbe dont on désire recueillir les toxines dans un ballon de bouillon stérilisé, ce qui permet de recueillir une grande quantité de toxine ; puis on met à l'étuve et on laisse au microbe le temps nécessaire pour proliférer abondamment.

Bientôt le bouillon se trouble ou si les colonies végètent à la surface, ainsi que cela a lieu pour le bacille de la tuberculose, on voit la couche superficielle du bouillon se recouvrir d'une pellicule qui augmente en étendue et en épaisseur.

Quand au bout de plusieurs semaines on pense que le microbe a donné tout ce qu'il pouvait donner, lorsque le développement s'est arrêté ou considérablement ralenti, le moment est venu de recueillir les produits solubles contenus dans le bouillon. Pour cela, il est nécessaire de se débarrasser des bacilles, soit par la chaleur, procédé qui les tue mais laisse séjourner le corps des bacilles au milieu des toxines que l'on désire recueillir, soit par la filtration à travers une bougie de porcelaine qui retient les éléments figurés et ne laisse passer que les substances liquides.

Le chauffage à 120° pendant dix minutes à l'autoclave est toujours suffisant pour éteindre toute vie microbienne dans le bouillon ; on peut encore, comme le faisait Koch dans la préparation de sa tuberculine, chauffer le bouillon de culture au bain-marie pendant plusieurs heures, ce qui stérilise également la culture. On a peut-être avantage à ne pas séparer le corps des bacilles tués des produits liquides, si l'on songe que ces cadavres microbiens contiennent eux-mêmes des produits solubles dont on se prive par la filtration.

Cependant, celle-ci permet d'obtenir un produit plus pur et peut-être aussi complet en ayant soin de laver le corps des bacilles avec de l'eau glycérinée stérilisée, que l'on ajoute ensuite au produit recueilli. La filtration s'opère au moyen de la bougie en porcelaine de Chamberland; si le liquide à filtrer est visqueux, on adapte à l'appareil un dispositif d'aspiration, ce qui permet de surmonter la difficulté.

La seconde partie du problème consistait à trouver la composition chimique de ces produits toxiques de la sécrétion microbienne. Les travaux de Brieger, Behring, Kitasato, Hankin, Fränkel, Bouchard, etc., permettent de considérer les toxines microbiennes, du moins la majorité d'entre elles, comme des bases, analogues aux alcaloïdes toxiques, rentrant dans la catégorie des substances albuminoïdes. Cependant, on doit se garder d'être trop absolu, car, en général, la composition de ces produits solubles microbiens est assez complexe, chaque germe pathogène donnant lieu à plusieurs corps de natures peu différentes, mais de propriétés parfois antagonistes (substances vaccinantes et substances prédisposantes) et qu'il est parfois fort difficile de séparer.

Il est cependant certain que les toxines microbiennes, par leur formule chimique, sont des matières albuminoïdes, elles sont, en effet, composées de : carbone, azote, soufre, oxygène et hydrogène, et rentrent dans la classe des protéides. Ce sont des substances mixtes, possédant certaines réactions des albumines proprement dites, mais possédant également les réactions de corps qui se produisent dans la digestion de ces albumines, tels que les albumoses et les peptones : de là les noms qui leur ont été donnés de *toxalbumines* et de *peptotoxines*.

Pour les caractériser, il était indispensable de chercher les réactions principales de ces poisons microbiens ; voici comme exemple les caractères de l'un des principaux d'entre eux : la toxine retirée des produits solubles du bacille diphtérique. En opérant sur le produit filtré et stérilisé, après s'être débarrassé des bacilles, Brieger et Fränkel ont obtenu un précipité avec les sels neutres en excès (sulfate d'ammoniaque et sulfate de soude), avec l'alcool absolu, les acides concentrés, l'acide acétique, le ferrocyanure de potassium, le phénol, les acides organiques, le sulfate de cuivre, le nitrate d'argent, le sublimé. Traité par le réactif de Millon (nitrate nitreux de mercure), le poison de la diphtérie donne la coloration rouge orange qui caractérise les vraies substances albuminoïdes, avec l'acide nitrique concentré on a un précipité jaune d'acide xanthoprotéique. L'acide phosphomolybdique, l'iodure de potassium et de mercure, l'iodure de potassium et de bismuth, le chlorure de platine, le chlorure d'or, l'acide picrique donnent également un précipité.

La toxine de la diphtérie est sensible à la réaction du biuret (lessive de soude et sulfate de cuivre), elle ne précipite pas par la chaleur le sulfate de soude, le chlorure de sodium, le sulfate de magnésie, l'acide azotique dilué, l'acétate de plomb. Ajoutons encore que cette toxine est lœvogyre au polarimètre et très soluble dans l'eau.

Un tel corps s'obtient à l'état figuré en précipitant la culture filtrée du bacille diphtérique à 30°, par le sulfate d'ammoniaque en excès, puis en dissolvant le précipité ainsi obtenu dans l'eau et en le reprenant par l'alcool. Après avoir renouvelé plusieurs fois cette opération, on dialyse jusqu'à ce que l'eau qui se sépare ne précipite plus par le sulfate de baryum, et on dessèche dans le vide à 40°, ce qui donne une matière blanchâtre, pulvérulente, granuleuse, non cristallisée. C'est la toxine, dont l'injection aux animaux produit des effets qui ne laissent aucun doute sur ses propriétés morbifiques. Roux et Yersin, en inoculant sous la peau d'un cobaye deux dixièmes de milligramme de cette toxine, le tuent en quelques heures.

Ces produits solubles microbiens sont-ils élaborés de toute pièce

dans le corps même des microbes ou sont-ils le résultat de modifications que ces germes font subir au milieu nutritif qu'ils habitent ?

Nouvelle question qui a soulevé bien des discussions; les uns
(Hüppe, en Allemagne) soutenant que l'albumine du composé toxique
était formée aux dépens de l'albumine du bouillon de culture;
d'autres, au contraire, que les microbes pouvaient végéter dans des
milieux privés d'albumine et y sécréter néanmoins des poisons albuminoïdes, qu'ils édifiaient dès lors de toutes pièces dans leur
organisme. Les expériences faites sur ce sujet l'ont été en Russie
par Polotebnoff, Popoff, Botcharoff et Corosotoff, en France par
Guinochet; ce dernier a réussi à cultiver les bacilles de la diphtérie
dans une urine ne contenant pas trace d'albumine; or, ces bacilles
ont produit leurs toxines habituelles, c'est-à-dire des composés
albuminoïdes, ce qui porte à admettre l'idée d'une véritable synthèse
opérée par les germes pathogènes dans le milieu où ils vivent; le
poison bactérien est donc le résultat de l'activité synthétique des
microbes (Gamaleïa).

Ces produits solubles, ainsi élaborés, ne causent pas toujours les
mêmes effets physiologiques, tel microbe donné peut produire des
sécrétions dont les propriétés sont fort diverses. Le professeur Bouchard, qui est un des premiers et un de ceux qui ont le mieux étudié
ces intéressantes questions, a reconnu que parmi les sécrétions
microbiennes il existait : 1° des matières empêchantes, nuisibles à la
multiplication, au développement et aux sécrétions de ce microbe ;
2° des substances utiles, favorisantes, modifiant la réaction chimique
du milieu et la rendant plus conforme aux exigences vitales des
bactéries ; 3° des substances nuisibles pour les autres espèces
microbiennes ; enfin, 4° des produits favorables ou nuisibles à l'organisme.

Courmont, dans un travail paru, en 1891, sur les substances
solubles prédisposantes, a montré que l'injection de ces produits
chez un animal réfractaire faisait disparaître cet état et le rendait
sensible à l'action du germe, auparavant inoffensif.

Bouchard a reconnu que si une culture bactérienne s'arrêtait dans
son développement au bout d'un certain laps de temps, ce n'était
pas seulement parce que les matériaux nutritifs lui faisaient défaut,
mais aussi parce que ce microbe sécrétait dans les bouillons de
culture des toxines qui nuisaient à son propre développement.

De même, les poisons microbiens agissent sur l'organisme infecté,
et cela de deux façons : ils exercent d'abord une action nuisible qui
s'affirme par la production des symptômes généraux que nous avons

examinés au chapitre de l'infection, c'est-à-dire la fièvre, la diarrhée, l'albuminurie, les hémorragies, la cachexie, etc., et cela est si vrai que Bouchard, Charrin, Babinski, Gamaleïa, Roux et Chamberland ont réussi avec les toxines retirées des cultures de divers microbes pathogènes à reproduire chez les animaux auxquels ils les injectaient pures, sans aucun bacille, les phénomènes généraux dont nous parlons.

En second lieu, les sécrétions microbiennes ont un pouvoir bienfaisant, antitoxique, dont l'existence a été soupçonnée par Klebs et Toussaint (1878), puis confirmée par les expériences et les recherches de Pasteur, Charrin, Gilbert et Lion, Roux et Chamberland, etc. C'est sur cette propriété des toxines microbiennes utiles à l'organisme que reposent les essais tentés pour arriver à vacciner les animaux. La sécrétion microbienne antitoxique que l'on injecte comme vaccin ferait subir aux humeurs de notre corps, une modification analogue à celle qu'éprouve le bouillon de culture quand le germe y a longtemps végété, modification qui rend ce milieu impropre à la pullulation de cette espèce, en un mot, bactéricide. Enfin, on a remarqué également que les produits solubles d'un microbe peuvent favoriser ou empêcher le développement d'un autre microbe. Roger a constaté le premier fait pour la toxine du micrococcus prodigiosus qui, injectée au lapin, le rend sensible au charbon symptomatique ; Bouchard a prouvé le second fait, en réussissant à atténuer le charbon en injectant à l'animal charbonneux des cultures de bacille pyocyanogène.

Comment agissent les poisons solubles sécrétés par les germes pathogènes dans l'organisme ? Dès que le microbe a réussi à pénétrer dans nos tissus, il commence à y produire des toxines en même temps qu'il se développe et se reproduit lui-même. Ces sécrétions ont pour effet de neutraliser notre immunité naturelle, de favoriser l'envahissement de notre corps et de le transformer en un bon terrain de culture en rapport avec les exigences nutritives du bacille. L'action de la toxine sur les tissus voisins se traduit par des phénomènes dégénératifs de nos éléments cellulaires, puis apparaissent les réactions générales bien connues, la fièvre, les accidents nerveux de vaso-dilatation, etc., qui marquent la dissémination des produits solubles toxiques. Ceux-ci ont également pour action d'entraver la phagocytose en nuisant à la diapédèse et même en l'influençant directement. (C'est là le pouvoir chimiotactique, décrit par Pfeffer, et d'après lequel, suivant la façon dont les sécrétions bactériennes modifient la composition chimique de nos humeurs, celles-ci peuvent attirer ou repousser les phagocytes).

L'organisme essaye de se débarrasser de ces poisons en les éliminant par les reins, fait confirmé par les recherches de Bouchard sur l'augmentation du pouvoir toxique des urines chez les malades atteints de maladies infectieuses. Bref, la lutte est générale entre le germe pathogène et notre individu : le premier essayant de vaincre par la rapidité de son développement, l'action nuisible de ses toxines ; le second, réagissant par l'activité de ses cellules phagocytaires et le bon fonctionnement de ses organes éliminateurs (foie, reins, peau, etc.). Lorsque la virulence du microbe est considérable, l'organisme est envahi très rapidement, paralysé dans sa résistance par l'action nuisible des toxines, et la mort se produit bientôt par intoxication générale de l'économie ; si, au contraire, le germe pathogène moins virulent a laissé à nos tissus le temps de se mettre en défense, les phagocytes ont détruit un grand nombre d'individualités microbiennes et, par suite, restreint la production des toxines ; de leur côté, nos organes sécréteurs et excréteurs sont parvenus à en éliminer une grande partie, et l'infection, bien qu'ayant évolué, a traîné en longueur. C'est alors que le germe pathogène est venu lui-même donner des armes à ses adversaires, car, parmi les toxines qu'il a sécrétées, il en est qui sont douées d'un pouvoir empêchant, bactéricide. Ce pouvoir qui n'a pas le temps de se manifester lorsque l'infection est très violente et tue rapidement, a eu ici le temps de se révéler, l'économie ressemble à un milieu de culture dans lequel le microbe a longtemps vécu, et où il ne peut plus vivre qu'atténué : les matières vaccinantes qui se trouvaient dans les toxines ont imprégné l'organisme, la maladie cesse, et nos humeurs demeurent pendant plus ou moins longtemps peu propices à la vie de ce microbe ; ces faits répondent à la réalité, et il n'est pas rare de voir à la suite de certaines maladies infectieuses persister un certain état réfractaire dont nous reparlerons d'ailleurs en traitant de la vaccination et de l'immunité.

Les toxines possèdent donc deux pouvoirs antagonistes : l'un nuisible, qui se développe rapidement et dure peu ; l'autre utile qui se montre plus tard, mais persiste parfois très longtemps.

Chaque microbe est susceptible de sécréter des poisons solubles ; beaucoup de ceux-ci ont été découverts et étudiés, nous citerons les principaux d'entre eux, ce sont :

1° *Les poisons du tétanos* étudiés par Brieger, puis par Faber,

Tizzoni et Cattani, Vaillard et Vincent, Behring et Kitasato, qui sont de plusieurs natures, produisent des effets convulsivants, paralysants, sécrétoires, on les a désignés sous les noms de tétanotoxine, spasmotoxine, tétanine, etc.

2° *Les poisons de la diphtérie* (Roux et Yersin, Fränkel, Behring) qui, par l'inoculation aux animaux, occasionnent de l'œdème au point d'inoculation, un épanchement séreux dans les plèvres, de la congestion des ganglions, des poumons, des capsules surrénales, de l'intestin grêle; de la diarrhée, et quand les doses sont suffisamment petites, produisent la paralysie diphtérique, symptôme que l'on a observé chez des malades relevant de diphtérie pendant leur convalescence.

3° *Les poisons du choléra* (Gamaleïa), au nombre de deux principaux, l'un produisant une violente diarrhée persistante, des vomissements, l'autre, au contraire, qui semble appartenir à la classe des vaccins.

4° *Les poisons de la tuberculose* (Koch, Maffucci, Straus et Gamaleïa, Hunter), qui se trouvent contenus dans la fameuse tuberculine de Koch, extrait glycériné des cultures de la tuberculose. Hunter en a tiré quatre substances qui ont des propriétés différentes, l'une donnant une réaction locale avec peu de fièvre, la deuxième produisant de l'hyperthermie, la troisième amenant une réaction locale salutaire sans provoquer de désordres constitutionnels, enfin la quatrième qui causerait l'élimination des tissus tuberculeux (nécrose) et par suite la guérison de la maladie.

5° *Les poisons du charbon* (Martin, Christmas, Henkin) retirés des cultures de la bactéridie charbonneuse; comme les autres produits similaires ils donnent, quand on les injecte, des phénomènes généraux : fièvre, œdème, abattement, etc.

Ajoutons encore, pour mémoire, les recherches faites sur les poisons de la pneumonie (Klemperer, Mosny), de l'érysipèle (Manfredi, Traversa, Roger), du bacille pyocyanique (Charrin), des staphylocoques du pus (Leber) du vibrion avicide (Gamaleïa, Brühl), de la morve (Finger), du bacille de la tuberculose aviaire (Héricourt, Courmont, Dor, Richet), du choléra hog (Selander), du charbon symptomatique (Chamberland et Roux), de la fièvre typhoïde (typhotoxine de Brieger).

Nul doute que cette liste ne soit bientôt augmentée encore, car; de même que l'on ne connaît pas encore les germes qui produisent bien des maladies, on ignore les propriétés des poisons solubles sécrétés par beaucoup de microorganismes pathogènes. Là, encore, s'ouvrent des horizons nouveaux et fertiles pour arriver à la vaccination et à la guérison des maladies infectieuses, et l'on peut espérer que la solution de ces questions ne se fera pas trop longtemps attendre.

V

IMMUNITÉ ET VACCINATION

Arrivons à la partie thérapeutique, complément indispensable et pratique de toute question médicale. Ici encore, conformément au plan que nous nous sommes tracé, nous allons exposer des notions générales pour toutes les manifestations infectieuses.

Le traitement applicable à ces sortes d'affections est de deux sortes : préventif ou curatif, selon que l'on cherche à rendre l'organisme réfractaire aux germes pathogènes, ou que l'on désire atténuer et faire disparaître les ravages que ces germes y ont déjà causés.

L'immunité est un état spécial de l'économie qui fait qu'elle reçoit difficilement le contage (réceptivité faible ou nulle) et que le microbe pathogène s'y développe mal lorsqu'il est parvenu à s'y implanter ; l'organisme immunisé est donc devenu momentanément réfractaire aux bactéries et à leurs poisons.

Cette immunité peut être naturelle ou artificielle. Elle est naturelle, quand elle est la conséquence d'une maladie infectieuse antérieure (on ne prend pas deux fois la variole, une première atteinte immunise contre une seconde) ou qu'elle est transmise par l'hérédité (Ehrlich). La mère immunisée transmettrait au fœtus les antitoxines qui sont contenues dans son sang et à la naissance continuerait l'immunisation de son enfant par l'allaitement ; le lait, dont nous reparlerons plus loin, possédant à un haut degré le pouvoir immunisant quand il est sécrété par une personne immunisée.

Il est des espèces animales qui semblent réfractaires ou moins réceptibles à certaines maladies (le chien ou la chèvre pour la tuberculose); c'est là un exemple d'une immunité naturelle transmise par hérédité. Mais cet état réfractaire habituel d'une espèce n'autorise pas à penser que le sang sera bactéricide, les expériences de Picq et Berlin, Lépine, l'ont démontré.

En second lieu, l'immunité peut être produite artificiellement par l'inoculation de certaines substances appelées *vaccins*.

Nous savons que parmi les produits solubles sécrétés par les microbes, les uns possèdent une action nuisible, les autres une action bienfaisante pour l'organisme. Les expériences de Pasteur, Toussaint, Chauveau ont mis en lumière un fait intéressant, déjà entrevu par Klebs, c'est que l'on pouvait rendre un animal réfractaire à une maladie en lui inoculant, après les avoir stérilisées, une certaine partie des cultures du germe pathogène de cette affection, c'est-à-dire en somme les produits solubles, élaborés par le microbe de cette maladie. Ces affirmations firent beaucoup de bruit et bientôt de nombreux expérimentateurs se lancèrent dans cette voie nouvelle ; successivement parurent les travaux de Charrin, Chamberland et Roux, Chantemesse et Widal, Gamaleïa, Foa, qui tous, avec les produits solubles de différents microbes (bacille pyocyanique, gangrène gazeuse, fièvre typhoïde, choléra et vibrion avicide, pneumonie) réalisèrent un certain degré d'immunisation chez des animaux.

D'un autre côté on cherchait à conférer l'immunité, en injectant des cultures atténuées, des corps chimiques non microbiens (eau oxygénée, neurine, trichlorure d'iode) ; mais en somme tous ces procédés avaient pour effet de développer un état bactéricide de nos humeurs, ce qui est le principe fondamental de l'immunisation.

L'immunité peut donc être créée par l'inoculation de produits solubles microbiens. Comment agissent ces liquides pour amener cet état réfractaire de l'organisme? C'est ce qu'il importe d'examiner.

Nous dirons d'abord qu'il n'est pas nécessaire d'injecter de fortes doses de substance vaccinante pour produire un effet sensible ; il suffit parfois de quantités infinitésimales (1 centième de milligramme), ainsi que l'ont constaté Bouchard et Charrin.

Les examens microscopiques du sang des animaux vaccinés par l'injection de cultures microbiennes ont montré que ces injections produisent d'abord un effet spécial sur les cellules leucocytaires. On remarque en premier lieu une diminution passagère dans le nombre des leucocytes qui circulent dans le sang, puis bientôt le phénomène inverse se produit; à l'hypoleucocytose a succédé une hyperleucocytose, puis le nombre de ces éléments redevient normal. Mais ce qui persiste d'une façon plus constante dans ce sang, c'est le nombre des leucocytes adultes, aptes à la phagocytose, état adulte qui se reconnaît à l'état de fragmentation des noyaux. L'injection de toxine a donc pour effet de créer un état de résistance en activant le développement des cellules défensives, en les rendant plus rapidement aptes à jouer leur rôle de phagocytes.

Outre cette modification de nos éléments cellulaires, la vaccination agit également sur nos humeurs en les rendant bactéricides (Behring et Kitasato, Klemperer, Ehrlich). Grâce à elle, les liquides de l'organisme acquièrent le pouvoir de gêner les proliférations des microbes, en neutralisant les toxines qu'ils sécrètent ; or, ces toxines sont nécessaires aux germes pathogènes pour leur créer un milieu favorable de développement. Si donc on les annihile, le microbe sera désarmé contre l'action des phagocytes, action qui se trouvera elle-même augmentée par l'effet spécial du vaccin sur ces cellules. Le germe infectieux introduit sera donc dans de mauvaises conditions d'existence et en face d'adversaires vigoureux (les phagocytes), il succombera et la personne ainsi vaccinée restera indemne.

Pfeifer, Gabritchenski, Bordet et Massart, auteurs et partisans de la théorie de la *chimiotaxie* et de l'*accoutumance*, cherchent à expliquer autrement la production de l'immunité. Les toxines microbiennes, disent-ils, auraient habituellement pour effet de nuire à la phagocytose, en empêchant les leucocytes de venir au secours des tissus envahis, en exerçant sur eux une sorte de pouvoir répulsif (puissance chimiotactique répulsive ou négative). Mais la vaccination, c'est-à-dire l'introduction préalable et lente dans l'organisme de certaines toxines, accoutumerait l'économie à ces poisons, de sorte qu'après l'arrivée des germes pathogènes dans les tissus, les toxines sécrétées par ces germes se trouveraient avoir perdu leur pouvoir répulsif et être sans influence empêchante en face d'un organisme accoutumé et dont les cellules leucocytaires n'étant plus gênées dans leur diapadèse accourraient pour défendre les tissus envahis.

L'immunité ainsi entendue serait donc une accoutumance annulant le pouvoir répulsif des poisons microbiens.

Cette théorie a le tort de ne pas tenir compte de l'effet physiologique produit par les toxines sur les centres nerveux vaso-moteurs. On sait que ces poisons paralysent les vaso-dilatateurs ou excitent les vaso-constricteurs, s'opposant par conséquent à la diapédèse, c'est-à-dire à la sortie hors des vaisseaux des cellules chargées de la défense de l'organisme. L'immunité est acquise lorsque nos humeurs modifiées par les injections préalables de cultures stérilisées sont devenues capables de neutraliser l'influence nerveuse vaso-motrice des toxines qui se forment dans nos tissus après l'inoculation microbienne.

L'immunité est donc due à un pouvoir antitoxique qu'acquièrent nos humeurs (Behring) ; la réalité du fait a d'ailleurs été démontrée par les recherches expérimentales. On a reconnu, chez les animaux qui avaient été immunisés par des injections de cultures stérilisées, que les humeurs (l'urine, la sérosité des œdèmes et principalement le sérum sanguin), sont douées de propriétés antitoxiques manifestes. Ces humeurs, inoculées à d'autres animaux, sont capables de leur transférer l'immunité (Bouchard, Behring, Kitasato, etc...). C'est d'ailleurs sur cette découverte expérimentale que repose la *séro-thérapie*, cette méthode curative des maladies infectieuses par le moyen des injections de sérum d'animaux immunisés.

Ce qu'on a obtenu ainsi dans les laboratoires, la nature le fait elle-même, chaque jour, dans le corps humain. On a récemment remarqué, qu'après la crise, chez les pneumoniques, la sérosité que l'on peut recueillir sous la peau soulevée par l'application d'un vésicatoire est douée de propriétés immunisantes ; il en est de même des exsudats des vieilles pleurésies à pneumocoques. Dans les deux cas le fait est dû à l'action vaccinante des toxines pneumoniques sécrétées par le pneumocoque dans l'organisme et qui s'y diffusent lentement. Il arrive un moment où ces toxines modifient nos humeurs, les rendent bactéricides, tandis qu'elles activent la phagocytose ; dès lors le développement du germe pathogène est enrayé, la crise se produit et elle est l'annonce de la guérison qui ne tarde pas en effet à se faire (Mosny, Foa, Issaeff).

L'immunité artificielle se produit donc par la vaccination ; énumérons maintenant les divers vaccins utilisés dans ce but. Ces vaccins sont de deux sortes : *figurés* ou *non figurés ;* les seconds correspondent aux toxines dont nous venons de parler, et qui agissent en imprégnant les humeurs organiques et en les modifiant. Quant aux vaccins figurés, ils sont constitués par des cultures vivantes, mais dont la virulence a été atténuée par des procédés spéciaux.

Lorsque l'on vient à injecter un tel vaccin, on communique à l'animal une maladie bénigne et passagère, à la suite de laquelle l'économie conserve pendant un certain temps, fort variable d'ailleurs, un certain état d'immunité.

C'est à Pasteur que revient le mérite de la découverte des vaccins figurés. Employant un jour une culture âgée de microbe du choléra des poules, il constata que les poulets auxquels il avait inoculé cette culture présentaient seulement quelques-uns des symptômes de cette maladie, ne périssaient pas, et résistaient ensuite à l'injection de cultures fraîches, virulentes pour les autres poulets non vaccinés.

L'exemple fut bientôt suivi, mais on varia les procédés d'atténuation ; c'est ainsi qu'on eut recours à l'inoculation de cultures anciennes, de cultures ayant subi un chauffage brusque ou continu, ou des chauffages successifs, on soumit les bouillons ensemencés à des conditions particulières de pression, on chercha à atténuer la virulence des germes par la dessiccation, par l'action plus ou moins prolongée des antiseptiques, de la lumière, de l'oxygène en excès (l'oxygène, sous tension de 3 atmosphères, atténue en effet la virulence du bacillus anthracis), etc..., enfin on les fit passer d'une espèce animale à une autre plus réfractaire. Arloing, Nocard et Roux, Cornevin, Thomas, Galtier, Chauveau, Chamberland tirèrent ainsi partie de la méthode pastorienne d'atténuation des virus pour créer l'immunité ; les expériences faites portèrent sur le charbon ordinaire et le charbon symptomatique, le rouget des porcs, la pneumo-entérite, la gangrène gazeuse et furent suffisamment probantes pour démontrer l'excellence de la méthode.

Plus récemment, Gamaleïa en distillant dans le vide une culture de vibrion avicide, en retira une substance douée de propriétés vaccinantes ; Bruhl en injectant dans les veines d'un animal des cultures de vibrion avicide stérilisées par la chaleur (120° pendant une demi-heure) lui conféra l'immunité, puis avec des injections de sérum de cet animal il guérit des animaux infectés par des inoculations de culture virulentes de ce même vibrion avicide. Roux et Yersin, en chauffant à 100 degrés pendant dix minutes les toxines diphtériques, détruisirent leur toxicité, tout en leur conservant un pouvoir vaccinal. Pour le tétanos, Vaillard vaccina en inoculant des cultures filtrées, après chauffage d'une heure à 60 degrés ; Haffkine dont le nom est célèbre, principalement depuis les expériences faites pendant la dernière épidémie de choléra, atténua le virus du choléra en chauffant le bouillon de culture à 39 degrés dans une atmosphère aérée ; en inoculant ces bouillons il espère arriver à créer l'immunité contre la terrible maladie ; Kitasato, pour le tétanos, emploie des cultures virulentes qu'il atténue en les mélangeant à des doses progressivement décroissantes de trichlorure d'iode ; Brieger, Wassermann et Kitasato emploient dans le même but des cultures du bacille de Nicolaier dans du bouillon de thymus.

Pour la tuberculose, nous devons enregistrer les essais d'immunisation tentés par Bertin et Picq (1890) au moyen de l'injection du sang de chèvre, par Lépine (1891) qui injecta à l'homme le sérum de chèvre, par Babès qui utilisa les vieilles cultures, par Héricourt et Richet qui essayèrent d'injecter des cultures de tuberculose aviaire, enfin l'an dernier au congrès de la tuberculose, Bernheim a déclaré avoir réussi à rendre des animaux réfractaires à la tuberculose en leur injectant, à raison de 1 centimètre cube par 5 kilogrammes du poids du corps de l'animal, des cultures pures de tuberculose, chauffées pendant une heure et demie, à 80 degrés, puis filtrées au filtre Chamberland. Il serait préférable de faire des injections intra-veineuses, mais on réussit également en les faisant dans le péritoine ; au bout d'une dizaine de jours, l'animal peut être considéré comme immunisé.

Mironow, après plusieurs essais, est arrivé à immuniser le lapin contre le streptocoque en se servant soit de cultures stérilisées par le chauffage à 70° — 100°, soit de cultures chauffées à 60 degrés, soit enfin de cultures virulentes à doses progressivement croissantes. L'animal traité de la sorte possède un sang dont le sérum inoculé à doses de 3 à 4 centimètres cubes par kilogramme de son poids le rend réfractaire. Enfin des doses élevées de sérum (4 à 5 centimètres cubes par kilogramme) arrêtent en trois ou quatre jours une septicémie en voie d'évolution.

Cette tentative de traitement n'était pas d'ailleurs la première et on avait déjà fait des essais avec le sérum des animaux immunisés. On avait en outre remarqué chez ceux-ci, que le sang artériel était plus bactéricide que le sang veineux, que l'oxygène et l'acide carbonique en excès affaiblissaient ce pouvoir, que l'oxyde de carbone le faisait disparaître. L'observation avait également montré que ce sang était d'autant plus immunisant que sa température se rapprochait de 38 à 40 degrés, qu'une faible dose d'alcalins (chlorure de sodium ou carbonate d'ammoniaque) augmentait cette propriété.

C'est sur ces constatations que s'édifia le traitement des maladies infectieuses par la sérothérapie ; en décembre 1890, Behring et Kitasato reprirent leurs expériences infructueuses et, plus heureux cette fois, ils constatèrent que le sang des animaux immunisés contre le tétanos et contre la diphtérie guérissait des lapins et des cobayes, auxquels on avait inoculé ces maladies : que le sérum de ce sang possédant cette propriété curative, était, par conséquent, capable de détruire les toxines fabriquées par les bacilles de Nicolaïer ou de Löffler.

En mars 1891, Cattani et Tizzoni confirmèrent les données expérimentales de Behring et Kitasato et arrivèrent à procurer l'immunité aux animaux contre le tétanos en leur injectant des doses croissantes de cultures filtrées, mélangées de solution iodée. Cette immunité ainsi acquise persistait longtemps ; ils traitèrent par ce sérum des animaux en puissance de tétanos et eurent sept cas de guérison. Citons encore les recherches de Mosny, Foa, Uffreduzzi, Boatoni sur la pneumonie. Ces expérimentateurs sont arrivés à créer un vaccin en stérilisant des cultures par la filtration, par le chloroforme, par le chauffage discontinu pendant trois jours à 42°, ou pendant une heure à 60°. Avec ces vaccins injectés aux animaux, ils leur procurèrent l'immunité. L'injection du sérum de ces animaux était susceptible de transférer à un autre animal l'état réfractaire, et des recherches sur ce point ont montré que le même fait se produisait également en injectant au lieu et place du sérum une macération filtrée faite avec les organes (foie, rate, cœur) des lapins morts de septicémie pneumonique. En opérant proprement, en se servant de vases et d'eau stérilisés, on arrive à extraire des organes un liquide qui possède toutes les propriétés immunisantes du sérum.

Ketscher, en immunisant des chèvres contre la diphtérie, par des injections intrapéritonéales et intraveineuses de cultures stérilisées, a réussi à rendre immunisant le lait de ces chèvres, et il a, par ce procédé, transmis l'immunité à des cobayes.

Avant de terminer ce chapitre, nous mentionnerons une nouvelle méthode thérapeutique des affections microbiennes, due au Dr de Backer et qu'il intitule *mycodermothérapie*. Le principe en est que certaines cellules végétales, notamment celles de la levure de bière, peuvent vis-à-vis des germes parasitaires jouer le rôle de phagocytes, se laisser pénétrer par eux, les englober et les désagréger. De la sorte, en injectant aux animaux une culture pure de cellules actives de levure, on augmente dans l'organisme le nombre des éléments antagonistes des microbes, on vient en aide à la phagocytose. Le Dr de Backer affirme guérir ainsi la tuberculose, lorsque la lésion pulmonaire n'a pas atteint un degré trop avancé.

Utilisant les découvertes faites en sérothérapie, le Dr Bernheim a essayé également la cure de la tuberculose humaine par l'injection aux malades de sérum d'animaux immunisés, sérum préparé comme il a été dit plus haut. L'injection d'une quantité de 1 à 3 centimètres cubes faite sous la peau de la région dorsale, avec toutes les précautions modernes de l'asepsie, a donné des résultats satisfaisants dans nombre de cas où la maladie n'était pas arrivée à une période trop avancée.

Ces résultats très encourageants méritaient une mention spéciale et laissent espérer que bientôt on sera en possession d'un moyen pratique et commode pour guérir la phtisie.

VI

ASSOCIATIONS MICROBIENNES

Jusqu'ici nous avons toujours considéré chaque maladie infectieuse comme étant uniquement causée par une seule espèce microbienne bien déterminée, mais les faits se présentent rarement ainsi dans la nature. Dans la plupart des cas l'infection due au microbe spécifique évolue d'abord à sa façon, puis elle vient se compliquer de certains accidents dus à la présence d'autres germes pathogènes, qui se surajoutent à cette affection primitive, en modifient et en changent parfois la marche et la terminaison.

La coexistence de plusieurs espèces pathogènes dans notre corps est un fait mis hors de doute par les analyses bactériologiques de nos humeurs et les *associations microbiennes*, ainsi qu'on les appelle, ne sont pas rares ; Netter, qui s'est occupé beaucoup des maladies de l'appareil respiratoire, a rencontré dans la broncho-pneumonie quatre microbes pathogènes : le pneumocoque, le bacille encapsulé de Friedländer, le staphylocoque pyogène et le streptocoque.

De même, il est fréquent d'observer des congestions pulmonaires, de la bronchite chez de jeunes enfants convalescents de rougeole ou de scarlatine, des abcès ou des angines chez des personnes relevant de fièvre typhoïde ; les angines simples elles-mêmes peuvent, malgré la bénignité de leur début, devenir le point de départ d'une angine diphtéritique. Or, l'espèce microbienne qui a engendré la première affection ne peut avoir créé la seconde, il est donc de toute nécessité d'imaginer que plusieurs espèces peuvent évoluer ensemble dans notre organisme et c'est, en effet, ce que confirme l'examen microscopique.

Certains microbes possèdent une disposition toute spéciale pour s'associer à d'autres, et parmi ceux-ci nous citerons particulièrement le streptocoque, qui devient avec la plus grande facilité le complice des autres germes pathogènes. C'est ainsi qu'on le trouve dans des affections telles que : la diphtérie, la fièvre typhoïde, la tuberculose, la scarlatine, et cette association augmente considérablement la gravité de la maladie première, qui devient alors souvent mortelle.

Dans la diphtérie, par exemple, ainsi que l'ont montré Barbier, Roux et Yersin, le streptocoque, associé au bacille de Löffler, rend celui-ci hypertoxique et c'est dans ces formes graves et suraiguës de la diphtérie qu'on constate des lésions d'endocardites, des altérations du sang, de l'expectoration purulente. De même l'association du steptrocoque et du bacille typhique, étudiée par Vincent, produit une affection, le *streptotyphus*, qui peut avoir une gravité foudroyante.

Toutes les associations microbiennes ne sont pas possibles ; ainsi, par exemple, le bacille typhique s'accommode très bien du streptocoque, tandis qu'il ne peut vivre avec le staphylocoque aureus, le pneumocoque de Friedländer, la bactéridie charbonneuse, le bacille coli communis, le bacille pyocyanique, etc.

Lorsque deux germes pathogènes se trouvent associés dans l'organisme, le premier a ordinairement préparé le terrain et favorisé l'évolution du second, qui, peut-être, sans lui n'eût pas réussi à se développer. Le premier germe a donc agi à la façon d'une cause prédisposante, comme le ferait un traumatisme, un refroidissement, une maladie de dénutrition, en affaiblissant un point du corps ou le corps tout entier et en diminuant l'activité phagocytaire.

Aussi, en raison de ce fait, comme l'association microbienne provoque ordinairement une maladie surajoutée, dépendante de la première, on a coutume de dire qu'elle est la cause des *infections secondaires*.

On a remarqué que les microbes qui habituellement donnent naissance à ces infections secondaires sont des germes qui, par euxmêmes, ne possèdent pas une grande virulence ; ils constituent à ce point de vue un degré intermédiaire entre les saprophytes inoffensifs et les bactéries pathogènes ; ils ont besoin, pour devenir nuisibles, qu'on leur ouvre une porte d'entrée et qu'on leur prépare un terrain de développement et c'est le rôle que remplit le germe de la première maladie.

Cette première atteinte de notre économie par les microbes a eu pour résultat de modifier défavorablement la composition chimique de nos humeurs, grâce aux toxines que ces microbes y ont sécrétées ; ces toxines ont donc prédisposé le corps à recevoir l'infection secondaire ; en outre, au sortir d'une maladie, toutes nos cellules phagocytaires sont affaiblies par la lutte qu'elles viennent de soutenir, elles ne peuvent donc pas facilement recommencer à se défendre contre de nouveaux germes pathogènes ; les centres nerveux vaso-moteurs, épuisés et paralysés par les toxines antérieures, ne viendront plus en aide à la diapédèse et subiront complètement l'influence des poisons microbiens nouveaux, poisons qui agiront également de manière à gêner l'arrivée des éléments cellulaires phagocytes.

Les exemples d'associations microbiennes ne manquent pas, cependant il est plus facile de les observer dans certaines affections, localisées sur des appareils faciles à explorer (appareils digestif, respiratoire). Là on peut assister en quelque sorte, pas à pas, à l'évolution des parasites, on les trouve associés dans les produits excrétés ; on arrive par les procédés ordinaires à les isoler assez aisément.

La cavité buccale est à l'état normal un grand réceptacle de microbes ; c'est ainsi qu'on en a compté jusqu'à près de vingt espèces parmi lesquelles plusieurs sont pathogènes. Netter a constaté parmi elles le streptocoque pyogène et Gueit, à propos d'une morsure faite à un forçat de l'île Nou, par un de ses codétenus, a pu juger de la septicité des microbes qui existent dans le tartre dentaire.

Tant que la surface muqueuse qui tapisse les replis de la bouche est intacte, aucun de ces germes ne pourra envahir l'organisme et y sécréter des produits nuisibles ; mais si l'épithélium se trouve altéré par une affection antérieure, une angine scarlatineuse par exemple, on voit bientôt les microbes pathogènes franchir les barrières que leur opposait l'intégrité de la muqueuse et ajouter leur virulence à celle du germe qui leur a procuré un passage. Cette constatation a été souvent faite dans les cas d'angine scarlatineuse ou rubéolique suivis de phlegmon du cou, d'adénites suppurées, d'otites infectieuses, etc.

L'intestin est également un lieu propice à la pullulation des germes pathogènes qui y végètent en saprophytes et tout à coup causent des maladies redoutables lorsqu'un premier microbe a déjà infiltré l'organisme de ses toxines et lui a préparé ainsi le terrain. C'est ainsi qu'on voit se développer des péritonites, des abcès du foie ou des reins consécutivement à des fièvres typhoïdes, des dysenteries, des entérites graves.

L'appareil respiratoire, et principalement le poumon, est exposé lui aussi à mille causes de contamination qui en font un terrain favorable au développement des infections secondaires.

Lorsque notre économie est tout entière débilitée par une maladie infectieuse, lorsque les poisons solubles ont imprégné tous nos tissus, modifié la force de résistance de nos épithéliums en créant des lésions dégénératives, les germes qui sont si nombreux dans la cavité buccale et auxquels s'ajoutent encore ceux qui sont en suspension dans l'air inspiré, peuvent facilement s'implanter à la surface des conduits respiratoires. Là, les voies d'absorption ne leur font pas défaut et soit dans le larynx, soit dans les bronches, soit dans les alvéoles pulmonaires, ils trouvent un excellent milieu de développement. Il en résulte des pneumonies et surtout des bronchopneumonies et des bronchites infectieuses venant se greffer sur la maladie primitive et la compliquer gravement. Ces associations microbiennes expliquent la mortalité énorme par complications pulmonaires, allant jusqu'à 50 p. 100, qui s'observe dans les hôpitaux d'enfants, chez les petits malades qui relèvent de rougeole, de scarlatine, de coqueluche ou de variole.

Lorsque le poumon est atteint par la tuberculose, il est fréquemment le siège d'infections secondaires qui se traduisent par des suppurations, de la gangrène pulmonaire, des poussées fébriles venant s'intercaler dans la marche régulière de la phtisie.

L'analyse bactériologique d'un crachat de tuberculeux est l'une des meilleures preuves de la possibilité des associations microbiennes : on trouve, en effet, dans cette expectoration, un nombre considérable d'espèces bactériennes différentes qui semblent vivre à l'aise et sans en éprouver aucune gêne, dans le contenu des cavernes pulmonaires. Avec le bacille de Koch, on y trouve diverses formes de streptocoques, les deux staphylocoques de la suppuration (pyogenes aureus et albus), le pneumocoque, le bacille pyocyanique, le micrococcus tetragenus et diverses espèces saprophytes qu'il serait trop long d'énumérer.

Toutes les associations microbiennes ne provoquent pas un résultat aussi néfaste pour l'organisme, et Bouchard, Guignard, Charrin, ont reconnu, au contraire, que certaines espèces bactériennes gênaient considérablement le développement de quelques autres ; ils ont, dès lors, cherché à tirer un effet utile de cet antagonisme naturel ; leurs expériences ont porté sur les cultures du bacille pyocyanique et du charbon. Le résultat obtenu a été encourageant, car ils ont constaté qu'une culture de bactéridie charbonneuse dans laquelle on ensemence le bacille pyocyanique, perd une grande partie de sa virulence au bout de deux à quatre semaines et ne tue plus le cobaye.

Cette constatation était d'une grande importance, et on en a cherché l'explication dans une action antagoniste qu'exerceraient les produits solubles et volatils du bacille pyocyanique sur la bactéridie charbonneuse ; en outre, le premier microbe épuiserait promptement le milieu nutritif nécessaire au développement du second.

Quelques essais furent aussitôt tentés dans cette voie ; citons ceux de Buchner, Zagari, Pawlonsky, Bouchard, Emmerich, Solle, etc., qui ont réussi à atténuer le charbon avec les produits solubles des bacilles de Friedlander, du choléra, du pneumocoque, du streptocoque, etc. D'autres tentatives, malheureusement infructueuses, ont été faites pour combattre la tuberculose par l'érysipèle ou l'inoculation du bacterium termo.

Ces données expérimentales résultant des recherches entreprises sur les associations microbiennes, ont permis d'instituer une nouvelle méthode de traitement des maladies infectieuses, la *bactériothérapie*.

Il reste assurément encore beaucoup à faire, dans cette voie comme dans les autres, avant d'obtenir des résultats indiscutables et faciles à mettre en pratique, toutefois il importe de reconnaître en terminant cette étude, combien ces résultats sont dignes d'intérêt et méritent qu'on s'y arrête. A force de travail persévérant, on est arrivé à expliquer un grand nombre de phénomènes, on a trouvé les règles qui régissent bien des particularités intimes de notre existence, on est sur le point de réussir à guérir et à prévenir de terribles affections.

L'étude des maladies infectieuses, de leurs causes, de leur guérison est sans contredit une des plus belles applications que l'homme puisse faire de son *activité intellectuelle*.

Paul BARLERIN, de Paris.

CHAPITRE II

SCARLATINE

La scarlatine est une maladie générale, une fièvre, comme on disait autrefois, caractérisée par la production rapide d'un exanthème d'un rouge vif, d'où le nom de fièvre pourpre, de fièvre rouge, etc., etc.

Dans notre pays, la scarlatine est généralement une maladie bénigne, et l'on peut assister à une invasion scarlatineuse atteignant des centaines d'enfants sans enregistrer un seul décès (Sydenham, Trousseau); mais cette bénignité de la scarlatine française, tout en étant la règle, n'est pas constante (épidémie de Tours, 1824), et il faut connaître, au point de vue clinique, toutes les anomalies, toutes les complications que, soit au début de l'invasion, soit au cours même de la maladie, soit dans son décours, cette affection peut présenter.

De là, la division de cet article en deux parties :

1° La scarlatine normale, qui n'exclut pas la question de gravité ;

2° La scarlatine anormale et compliquée, qui comprendra elle-même plusieurs chapitres.

I

SCARLATINE NORMALE

A. **Scarlatine normale simple.** — Une scarlatine est normale quand elle suit la marche suivante : le malade, un enfant, dans la presque totalité des cas, est pris d'une fièvre ardente, avec une élévation rapide de la température, d'un mal de gorge plus ou moins intense, appelant nécessairement l'attention du médecin. Le plus souvent, le début est brusque, et rien ne faisait prévoir l'apparition de cet état fébrile ; parfois, la période d'incubation dure un, deux ou trois jours, pendant lesquels le petit malade accuse du malaise et de la fatigue. Déjà on constate une rougeur des piliers et du voile du palais, une inflammation plus ou moins aiguë des amygdales. En même temps apparaît l'éruption, d'abord au cou, puis le long des membres, notamment dans leurs plis, aux jointures. L'éruption dure, pour croître et décroître, une dizaine de jours. La température reste très élevée pendant tout le temps de l'exanthème. « A l'inverse de ce qui a lieu dans la variole, dit Trousseau, la défervescence dans la scarlatine est traînante, au lieu de rapide, s'effectue sans exacerbations notables et n'est complète qu'au bout de quatre à huit jours. » L'état général, grave au début (fièvre, frissons, grande fréquence du pouls, céphalalgie, vomissements, diarrhée, convulsions chez les jeunes enfants, délire aigu chez l'adulte) disparaît ; la langue, blanchâtre et couverte d'un enduit saburral les premiers jours, reprend son aspect au troisième jour, après s'être pelée, et, n'était la période de desquamation cutanée à surveiller, on pourrait croire le malade guéri. Voilà la marche naturelle, simple, qu'on observe ordinairement ; il faut reprendre chacun des points, à peine indiqués, et étudier dans des paragraphes distincts :

1º L'étiologie ;
2º L'incubation ;
3º L'état fébrile du début ;
4º L'angine scarlatineuse ;
5º L'exanthème ;
6º La desquamation linguale ;
7º La desquamation cutanée.

1º **Étiologie.** — La scarlatine est épidémique et contagieuse; les inoculations plusieurs fois tentées n'ont donné aucun résultat. Elle atteint surtout les enfants et confère, en général, l'immunité. Comment se fait la contagion? Les lambeaux d'épiderme détachés au moment de la desquamation doivent avoir des propriétés contagieuses, bien que le professeur Dieulafoy ait écrit le contraire.

2º **Incubation.** — L'incubation de la scarlatine est la plus courte de toutes les maladies éruptives; elle varie de vingt-quatre heures à huit jours; on a dit quinze jours, mais, si cela est, ce n'est qu'excep-

tionnel, et pour ma part, sur des centaines de cas qui me sont
personnels, je n'ai jamais constaté d'incubation au-delà du cinquième
jour.

3° État fébrile du début.

— Un très grand nombre de cas de scar-
latine se manifestent sans le moindre appareil fébrile, et c'est cette
raison qui explique comment, dans les écoles, dans les lycées, il
n'est pas rare de voir un élève en pleine éruption scarlatineuse, sans
que ni les parents, ni les maîtres se soient aperçus qu'il fût malade.
Mais, d'ordinaire, la scarlatine débute par un cortège fébrile intense,
parfois même imposant : un pouls très rapide, 110, 120, 130, et
une température s'élevant, facilement et rapidement, jusqu'à 41,
atteignant même 42. Le tétanos seul offre une température aussi
élevée. Il faut connaître ces premiers symptômes pour apprécier la
nature de certains phénomènes concomitants dus, non à l'éruption,
mais au développement rapide de l'état infectieux dans l'économie.
La céphalalgie intense du début, le délire bruyant, l'agitation, l'insomnie, les convulsions sont des symptômes qui disparaissent en
même temps que l'éruption se fait, ou se généralise. Nous avons
déjà parlé de la défervescence de la fièvre en lysis en même temps
qu'évoluait l'éruption cutanée. Pendant cette phase fébrile, les
urines sont rares, boueuses, riches en produits d'oxydation, souvent
même albumineuses, comme, du reste, dans toutes les infections.
L'état digestif est celui de toutes les maladies fébriles aiguës : anorexie, langue saburrale, nausées, vomissements bilieux ; rien, du
reste, dans ce tableau, qui soit spécial à la scarlatine : c'est le cortège obligé des accidents fébriles aigus.

4° Angine scarlatineuse.

— Existe presque toujours : et, si je m'en
tenais à mon observation, je dirais : toujours ; quand elle manque,
c'est qu'on est arrivé trop tard pour l'observer, car elle est quelquefois aussi fruste, aussi rapide que l'éruption du palais. Elle occupe
les amygdales et les piliers, se présente sous l'aspect, au début,
d'une angine inflammatoire simple ; mais bientôt, par le fait même
qu'elle est due à une poussée éruptive, l'épithélium se détache, les
follicules sécrètent, et on voit apparaître l'angine dite pultacée,
caractérisée par un exsudat blanchâtre, facile à enlever par le
moindre grattage, et qui, étudié attentivement, ne ressemble en
rien aux plaques adhérentes de la diphtérie. Cette angine disparaît
d'elle-même et dure deux, trois et quatre jours, sauf dans les scarlatines graves. Cette angine a donné lieu à de bien grandes confu-

sions, précisément parce que bien des médecins, en constatant l'aspect blanchâtre d'une angine, affirment, sans autre étude, son caractère diphtéritique ; ce qui, entre parenthèses, explique le succès extraordinaire de certaines méthodes de traitement contre cette dernière maladie. Nous recommandons aux jeunes praticiens de ne jamais se prononcer au début d'une scarlatine sur le caractère diphtéritique de l'angine, sans une étude très attentive. Du reste, nous reviendrons sur ce sujet en étudiant les connexions reliant la scarlatine et la diphtérie.

5° **Exanthème scarlatineux.** — L'éruption spécifique apparaît d'abord sur le voile du palais : je n'ai jamais vu d'exception à cette règle quand j'ai pu arriver à temps, c'est-à-dire examiner les incubants scarlatineux avant l'éruption cutanée. Certainement l'éruption palatine et la cutanée ne sont pas concomitantes. L'éruption palatine se présente sous la forme d'un pointillé très fin, très rouge, gagnant les amygdales. Cette éruption palatine disparaît très vite, si vite quelquefois qu'on ne peut pas en établir l'existence, parce qu'elle ne laisse pas, comme à la langue, les traces de son passage. L'éruption cutanée commence par les parties supérieures du corps et la question de savoir si c'est par le nez, les ailes du nez ou les joues ou par la peau du cou qu'elle débute, nous paraît bien oiseuse. Elle s'annonce, se présente, s'accentue sous la forme d'un pointillé, quelquefois très vif comme au voile du palais, quelquefois à peine marqué. L'éruption érythémateuse s'étend le long des bras, des avant-bras, gagne les membres inférieurs, les mains, les pieds, est très vive au niveau des plis des membres, à la région lombaire ; c'est à la région lombaire que j'ai vu Trousseau et Barthez chercher de préférence la preuve de la nature de l'éruption. Quand le corps est envahi tout entier, on voit que la rougeur éruptive est uniforme, d'un rouge de jus de framboise très vif, en sorte que la dénomination de fièvre pourpre se justifie par cette coloration qui n'appartient à aucune autre maladie. Pas un point de la peau n'y échappe : voilà ce qu'il faut savoir pour ne pas commettre d'erreur de diagnostic. L'éruption s'est généralisée en deux, trois, quatre et jusqu'à huit jours. Elle marche plus ou moins rapidement, suivant les épidémies et je raconterai plus loin l'histoire d'une épidémie où l'éruption n'arriva pas à se généraliser. Au déclin de l'éruption, quand elle pâlit, quand la couleur rouge s'efface, la peau reprend vite son aspect normal, à ce point que rien ne la distingue d'une peau saine et qu'on ne pourrait soupçonner à ce moment que l'épiderme tout entier, frappé de mort, va se desquamer et se renouveler. Le pointillé fin, la couleur vive sont des caractères certains ; il faut ajouter que la peau ne présente nulle part la moindre saillie : elle est rouge, voilà tout, elle est épaissie, non tuméfiée et quand le doigt rencontre de grosses saillies, des plaques, il faut se méfier du diagnostic. Pourtant, à la face, aux mains et aux pieds, l'éruption détermine parfois un gonflement assez notable.

6° **Desquamation linguale.** — Signe constant de la scarlatine. Trousseau insistait sur ce signe comme le seul qui ne fait jamais défaut. Même quand on n'a constaté ni éruption palatine et tonsillaire, ni éruption cutanée, la desquamation de la langue a lieu et encore, suivant Trousseau, toujours le troisième jour. Cette desquamation ne se fait pas brusquement ; dès le premier jour de l'invasion scarlatineuse on observe une rougeur de la pointe et des bords de la langue qui est le commencement de la chute épithéliale. Il arrive souvent que, sous l'influence de l'état fébrile du début, la langue est couverte d'un enduit blanchâtre épais qui paraît difficile à détacher, à cause de son adhérence. C'est dans ces circonstances que la desquamation apparaît dans toute sa netteté. Quant elle a lieu, la langue est d'un rouge vernissé : on voit les papilles linguales en saillies et les malades se plaignent souvent d'une sensation de brûlure. On a donc un signe certain de diagnostic quand l'angine et l'éruption cutanée ont fait défaut. La desquamation qui, du troisième au quatrième jour a laissé la langue dans l'état décrit plus haut, est vite terminée, grâce à la néo-formation épithéliale. Il est presque constant de trouver à la langue son aspect normal trois ou quatre jours après la desquamation.

7° **Desquamation cutanée.** — Commence à une époque variable, suivant la nature ou plutôt l'intensité de l'éruption. Quand l'éruption a été très forte, on voit déjà des pellicules épidermiques se soulever du sixième au neuvième jour de la maladie et tomber sous forme de poussières au cou, aux plis des membres, au tronc : ce sont des squames de 1 à 2 centimètres de longueur ; aux bras et aux jambes, où l'épiderme est plus épais, on peut enlever des plaques de plusieurs centimètres ; aux pieds et aux mains, l'épiderme s'enlève par lambeaux, véritables étuis épidermiques. On observe moins aujourd'hui ce genre de desquamation, depuis que l'on graisse, que l'on vaseline la peau des scarlatineux, mais il est caractéristique et ne s'observe dans aucune autre maladie. Elle est lente à se faire, désespérante en vérité ; car il ne faut pas moins de quarante à quarante-deux jours pour que l'évolution de la maladie soit complète, depuis le jour où elle a paru. Il faut ce laps de temps pour que les dernières pellicules soient tombées et, si l'on veut abréger le temps de réclusion imposé aux malades, on s'expose à deux complications : l'une, qui regarde le malade : c'est l'albuminurie ; l'autre, qui regarde l'entourage, c'est la contagion, dont le danger existe à toutes les périodes de la desquamation. Pendant tout le temps que dure cette desquamation, il faut surveiller le malade, même quand il se porte à merveille. Cliniquement, il faut imposer quarante-deux jours de chambre ; mais il est bien des circonstances où la crainte de l'albuminurie doit céder le pas devant des accidents aussi redoutables, si ce n'est plus, dus, chez certains enfants débiles ou lymphatiques, à un trop long séjour dans une atmosphère non renouvelée. J'ai entendu Barthez, dans sa vieillesse, me donner cent fois raison quand je lui disais combien la terreur de l'albuminurie avait été funeste à beaucoup d'enfants.

B. **Scarlatine normale grave.** — La gravité de la scarlatine aura pour cause une exagération dans les différents symptômes ou phénomènes qui ont constitué pour nous l'état fébrile du début, début très brusque, le pouls rapidement à 140, en quelques heures la température s'élevant à 41 et 42, avec vomissements incoercibles, délire aigu ou prostration ; dans ce cas, la maladie sera sérieuse, sinon grave. La gravité, c'est-à-dire la mise en question de la vie, est liée à cette intensité de l'infection suraiguë. La gravité pendant cette période aura pour cause l'invasion rapide d'accidents cérébraux, excitation, prostration et tous les signes, chez les petits enfants, d'accidents méningitiques. C'est alors qu'on peut voir apparaître des convulsions liées à l'infection scarlatineuse et non causées par l'urémie.

L'angine scarlatineuse du début, d'une part à cause de l'hypertrophie amygdalienne et de l'exsudat qui les recouvre, d'autre part à cause de l'inflammation qui s'étend dans les tissus du voisinage (troubles de la déglutition et de la respiration) aussi bien qu'aux tissus du cou (adénites, phlegmons suppurés) peut être une cause de gravité exceptionnelle, intercurrente, ne modifiant en rien l'évolution normale de la scarlatine.

II

SCARLATINE ANORMALE

Une scarlatine est anormale toutes les fois que les phénomènes qui constituent la maladie n'évoluent pas comme nous venons de le décrire. Elle est anormale par la prédominance d'un de ces signes. (Voir plus haut ce que nous avons décrit comme scarlatine normale grave par exagération de l'état fébrile initial et de l'angine scarlatineuse.) Elle est anormale par l'invasion de nouveaux éléments morbides pouvant survenir à toutes les périodes ; ce sont les complications qui feront l'objet d'un chapitre spécial. Elle est anormale dans certaines épidémies, soit par une bénignité spéciale, soit par une gravité qui en fait un fléau public, au même titre que le choléra, le typhus, etc.

De là la division en scarlatines à forme fruste, à forme grave ou maligne, à forme hémorragique et en scarlatine avec complications.

A. Scarlatine fruste. — Très fréquente en France : j'ai vu au Havre en 1887 une épidémie qui a frappé un grand nombre d'enfants, dont presque aucun n'a réclamé la visite du médecin ; ni éruption cutanée, ni fièvre, de sorte que la maladie n'a été connue que par le grand nombre d'albuminuriques qu'elle a faits. Quand l'éruption manque, le plus souvent l'angine a manqué ; seule, comme nous l'avons dit, la langue se desquame ; mais ce signe passe inaperçu des parents. L'appareil fébrile est nul avec une éruption insignifiante, d'où la dénomination française de petite fièvre rouge. Seulement cette anomalie, laissant la maladie passer inaperçue, expose les enfants à devenir albuminuriques. Le séjour à la chambre sera le même que pour une scarlatine normale.

B. Scarlatine grave ou maligne. — On dit qu'une scarlatine est maligne toutes les fois qu'elle s'accompagne d'accidents inusités dont chacun d'eux peut entraîner la mort. J'étudierai successivement la scarlatine maligne avec accidents cérébraux et la scarlatine avec éruption normale. Rien n'est plus effrayant que le tableau de cette terrible maladie, si fréquente en Angleterre, si rare chez nous. Trousseau vit des malades succomber avant que vingt-quatre heures se soient écoulées. Cette forme qui tue les malades à la façon d'une intoxication suraiguë comme dans le choléra, se caractérise par un pouls extrêmement fréquent, une température excessive, du délire, des convulsions, des vomissements, de la diarrhée. La peau est sèche, brûlante, ou bien ne présente pas d'éruption, ou bien s'y rencontrent des plaques scarlatineuses isolées, de couleur anormale, ecchymotiques; parfois un épaississement de ces plaques scarlatineuses qui peuvent se généraliser et ressembler à la confluence variolique; parfois les malades, dès le début, sont dans la prostration la plus absolue. Un exemple typique fera mieux comprendre la rapidité avec laquelle la mort peut arriver. Mme X... soigne son fils, élève du lycée, pour une scarlatine si bénigne qu'il n'est pas obligé de s'aliter. L'incubation dura trois jours. Dès le premier jour de l'invasion, la fièvre fut intense et le délire violent, l'angine n'avait rien d'exceptionnel, mais la température était à 40°,3, le pouls à plus de 140; l'agitation était excessive et incessante. Au début du troisième jour, l'éruption apparaît, par plaques noirâtres dans les aines, dans la région lombaire; mais ce fut tout. Le délire devint extrême et le malade mourut avant la fin du troisième jour. La malignité de la scarlatine peut surprendre tardivement le malade, alors que, jusqu'au huitième jour environ, rien n'avait paru exceptionnel. C'est ainsi que j'ai vu, au huitième jour d'une éruption normale, des accidents ataxiques enlever une jeune fille de onze ans dont l'état ne m'avait pas inquiété.

C. **Scarlatine hémorragique.** — Est rare. Habituellement c'est au moment de l'éruption qu'apparaissent les hémorragies cutanées (pétéchies, ecchymoses) ou bien on observe de l'hématurie, des épistaxis. La scarlatine hémorragique est toujours mortelle et rentre dans le cadre des scarlatines malignes.

D. **Scarlatine avec complications.** — Les scarlatines sont compliquées par l'apparition, à un moment quelconque, d'accidents nouveaux qui sont surajoutés à la marche de la maladie.

a. Notons d'abord l'*angine scarlatineuse* dont nous avons parlé et qui peut évoluer dans le sens d'une angine inflammatoire très vive — en sorte que, n'était l'éruption, on pourrait se croire en présence d'une angine a *frigore*.

Mais notons, surtout à la période de déclin, cette invasion de la diphtérie, appelée angine secondaire par Dieulafoy, et sur la nature de laquelle bien des discussions ont eu lieu. C'est le moment de revenir sur les liens pathogéniques qui unissent la diphtérie à la scarlatine.

Combien de fois ne les a-t-on pas observés et décrits?

Dans plus d'une épidémie on a vu toute une population envahie par la diphtérie après l'avoir été par la scarlatine. J'ai suivi une épidémie de ce genre qui, partant d'une commune près de Criquetot-l'Esneval (Seine-Inférieure), s'est propagée jusqu'au Havre, tout le long de la falaise. Elle avait commencé par la scarlatine et aboutis-sait à une diphtérie maligne. — Quel rapport y a-t-il entre le bacille de Löffler et celui de la scarlatine? — Quel rapport entre une mala-die générale comme la scarlatine et une maladie si souvent locale comme la diphtérie? — Question à résoudre — mais en tout état de cause il faut que le praticien soit averti et agisse avec énergie dès que la diphtérie se montre.

On a même observé des cas (Wurtz et Bourges) où l'angine pro-dromique de la scarlatine était d'emblée de nature diphtérique. Ces cas annoncent une marche des plus graves, qui se termine le plus souvent par la mort. Lorsqu'on examine les fausses membranes, on découvre des bacilles de Lœfler presque complètement isolés et presque sans mélange de streptocoques.

b. Bien souvent, comme dans toutes les pyrexies, au début, les urines sont albumineuses; mais *l'albuminurie* dans la scarlatine est une complication de la période de la desquamation. Du reste, pendant cette période de desquamation, il importe de rechercher toujours la présence de l'albumine, car, fût-elle en petite quantité, il faut agir. Nous n'avons pas à rechercher quelle est la lésion rénale qui donne lieu à l'albuminurie. Peu importe pour le praticien; l'im-portant, c'est de savoir que, sauf un petit nombre de cas excep-tionnels, le médecin vient facilement à bout de cette complication si effrayante parfois par ses conséquences éclamptiques. Comment se produit l'albuminurie? Par l'action du froid.

J'ai été témoin plusieurs fois de cette action du froid, mais d'une manière bien spéciale et, je crois, tout à fait inédite. Un jeune homme de douze ans, dans la troisième semaine d'une scarlatine des plus simples, en pleine desquamation, s'amuse à appliquer (on était en été) ses joues l'une après l'autre sur la vitre de sa fenêtre fermée. Quelques instants après, il était pris d'un frisson violent; quelques heures après, je constatais des flots d'albumine. Le surlen-demain survint une effroyable crise d'éclampsie albuminurique. Or, l'urine était examinée deux fois par jour avec le plus grand soin et l'albumine en était absente lors de l'action brusque du froid sur les joues. J'ai vu deux autres faits semblables. Il paraît évident que ce n'est donc pas l'action du froid, d'un courant d'air sur la peau tout entière qui trouble les fonctions rénales, mais qu'il suffit d'une action, sans doute d'ordre réflexe, ou ne s'exerçant que sur une portion très circonscrite de la peau. Quoi qu'il en soit de cette question de physiologie pathologique, le praticien doit surveiller l'intégrité des fonctions de la peau et des fonctions rénales pendant tout le temps que dure la desquamation. D'une manière générale, la complication albuminurique guérit bien; mais il y a des cas qui font le désespoir des médecins qu'alors on accuse toujours d'imprévoyance ou d'impéritie, où l'albumine persiste pendant des mois ou, ce qui est pis, prend les proportions des néphrites brightiques, avec tout leur cortège symptomatique, et conduit ainsi à une terminaison funeste.

c. Également, à la fin de la troisième semaine, on peut voir survenir des œdèmes du visage, des mains, des pieds, sans que les urines soient albumineuses. Ces faits sont à rapprocher des œdèmes étudiés par M. Potain, qui surviennent en dehors de toute étiologie cardiaco-rénale, et qui paraissent associés à la diathèse rhumatismale. Du reste, il existe des accidents rhumatismaux assez fréquents dans la scarlatine, du moins chez les adultes. C'est un rhumatisme habituellement léger, le plus souvent polyarticulaire qui a besoin d'être cherché. Ce rhumatisme secondaire peut se généraliser, revêtir un caractère grave et entraîner des lésions organiques du cœur. La marche de ces accidents rappelle l'endocardite infectieuse avec toute sa gravité, et, suivant les localisations, on voit apparaître des suppurations relevant de l'état infectieux. Rappelons l'existence de bubons suppurés, dits scarlatineux, de parotidite également suppurée, etc., etc.

Diagnostic. — A la période d'invasion, on peut confondre la scarlatine avec l'angine inflammatoire simple. L'angine scarlatineuse a une teinte rouge spéciale, et la tuméfaction occupe surtout l'isthme du gosier. D'autre part, la fièvre symptomatique de l'angine simple tombe rapidement, tandis que, dans la scarlatine, la fièvre persiste après l'apparition de l'angine. L'angine érysipélateuse provoque des douleurs plus vives, et donne lieu, en général, à une tuméfaction moins forte. A ne considérer que l'éruption, on pourrait confondre la scarlatine avec ces rash qui surviennent au début, soit de la variole, soit de la rougeole, voire même du rhumatisme, de la diphtérie et du typhus; ce sont surtout les symptômes généraux, bien mieux que l'éruption, qui aideront au diagnostic. L'eczéma rubrum présente, comme la scarlatine, une rougeur diffuse de la peau avec fièvre très intense et rapide ; mais la région envahie par l'eczéma rubrum est le siège de vésicules rapidement remplacées par des squames fines et furfuracées qui, une fois tombées, ne se reproduisent plus. L'éruption scarlatineuse ne provoque qu'un simple prurit : l'eczéma, au contraire, produit des démangeaisons et des cuissons violentes. L'existence d'une épidémie de scarlatine permet de faire la part aux formes et aux complications que nous avons étudiées dans le courant de cet article.

Le **pronostic** de la scarlatine varie beaucoup avec les épidémies ; il doit toujours être très réservé, même dans les formes en apparence bénignes.

La scarlatine est un des ennemis les plus dangereux et en même temps les plus perfides de l'enfance : c'est un ennemi qu'il faut surveiller. On devrait interdire sévèrement l'accès de l'école à tout enfant dans la famille duquel il y a un seul cas de cette maladie. Il faudrait obliger les parents et le médecin traitant à signaler tout cas de scarlatine, et cette sévérité sera approuvée par ceux qui ont vu de leurs yeux les affreux ravages que cette maladie peut exercer dans l'enfance.

Quand doit-on laisser sortir les scarlatineux ? Il nous semble qu'un enfant ne peut être accepté à l'école qu'après un délai d'au moins quarante jours. Et ce délai est nécessaire, aussi bien pour éviter certaines complications inhérentes à la période de desquamation, qu'au point de vue de la contagion pour autrui.

Traitement. — SCARLATINE SIMPLE. — Le praticien devra s'appliquer à surveiller le malade, en ayant soin de ne rien faire qui puisse troubler l'évolution naturelle de la scarlatine. — La fièvre du début, l'angine simple, même avec une vive rougeur du pharynx, ne réclame aucune intervention thérapeutique. Il faut bannir absolument les médicaments tels que l'antipyrine, l'aconit, le sulfate de quinine, qui troublent quelquefois profondément le système nerveux, sans aucun bénéfice pour le malade.

Quand la période éruptive est passée, et que celle de la desquamation commence, si la fièvre est complètement tombée, on peut autoriser le malade à quitter son lit et à garder la chambre.

Une question très importante, à nos yeux, se pose alors : faut-il laisser le malade dans une chambre close, ou bien peut-on, sans danger, laisser la fenêtre ouverte? — Nos habitudes françaises, celles de la population, et celles aussi d'une bonne partie du corps médical, sont hostiles à l'aération directe de la chambre. Sans aucun doute, il ne faut pas, en plein hiver, ouvrir brutalement une fenêtre pour laisser un froid vif saisir le malade. Mais il faut encore moins pécher par l'excès contraire. J'ai vu nombre d'enfants qui n'avaient qu'une scarlatine bénigne, s'anémier rapidement à ce régime de la chambre close et des couvertures inutiles. En été, je n'ai jamais eu une seule fois à me repentir d'avoir aéré la chambre de mes malades, comme les Anglais le font, directement et largement. Cette pratique est d'autant moins dangereuse, qu'il est bien facile de sauvegarder la surface cutanée de l'impression du froid, en la vaselinant, chaque jour, et en faisant porter au malade un vêtement de flanelle légère, très large, pour que l'air puisse circuler librement, et empêcher des transpirations intempestives.

Le vaselinage a en plus le grand avantage d'empêcher le transport des pellicules de la desquamation ; et s'il a l'inconvénient de ne pas permettre d'apprécier très exactement le processus desquamatif, on peut n'en pas tenir compte, puisqu'on sait qu'en tout état de cause, la desquamation dure jusqu'à la sixième semaine accomplie.

Je recommande également aux praticiens l'usage des bains tièdes pendant tout le cours de la maladie, même la plus bénigne — bains tièdes légèrement savonneux lorsqu'on a fait usage de la vaseline, — bains simples s'il n'y a pas lieu de faire disparaître de la peau, pour la nettoyer, la couche de vaseline.

Il va de soi que pendant tout le cours de la maladie, il faut, chaque jour, faire bouillir l'urine pour s'assurer de la présence ou de l'absence de l'albumine. Il faut toujours, à ce sujet, prendre garde aux erreurs qu'on commet si facilement par le fait de la présence de phosphates en excès dans les urines des scarlatineux ; ils sont en excès parce que les échanges nutritifs sont incomplets. Il faudra donc toujours acidifier l'urine avant de la faire bouillir. La liqueur d'Esbach donne de bons résultats, mais dans les campagnes, il est bien plus simple d'avoir un tube à essai, et de faire l'ébullition soi-même, puisque avec la liqueur d'Esbach il faut beaucoup de temps.

J'ai vu en Angleterre, introduite par le professeur Southey, de l'hôpital de Saint-Bartholomew, la pratique suivante : le praticien a dans sa trousse une lame de platine faisant légèrement écuelle ; on y dépose quelques gouttes d'urine, et il suffit d'une allumette bougie pour provoquer instantanément l'ébullition. S'il y a de l'albumine, il se fait un léger dépôt floconneux, facile à reconnaître.

Quand et comment faut-il alimenter les malades? — Chez les enfants, surtout les petits enfants, il faut user presque uniquement du lait, des potages au lait, etc. Chez les enfants, après sept ans, il faut donner un bon repas par jour, et le reste du temps, du lait. Il est tout à fait inutile de leur donner du vin. L'alimentation doit commencer dès que la fièvre est tombée. Les garde-robes doivent être surveillées, et, s'il n'est pas nécessaire de purger, il faut au moins s'assurer que les évacuations sont suffisantes.

SCARLATINES GRAVES. — Au point de vue du traitement, je les divise en scarlatines à éruptions anormales, et scarlatines avec complications.

1° *Éruptions anormales.* — Voyons d'abord quelle sera la conduite du praticien en présence de ces scarlatines malignes qui s'annoncent avec un appareil fébrile intense. Deux cas peuvent se présenter :

Le premier est celui où l'éruption paraît à peine, par plaques isolées, dans les plis des membres; elle paraît et ne tient pas. Il n'y a pas à hésiter. Le meilleur de tous les traitements est celui qui a été préconisé et magistralement introduit dans la pratique courante par Curie, de Manchester; je veux parler des bains froids ou frais. Dès que le médecin s'est assuré que l'éruption se fait mal, et qu'il peut presque heure par heure juger par l'état fébrile, le délire, l'agitation extrême, qu'il est en présence d'accidents qui sont si souvent mortels, il doit faire usage des bains. Je ne crois pas qu'il faille descendre au-dessous de 20° dans la température du bain. Autant que possible il faut que ce soit le médecin lui-même qui mette le malade dans son bain en en surveillant l'effet et en précisant l'heure de la sortie. Ce n'est pas la température du malade qui doit uniquement guider, comme c'est le cas dans la fièvre typhoïde, pour déterminer la durée du bain. C'est bien plutôt l'observation du facies, celle du pouls, celle de la fréquence de la respiration. Des bains très courts, de deux, trois, cinq minutes, mais fréquemment répétés, jusqu'à deux par heure, provoquent rapidement la sédation de l'agitation et du délire, et favorisent le retour de l'éruption.

On ne réussit pas toujours, et j'ai perdu des malades chez qui les bains n'ont eu qu'un effet momentané, mais aucune indication ne vaut celle-là.

Dans la campagne, j'en conviens, il est impossible qu'un médecin s'établisse auprès de son malade, mais alors il peut, s'il n'a pas sous la main une garde ou une mère intelligente, remplacer les bains par des affusions froides, plus faciles à faire et moins dangereuses que le bain si celui-ci est mal donné. Quand l'éruption, sous l'influence des bains froids, s'est régularisée, on les éloigne ou on les cesse.

Le second cas est celui où l'éruption est au contraire très violente, confluente, d'un rouge vif, et couvre subitement toute l'étendue de la peau. On se trouve en présence d'accidents qui rappellent ceux des brûlures de tout le corps. Accidents de délire terrible, avec tout le cortège des maladies malignes : sécheresse cornée de la langue, facies typhique, délire bruyant et agitation incessante.

Là encore, la méthode des bains froids me paraît préférable à toute autre, mais il faut modifier la façon de donner le bain. Le bain sera moins froid. Il sera de 24 à 26°. On y laissera le malade plus long-temps, jusqu'à ce qu'on voie un état sédatif se produire. On peut aller jusqu'à dix, quinze, vingt minutes, en surveillant le pouls avec beaucoup de soin. Le bain sera renouvelé tant qu'on sera en pré-sence d'accidents graves, et l'on ne cessera que lorsque tout danger sera passé.

Il ne faut pas, dans cette méthode des bains, recourir aux pra-tiques trop usitées dans notre pays, des frictions violentes au sortir du bain, et encore moins à celle des draps chauds, des édredons, des boules d'eau chaude. Il faut recevoir le malade, au sortir de son bain, dans une couverture de laine, et l'y laisser jusqu'à ce que la réaction soit faite; on passe alors au malade son linge de corps et on le remet dans son lit. Y a-t-il un avantage à donner des bains sina-pisés? Valent-ils mieux que les bains froids ou frais? Je n'hésite pas à répondre que la méthode anglaise vaut mieux que les bains sina-pisés, qui ont le grand inconvénient d'agir sur le système nerveux cutané et souvent de l'exaspérer.

Cependant, il y a telles circonstances où le praticien fera bien de couvrir le corps du malade de sinapismes, et de donner le bain ensuite. C'est quelquefois un moyen héroïque de faire réapparaître l'éruption. J'en dis autant de l'urtication du malade. Elle m'a servi dans un cas à sauver certainement un scarlatineux dont l'état était considéré comme mortel.

Y a-t-il, dans tout l'arsenal thérapeutique moderne, un seul remède qui puisse être utilisé en même temps que la méthode des bains? Je n'ai recueilli quelque bénéfice que de l'usage du musc, donné à assez hautes doses. Il m'est arrivé, en présence de scarlatines ma-lignes, avec délire, de donner jusqu'à 3 et 4 grammes de musc dans les vingt-quatre heures, même chez des enfants, et souvent avec un grand avantage.

Le sulfate de quinine, si utile dans la fièvre typhoïde, ne m'a jamais paru indiqué dans la scarlatine, et je m'en abstiens constamment. Les évacuations sanguines, dans les cas de délire violent, au moyen de sangsues placées derrière les oreilles, sont-elles utiles? Je ne le crois pas. En présence des maladies infectieuses, les évacuations sanguines me paraissent absolument contre-indiquées, et, si j'en parle ici, c'est qu'on trouve encore beaucoup de praticiens qui mettent des sangsues à la tempe chez les enfants atteints de délire.

2° *Scarlatines avec complications*. — Les angines scarlatineuses doivent être traitées par les moyens si puissants qu'on a aujourd'hui pour faire un nettoyage rapide et complet de la bouche et de la cavité pharyngée. Les pulvérisations d'eau phéniquée, d'eau boriquée, de solutions au permanganate de potasse trouveront leur emploi, toutes les fois que l'angine pultacée sera tenace. Il n'y a pas de praticien aujourd'hui qui ne sache manier avec succès ce genre de médication.

3° *Scarlatine albuminurique*. — Dès que la présence de l'albumine est constatée dans l'urine, il faut remplir deux indications sans tarder.

1° Ne plus donner que du lait, rien que du lait, avec une grande sévérité pour tout autre aliment;

2° Rétablir par tous les moyens possibles les fonctions altérées de la peau.

Je dis par tous les moyens possibles, car bien souvent, il faut tâtonner avant de trouver l'efficace. Le premier, le plus simple de tous, est l'enveloppement ouaté, qui doit être fait par le médecin lui-même, tous les jours ou tous les deux jours; il est rare qu'il n'amène pas une rapide amélioration dans la production urinaire de l'albumine.

S'il ne réussit pas, il faut recourir au bain de vapeur sèche. Qu'on le fasse dans le lit du malade, qu'on emploie une boîte à sudation, une chaise avec la couverture de laine, peu importe. La sudation forcée est souvent suivie d'une guérison rapide.

Tous ces moyens échouent, et l'albumine persiste. On entre alors dans la chronicité, et l'on est en présence de ces néphrites albumineuses scarlatineuses qui ont la même marche que les néphrites brightiques.

4° *Accidents urémiques dans le cours de l'albuminurie scarlatineuse*. — Ces accidents doivent être soignés avec une grande énergie. Ai-je eu la chance de trouver de bonnes séries, je ne sais, mais je n'ai jamais perdu de malades urémiques scarlatineux en me servant des deux moyens connus : évacuations sanguines, au moyen de sangsues, ou de ventouses scarifiées, et chloroforme. Le chloroforme doit être longtemps prolongé, et il faut avoir le courage, la patience, de ne pas quitter son malade pendant un très grand nombre d'heures. Dès que les convulsions cloniques ont cessé sous l'influence chloroformique, il faut cesser le chloroforme, et recommencer dès que la crise recommence.

Les évacuations sanguines seront absolument proscrites chez les enfants trop jeunes ou débiles, ou trop affaiblis par la maladie elle-même.

C'est une chose bien curieuse et assez étrange, parce qu'elle est difficile à expliquer, que la disparition presque constante de l'albumine après les crises éclamptiques. Je n'ai pas eu, dans le cours de ma carrière, une seule exception à cette règle.

Hygiène publique dans la scarlatine. — Avec la nouvelle loi qui va obliger tous les médecins à faire la déclaration des cas de maladies contagieuses, il me paraît utile de donner les règles suivantes :

1° Donner connaissance du cas avec l'adresse du malade;

2° Indiquer si l'isolement du malade peut se faire, et dans quelles conditions on l'a fait. Si l'isolement ne peut pas se faire, par exemple dans les ménages d'ouvriers, où il n'y a qu'une pièce pour loger la famille, l'indiquer sur le bulletin.

Hygiène privée. — Il faut toujours prévenir les parents de l'extrême contagiosité de la scarlatine, surtout à partir de la période de desquamation. Partout où ce sera possible, obliger les parents ou gardes, à se servir de blouses comme celles qui servent aux infirmières dans les hôpitaux, et les obliger également à faire passer soit à l'étuve, soit à l'eau bouillie les vêtements qui ont servi pendant qu'on était près du malade.

Enfin désinfecter, après la maladie, la chambre du malade, soit avec les vapeurs soufrées, soit avec les pulvérisations de sublimé. On ne saurait prendre trop de précautions pour éteindre sur place tous les cas de scarlatine.

GIBERT, *du Havre*.
Médecin en chef de l'hôpital.

CHAPITRE III

ROUGEOLE ET RUBÉOLE

I

ROUGEOLE

La rougeole est une affection aiguë, épidémique et contagieuse.

Classée dans le groupe des fièvres éruptives, elle présente à étudier, comme celles-ci : une éruption spéciale, une fièvre propre, enfin un catarrhe oculo-nasal et laryngo-bronchique, qui donnent à la maladie une physionomie tout à fait particulière.

Historique. — Plusieurs auteurs ont cherché à faire remonter la rougeole aux médecins grecs. Gruner a prouvé, toutefois, d'après Barthez et Sanné[1], qu'elle ne date, en France, que des invasions sarrasines.

Les Arabes, Rhazès, Avicenne, la firent connaître les premiers. Constantin l'Africain, au xiᵉ siècle, l'appela *morbilli*, diminutif de *morbus*, peste.

Rougeole, scarlatine, variole furent longtemps encore confondues les unes avec les autres. Il faut, en effet, arriver à Sydenham pour voir proclamer l'individualité de la rougeole.

Viennent ensuite de nombreux articles et publications sur la matière. Enfin, Girard, de Marseille, nous montre la contagion de la maladie possible dès le début.

Étiologie. — La rougeole se présente généralement sous forme d'épidémies. Celles-ci frappent principalement les enfants, les adultes l'ayant déjà eue d'ordinaire dans le jeune âge.

[1] Rilliet et Barthez. *Traité clinique et pratique des maladies des enfants*, 3ᵉ édit., Paris, 1891, t. III, p. 1.

Le nombre des personnes atteintes, à chaque épidémie nouvelle, est généralement en rapport direct de la longueur du temps écoulé depuis la dernière.

La contagion est son mode de propagation le plus habituel. Directe le plus souvent, elle s'effectue, de l'individu malade à l'individu sain, par simple voisinage et, *a fortiori*, par contact. La propagation indirecte, ou à distance, peut également être observée dans la rougeole, comme dans beaucoup d'autres maladies contagieuses.

Les tentatives d'inoculation n'ont pas, que nous sachions, encore réussi (Laveran et J. Tessier)[1].

L'hiver est la saison où la maladie est la plus fréquente.

L'anatomie pathologique de la rougeole n'a rien de bien spécial. Elle ne diffère pas essentiellement de celle de l'érythème cutané et de l'inflammation des muqueuses en général.

Nous accorderons toutefois une mention spéciale à la pneumonie caséeuse, rencontrée assez fréquemment à la suite de cette maladie et qui n'est, d'après M. Aviragnet, qu'une broncho-pneumonie tuberculeuse chez les enfants, l'hépatisation étant le fait d'un streptocoque, d'un staphylocoque ou d'un pneumocoque quelconque, et la caséification, l'évolution particulière de cette hépatisation sous l'influence du microbe de Koch[2].

M. Babès insiste sur l'altération nécrosique des parois bronchiques.

Les bacilles de Koch existent en différents points du poumon, sauf au niveau de la zone caséifiée.

D'après Baginsky, « le contage morbilleux nous est aussi peu connu que celui de la scarlatine[3] » malgré la découverte du microcoque de Keating et de celui de Lombroso.

Incubation. — Il est bien difficile de délimiter exactement la durée de la période d'incubation de la rougeole, c'est-à-dire de ce laps de temps qui s'écoule entre le moment où la contagion a eu lieu et celui où apparaissent les manifestations morbides.

La plupart des auteurs lui assignent une longueur de douze à quatorze jours. Si nous en jugeons par nos observations personnelles,

---

[1] Laveran et J. Teissier. — *Nouveaux éléments de pathologie médicale*, 3ᵉ édit., Paris, 1889, t. I, p. 168.

[2] *Gazette hebdomadaire de méd. et de chir.*, Paris, 10 décembre 1892, p. 591 et suivantes.

[3] Ad. Baginski (de Berlin), trad. Guinon et Romme, Paris, 1892, t. I, p. 133.

il nous semble qu'elle peut être beaucoup plus courte. Dans certains cas, en effet, elle nous a paru ne durer que quelques jours, de trois à cinq.

Prodromes. — Une des premières manifestations du mal est le catarrhe oculo-nasal et laryngo-bronchique.

Les yeux sont injectés et larmoyants, les paupières légèrement tuméfiées. Le malade éternue par moments. Une toux sèche et persistante, sans quintes toutefois, mais un peu analogue à la toux nerveuse (utérine, par exemple) et surtout à celle (réflexe) que l'on observe si communément dans l'enfance au cours de la première et de la seconde dentition, fatigue nuit et jour les malades.

Cet état catarrhal des yeux et de l'appareil respiratoire peuvent constituer, à eux seuls et pendant plusieurs jours consécutifs, les premiers et uniques symptômes de la maladie.

Par moments, toutefois, durant cet intervalle, le malade présente un peu d'abattement et un léger mouvement fébrile, disons mieux un peu de chaleur à la peau, phénomène de courte durée et absolument éphémère, dont la disparition rapide contraste précisément avec la persistance du larmoiement, des éternuements et de la toux.

Cette apparition momentanée de l'abattement et d'un léger mouvement fébrile ferait facilement croire à l'influence, sur leur production, de l'évolution dentaire, si le catarrhe oculo-nasal avec injection oculaire assez intense, le larmoiement, le coryza, l'écoulement par e nez d'un liquide séreux abondant, les fréquents besoins de se moucher, les éternuements enfin, ne venaient mettre sur la voie du véritable diagnostic.

On pourrait, même à ce moment, penser à l'existence d'un simple catarrhe *a frigore* des fosses nasales se propageant : en haut, par les voies lacrymales jusqu'à la conjonctive oculaire; en bas, au pharynx, au larynx et aux bronches, c'est-à-dire à l'appareil respiratoire dans toute son étendue.

Symptômes. — Cependant, cet état de choses ne peut ainsi persister indéfiniment et, bientôt, ne tardent pas à paraître la fièvre plus intense et l'éruption, caractéristiques de la maladie.

La fièvre, lorsqu'elle se rattache simplement à l'éruption, ce qui est rare (car la courbe est le plus souvent perturbée par quelque complication), la fièvre ou plutôt la courbe thermique, présente les caractères suivants.

Sa durée est de cinq à six jours en moyenne. La température est toujours plus élevée le soir que le matin, sauf complications, bien entendu. Elle présente à considérer, comme la fièvre typhoïde, trois périodes : 1° d'oscillations ascendantes ; 2° d'état stationnaire ; 3° d'oscillations descendantes, avec cette différence, toutefois, que les périodes sont plus irrégulières et beaucoup plus courtes vu que, au lieu d'être d'un septénaire environ, comme dans la fièvre typhoïde, elles sont de deux jours en moyenne, rarement trois, ce qui fait, pour la durée totale de la fièvre, six à huit jours environ. C'est, du moins, ce qui résulte de l'interprétation des courbes relatives à la dernière épidémie de rougeole (1892-1893) qu'il m'a été donné d'observer dans mon service de la clinique des maladies des enfants, à l'hôpital général de Montpellier [1].

La fièvre est donc *continue-rémittente*. Mais la régularité relative que je viens de lui reconnaître, ou du moins de lui attribuer, est loin d'être observée dans tous les cas.

D'ordinaire, au contraire, sous l'influence des diverses complications et en particulier de la broncho-pneumonie, si commune dans cette maladie qu'elle finit par y être rencontrée presque constamment, la fièvre devient continue-continente, ou bien l'on voit des poussées fébriles coïncidant avec des poussées de broncho-pneumonie. De là l'utilité de voir journellement ce qui se passe du côté de l'appareil respiratoire, lorsqu'on se trouve en présence d'une fièvre *persistante* et *anormale*. Il est bon de savoir aussi où en est l'évolution dentaire, qui peut coïncider avec la rougeole, coïncidence dont ne parlent presque point la plupart des ouvrages classiques et dont l'importance considérable ne nous a point échappé au cours de l'épidémie susmentionnée.

Quant à l'éruption, elle survient en général peu de temps après la fièvre, qu'elle juge d'ordinaire favorablement. Constituée par des macules petites, de quelques millimètres de diamètre, elle apparaît d'abord à la face, puis au tronc, enfin aux membres.

Elle effectue sa sortie progressivement pour ainsi dire et d'une

---

[1] Dans le compte rendu pour l'année 1892-1893, publié par M. Malzac, aide de clinique, figurent 35 cas dont 2 morts seulement, c'est-à-dire 5,7 p. 100, chiffre relativement faible pour une moyenne d'hôpital, où la mortalité est en général signalée par les auteurs comme très grande (30,8 p. 100 Rilliet et Barthez, *loc. cit.*, p. 37).

La mortalité a même été nulle pour 17 cas observés, dans les mêmes conditions, les trois années précédentes.

On peut se demander si elle n'est pas accrue, dans les grands hôpitaux, plus par la difficulté des soins à donner à chaque malade en particulier, que par l'encombrement plus particulièrement accusé par les divers auteurs.

façon à peu près continue. Quelquefois cependant il semble que plusieurs efforts soient nécessaires pour produire l'éruption complète. De là l'exacerbation momentanée de la fièvre, qui diminue, sauf complications, aussitôt après la nouvelle poussée éruptive.

Les macules deviennent de plus en plus nombreuses. Discrètes tout d'abord, elles finissent par être de plus en plus confluentes et se fusionnent même sur certains points, pour constituer des taches, d'étendue et de forme variables, d'un rouge sombre plus ou moins intense.

Cette éruption, cutanée ou externe, est souvent accompagnée et même précédée d'une éruption muqueuse ou interne, de nature identique.

D'après quelques auteurs, on pourrait diagnostiquer la maladie, avant l'apparition de l'exanthème cutané, par l'exanthème constaté sur certaines muqueuses et, en particulier, sur la muqueuse bucco-pharyngienne.

Les yeux sont de plus en plus congestionnés et larmoyants. Ils deviennent facilement le siège d'une conjonctivite plus ou moins intense qui peut avoir, pour l'organe de la vision les conséquences les plus graves (kératites, taies, ulcérations, hypopyon, etc.) si, dès le début, on ne prend pas la précaution de nettoyer, deux et trois fois par jour, les yeux et surtout les paupières avec de l'eau boriquée à saturation (3 à 4 p. 100).

Complications. — Il n'est pas rare à ce moment, c'est-à-dire pendant la période d'éruption, d'observer certains accidents du côté de l'appareil digestif tels que vomissements, diarrhée; mais aussi, bien souvent, des coliques plus ou moins violentes dont rendent très bien compte les enfants d'un certain âge. Ces coliques paraissent liées à l'éruption rubéolique s'effectuant du côté de la muqueuse gastro-intestinale.

Mais c'est surtout l'appareil respiratoire qui mérite, à tous égards, de fixer toute l'attention du praticien.

Plusieurs accidents ou complications assez graves peuvent, en effet, survenir de ce côté.

C'est, d'abord, une véritable laryngite striduleuse, avec suffocation momentanée et toux croupale, liée à l'éruption laryngienne. Certains auteurs, même, vont jusqu'à l'attribuer à des ulcérations laryngiennes se développant surtout au niveau des cordes vocales, principalement de l'inférieure, et à son extrémité postérieure.

C'est, ensuite, la bronchite plus ou moins intense, plus ou moins généralisée, revêtant parfois la forme dite *capillaire* ou *catarrhe suffocant*, qui peut, d'une façon momentanée, compromettre sérieusement l'existence des enfants atteints de rougeole.

Mais c'est surtout la broncho-pneumonie qui est la complication la plus ordinaire et la plus redoutable de cette maladie.

Sa gravité est en rapport, cela se conçoit sans peine, avec l'étendue de la lésion qui, disséminée le plus souvent ou lobulaire, revêt dans certains cas la forme pseudo-lobaire ou même lobaire, ce qui est toutefois infiniment plus rare.

Lorsque la broncho-pneumonie se produit sur un organisme déjà affaibli par des maladies antérieures (gastro-entérite, dentition, croissance, coqueluche, adénopathie bronchique, etc.), ou par une alimentation vicieuse (athrepsie), elle passe très facilement à la suppuration ou même à la gangrène pulmonaire, ce qui aggrave singulièrement le pronostic.

L'emphysème pulmonaire survient par suite des efforts de toux, par suite aussi de l'oblitération inflammatoire d'un nombre plus ou moins considérable d'alvéoles pulmonaires.

Enfin il se produit très rapidement, par le fait de la bronchite et de la broncho-pneumonie rubéoliques, de l'*adénopathie bronchique*, qui, jointe aux causes que nous allons maintenant passer en revue, explique suffisamment l'existence et la pathogénie de ces bronchites chroniques s'éternisant après la rougeole et en rendant la convalescence si longue, si pénible, quelquefois même le pronostic si sombre, lorsque le praticien ne sait pas les rapporter à leur véritable origine, en donner l'interprétation qui seule leur convient, tenir compte enfin de leur retentissement immédiat et parfois considérable sur le cœur droit.

Il est, en effet, beaucoup de maladies aiguës ou chroniques qui agissent, par gêne circulatoire du poumon, sur le cœur droit. De ce nombre sont, parmi les aiguës : la bronchite plus ou moins généralisée, la broncho-pneumonie, la pneumonie, l'emphysème aigu (compensateur ou vicariant, de la coqueluche, etc.) si commun dans l'enfance, la pleurésie aiguë avec épanchement ; parmi les chroniques : la bronchite chronique, la dilatation des bronches, l'emphysème chronique, l'adénopathie bronchique, la tuberculose pulmonaire, enfin, le plus souvent aiguë chez l'enfant.

Dans toutes ces maladies du poumon, le cœur droit doit être attentivement surveillé ; car, à un moment donné, le pouls devient fréquent, filiforme, dépressible, innombrable ; l'asystolie se produit, en un mot, et la terminaison est presque fatale, alors que tout danger semblait conjuré du fait même de la maladie principale, qui paraissait en bonne voie.

Deux éléments concourent puissamment à ce résultat, ce sont : d'une part, la gêne mécanique apportée à la circulation pulmonaire, d'où surcharge, dilatation et fatigue du cœur droit ; d'autre part, la dégénérescence du myocarde liée à la fièvre, à la dénutrition diététique, à l'influence enfin des éléments parasitaires et infectieux ou de leurs produits de sécrétion (toxines) sur la fibre musculaire en général.

Non seulement le myocarde, mais les ganglions automoteurs du cœur et le plexus cardiaque lui-même peuvent subir les atteintes de la dégénérescence, sans parler de celle qui, atteignant les centres nerveux, le pneumogastrique, le sympathique, etc., est capable, comme la première, de retentir sur le cœur et les vaisseaux.

Que de morts surviennent par le cœur dans bon nombre de maladies générales, infectieuses et de l'appareil respiratoire qui pourraient être prévenues si l'attention du praticien était de bonne heure fixée sur cet organe !

La rougeole, plus que toute autre maladie peut-être, se trouve dans les conditions les meilleures pour amener un pareil résultat. L'action mécanique se combine ici, mieux que partout ailleurs, à l'action dynamique et nutritive, pour compromettre plus facilement encore la régularité des fonctions cardiaques et, par suite, l'existence des sujets atteints de rougeole.

Si, à ces causes, nous ajoutons les effets nocifs de certaines médications intempestives, inopportunes, toxiques ou simplement spoliatrices, débilitantes ou contro-stimulantes, nous aurons le bilan étiologique complet de la mort par le cœur, qui peut survenir au cours de cette maladie.

Le rein lui-même ne sort pas toujours intact de la lutte. L'albuminurie, en effet, beaucoup plus fréquente et beaucoup plus grave dans la convalescence de la scarlatine, s'observe cependant quelquefois dans le cours et à la suite de la rougeole et, dans ce cas, elle mérite toute la sollicitude du praticien. Nous l'avons observée assez souvent, elle a toujours été bénigne, grâce au régime lacté exclusif que nous avons institué aussitôt.

Une des suites les plus habituelles de la rougeole est, sans contredit, la kérato-conjonctivite avec ulcérations suivies de taies, d'ulcérations de la cornée, d'hypopyon, etc., principalement dans les cas où l'inflammation de la muqueuse oculaire n'a pas été traitée convenablement dès le début de son apparition.

Mais c'est surtout du côté du thorax que doit se concentrer, avant, pendant et après la maladie, toute la sagacité du médecin.

La toux, en effet, et la bronchite précèdent la fièvre et l'éruption dans l'immense majorité, pour ne pas dire l'universalité des cas.

La fièvre et l'éruption s'accompagnent souvent de broncho-pneumonie qui, à elle seule, peut, à un moment donné, maintenir la température élevée.

On observe, parfois aussi, la pneumonie et même la pleurésie qui, loin d'être primitive dans la rougeole ainsi que le prétendent certains auteurs, est toujours, d'après nos observations personnelles, consécutive à la bronchite et surtout à la broncho-pneumonie.

Enfin, il nous reste encore à parler des complications qui surviennent, au cours de la rougeole, du côté du système nerveux.

Ces accidents peuvent reconnaître des origines bien différentes, qui sont : 1° la fièvre ; 2° l'évolution anormale de l'éruption ; 3° la broncho-pneumonie ; 4° l'évolution dentaire.

La fièvre, quelle qu'en soit la cause chez l'enfant, produit assez généralement des convulsions, du coma, du délire.

La rougeole ne fait point exception à cette loi générale.

Il faut songer aussi, lorsque la fièvre et les accidents cérébraux persistent, une fois l'éruption terminée ou même disparue, à la possibilité de l'existence d'une otite externe et surtout moyenne, principalement chez les plus jeunes enfants incapables de rendre compte de leurs souffrances ou en raison de leur âge seulement ou par suite de la gravité des accidents cérébraux qu'ils présentent.

Les complications nerveuses sont souvent en rapport avec l'évolution anormale de l'éruption.

Nous les avons souvent observées dans la rougeole hémorragique.

Il ne s'agit point ici des hémorragies qui peuvent se produire par diverses voies, comme l'épistaxis par exemple, et que nous avons vues maintes fois survenir comme phénomènes critiques, d'accidents pleuraux entre autres ; il ne s'agit pas non plus des ecchymoses cutanées, qu'une poussée éruptive un peu forte peut produire sur certains points de la surface tégumentaire et dont la signification est à peu près nulle ; mais, il s'agit surtout de l'éruption rubéolique considérée en elle-même, dans son ensemble, et revêtant dans sa totalité le caractère hémorragique, ce qui donne à cette éruption une coloration violacée tout à fait particulière.

La rougeole hémorragique, comme la forme hémorragique de la

variole ou de la scarlatine, nous paraît dépendre, en grande partie, du *terrain* sur lequel on l'observe.

J'ai vu, dans la dernière épidémie de rougeole qu'il m'a été donné d'observer (avril 1893), un cas de ce genre qui m'a fortement impressionné.

Il s'agissait d'un enfant de dix-huit mois, que j'avais soigné d'une ostéite épiphysaire suppurée de l'extrémité inférieure du tibia gauche, contre laquelle furent employées : l'incision, les injections boriquées d'abord, phéniquées ensuite, enfin l'iodure de potassium par la voie gastrique.

Cet enfant était guéri depuis plusieurs mois de son ostéite, lorsque je fus appelé à le voir pour la rougeole.

On l'avait gardé pendant plusieurs jours, atteint de la maladie, sans me prévenir en raison de la bénignité plus proverbiale que réelle de celle-ci.

Quand j'arrivai l'enfant était *froid*, l'éruption *hémorragique* et générale. Il existait en outre une *pneumonie* occupant tout le côté gauche en arrière. Enfin, l'enfant était en *évolution dentaire*. Il succomba au bout de quelques jours, après avoir présenté des phénomènes *convulsifs*.

Ni la forme grave de la maladie, ni la terminaison fatale ne me surprirent, dans ce cas, soit en raison de la suppuration osseuse antérieure et du traitement ioduré auquel l'enfant avait été soumis, soit en raison de l'évolution dentaire concomitante, sur laquelle j'aurai à revenir dans un instant, soit enfin par le fait de la pneumonie gauche déjà si étendue.

La pneumonie, en effet, ou la broncho-pneumonie et l'évolution dentaire peuvent donner lieu chacune à des accidents nerveux par un mécanisme bien différent.

Les premières en diminuant l'activité de la circulation pulmonaire, en supprimant pour ainsi dire des départements plus ou moins nombreux et plus ou moins considérables de celle-ci, en provoquant de la surcharge vasculaire, d'abord du cœur droit, puis du système veineux général et, par suite, de la stase du foie, du *cerveau*, du rein, etc.

L'évolution dentaire agit plutôt par l'excitation réflexe qu'elle provoque dans les centres nerveux, excitation que viennent accroître la fièvre, l'action toxique du contage rubéolique, l'anurie, etc.

Diagnostic. — Le diagnostic différentiel de la rougeole n'offre pas d'ordinaire de bien grandes difficultés. On ne peut guère la confondre, avant l'éruption, qu'avec le coryza ou rhume vulgaire et la grippe dont elle se distingue toutefois par les éternuements plus fréquents et le larmoiement beaucoup plus marqué.

On peut aussi la prendre pour de la bronchite simple et de la toux de dentition. La chose est d'autant plus aisée que celle-ci coïncide souvent avec elle. La dentition s'effectue, en effet, la première (20 dents) de l'âge de six mois à deux ans et la seconde (20 dents de remplacement et 8 définitives d'emblée) de quatre à seize ans environ. Il ne manque plus alors que les dents de sagesse. Ces dernières viennent beaucoup plus tard, de vingt à vingt-cinq ans. Or, l'âge que nous assignons à la dentition, première et seconde, est précisément celui qui correspond au plus grand nombre de cas de rougeole.

Nous parlerons plus loin, au sujet de la rubéole, du diagnostic différentiel de la rougeole avec cette maladie encore mal déterminée.

Récidives. — Les récidives, dans la rougeole, ne sont pas rares, même à court intervalle. Nous avons vu un enfant, dans notre service à l'hôpital général de Montpellier, avoir deux fois la maladie à deux ans d'intervalle. Ce malade n'avait point quitté la clinique où il était entré pour des coliques néphrétiques. J'ai donc soigné moi-même les deux atteintes et porté chaque fois le diagnostic.

On entend citer tous les jours tel enfant qui a eu la rougeole deux et trois fois. Tout en tenant compte de la possibilité de quelques erreurs, on ne doit pourtant pas renoncer, *a priori*, à cette idée qui peut être l'expression de la vérité. Nous le croyons surtout depuis que nous avons observé le fait précédent.

En serait-il de la rougeole comme de l'érysipèle? Une première atteinte ne conférerait-elle pas nécessairement l'immunité? Il semble même que, pour l'érysipèle, une première atteinte prédispose, au contraire, à des atteintes consécutives. On ne saurait en dire autant toutefois de la rougeole. Mais si une atteinte ne prédispose pas à d'autres, elle n'empêche pas tout au moins celles-ci de se produire.

Pronostic. — Le pronostic, on le conçoit sans peine, varie suivant chaque cas et ne saurait, par conséquent, être formulé d'une façon générale. Nous pouvons dire, toutefois, que la forme hémorragique de l'éruption et les complications, pulmonaires d'abord, nerveuses ensuite, rénales enfin, donnent à la rougeole une gravité souvent exceptionnelle, les premières surtout. Cela tient habituellement à l'état général antérieur mauvais du sujet qui en est atteint.

Traitement. — Le traitement de la rougeole peut être prophylactique ou thérapeutique.

En tête de la prophylaxie doit figurer l'isolement des malades atteints de rougeole.

Cet isolement est, en général, plus facile à obtenir dans les hôpitaux que dans les familles.

Dans les hôpitaux généraux et dans ceux d'enfants, en particulier, il existe d'ordinaire, sinon des pavillons d'isolement, ce qui serait infiniment préférable, du moins des salles spéciales où sont soignés les contagieux, par conséquent les rubéoliques.

Il est ainsi facile d'enrayer une épidémie qui pourrait, sans cela, prendre une grande et rapide extension. Le système des salles isolées nous a rendu les plus grands services, à cet égard, à l'hôpital général de Montpellier, où cependant l'isolement est loin de répondre à toutes les exigences de l'hygiène moderne. C'est une lacune que ne tardera pas à combler, pensons-nous, la création projetée d'un hôpital d'enfants.

Dans les maisons particulières il semble, *a priori*, que la chose soit encore plus difficile ou même impossible. C'est peut être une erreur, du moins dans certaines conditions sociales.

Il est évident que lorsqu'on se trouve dans un milieu dépourvu de toutes ressources, comme cela arrive malheureusement trop souvent, milieu dans lequel on voit fréquemment une seule pièce servir de cuisine, de salle à manger et de chambre, l'isolement est bien difficile, pour ne pas dire impossible, à pratiquer.

Sans toutefois remonter bien haut dans l'échelle sociale, aussitôt que la multiplicité des pièces de l'appartement permet d'affecter une chambre à l'enfant malade et une autre à celui ou ceux qui ne le sont *pas encore*, l'isolement peut alors être suffisant, bien qu'en apparence défectueux, à condition que la personne qui soigne le malade, la mère généralement, s'occupe moins qu'à l'ordinaire ou mieux pas du tout, des enfants bien portants et non encore contaminés.

C'est dans ces conditions que j'ai vu le fils d'un ingénieur, indemne jusque-là de rougeole, ne pas la contracter de sa sœur qui en fut atteinte, sans s'éloigner cependant, je ne dis pas de la chambre de la malade, mais de l'appartement qu'habitaient tous les siens.

J'ai vu aussi trois enfants d'une même famille avoir successivement la rougeole, dans la maison qu'habitaient leurs parents, et le quatrième, placé en nourrice en ville et malade de tout autre chose au même moment, ne pas contracter la maladie épidémique, bien qu'il fût visité plusieurs fois par jour par quelque membre de la famille, principalement le père et la mère qui, malgré mes recommandations, ne changeaient point de vêtements. Ils ne se gênaient même en aucune façon pour lui prodiguer leurs caresses et ils le prenaient assez longtemps, à chaque nouvelle visite, dans leurs bras.

On invoquera peut-être le jeune âge de cet enfant, comme argument en faveur de sa résistance à contracter la maladie, en faveur, disons le mot, de son immunité. Ce que pensent les auteurs à ce sujet n'est pas toujours extrêmement exact, surtout lorsqu'ils prétendent que les enfants les plus jeunes, les nourrissons par exemple, ne contractent pas, ou contractent difficilement la rougeole.

Nous avons vu cependant de très jeunes enfants (1 mois) en être atteints.

Ce qui explique plutôt, à notre avis, leur apparente immunité, c'est l'impossibilité où ils se trouvent de se porter eux-mêmes au-devant de ceux qui ont, ou viennent d'avoir, la rougeole. De là une certaine préservation à leur égard. Mais celle-ci, nous le répétons, n'a rien d'absolu.

Nous avons observé, soit dit en passant, que chez les enfants les plus jeunes la maladie n'est pas plus grave que chez les autres. Il en est tout autrement, nous l'avons déjà dit, quand elle survient au moment de l'évolution dentaire, à laquelle on doit *toujours* songer en matière de pathologie ou de clinique infantiles.

Le simple isolement dont je viens de parler, c'est-à-dire dans la famille, nous a servi dans un cas, après la rougeole qu'ils avaient eue tous deux (parce qu'aucune précaution n'avait été prise à son égard), à préserver une jeune fille de quatre ans de la scarlatine, contractée par son frère (âgé de huit ans) un mois environ après la première maladie.

Il serait à désirer que, dans les établissements d'instruction, dans ceux surtout qui contiennent des enfants au-dessous de dix ans, l'on fût assez sévère pour ne pas admettre les élèves convalescents avant l'expiration du temps réglementaire (vingt-cinq jours).

Il serait à désirer surtout que l'*on ne soignât pas dans ces établissements des rubéoliques*, en raison des difficultés de l'isolement ou que, du moins, on licenciât l'école pour quelque temps, c'est-à-dire jusqu'au moment où l'évacuation des malades, la désinfection des locaux, de la literie et du linge de corps auraient pu être effectuées.

Ce que nous disons de la rougeole est en tous points applicable à la scarlatine et à la plupart des maladies contagieuses de l'enfance.

Un moyen bien simple de désinfection consiste :

1° A brûler du soufre dans la pièce à désinfecter (40 grammes par mètre cube), tous les orifices et fentes des portes et fenêtres étant hermétiquement fermés à l'aide de papier collé par exemple ;

2° A blanchir à la chaux ou à retapisser les murs, ou bien enfin à les désinfecter avec des pulvérisations au sublimé à 1 p. 1000.

3° A laver le pavé avec la même solution.

On pourra cirer les meubles à nouveau. Il en sera de même pour le lit s'il est en bois. S'il est en fer on pourra l'imbiber de pétrole, le flamber et le repeindre ensuite.

Quant à la literie, elle passera tout entière à l'étuve de désinfection, à vapeur sous pression, toutes les fois que la chose sera possible. Dans le cas contraire, on enverra à la lessive tout ce qui pourra y aller après l'avoir trempé dans une solution à 50 p. 1000 de chlorure de zinc ou de sulfate de cuivre. On refera les matelas et les paillasses que l'on aura eu soin d'ouvrir et de laisser exposés aux fumigations sulfureuses.

Tels sont les moyens les plus pratiques de désinfection qui se trouveront à la portée de tous et qui seront applicables non seulement à la rougeole, mais encore à toutes les maladies infectieuses (scarlatine, variole, choléra, diphtérie, oreillons, coqueluche, etc.), toutes les fois qu'on n'aura pas d'étuve à sa disposition.

Lorsque malgré toutes ces précautions, prises à propos de chaque cas de rougeole, on n'aura pu enrayer l'extension de la maladie, on la combattra par les moyens suivants.

On fera d'abord coucher le malade, s'il ne l'est déjà, aussitôt que l'on sera sûr du diagnostic et, surtout, quand seront survenues la fièvre et l'éruption.

Sans écraser le patient sous le poids des couvertures, on le tiendra chaudement dans son lit, c'est-à-dire en moiteur, ce qui favorisera l'éruption et allégera d'autant les bronches. On évitera ainsi, ou du moins on rendra moins intense et moins grave la broncho-pneumonie.

On favorisera la miction et la sudation à l'aide de tisanes légèrement chaudes, mauve et tilleul par exemple.

La nourriture consistera en bouillon ou lait, toutes les trois heures. Les infusions seront données dans l'intervalle, au bout d'une heure et demie.

Il nous arrive parfois d'ajouter à ces prescriptions un looch simple.

On donne alors : l'alimentation toutes les trois heures, la tisane une heure après et le looch (une cuillerée à bouche) l'heure suivante.

Grâce à l'éruption, que favorise la sudation, et à l'élimination des déchets organiques normaux, de ceux qui résultent de la fièvre, de ceux enfin qui se sont développés sous l'influence des microorganismes pathogènes (élimination favorisée par la sudation et la miction), la fièvre tombe, à moins qu'il n'existe quelque complication pulmonaire et surtout de la broncho-pneumonie. Celle ci finit elle-même à son tour par céder sous l'influence du traitement. On remplace toutefois, dans ce cas, la tisane de mauve et tilleul par celle de violette, tout en continuant le looch. On peut toujours, après le bouillon, donner un peu de vin coupé avec de l'eau ou de la tisane tièdes.

Mais lorsqu'il existe une complication pulmonaire quelconque un peu étendue, l'attention du praticien doit être tout entière fixée sur elle, ainsi que sur le cœur pour les raisons que nous avons indiquées plus haut.

C'est alors que la digitale, sous forme de sirop, de teinture ou d'infusion de feuilles sèches, et à dose variable suivant l'âge du sujet (10 à 40 grammes de sirop, 6 à 20 gouttes de teinture, 20 à 80 centigrammes de feuilles en infusion dans les vingt-quatre heures), doit être prescrite.

Nous avons l'habitude, à cause de l'accumulation des effets du médicament de le suspendre pendant quarante-huit heures après trois ou quatre jours d'administration et, ainsi de suite. Le café, la caféine et beaucoup d'autres toniques du cœur peuvent être employés avantageusement au moment de la suppression de la digitale.

Malgré la broncho-pneumonie, l'infusion d'ipécacuanha et les préparations antimoniales (tartre stibié, kermès, oxyde blanc d'antimoine *même*) ne nous paraissent pas de nature à rendre de bien grands services. Peut-être même leur emploi est-il parfois préjudiciable, surtout chez l'enfant, en raison de l'action contro-stimulante et, par suite, dépressive qu'elles exercent sur la circulation déjà suffisamment compromise pour les raisons que nous avons indiquées plus haut.

C'est dans ces cas que l'alcool, en potion, peut être très utile, comme tonique général et circulatoire, comme diurétique, comme s'éliminant par la surface respiratoire et comme susceptible, par conséquent, de modifier avantageusement les lésions qui s'y trouvent.

On pourra dans bien des cas, lui associer l'acétate d'ammoniaque ou esprit de Mindererus, l'éther, le sirop de polygala, etc., etc.

Quant aux accidents nerveux, ils seront souvent sous la dépendance de la fièvre ou de la gêne circulatoire. Diminuer l'une et l'autre, par les moyens que nous avons précédemment indiqués, sera le meilleur moyen de combattre les troubles nerveux qui en résultent.

Pour ceux qui sont liés à l'évolution dentaire on emploiera les sédatifs nervins, à condition toutefois que leur action dépressive sur la circulation ne soit pas trop énergique, tels sont : le bromure de sodium, la teinture de musc, le camphre, etc., etc.

L'albuminurie consécutive à la rougeole, comme celle que l'on observe plus communément après la scarlatine, est justiciable du régime lacté, absolu ou à peu près.

L'analyse quantitative de l'albumine contenue dans les urines des vingt-quatre heures doit être faite d'abord tous les jours, puis tous les huit jours au moins, jusqu'à disparition complète de l'albuminurie.

Quand l'éruption revêt la forme hémorragique, les toniques généraux et les excitants cutanés sont indiqués. Ils réussissent bien rarement à enrayer le mal qui tient, le plus souvent, à une constitution particulièrement mauvaise du sujet, à un état cachectique antérieur ou maladif habituel, par exemple.

Dans les convalescences pénibles (où la bronchite, la toux, l'anémie et la bouffissure générale et de la face persistent après la maladie), il faut prescrire une alimentation fortement réparatrice (viande, œufs, poisson, lait), les toniques généraux (quinquina) ; enfin, contre l'adénopathie bronchique, si souvent consécutive à la bronchite, l'iodure de potassium et contre le *cœur forcé*, la digitale, aux doses et sous les formes que nous avons indiquées précédemment.

II

RUBÉOLE OU ROSÉOLE INFANTILE ÉPIDÉMIQUE

Baillou (1574) passe pour avoir signalé le premier la rubéole, à laquelle il donna le nom de *rubiolæ* qu'elle conserve encore aujourd'hui.

Rilliet et Barthez, Trousseau surtout, Roger et Damaschino, d'Espine et Picot, ont décrit successivement, cette maladie, que l'on appelle aussi la roséole de Trousseau.

Viennent ensuite la thèse de Delastre (Lyon 1883), la discussion récente à la Société médicale des hôpitaux, enfin diverses monographies. Parmi les plus récentes nous citerons celle de M. Cannac, de Montpellier[1].

Il est bien difficile de dire si la rubéole est contagieuse. Elle règne d'ordinaire, il est vrai, sous forme d'épidémies, ce qui explique l'idée de ceux qui, la rapprochant de la rougeole, la considèrent comme un degré atténué de celle-ci.

Son apparition serait plus fréquente en été qu'en hiver, contrairement aux épidémies de rougeole. Cela tient, sans doute, à ce que beaucoup d'auteurs ont décrit, sous le nom de rubéole, la roséole est estivale, dont nous avons récemment observé plusieurs cas à la clinique des enfants à Montpellier.

L'anatomie pathologique et la bactériologie d'une semblable affection ne pourront être précises que le jour où l'observation clinique nous aura mieux fait connaître la nature de cette maladie, plus rare chez nous que chez nos voisins d'outre-Rhin.

La rubéole ou roséole infantile épidémique est une maladie encore mal connue dans sa nature propre.

Pour les uns, cette maladie ne serait autre chose qu'un degré atténué de la rougeole. Pour les autres, elle n'aurait absolument rien de commun avec cette maladie. C'est là l'histoire de la varicelle que certains auteurs rapprochent, comme nature, de la variole et de la varioloïde, tandis que d'autres veulent au contraire qu'elle en soit absolument distincte.

D'après certains même (Barthez et Sanné), les Allemands appelleraient rubéole (Rœtheln) le mélange de la rougeole et de la scarlatine avec prédominance tantôt des symptômes de l'une, tantôt des symptômes de l'autre de ces deux maladies, d'où des descriptions confuses et disparates de l'affection qui nous occupe en ce moment.

Si l'on ajoute que l'on peut observer certaines roséoles d'une façon presque épidémique, telles que la roséole estivale, la roséole alimentaire et même la roséole syphilitique; enfin si l'on tient compte des rougeoles atténuées, on verra combien doit être compréhensive cette catégorie de maladies exanthématiques à laquelle on a donné le nom de *rubéole*.

Les auteurs affirment gratuitement que cette maladie que caractérisent : une éruption de petites macules discrètes, siégeant surtout à la face où elles débutent, mais pouvant être rencontrées sur toutes les autres parties du corps ; un engorgement ganglionnaire, princi-

---

[1] Cannac. *Note sur une épidémie de rubéole*, in *nouv. Montp. médical*, novembre 1892.

palement cervical, mais parfois aussi inguinal ou axillaire, bien plus marqué que dans la rougeole ; l'absence enfin, à peu près complète du catarrhe oculo-nasal ou laryngo-bronchique et, par suite, du larmoiement, de l'éternuement, de la toux et des complications pulmonaires, de la fièvre même, du moins dans beaucoup de cas, ainsi d'ailleurs que de la desquamation : les auteurs affirment, disons-nous, que cette maladie existerait en dehors des épidémies de rougeole, ce qui démontrerait la nature essentiellement différente des deux affections.

On en a dit autant de la varicelle et de la variole, dont nous avons toujours noté, au contraire, la coïncidence.

Sans pouvoir affirmer toutefois, en ce qui concerne la rubéole, qu'il en soit nécessairement ainsi vis-à-vis de la rougeole, il nous est au moins permis de formuler un doute à ce sujet, en raison même de ce que nous avons observé pour les épidémies de varicelle, que l'on disait et que l'on dit encore absolument distinctes de celles de variole.

Les auteurs ajoutent même : la rubéole s'attaque à ceux qui ont eu déjà la rougeole et ne les préserve pas de celle-ci. Ici nous avons besoin d'entrer dans quelques développements.

Quoi d'étonnant en effet que la rubéole s'observe chez ceux qui ont eu déjà la rougeole, si la première est un degré atténué de la seconde ?

Ne voit-on pas journellement récidiver, chez certains sujets, les maladies les plus renommées au point de vue de l'immunité dont elles frappent celui qui en est atteint ?

Ne voyons-nous pas le fait se produire pour la variole, la fièvre typhoïde, la rougeole surtout et, chose plus curieuse encore, ne voyons-nous pas ces atteintes successives diminuer progressivement d'intensité ? Ce serait donc là un argument de plus en faveur de la nature commune de la rougeole et de la rubéole.

Quant à dire que la rubéole ne préserve pas de la rougeole, ceci ne signifie pas grand'chose, vu qu'une première atteinte, même de rougeole, ne préserve pas toujours et nécessairement d'une seconde.

Nous croyons toutefois pouvoir avancer qu'il y a assez souvent, pour ne pas dire généralement, coïncidence entre les épidémies de rougeole et de rubéole, et nous pourrions facilement citer tel malade de notre service qui, sans quitter l'hôpital, a eu en 1891 une rougeole assez intense, au moment où existaient en ville des rubéoles en assez grand nombre, et, deux ans après, une rougeole atténuée, ou rubéole, au moment d'une épidémie considérable de rougeole.

Ce que nous avons dit de la rubéole nous dispense suffisamment, croyons-nous, d'insister davantage sur la marche, le diagnostic et le pronostic de cette maladie on ne peut plus bénigne.

Quant au traitement, en raison même de cette extrème bénignité, il est des plus simples : séjour au lit, boissons sudorifiques, bouillon, lait pour quelques jours, après lesquels le malade reprend toutes ses habitudes.

BAUMEL, *de Montpellier*.

Professeur agrégé. Chargé du cours de clinique des maladies des enfants.

CHAPITRE IV

VARIOLE

Considérations générales. — La variole est une maladie infectieuse, virulente et contagieuse.

Quoiqu'elle ait fait des ravages profonds dans les temps les plus reculés, il faut arriver au ixe siècle pour découvrir une étude symptomatologique. Rhazès, médecin arabe, décrivit avec assez de précision les formes cliniques de cette maladie. Plus tard, au xie siècle, Constantin, l'Africain, exposa nettement l'évolution des pustules. Puis on arrive jusqu'à Sydenham (xviie siècle) pour connaître non seulement l'affection elle-même, mais encore la marche des épidémies. Morton poursuivit l'étude de Sydenham et décrivit en détail les symptômes et les complications de la variole. Puis à la fin du xviiie siècle, on commença à se préoccuper de la prophylaxie et des moyens propres à enrayer l'envahissement progressif des épidémies. B. Chrétien Faust (1792) conseille de créer des pavillons d'isolement et de mettre en quarantaine toute localité où la variole était apparue. Vers la même époque, une femme, lady Montagne, de retour de Chine, fit connaître la variolisation employée depuis longtemps en Asie. Par cette méthode on provoqua, en inoculant du pus variolique, une éruption bénigne. Nous dirons ce qu'il faut penser de cette méthode lorsque nous décrirons le traitement préventif de cette affection. Enfin, en 1798, Jenner fit son immortelle découverte de l'inoculation du cow-pox. Notre illustre compatriote Trousseau fit une description clinique définitive de ce chapitre, et sauf quelques données anatomiques et bactériologiques, on n'a guère rien ajouté de nos jours à l'étude de la variole.

Etiologie. — Il est bien rare de voir un cas isolé de variole.

Presque toujours cette maladie se manifeste, dans une même localité, chez différents sujets. Autrefois, et aujourd'hui encore, dans certains pays, la plupart des sujets d'une ville ou d'un bourg étaient atteints sans distinction d'âge, de sexe ou de race. On se rappelle les terribles épidémies qui sévissaient au moyen âge dans les régions centrales de l'Afrique, de l'Asie et dans le sud de l'Europe : ces épidémies faisaient plus de victimes que le passage du choléra. Pendant long-temps cette fièvre éruptive resta inconnue en Amérique. Les Espa-gnols l'importèrent dans le Nouveau Monde où les indigènes furent terriblement décimés depuis.

Ces épidémies démontrent surabondamment que la variole est une maladie essentiellement contagieuse. Elle peut se transmettre à toutes les périodes de la maladie, depuis la période d'incubation, jusqu'à celle de la suppuration. Cependant le maximum de la conta-giosité existe à la période de suppuration de la pustule.

La contagion se produit rarement d'une façon directe par le con-tact d'un malade à un individu sain. Cette inoculation est cependant possible et se réalise quelquefois. Plus souvent elle se produit par l'intermédiaire des linges souillés par des débris de pustules, des meubles, des objets de literie, des vêtements, des appartements infectés. Comme le germe pathogène conserve très longtemps son activité, cette contagion peut se produire à une date fort éloignée. Les voitures publiques, les compartiments de chemins de fer, les casernes, les écoles, sont des véhicules puissants de transmission, d'autant que, de nos jours encore, on prend peu de mesures de désinfection. On a même accusé les lettres d'être des agents de contagion : peut-être y a-t-il là de l'exagération.

En étudiant la bactériologie, nous dirons ce que nous pensons de l'élément pathogène de la variole. En attendant, nous pouvons affirmer que cette maladie microbienne pénètre directement dans l'organisme par voie d'inoculation. On a dit que les individus sont contaminés le plus souvent par la voie de la respiration. Nous croyons que cette inoculation peut s'effectuer partout où il existe une parcelle dénudée, aussi bien à la surface cutanée que sur les muqueuses digestives ou par les voies respiratoires.

La variole peut se montrer à toutes les époques de l'année. Elle a pourtant ses préférences pour certaines saisons. On la voit appa-raître surtout au commencement et à la fin de l'hiver. Les épidé-mies ont également une recrudescence après les pluies abondantes et elles peuvent se transmettre à grande distance d'un pays à un autre lorsque le germe est entraîné par les bourrasques et les vents :

ce moyen de transmission n'est cependant pas accepté de tous les auteurs.

Tous les individus ne sont pas contaminés ; d'abord parce qu'il est possible de conférer l'immunité à l'aide de la vaccination, ensuite parce que certains sujets paraissent jouir d'une immunité absolue. Pourquoi ces sujets et ces êtres sont-ils réfractaires non seulement à la variole, mais encore à la vaccination ? C'est un point qu'on n'a pu éclaircir.

En étudiant les lésions anatomiques causées par la variole, nous verrons que les hémorragies de tous les organes, et particulièrement de l'utérus et du placenta, sont très fréquentes. Nous rappelons ce fait pour démontrer que la transmission variolique de la mère au fœtus ne peut se réaliser que lorsqu'il existe une lésion quelconque de l'œuf, et que par suite il s'effectue une contamination directe. Comment expliquer différemment cette pseudo-hérédité ? Peut-on croire que l'élément pathogène se transmet par la circulation sanguine directement de la mère au fœtus ? Mais alors on ne comprendra plus pourquoi dans une grossesse gémellaire, l'un des fœtus est venu au monde en pleine évolution variolique, tandis que le deuxième naît absolument indemne. Cette étude de l'hérédité, nous la développerons du reste tout au long dans le chapitre général de la tuberculose.

Aucune maladie, quelles que soient sa nature et sa pathogénie, n'est incompatible avec la variole. Au contraire, c'est dans les hôpitaux que les épidémies varioliques se répandent le plus rapidement, et cela se conçoit facilement puisque la plupart des malades et des convalescents sont affaiblis par leur mal et sont de bons terrains de culture pour le germe de la variole.

Symptomatologie. — *Début.* — Comme la plupart des maladies infectieuses, la variole n'est pas toujours identique dans ses manifestations. Tantôt elle est bénigne, tantôt elle est grave ; tantôt elle se traduit par une éruption légère, tantôt par une éruption très abondante ; d'autres fois les pustules n'atteignent pas le degré de suppuration et sont remplies dès les premiers jours par une accumulation de sang. Considérant ces divers degrés de la maladie, les auteurs classiques ont subdivisé ce chapitre et ont décrit d'une façon particulière : 1° la variole discrète ; 2° la variole cohérente ; 3° la variole confluente ; 4° la variole hémorragique ; 5° la varioloïde.

Nous ne suivrons pas cette division didactique, car nous avons la conviction que la variole, sous ses aspects divers, est toujours causée par le même microorganisme. Il ne s'agit pas d'un état morbide distinct, mais c'est le terrain, sur lequel est greffée la maladie, qui donne une tournure spéciale à l'évolution de l'affection. Néanmoins, nous décrirons avec soin les manifestations multiples telles que nous les observons en clinique.

Dans la plupart des cas, la maladie surprend l'individu d'une manière brusque et sans prodromes. En plein état de santé, le sujet est éprouvé par un gros frisson, ou par une série de frissonnements auxquels succède une fièvre intense. La température atteint rapidement 39 et même 40°. Les pulsations sont régulières mais précipitées, 100 à 120 pulsations par minute. La peau est très chaude. Il existe en outre un malaise général, de l'inappétence, de l'insomnie, de violents maux de tête, et souvent même du délire. La respiration est accélérée, et à l'auscultation on entend quelques râles humides. La soif est très vive, mais souvent le malade ne digère pas la grande quantité de boissons qu'il absorbe : il les revomit ou bien encore il est atteint d'une diarrhée fatigante. Il souffre d'une véritable meurtrissure de tout le corps et surtout d'une violente douleur au niveau des reins.

Cette rachialgie, qui manque rarement, est pathognomonique pour la plupart des auteurs. En effet, lorsque l'invasion de la maladie est brusque et se présente avec les symptômes généraux que nous avons signalés, lorsque le malade joint à ces troubles une douleur lombaire, non pas superficielle, mais profonde, qui est intense, on doit songer à une éruption pustuliforme prochaine.

Le diagnostic est du reste souvent facilité, durant cette première période, par des troubles trophiques de la peau connus sous le non de rash. Cette éruption peut être éphémère, durer à peine quelques heures et se présenter sous forme d'énormes croissants (rash morbilliforme). D'autres fois tout le corps est envahi par une vaste nappe rouge (rash érysipélateux). D'autres fois encore l'éruption se localise au niveau des extrémités et a l'apparence d'une scarlatine (rash scarlatiniforme). Dans la plupart des cas ce rash ne dure que deux ou trois jours et n'exerce aucune influence sur le pronostic. Il augmente le malaise général du malade, accentue les troubles fonctionnels, provoque des démangeaisons insupportables et disparaît quelques heures avant l'éruption réelle.

Éruption. — Il faut étudier, durant cette période, différents degrés successifs et qu'on peut observer presque toujours d'une façon régulière.

L'éruption variolique se traduit d'abord par une tache rouge arrondie (papule) qui se soulève bientôt et se remplit d'un liquide tansparent (vésicule). Ce liquide se trouble plus tard et devient purulent (pustule) pour se dessécher enfin et se desquamer.

Avant d'étudier dans son ensemble la marche de l'éruption, voyons d'abord quels sont les signes caractéristiques d'une pustule variolique. Cette dernière ne se distinguerait pas d'une pustule ordinaire qui traverse les mêmes étapes, si dès l'apparition de la vésicule on n'apercevait au centre de la lésion une dépression qui lui donne un aspect spécial nommé *ombilication*. Cette dépression médiane s'accentue avec les progrès de la pustule et ne disparaît qu'à la période de dessiccation. A cette dernière période on sent souvent, surtout lorsqu'il existe une éruption abondante, une odeur nauséabonde caractéristique, causée par la collection purulente qui se trouve en dessous de la croûte.

Les premières pustules apparaissent presque toujours d'abord sur le front, s'étendent ensuite à la face, gagnent le cou, le thorax, les membres supérieurs, l'abdomen et enfin les extrémités inférieures. Cette éruption, qui débute vers le quatrième jour de la maladie, se produit successivement dans l'ordre indiqué : aussi, très souvent, les pustules de la face sont à la période de dessiccation, lorsque apparaissent les premières vésicules de l'abdomen.

Les pustules siègent également, mais en plus petit nombre, sur les muqueuses, où elles causent des troubles que nous allons décrire plus tard. Seulement il n'y a pas d'ombilication sur ces pustules.

Lorsque ces pustules sont séparées l'une de l'autre par un espace de tissu sain, on déclare avoir à traiter une variole discrète. On lui donne le nom de variole cohérente lorsque les pustules sont presque adjacentes l'une de l'autre, au moins sur certaines régions et surtout la face et la partie supérieure du tronc. Enfin, on donne le nom de variole confluente à une véritable éruption en nappe, si prodigue que les pustules se touchent par leurs bords et même s'envahissent mutuellement et produisent un œdème, une boursouflure hideuse, surtout au niveau de la face et des muqueuses.

Qu'elle soit discrète, confluente ou cohérente, la variole est toujours produite par une même cause. Seulement l'évolution de la maladie n'est plus identique. Dans la variole discrète et incohérente, la fièvre, si intense au début, disparaît dès les premières papules. Au contraire, cette température élevée se maintient et souvent augmente dans les formes confluentes malgré l'éruption.

Il en est de même pour les autres troubles généraux et fonctionnels. Même la rachialgie, qui disparaît dans la variole discrète dès le quatrième jour, se maintient souvent sept, huit et dix jours dans la variole confluente : en un mot tous les symptômes paraissent plus accentués, plus graves lorsqu'il s'agit d'une éruption très abondante. Cette gravité est encore plus marquée vers le huitième jour, lorsque la suppuration commence. Le malade est agité, il souffre de céphalalgie, de rachialgie, d'inappétence, d'une soif ardente, d'insomnie. Sa figure est hideusement gonflée, et cet œdème se localise sur les paupières, sur le pourtour de l'orifice buccal, sur les oreilles, le cuir chevelu, le prépuce et la vulve. La température augmente encore, atteint 40 et même 41°. Par suite de pustules, qui se sont localisées sur la muqueuse buccale, il se forme de l'œdème de la glotte, de toute l'arrière-gorge et des narines. Le malade avale péniblement, respire difficilement. De son nez s'écoule une morve fétide et la salivation rejetée est très abondante. Lorsqu'il existe de nombreuses pustules sur la trachée et les bronches, le malade a de violentes quintes de toux et de la dyspnée. A cette période, c'est-à-dire vers le onzième ou douzième jour, les troubles généraux et locaux sont souvent si graves que le malade succombe.

D'autres fois, au contraire, les symptômes s'amendent, la température baisse, les phénomènes cardiaques et pulmonaires disparaissent. La suppuration arrête son développement et se résorbe sous une large croûte (période de dessiccation). L'odeur si repoussante, qui s'échappe de ces vastes foyers purulents, disparaît également. Au bout de cinq à huit jours la croûte tombe et laisse apercevoir une pellicule rougeâtre bien mince, qui se renouvelle quatre et cinq fois avant de former un épiderme de maturation définitif. La cicatrice laissée par une ancienne pustule, ou par une série de pustules varioliques, est ineffaçable et peu gracieuse.

Variole hémorragique. — **Variole noire.** — Cette forme de variole présente un caractère de gravité tel, une allure si brutale, si prompte et si fatale qu'elle mérite d'être décrite d'une façon particulière.

Cette variété se rencontre surtout chez les sujets affaiblis, chez les convalescents, chez les alcooliques, chez les enfants, les femmes et les vieillards. La grossesse, l'allaitement et toute autre cause de débilité favorisent également l'éclosion de la variole hémorragique.

Cette variété grave était très bien connue des auteurs anciens. Huxham dit : « La petite vérole est quelquefois accompagnée d'une

fièvre maligne ou pétéchiale, dans laquelle le tissu du sang est entièrement détruit. Il s'élève des taches noires ou livides sur la peau ; il
survient des hémorragies multiples. Les boutons deviennent noirs,
gangréneux et sanguinolents. »

Même avant toute éruption, durant les quatre premiers jours, les
manifestations générales ont une allure plus grave : la température
est très élevée, la langue et les lèvres sont sèches et roties, le pouls
est rapide et dépressible, la respiration est accélérée, l'insomnie est
complète. On observe aussi des épistaxis abondantes, dès le premier
jour. Enfin le rash se montre dès le deuxième ou le troisième jour,
sous une apparence spéciale plus accentué que dans les autres
formes de variole : tout le corps est recouvert d'une vaste nappe
rouge pourpre, nuance qui ne disparaît pas sous la pression du
doigt. Comme la douleur des reins est intense et qu'on découvre
presque toujours de l'albumine dans les urines, comme d'autre
part, le fond de la gorge est injecté et souvent même recouvert d'un
enduit pultacé, on est en droit de songer à une scarlatine. Mais le
diagnostic est bientôt rectifié par de nouvelles manifestations. Aux
troubles généraux graves viennent s'ajouter de la congestion pulmonaire, de l'endocardite infectieuse (bruit de souffle au premier
temps du choc cardiaque et à la pointe), de la respiration accélérée, une grande agitation nerveuse et surtout des hémorragies
sous-cutanées, sous-muqueuses, pulmonaires, utérines ou vésicales.
Ces hémorragies sont quelquefois si abondantes que la température
s'abaisse au-dessous de la normale, malgré l'infection variolique, ou
que le malade succombe avant toute éruption.

Plus souvent l'exanthème apparaît le cinquième ou le sixième
jour, c'est-à-dire beaucoup plus tard que dans la variole ordinaire. Cette éruption ne suit pas une transformation identique à
celle que nous avons étudiée. Les papules, très discrètes, et non en
rapport avec la gravité de l'affection, sont à peine ombiliquées,
prennent immédiatement une teinte rouge noirâtre : elles se dessèchent en moins de quarante-huit heures, et leur croûte tombe.

Tout l'intérêt de la maladie ne se porte donc pas du côté de la
peau, qui est faiblement éprouvée mais du côté des autres organes
et surtout du côté des viscères. Nous avons déjà vu que l'infection
cause fréquemment de l'endocardite purulente et de l'artérite. Le
péricarde, la plèvre, les poumons peuvent également être le siège
d'une inflammation grave. On observe du sphacèle des muqueuses
de la bouche, de la trachée ou des bronches. Les articulations sont
également envahies, et sont fréquemment le siège de suppuration.

Le malade succombe du septième au dixième jour, et, chose curieuse, au milieu de tous ces phénomènes graves, il conserve la plénitude de ses fonctions. « J'ai remarqué, dit Legrand du Saulle, que les malades, atteints de cette forme si grave de la variole, conservaient presque tous, jusqu'à la fin, une lucidité complète de l'intelligence, tandis que dans la variole confluente le délire était la règle la plus générale. Les malades atteints de variole hémorragique ne déliraient pas une minute. Ils causaient avec nous, nous demandaient des secours avec une liberté d'esprit entière. »

Varioloïde. — C'est une forme bénigne, atténuée de la variole commune. Tous les symptômes généraux de la période d'invasion : frisson, fièvre, céphalalgie, inappétence, soif, agitation, rachialgie, existent, mais avec une intensité moindre. Le rash, qu'on observe presque toujours, se manifeste rarement dans cette forme. L'éruption apparaît le troisième ou le quatrième jour sous forme de papules, dont les premières se portent au front et descendent ensuite vers le tronc. La transformation de ces papules en vésicules ombiliquées est très rapide. Dès le sixième jour de la maladie, ces papules deviennent pustuleuses. Seulement la suppuration manque ou est très peu abondante. La pustule se dessèche et la croûte se desquame vers le dixième jour et laisse derrière elle une cicatrice à peine visible.

Les symptômes généraux apparaissent avec la même rapidité qu'a lieu la transformation et la guérison de la pustule. A ce point qu'on s'est demandé s'il s'agit là d'une variole vraie. Or la plupart de ces cas bénins surviennent, durant une épidémie, chez des individus vaccinés ou qui jouissent d'une immunité relative. Ces cas bénins ont, du reste, démontré leur nature infectieuse en communiquant la variole grave et souvent mortelle à d'autres sujets : cette preuve est suffisante.

Complications de la variole. — Toutes les variétés de la variole, et même la varioloïde, peuvent entraîner de nombreuses complications.

Durant la période d'éruption, des pustules peuvent causer des accidents directs très graves; lorsqu'elles siègent sur la cornée ou sur la conjonctive bulbaire, elles peuvent entraîner une kératite parenchymateuse, des phlegmons ou des ulcérations. Ces complications sont très graves et, malgré l'application d'antiseptiques puissants, sont suivies encore aujourd'hui maintes fois de cécité.

Dans la bouche, le pharynx et sur les amygdales, plus rarement sur l'œsophage, des pustules s'établissent fréquemment en si grand nombre qu'elles se rejoignent, forment une vaste nappe blanchâtre ressemblant à la fausse membrane de la diphtérie. Des conséquences graves, telles que douleur, dysphagie, salivation abondante sont causées par cette éruption, et plus tard il se forme au niveau de la muqueuse buccale un véritable sphacèle, qui laisse souvent derrière lui une profonde destruction de tissu.

Les pustules ont également une prédilection pour le larynx, la trachée et les bronches. Lorsque l'éruption est très abondante au niveau du larynx, il peut se produire un œdème très grave des replis aryténo-épiglottiques, qui entraîne une asphyxie rapide. Plus tard, à la période de dessiccation ou de convalescence, on observe quelquefois des abcès rétro-laryngiens, de la chondrite ou de la périchondrite. Cet œdème de la glotte, ces abcès et ces chondrites entravent d'une façon mécanique les phénomènes de la respiration, d'où dypsnée. Quelquefois des fragments infectieux tombent jusque dans les bronches ou sont même entraînés jusque dans les alvéoles et y inoculent une véritable pneumonie. Cette dernière affection, qui est certes l'une des complications les plus redoutables, survient plus souvent spontanément vers le cinquième ou le sixième jour, c'est-à-dire vers les premiers jours de l'éruption, et sa présence doit être attribuée à une infection générale plus souvent qu'à une inoculation directe. Sa marche n'est pas franche, brutale et régulière comme celle de la pneumonie ordinaire. Elle ne révèle pas sa présence par un frisson et un point de côté, mais par une augmentation de température, par une aggravation des symptômes généraux, qui prennent un aspect typhoïdique. C'est la partie moyenne ou inférieure des poumons qui est le plus souvent envahie. On reconnaît la présence de cette complication par de la dyspepsie, de l'accélération des mouvements respiratoires, par de la toux, de l'expectoration sanguinolente. En outre, on peut constater *loco dolente* une région submate bien développée et on y entend de nombreux râles crépitants et sous-crépitants. On entend aussi un souffle rude assez étendu et un grand nombre de râles étendus dans toutes les bronches et même les petites bronches. On constate en un mot tous les symptômes d'une broncho-pneumonie et de la bronchite capillaire.

Quelquefois, la pneumonie est accompagnée d'un épanchement pleural qui aggrave encore la situation.

D'autres fois, la pleurésie s'établit toute seule, mais l'épanchement est presque toujours de mauvaise nature, soit immédiatement, soit plus tard.

La variole est également dangereuse pour le système circulatoire.

Il est admis aujourd'hui pour la plupart des auteurs, que les altérations cardiaques, valvulaires et vasculaires sont d'origine infectieuse. Ces lésions surviennent d'une façon insidieuse et lente et ne manifestent leurs troubles souvent qu'au bout de plusieurs mois ou de plusieurs années. Et la variole peut être classée parmi les maladies les plus virulentes payant un fort contingent à l'étiologie des cardiopathies. Mais ce n'est pas de ces artérites et endartérites à répercussion éloignée que nous voulons parler. La variole peut, durant sa propre évolution, entraîner des complications cardiaques des plus redoutables. Ces accidents se produisent surtout à la période d'éruption ou de suppuration et se traduisent par une aggravation des symptômes généraux, par un bruit de souffle, par une exagération de la pression artérielle d'abord, et plus tard par un affaiblissement des battements du cœur du malade, qui meurt dans un accès d'asystolie. A l'autopsie, on découvre de la myocardite qui, pour Hayem, est due à de l'endartérite des vaisseaux coronaires, et qui, pour Virchow, est due à la dégénérescence des fibres musculaires du cœur. Quoi qu'il en soit, les parois du cœur sont amincies, ses cavités sont dilatées, et son tissu est extrêmement flasque.

Plus rarement, la variole a un retentissement sur le système nerveux et se complique de paralysies partielles, d'hémiplégie et surtout de paraplégie. Quelquefois même, ce dernier accident se prolonge tant qu'on se figure avoir à traiter un tabes vrai.

Il n'est pas rare non plus d'observer dans le cours d'une variole une véritable orchite, un hydrocèle ou une ovarite. Ces différents accidents sont sans aucune gravité.

Il en est de même des complications cutanées qui se manifestent durant la période de dessiccation et surtout pendant la convalescence. Tantôt ce sont des furoncles multiples et à répétition, qui envahissent plusieurs fois toute la surface cutanée, d'autres fois ce sont des productions anthracoïdes, des abcès ou des suppurations ganglionnaires. On observe même quelquefois des poussées d'ecthyma ou de la gangrène superficielle de certaines parties du corps.

Un dernier mot, avant de terminer ce chapitre, sur la marche de la variole chez la femme enceinte. Cette fièvre éruptive et la grossesse s'accordent très peu. Elle revêt presque toujours un caractère grave. Elle est, dans la plupart des cas, une cause d'avortement, ou d'accouchement prématuré, entraîne fréquemment de la septicémie puerpérale. « Dans de nombreux cas, dit M. Barthélemy, la mère meurt parce que, étant grosse, elle a, dans le même temps, une variole d'intensité moyenne. Elle meurt, disons-nous, alors qu'en dehors de la puerpéralité, elle ne fût pas morte de sa variole; alors qu'en dehors de la variolisation elle n'aurait pas succombé aux suites de ses couches. »

Diagnostic. — La période éruptive est si caractéristique par l'apparition des pustules qui suivent une ligne presque toujours régulière et par l'aspect de cet exanthème, qu'il paraît très difficile, pour ne pas dire impossible, de confondre cette affection avec une autre éruption cutanée. Sans doute, certaines syphilides apparaissent avec la même brusquerie et sont même accompagnées d'une éléva-tion de température. Mais il leur manque un signe pathognomonique, nous voulons parler de l'ombilication. Ce dernier signe existe dans une poussée de vaccine généralisée. Seulement, dans ce cas, on a la faculté de remonter au départ du mal, et en outre la vaccine géné-rale est exempte de caractères graves.

Il est moins facile d'établir ce diagnostic à la première période. La variole débute par un gros frisson, comme la pneumonie, ou par de petits frissons répétés comme la fièvre typhoïde, par de la céphalalgie et de l'inappétence comme un embarras gastrique fébrile, par de la rachialgie comme dans la myélite aiguë. On la distingue rapidement de la pneumonie, parce qu'il n'existe ni point de côté thoracique, ni symptôme pulmonaire bien localisé. Dans la fièvre typhoïde, il existe des troubles abdominaux qu'on ne retrouve pas dans la variole et une marche régulière de la température à rémission mati-nale et à exacerbation nocturne. L'embarras gastrique fébrile s'ac-compagne rarement de rachialgie tenace. Enfin, la myélite s'accom-pagne dès le début non seulement d'une vive douleur rénale, mais encore d'élancements pénibles qui se poursuivent dans le cerveau et les jambes, et surtout de paralysie des sphincters.

Nous avons parlé dans la symptomatologie du rash qui survient presque toujours le troisième ou le quatrième jour, précédant l'apparition des pustules. Cette éruption a souvent l'aspect d'une poussée scarlatiniforme, et peut induire en erreur. Seulement le rash se localise plutôt au niveau de la racine des membres, d'où il s'étend sur le reste du corps. Au contraire, la scarlatine part de la racine du cou et ne gagne les extrémités inférieures que plus tard. En outre, l'angine pultacée de la scarlatine manque dans la variole.

Pronostic. — Il varie suivant le pays, suivant l'individu, suivant l'âge, suivant le sexe, suivant la forme de la variole.

La variole fait des ravages terribles dans un pays neuf, où elle n'a jamais sévi. En effet, il n'existe pas d'immunisation héréditaire, et souvent les habitants de ce pays, qui n'ont jamais été éprouvés, ne sont pas vaccinés : c'est ce qui est arrivé après la découverte de l'Amérique, où les guerriers espagnols ont importé la variole.

Cette dernière maladie est plus dangereuse aussi lorsqu'elle revêt un caractère épidémique, et dans ce cas elle fait des victimes, surtout dans les services hospitaliers, dans les casernes, dans les lycées, en un mot partout où il existe une grande collectivité d'individus.

Plus on s'éloigne de l'immunisation naturelle ou acquise, plus la variole, qui se manifeste, peut devenir menaçante.

Elle est plus grave aussi chez les affaiblis, chez les vieillards, chez les enfants, chez les surmenés.

Enfin elle revêt un caractère plus sérieux chez la femme que chez l'homme, peut-être plus à cause de la moindre résistance qu'offre la femme, car en dehors de la grossesse, elle constitue toujours un état grave par des phénomènes infectieux presque fatals; nous ne voyons pas d'autre motif de cette aggravation.

Peut-on dire, dès les premiers jours d'une variole, si la situation est dangereuse? Il est certain qu'une variole confluente est beaucoup plus grave qu'une variole discrète ou une varioloïde, d'abord par les accidents locaux, ensuite par les accidents généraux, qui sont plus accentués, et par les complications organiques qui sont plus fréquentes. Mais là où on est en droit de porter un pronostic presque fatal, c'est dans les cas de variole noire, non pas à cause de l'éruption, qui est irrégulière et n'aboutit pas à l'ombilication et à la suppuration, mais à cause des symptômes généraux si foudroyants, à cause de l'infection si prononcée, et aussi à cause des hémorragies qui, à elles seules, suffisent pour tuer le malade.

Anatomie pathologique. — La formation de la papule est une altération sous-épidermique, ou plutôt une hyperhémie très active au niveau d'une papille, entre l'épiderme et la partie superficielle du derme. Tout autour de cette papille arrivent une grande quantité de leucocytes qui soulèvent l'épiderme, l'éloignent du derme et forment la cavité (vésicule). Ces leucocytes sont séparés par des travées régulières de fibrine qui disparaissent bientôt et laissent en place une seule loge. Plus tard, ces leucocytes se ternissent, se mélangent par diapédèse d'hématies, de globules de pus et de micrococci très nombreux (suppuration). Puis plus tard encore, la vascularisation si riche, qui entoure cette néoplasie, s'obstrue, disparaît, et par suite de cette décongestion, la résorption se produit sur place (dessiccation).

Nous nous garderons de décrire les lésions des organes, survenant par suite de complications au cours d'une variole. Un mot seulement sur la qualité du sang. Ce dernier est d'une apparence noire, sale, à coagulation lente et difficile. Les globules blancs augmentent et les globules rouges diminuent, et ceux-ci sont moins riches en hémoglobine.

Traitement. — Anciennement, et même il y a encore peu d'années, on respectait l'évolution normale d'une variole; « on ne voulait pas contrarier la nature » dans la crainte de provoquer un accident. On touchait le moins possible la pustule, qui se développait à son aise et infectait localement et généralement le malade. Nous usons de moins de respect aujourd'hui envers cette maladie infectieuse, et si la mortalité a considérablement diminué de nos jours, même durant les épidémies, qui semblent les plus graves, nous devons cet heureux résultat surtout à la bonne hygiène et aux grandes mesures aseptiques que nous employons.

Quelle que soit la forme de la variole, la première indication est de placer le malade dans une grande chambre bien éclairée, où l'on renouvellera plusieurs fois par jour l'air. On ne craindra pas non plus de changer fréquemment le linge de corps et de literie, tout en évitant de refroidir le malade.

A la première période, il est utile de combattre l'embarras gastrique par une ou deux légères purgations, soit 25 grammes d'huile de ricin, soit encore un quart de bouteille de limonade contenant 50 grammes de citrate de magnésie. Les aliments solides sont proscrits, mais on soutiendra le malade avec du lait, du bouillon, des potages légers et même des liqueurs fortes, surtout lorsqu'il s'agit d'un alcoolique. Les phénomènes douloureux (rachialgie), souvent si intenses, seront combattus par des frictions avec une huile chloroformée, ou bien encore par une injection hypodermique de morphine. La fièvre sera tempérée par des prises quotidiennes de bromhydrate de quinine à la dose de 50 centigrammes à 1 gramme, ou plutôt encore par des lotions froides ou par des bains tièdes répétés. Dans le cas où des troubles nerveux aigus domineraient la

scène, on combattrait l'excitation et le délire en administrant la
potion suivante :

Sirop d'écorce d'oranges amères. . . .	100 grammes
— de chloral . ⎱ ââ.	30 —
— d'éther. . . ⎰	
Antipyrine	2 —

On pourra remplacer l'antipyrine par le bromure de potassium.

A la deuxième période, dite de suppuration, les phénomènes
généraux thyphoïdiques et douloureux s'amendent généralement,
et on doit alors exercer une action antiseptique sur les pustules
elles-mêmes. Les bains tièdes ou chauds, additionnés d'une petite
quantité de deutochlorure de mercure ou d'acide phénique, ou d'acide
borique et surtout de solphinol, seront administrés avec le plus grand
avantage. Ces bains, d'une durée de trois quarts d'heure, peuvent
être renouvelés quatre et cinq fois par jour. Plus tard encore, à.
la période de dessiccation, il faut supprimer ces antiseptiques, dans
la crainte d'une intoxication médicamenteuse et revenir aux bains
simples. On facilitera alors la réparation cutanée en badigeonnant les
plaies cutanées les plus atteintes avec l'un des collutoires suivants :

a.	Glycérine neutre.	100 grammes
	Borate de soude.	20 —
b.	Huile d'olive stérilisée.	100 grammes
	Acide salicylique	5 —

On agira également sur les pustules de la bouche, du larynx et
du pharynx en prescrivant des gargarismes antiseptiques.

a.	Eau distillée	500 grammes
	Acide borique.	20 —
b.	Infusion de feuilles de ronces.	500 grammes
	Résorcine.	15 —
	Menthol.	5 —

On pourra également projeter, à l'aide d'un vaporisateur, des
solutions phéniquées légères.

Quoiqu'on n'ait jamais pu donner l'interprétation exacte de la
méthode de Ducastel, il est juste de l'exposer ici, vu les bons résultats obtenus par de nombreux cliniciens. Elle consiste à faire trois
fois par jour des injections hypodermiques d'éther (une seringue de
Pravaz chaque fois). On prescrit en outre une potion alcoolisée
contenant 15 centigrammes d'opium. Enfin le malade absorbe quatre
ou cinq fois, dans les vingt-quatre heures, vingt gouttes de per-

chlorure de fer. Ducastel prétend avoir enrayé ainsi la période de suppuration et avoir diminué la dysphagie et la salivation.

Il nous est impossible de formuler le traitement de chaque complication qui peut surgir dans le courant d'une variole. Disons seulement qu'il faut surveiller avec la plus grande attention les troubles respiratoires et qu'en cas de dyspnée on soulagera rapidement le malade en lui faisant respirer quelques gouttes d'iodure d'éthyle. De même, la caféine trouve un emploi utile dans le cas de myocardite.

Combien de jours un varioleux est-il une menace de contagion pour ses semblables? L'isolement le plus rigoureux est à indiquer non seulement pendant toute la durée fébrile, mais encore après la période de suppuration. Il faut que le derme soit complètement restauré, que la desquamation soit complète et que le malade ait pris deux bains antiseptiques avant d'approcher d'autres individus. Il est inutile, à l'époque actuelle, de recommander la désinfection non seulement de tout le linge et de toute la literie ayant servi, mais encore de l'appartement lui-même, car le moindre débris variolique pourrait être la cause d'une nouvelle épidémie et entraîner de cruels désastres.

S. Bernheim, de Paris.

CHAPITRE V

PROPHYLAXIE DE LA VARIOLE

I

HYGIÈNE PUBLIQUE

La meilleure prophylaxie serait l'immunité variolique, qu'on obtient au moyen de la variolisation ou de la vaccine, moyens que nous étudierons tout à l'heure. Malheureusement il survient encore, malgré la vaccination et la revaccination obligatoires, dans tous les pays, des cas de variole. Cela tient à ce que tous les sujets ne se soumettent pas d'une façon rigoureuse aux édits et aux lois, et encore parce que cette immunité acquise n'a pas toujours la même durée chez tous les individus. Lorsqu'un cas de variole éclate, il faut donc prendre des mesures prophylactiques, absolument comme si cette immunité vaccinale n'existait pas.

Tout récemment, à la suite d'une discussion qui a eu lieu à l'Académie de médecine, le gouvernement français a décrété la déclaration obligatoire de tout cas de variole. En théorie cette nouvelle loi paraît excellente, mais elle n'est pas applicable en pratique, à moins qu'on ne réforme le texte de la loi. Tout en applaudissant à la bonne volonté des membres de l'Académie, j'ai démontré, dans une longue dissertation publiée par la *Clinique Française*, que cette déclaration ne servait à rien dans la plupart des cas, qu'elle était une mesure de méfiance vis-à-vis du praticien, que le praticien ne pouvait pas toujours l'appliquer, et qu'enfin l'administration prenait vis-à-vis des familles, où cette déclaration aurait été faite, des mesures vexatoires qui créent fatalement un conflit. Mes objections ont été fort bien écoutées, et aujourd'hui de nombreuses sociétés savantes s'occupent de ce litige et pensent, avec moi, que la nouvelle loi est impraticable et qu'il y a mieux que cela à faire. Le mieux est la vaccination obligatoire réglementée de toute région où un cas de variole aurait éclaté. Donnez des pouvoir au médecin praticien et ce dernier, si consciencieux et si scrupuleux, qui fait déjà tant spontanément pour l'hygiène, sera le meilleur gardien de la santé publique : toute astreinte est inutile, du moins dans notre pays.

En Amérique, le praticien est obligé de prévenir immédiatement la police sanitaire, dès qu'un cas de variole se déclare. En outre, une pancarte marquant le nom de *variole* est suspendue à la porte de toute maison affectée. Enfin on transporte d'urgence tout individu tombé malade dans un hôtel meublé ou qui se trouve dans de mauvaises conditions d'hygiène et qui par cela même est une menace de contagion pour ses parents et ses voisins.

Une autre mesure, très utile également, est l'isolement absolu du varioleux. Cela est facile quand le malade dispose de plusieurs chambres. Mais comment voulez-vous isoler un indigent qui cohabite avec plusieurs parents dans la même chambre ? C'est pourquoi nous jugeons dans ce cas le transport dans un hôpital indispensable.

Ce transport ne devra s'effectuer que par voie administrative dans des voitures spéciales, qu'on désinfectera après chaque voyage. On a cité trop de cas de contagion, qui se sont opérées par l'intermédiaire des voitures de place, pour que je croie utile d'insister sur ce point.

Depuis plusieurs années on ne place plus comme autrefois les varioleux au milieu des autres malades. On a créé dans nos hôpitaux des pavillons spéciaux pour ce genre de malades. Il vaudrait mieux encore construire des hôpitaux spéciaux placés en dehors des grands centres.

Méfions-nous aussi des visites faites par les parents aux malades placés dans ces hôpitaux. Malheureusement ils ignorent les règles les plus élémentaires de la prophylaxie, et ils emportent dans les plis de leurs vêtements le germe de la contagion. Désinfectons donc ces visiteurs dangereux, ainsi que les infirmiers, les médecins, ou les étudiants après chaque passage dans un milieu variolique.

Le médecin ainsi que la famille intéressée devraient également prévenir la police sanitaire de la guérison ou de la mort d'un variolique. De cette façon les étuves à désinfection viendraient immédiatement détruire sur place tout germe de contagion.

Enfin une dernière mesure très utile, indispensable, serait la vaccination et la revaccination obligatoires, pratiquées réglementairement et avec certaines mesures de garantie que nous indiquerons un peu plus loin. Mais avant de décrire la vaccine et ses heureux résultats, disons un mot de la variolisation, qui était la sauvegarde autrefois contre les épidémies de variole, et qui est encore pratiquée dans certains pays rares : la Chine, l'Égypte, l'Algérie.

II

VARIOLISATION

Avant la découverte de Jenner, cette méthode était employée dans la plupart des pays et son emploi était défendu par de très illustres pathologistes. On pratiquait une seule inoculation de virus provenant d'une vésicule ou d'une pustule sous l'épiderme. Cette inoculation causait de la fièvre, et dès le deuxième jour il se produisait à son niveau une papille qui se transformait d'une façon normale en vésicule et en pustule.

Quelquefois cette pustule inoculée était accompagnée de plusieurs autres pustules satellites. Dans ce cas les symptômes généraux sont plus accentués et on a vu apparaître souvent un rash variolique.

Cette méthode, qui procure une immunité très certaine, expose malheureusement à des complications. Bien des fois l'inoculation est la cause d'une variole discrète ou confluente, souvent même mortelle. La variolisation est extrêmement dangereuse chez les jeunes enfants, chez les vieillards et chez les individus affaiblis. D'après Addington 1 inoculé sur 30 contracterait une variole grave par suite de cette méthode, qui n'a plus sa raison d'être à notre époque.

III

VACCINE

On avait remarqué depuis fort longtemps que les gens affectés d'une première atteinte de variole, ou bien inoculés de pus variolique, n'étaient pas atteints ultérieurement d'une nouvelle éruption identique. La pratique de la variolisation était donc le prélude naturel de la vaccine qui n'est pas une maladie, mais une immunisation antivariolique.

Cette notion de la vaccine ne fut pas découverte par Jenner, comme la plupart des auteurs l'affirment. Longtemps avant Jenner

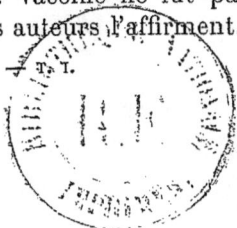

on avait observé que les gens, qui s'occupaient des soins domestiques des étables (vaches et chevaux) n'étaient jamais atteints de variole. Jenner, qui était chargé en Angleterre du service de la variolisation, avait observé en outre sur les mains des domestiques qui donnaient des soins à ces animaux, des pustules fort semblables à celles de la variole. Ayant inoculé de la lymphe provenant d'une pustule inoculée accidentellement sur la main d'une vachère sur le bras d'autres individus, Jenner put constater chez ces individus inoculés un état réfractaire à la variole. Il fit connaître cette immunité acquise au monde savant et devint le vulgarisateur de la vaccination.

La vaccine est une maladie de la race bovine. Elle se produit spontanément à certaines époques de l'année, de préférence au printemps et à l'automne, et lorsqu'elle a envahi une écurie, peu d'animaux sont ménagés. Chez la vache elle se traduit par une éruption franchement pustuleuse, qui se localise de préférence sur le pis et les trayons. Chez le cheval de semblables pustules moins régulières se manifestent sur la partie inférieure des extrémités, au niveau des jarrets, et également autour des narines. La vaccine porte le nom de cow-pox chez la vache et de horse-pox dans la race équine.

On peut inoculer le cow-pox au cheval et le horse-pox à la vache. On vaccine également avec succès l'âne, le mulet et le lapin. Quoiqu'on ait affirmé le contraire, il est impossible de produire la vaccine vraie chez la chèvre : mes nombreuses expériences en font foi.

Une première atteinte de la vaccine confère l'immunité aux animaux. On peut même obtenir cet état réfractaire sans maladie. MM. Straus, Saint-Yves-Ménard et Chambon ont pratiqué la transfusion du sang d'une génisse vaccinée à une autre génisse intacte : cette transfusion a assuré l'immunité à la seconde génisse qui est restée réfractaire à de nouvelles inoculations.

Une fois qu'on a découvert une première source naturelle de vaccin, on peut l'inoculer à des animaux ou à des hommes vaccinifères et renouveler ainsi le cow-pox nécessaire aux vaccinations. Cependant, au bout d'un certain temps, la puissance virulente du vaccin a l'air de diminuer. Il n'en est rien. On est tout simplement tombé sur un terrain peu disposé à recevoir et à transmettre cette vaccine.

On se servait autrefois surtout de la race humaine pour conserver et communiquer la vaccine ; on vaccinait de bras à bras, d'un individu à un autre. Craignant d'inoculer certaines affections contagieuses, on a abandonné presque complètement aujourd'hui cette méthode et l'on entretient les provisions nécessaires de vaccin en l'inoculant à des génisses de trois à quatre mois. Nous verrons plus loin si l'on a bien assuré aux êtres, qu'on vaccine, toutes les garanties exigibles en pareil cas.

Auparavant décrivons les manifestations qui se produisent lorsqu'on inocule le vaccin.

Ces inoculations sont produites en grande quantité sur les flancs de la génisse. On pratique des scarifications superficielles de 2 centimètres à l'aide d'un bistouri et on introduit dans l'interstice la lymphe vaccinale. Au bout de vingt-quatre heures à peine, le pourtour de la scarification est surélevé et rouge. Ce bourrelet devient plus saillant encore au bout de quarante-huit heures et, à la fin du troisième jour, la surface linéaire commence à se déprimer vers le centre. Cette dépression s'accuse davantage encore et, dès le quatrième jour, elle est entourée d'une belle vésicule transparente à surface nacrée. C'est à cette époque que la pustule vaccinogène est la plus propice pour recueillir le virus. En comprimant fortement avec les mors d'une pince toute la pustule, on fait écouler la lymphe qu'on recueille avec des pipettes. On gratte en outre toute la pustule, on mélange intimement la lymphe et la partie solide ainsi recueillie à une petite quantité de glycérine stérilisée et on obtient ainsi un virus vaccinal très puissant. Il est inutile d'ajouter que les mesures les plus aseptiques doivent être prises pour recueillir le virus et pour le conserver. Dans mon établissement de vaccine, tous les instruments sont rendus aseptiques, même les petits tubes destinés à contenir cette pulpe vaccinale, par l'intermédiaire d'un autoclave. Les génisses vaccinogènes elles-mêmes sont placées dans les meilleures conditions d'hygiène et alimentées avec soin.

Si l'on ne recueille pas le vaccin vers le cinquième jour, la génisse est prise de certains phénomènes fébriles. Elle se nourrit moins bien, a souvent la diarrhée. La pustule perd sa transparence, devient louche. Vers le sixième jour, il se forme une suppuration et à la surface de la pustule on voit une croûte irrégulière qui se maintient et ne tombe que vers le, quinzième jour.

Toute nouvelle inoculation devient infructueuse, du moins chez la génisse qui a eu une pustulation franche. Car il faut se méfier d'une pseudo-vaccine qui n'a que les apparences de la vaccination, ce qui a induit en erreur beaucoup d'expérimentateurs qui ont cru voir se développer des pustules chez la chèvre et d'autres animaux réfractaires au cow-pox. Dans ces cas de fausse vaccine, une deuxième inoculation donne des résultats affirmatifs. On peut du reste s'assurer aujourd'hui de l'authenticité d'une lymphe vaccinale en cherchant le micro-organisme que je vais décrire dans un instant.

Quoique j'aie une grande habitude de la conservation du vaccin ainsi cultivé, qu'on peut introduire dans des petits tubes, fixer sur des plaques ou réduire en poudre, je n'insisterai pas sur ces points techniques qui intéressent médiocrement le praticien. Ce que je tiens à ajouter, c'est qu'un vaccin recueilli aseptiquement et enfermé immédiatement dans un tube hermétiquement clos peut se conserver très longtemps, même plusieurs mois, en gardant toutes ses qualités vaccinales.

Chez l'homme, l'évolution du vaccin est identique, mais plus lente. On ne voit qu'une légère papule autour de la piqûre les trois premiers jours. Au bout de quatre jours, la papule s'enflamme davantage et elle se transforme en vésicule ombiliquée le cinquième jour. Cette vésicule, d'une belle transparence, nacrée à sa surface, est entourée d'un liséré rouge fort enflammé et surélevé au-dessus du niveau cutané ; les contours en sont bien nets. Cette lésion reste identique en apparence pendant deux jours, tout en s'étendant beaucoup en largeur et en se creusant vers le centre. Puis, à la fin du huitième jour, la zone lymphogène perd sa transparence, revêt un aspect louche, purulent. Les contours sont moins nets, quelquefois déchiquetés. C'est à cette période de suppuration que le sujet inoculé ressent généralement quelques symptômes d'embarras gastrique. Au bout du neuvième jour, toute la partie superficielle se couvre d'une croûte au-dessous de laquelle on aperçoit souvent du pus : les ganglions correspondant à cette lésion sont alors tuméfiés. Puis la croûte tend à se dessécher et elle se détache vers les quinzième ou vingtième jour, quelquefois plus tard, pour laisser place à une cicatrice rougeâtre, gaufrée, qui prend ensuite cet aspect blanchâtre bien connu.

A quel âge, dans quelles conditions, en quelle saison, avec quel vaccin doit-on pratiquer cette inoculation préventive ?

On peut vacciner dès les premiers jours de la naissance, mais il vaut mieux pratiquer cette inoculation au bout de six semaines ou deux mois, à moins toutefois qu'on ne vive en temps d'épidémie variolique. A ce bas âge, on fait généralement trois piqûres sur la surface externe des bras de l'enfant ; chez les filles, on fait ces piqûres sur les mollets ou de préférence sur la surface externe et supérieure de la cuisse. Pour mon compte, je ne fais qu'une ou deux piqûres sur l'une de ces régions indiquées, et cela suffit ample-

ment ; aucune vaccination ultérieure n'agit plus lorsqu'une seule
pustule s'est développée. Avant la piqûre, il faut bien savonner la
région, avoir également grand soin de ses lancettes qu'on flambera
et si l'on voulait très bien faire on ne se servirait jamais du même
tube de vaccin pour vacciner deux enfants différents ; quelles que
soient les mesures de précaution, ce virus devient septique très rapidement au moindre contact de l'air.

Il faut recommander aussi à la mère de l'enfant de renouveler
fréquemment le linge de corps, ou bien encore d'entourer la place
inoculée avec du coton aseptique ; ce petit pansement empêchera
tout frottement et tout contact malpropre.

Il est inutile de confiner à la chambre un sujet vacciné. Sauf pour
les cas de complication (abcès, érysipèle, phlegmon), cas fort rares
du reste, dont la cause est attribuable surtout à la méthode d'inoculation et aux mauvais soins consécutifs, il est exceptionnel d'observer des phénomènes morbides sérieux ; à peine si la température
monte à 38 degrés le huitième et le neuvième jour, c'est-à-dire au
commencement de la période de suppuration.

Le choix du vaccin a une importance considérable. Autrefois, et
aujourd'hui encore, on vaccinait de bras à bras d'un enfant à un
autre. On a renoncé en partie à cette méthode à cause des cas de
transmission de syphilis avérée et dans la crainte aussi d'inoculer la
tuberculose. On a substitué au vaccin d'origine humaine le cow-pox
cultivé sur les flancs de la génisse et porté directement de l'animal
vivant sur les bras de l'homme.

Or, je proteste de toutes mes forces contre cette nouvelle erreur
qui est, à peu de chose près, aussi dangereuse que l'inoculation du
vaccin humain. Il y a trois ans, j'ai démontré que le bacille de la
tuberculose se développe très bien dans un bouillon contenant de
la lymphe vaccinale ; on m'a répondu qu'on avait décelé rarement
le bacille dans la lymphe vaccinale d'un phtisique. Mais découvre-t-on
facilement ce microbe dangereux dans le sang d'un tuberculeux ? Et
cependant j'ai démontré que la phtisie pouvait très bien s'inoculer
par l'injection du sang provenant d'un phtisique. En outre, on a
démontré à un congrès récent que la tuberculose était aussi fréquente dans la race bovine que chez l'homme. Cela n'empêche pas
les pouvoirs publics de vacciner par contrainte nos enfants dans les
écoles, nos soldats dans les casernes, avec du vaccin d'origine douteuse.

Personnellement, je refuse depuis plusieurs années d'inoculer du
vaccin cueilli sur une génisse vivante à cause de l'observation cruelle

que j'ai eu l'occasion de relever. Ayant été prié par un directeur d'un pensionnat de Paris de revacciner les enfants, j'ai amené ma génisse dans cet établissement et j'ai inoculé vingt-deux enfants. En abattant cette même génisse qui avait de brillantes apparences de santé, j'ai trouvé la plupart des viscères criblés de tubercules. Or, de ces vingt-deux enfants, huit sont morts depuis de manifestations variables de tuberculose. Ces pauvres enfants ont-ils gagné une tuberculose vaccinale ou ont-ils été infectés par une autre source?

Quoi qu'il en soit, je crois qu'il serait très facile d'éviter toute espèce de danger en suivant la pratique que j'ai adoptée depuis. Je ne vaccine jamais sur une génisse vivante. Je ne délivre jamais du cow-pox à mes confrères sans faire préalablement l'autopsie de la génisse vaccinogène, et, lorsque je constate une maladie quelconque, non seulement de la tuberculose, mais encore d'autres infections fréquentes chez ces animaux, je détruis le vaccin provenant de cette origine.

Avec de pareilles garanties, l'État aurait le droit et même le devoir d'instituer la vaccination obligatoire. Il arriverait aux mêmes résultats prophylactiques déjà obtenus dans d'autres pays (Allemagne, Suisse, Australie, Amérique), en prescrivant la revaccination renouvelée d'une façon régulière : c'est-à-dire la suppression de la variole. Cette revaccination devrait être pratiquée, tous les sept ans au moins, chez les enfants et les adultes.

IV

BACTÉRIOLOGIE DE LA VACCINE

Nous avons dit qu'il était facile de constater la richesse vaccinale d'un cow-pox par un examen bactériologique pour éviter une pseudo-vaccine. Le micro-organisme du vaccin a-t-il donc été découvert? Ayant déjà publié une série de travaux sur ce point, j'ai poursuivi mes recherches dans cet ordre d'idées.

On sait depuis longtemps qu'on peut neutraliser du vaccin et en rendre l'inoculation absolument négative, en ajoutant à la lymphe vaccinale un antiseptique puissant. On obtient ce même résultat négatif en filtrant le cow-pox. C'est donc déjà une preuve que la lymphe vaccinale est animée par des microbes.

D'autre part, de nombreux expérimentateurs ont cherché à isoler et à cultiver ce microbe, et je citerai particulièrement Cohn, Klebs,

Voigt, Pfeiffer, Garré, Kist. Ce dernier a pu obtenir des cultures pures qui, inoculées à un enfant, l'ont immunisé contre toute nouvelle vaccination.

J'ai fait, de mon côté, de nombreuses recherches, dans lesquelles j'ai été secondé par mon distingué confrère, M. le Dr Barlerin. Nous avons recueilli, de la façon la plus aseptique, de la lymphe animale ou humaine, et nous avons ensemencé du bouillon de veau, de la gélose, des pommes de terre et du sérum sanguin. Nous avons toujours obtenu de très belles cultures que nous avons pu renouveler jusqu'à dix générations. Au bout de vingt-quatre heures, la culture, qui se développe à une température de 37°, est déjà très apparente à la surface de la gélose, et présente l'aspect de petites taches circulaires plus ou moins serrées les unes contre les autres : leur coloration est blanchâtre, les bords nets et réguliers, légèrement surélevés par rapport à la surface de la gélose. Après trois ou cinq jours, les taches continuent à s'étendre et à augmenter de diamètre ; quelques-unes se rejoignent ; mais l'aspect général de la culture reste le même. A la deuxième génération, le développement se fait aussi bien, mais moins vite, et la culture se présente sous la forme de traînées blanchâtres.

Si l'on fait une préparation microscopique avec un peu de la substance qui s'est développée à la surface de la gélose, et que l'on colore par les procédés ordinaires, on reconnaît que l'on a affaire à une culture pure d'un micro-organisme appartenant à la famille des cocci : c'est un coccus qui rappelle un peu l'aspect du micrococcus pyogenes aureus, dont il diffère cependant par les caractères de ses cultures. Le micro-organisme observé dans cette culture faite avec la lymphe vaccinale, est un coccus sphérique, dont le diamètre est voisin de 1 μ. Il est isolé ou réuni 2 à 2, quelquefois par 3 ou 4 ; il se présente également en amas et même en courtes chaînes.

La coloration par les couleurs d'anhiline se fait très bien, et la préparation ne se décolore pas par la méthode de Gram.

Des préparations faites avec des cultures, deuxième, troisième, quatrième générations, ont permis de retrouver toujours le même micro-organisme, avec le même aspect.

Nous avons inoculé, avec des cultures fraîches, plusieurs génisses, et nous avons toujours provoqué de belles pustules. Inoculé à des enfants, le résultat a été positif trois fois, mais a échoué fréquemment. Cela se conçoit facilement, car ce cow-pox de laboratoire s'altère très vite, et il faut inoculer une certaine quantité pour obtenir la vaccine.

Ce micro-organisme que nous avons constaté dans nos cultures, nous l'avons observé également en très grand nombre, au milieu d'autres microbes, dans la lymphe vaccinale ordinaire provenant de l'homme ou de la génisse. Dans le cas où ce coccus est rare ou bien s'il manque, on peut affirmer d'avance que l'inoculation de ce vaccin restera inféconde.

J'ai même pu observer ce même micro-organisme dans la lymphe provenant d'une pustule variolique transparente. Mais ici, le coccus paraît plus gros et atteint environ 3 μ : nous n'avons pas cultivé ce micro-organisme.

L'inoculation avec du cow-pox de laboratoire serait l'idéal rêvé, car on n'aurait plus à redouter l'intrusion d'aucun autre germe, et de cette façon la vaccination serait à l'abri de tout soupçon. Malheureusement le micro-organisme de Jenner ne vit pas longtemps et surtout il ne conserve pas sa puissance vaccinale. La moindre variation de température, ou le moindre contact adultèrent les cultures les plus virulentes, arrêtent leur développement. On n'a qu'à porter des microcoques de Jenner sur le champ du microscope. Ces microbes sont tout d'abord animés de mouvements amyboïdes très rapides, mais en moins d'un quart d'heure tout mouvement cesse.

V

VARIOLE ET VACCINE

La question de l'idendité de nature et d'origine de la variole et de la vaccine est toujours discutée. M. Chauveau soutient qu'il est impossible de transformer la variole en vaccine, et déclare cette méthode dangereuse. M. Fischer, d'une part, et MM. Eternod et Haccius, d'autre part, soutiennent le contraire, et apportent, à l'appui de leur thèse, de très nombreuses expériences.

Dans un mémoire publié dans la *Revue médicale de la Suisse romande* (juillet et août 1892), MM. Eternod et Haccius formulent les conclusions suivantes : 1° que la variole est à coup sûr inoculable à l'espèce bovine, quand le mode opératoire est bon et quand la récolte du virus est faite en temps opportun ; 2° qu'inoculée au veau et propagée pendant plusieurs générations sur cet animal, la variole ne tarde pas à changer de génie en donnant lieu à une éruption pustuleuse qui prend tous les caractères de l'éruption vaccinale ordinaire, tant au point de l'aspect anatomique que de la marche clinique : la variole devient *variolo-vaccin ;* 3° qu'inoculé à l'homme et aux animaux (veaux), le variolo-vaccin ainsi obtenu s'y comporte identiquement comme le vaccin ordinaire : il engendre une éruption locale bénigne qui présente les mêmes caractères et la même marche que l'éruption vaccinale ; 4° que cette inoculation, sur l'homme comme sur l'animal, confère avec certitude l'immunité contre la vaccination ordinaire et, selon toute probabilité, contre les atteintes de la variole ; 5° que le degré de virulence du variolo-vaccin varie assurément avec le nombre de propagations sur le veau ; 6° que le temps et l'expérience pourront seuls prononcer sur la portée et la durée de l'immunité conférée, ainsi que sur la valeur pratique que peuvent avoir les inoculations avec le variolo-vaccin ; 7° que la question de l'identité originelle de la vaccination et du vaccin (*cow-pox* et *horse-pox*) reste en suspens, quoique certaines probabilités semblent plutôt en faveur de cette identité ; 8° qu'enfin il n'est pas possible, dans l'état actuel de nos connaissances, de dire s'il y a simplement atténuation ou bien transformation dans les changements remarquables que subit la variole pour devenir variolo-vaccin.

D'un autre côté, M. Fischer vient de faire connaître au public médical, qu'il pense avoir réussi à donner la preuve complète et définitive de l'identité des virus de la variole et de la vaccine.

La méthode expérimentale imaginée par M. Fischer a consisté d'abord à recueillir le virus variolique à l'état de son maximum d'activité, c'est-à-dire avant la suppuration des boutons ; puis, à employer, non pas seulement la partie liquide des pustules, mais encore leur substance tout entière, raclée à fond. En inoculant ces produits à la génisse, au moyen d'incisions cruciales et de scarifications, on évite tout échec, la transmission de la maladie est assurée, et d'emblée, sous forme de vésicules d'apparence jennérienne. Cette variolo-vaccine put alors être inoculée en séries à d'autres génisses, qui présentèrent toutes, non des nodules de caractères douteux, mais des vésicules franches, semblables aux vésicules d'origine ; et non seulement cette *variole bovine*, selon les termes de M. Chauveau, ne s'éteindrait pas après un petit nombre de générations, mais son virus se conserverait sans variation ; et inoculé à des enfants après plusieurs passages par des génisses, il produirait, comme affirme l'avoir constaté M. Fischer, de la vaccine légitime, avec des vésicules ombiliquées, sans fièvre ardente et surtout sans éruption généralisée.

Cette lymphe a constamment donné les mêmes résultats entre les mains de M. Fischer, qui nous dit l'avoir maintenant inoculée à des milliers d'individus, chez lesquels elle aurait toujours agi comme un vaccin bénin, mais d'une action sûre et énergique. C'est, en effet, avec une lymphe provenant seulement d'une quatrième génération qu'ont été faites les vaccinations générales du grand-duché de Bade, sans aucun accident; et c'est elle qui est restée, à l'Institut vaccinal de Carlsruhe, la lymphe-souche, après avoir passé par vingt animaux avec tout le succès désirable.

Cette question si importante à plus d'un point de vue, n'est pas encore définitivement résolue. Nous pouvons cependant ajouter que personnellement nous sommes convaincus de l'identité pathogénique de la vaccine et de la variole. Nous avons pu faire des cultures avec la lymphe provenant d'une pustule variolique ordinaire : le développement s'est très bien effectué et l'apparence macroscopique et microscopique de la culture était identique à celle obtenue avec un ensemencement vaccinal.

S. BERNHEIM, *de Paris*.

CHAPITRE VI

VARICELLE

La varicelle est une maladie contagieuse mais non infectieuse. Son évolution est si peu grave que bien des fois elle passe inaperçue. Elle survient généralement chez les jeunes enfants, de un à dix ans, exceptionnellement avant cet âge et rarement chez les individus plus âgés. Une première atteinte confère d'habitude l'immunité : on a cependant observé des récidives.

Beaucoup d'auteurs se sont demandé et se demandent encore aujourd'hui s'il s'agit d'une maladie autonome, si la varicelle n'est pas une variole avortée. Or nous croyons que cette fièvre éruptive n'a rien de commun avec la variole pour les raisons suivantes :

1° Le cow-pox n'a aucune action sur la varicelle, qui peut survenir avant, pendant et après la vaccination : la réciproque existe ;

2° Jamais une inoculation sous-cutanée de varicelle n'a provoqué une variole même légère ;

3° On a pu observer la varicelle et la variole se succéder à brève échéance, et même ces deux maladies évoluer sur le même sujet en même temps.

Symptômes. — Il est très rare d'observer des phénomènes fébriles prodromiques, et lorsqu'ils existent, ils n'ont même pas l'apparence de la gravité. Généralement la varicelle surprend l'enfant en pleine santé ou avec peu de signes d'embarras gastriques. Puis l'éruption se produit, mais sans régularité, sur le tronc, la face, les extrémités. On aperçoit d'abord de petites papules qui se transforment au bout de quelques heures en vésicules. Cette vésicule non ombiliquée est de dimension variable, depuis la grosseur d'une lentille jusqu'à une petite phlyctène. Son bord, peu régulier, est entouré d'une zone rouge enflammée. Sa vive transparence est bientôt ternie par l'arrivée d'un plus grand nombre de leucocytes. Son contenu ne suppure cependant pas : ou bien il s'échappe à l'extérieur par rupture de l'épiderme, ou bien il se résorbe sur place. A cette période, le malade ressent une démangeaison assez vive. Au bout de trois ou quatre jours se forme à la place de cette vésicule une petite croûte peu épaisse, sans pus, et qui tombe elle-même vers le septième jour. Après la desquamation on aperçoit à peine une légère cicatrice qui disparaît bientôt.

L'éruption peut également se localiser sur la muqueuse de la bouche, du pharynx et de la vulve. Mais ces vésicules disparaissent presque toujours rapidement sans provoquer d'accidents, ou lorsque l'éruption à ce niveau est très concrète, elle n'entraîne que des troubles passagers sans gravité.

L'éruption se produit par poussées irrégulières sur tout le corps, et les régions envahies sont, au bout de vingt-quatre ou quarante-huit heures, couvertes une deuxième ou une troisième fois par des vésicules fraîches qui peuvent aussi se renouveler jusqu'à huit fois consécutives. Au bout d'une semaine, de dix jours au maximum, ces poussées exanthématiques s'arrêtent et la desquamation a lieu dans l'ordre que nous avons indiqué.

Telle est la marche de la varicelle. On a cependant observé des cas où les vésicules ont suppuré et ont même entraîné de la gangrène cutanée. Ces formes plus graves entraînent des troubles généraux plus intenses, de la fièvre, de l'agitation, de l'insomnie et du délire. On a observé aussi de véritables cas septiques qui étaient compliqués de pneumonie, de pleurésie suppurée ou de phlegmons. Enfin une complication plus fréquente est l'albuminurie, de l'hématurie et de l'ischurie : certains malades, heureusement très rares, ont même succombé à de véritables phénomènes d'urémie. Mais toutes ces complications sont exceptionnelles : il est cependant utile de les connaître.

Diagnostic. — Les varicelles bénignes, qui sont du reste les plus fréquentes, se confondent difficilement avec d'autres maladies. L'absence de fièvre et d'ombilication des vésicules nous permet de la distinguer d'une variole même légère. L'éruption ne se produit pas non plus de la même façon. Tandis qu'elle suit une marche régulière dans la variole, les vésicules se font d'emblée sur tout le corps, le tronc et les extrémités, et apparaissent par poussées renouvelées. D'autre part on a une rachialgie, légère ou intense dans la varioloïde, ce qui n'existe pas dans la varicelle.

Mais il existe des formes plus graves de varicelles concrètes, où les vésicules sont adjacentes l'une à l'autre, suppurent même et, par les symptômes graves, peuvent faire songer à une varioloïde. Sans doute on se rappellera que la varioloïde est presque toujours annoncée deux ou quatre jours d'avance par des accidents prodromiques : frisson, fièvre, céphalalgie, inappétence, rachialgie. On songera, aussi et surtout, à la présence et à l'absence de l'ombilication. Malgré cela ces cas sont embarrassants et ce n'est que vers le sixième jour qu'on arrive à lever le doute, car la varicelle ne se termine pas par la suppuration, ou si cette dernière existe, elle sera légère, et la cutite sera peu profonde.

Il nous semble inutile de faire le diagnostic différentiel de la varicelle avec les autres altérations de la peau. Dans les cas où il existerait des vésicules, la présence des autres éruptions nous aidera pour trancher la difficulté.

Pronostic. — Sauf les cas rares où il existe une complication viscérale, la varicelle est non seulement très bénigne, mais n'est pas assez toxique pour laisser derrière elle une lésion organique quelconque.

Traitement. — Lorsque la varicelle est discrète et n'entraîne pas de troubles généraux, il devient presque inutile de prescrire une médication. Nombre d'enfants atteints de cette maladie la traversent tout entière sans ennui et sans même garder le lit.

Il n'en est pas de même dans les cas où les vésicules sont nombreuses, où l'éruption est renouvelée chaque soir par une poussée récente, où il existe des symptômes de fièvre, d'embarras gastrique, et surtout de démangeaisons intolérables. Il faut alors surveiller le fonctionnement gastro-intestinal, prescrire une purgation légère, 30 grammes de mannite, 25 grammes de citrate de magnésie, tous les trois jours, et recommander une alimentation peu fatigante : lait, potages, purée, œufs frais. Il est utile aussi de mettre le malade dans les meilleures conditions d'hygiène, conseiller une grande propreté de linge et de literie, et ordonner tous les jours un bain simple ou additionné de 500 grammes d'acide borique ou de 500 grammes de résorcine, ou bien d'un kilo d'amidon ou de gélatine. Le prurit sera calmé par des lotions répétées d'une solution saturée d'acide borique et additionnée par litre de 50 grammes de menthol. Enfin, s'il y avait suppuration ou gangrène de la peau, on saupoudrerait les lésions avec une poudre antiseptique quelconque : du solphinol, du quinquina, de l'acide borique ou du sous-nitrate de bismuth.

Dès que l'examen des urines révélera de l'albumine, on proscrira toute espèce de médicament et on soumettra le malade au régime lacté exclusif.

S. BERNHEIM, *de Paris.*

CHAPITRE VII

ÉRYSIPÈLE

Historique. — L'érysipèle semble avoir été connu de toute antiquité, mais il n'y a guère que cent ans que nous connaissons sa nature et que nous en faisons une maladie contagieuse. Il y a vingt ans à peu près on a commencé à rechercher son agent pathogène dont Felheisen vient de donner les caractères définitifs.

Pathogénie. — Pour les bactériens, la cause unique et indispensable de l'érysipèle est le streptocoque de Felheisen. C'est un organisme en chapelet, en chaînettes. Les cocci qui composent ces chaînettes sont de dimensions variables, $0\mu,3$ en moyenne. Les chaînettes peuvent être tantôt très courtes, tantôt très longues, quelquefois composées seulement de deux cocci. Ils se colorent très bien par le violet de méthyle, et, traités par la méthode de Gram, ils restent toujours colorés.

Je ne rapporterai point ici les recherches intéressantes de Felheisen, le résultat ni la description des cultures qu'il a entreprises. Ces questions théoriques nous entraîneraient trop loin et sont hors du cadre de cet ouvrage. Pourtant on a soulevé, à propos de l'érysipèle, une question de pathogénie si importante que je ne saurais la passer sous silence. Le microbe de l'érysipèle est-il le même que celui de la fièvre puerpérale, et que le streptocoque du pus? La chose est encore fortement discutée. Il y a des unicistes et des séparatistes, comme on dit dans le langage de l'école. Pourtant la majorité penche à admettre un streptocoque unique, car les différences de forme, de volume, de couleur sont insignifiantes et le mode d'évolution sur les cultures est à peu près identique.

Pour la fièvre puerpérale surtout la chose est à peu près démontrée. Un certain nombre de faits prouvent qu'un même agent pathogène

engendre ces deux maladies. On cite l'exemple suivant : deux médecins anglais se trouvent réunis auprès d'un malade atteint d'érysipèle. La nuit suivante ils accouchent chacun une femme : les deux
accouchées prennent la fièvre puerpérale et meurent. Si on évacue
une salle d'hôpital où se sont produits des cas de fièvre puerpérale
et qu'on remplace, dans cette salle, les accouchées par des malades
ordinaires, on voit des cas d'érysipèle se développer parmi ceux-ci.

La méthode expérimentale a aussi établi les grandes analogies qui
existent entre le streptococcus pyogène et la streptococcus de Felheisen. Ainsi F. Widal a pu obtenir des érysipèles expérimentaux par
inoculation de cultures qui avaient été ensemencées avec du pus
d'abcès.

Pour les érysipèles périodiques on a été obligé d'admettre une
contagion nouvelle pour chaque cas. Alors il existe des faits qui
deviennent inexplicables. Pendant que j'étais interne à la prison de
la Santé, un individu en était à son septième ou huitième érysipèle.
(L'observation a été publiée dans la *Gazette médicale de Paris*,
en 1888.) Quand l'érysipèle se déclara, cet homme était depuis un
mois en prison, en cellule, ne recevant aucune communication du
dehors ni du dedans. Or, depuis plus de trois mois, deux érysipèles
seulement avaient été observés dans les infirmeries de la Santé : l'un
chez un homme du quartier commun, lequel quartier n'a absolument
aucune communication avec le quartier cellulaire, l'autre chez un
détenu qu'on avait apporté de Sainte-Pélagie.

Pour expliquer ces faits, Leroy, de Lille, ayant observé la régéné-
ration du microbe de l'érysipèle dans les vieilles cultures, admet la
persistance dans les tissus du micro-organisme de Felheisen, et la
possibilité de son réveil à un certain moment, sous des influences
encore indéterminées.

Etiologie. — Si on admet comme cause essentielle de l'érysipèle
le streptocoque de Felheisen, il faut aussi admettre dans chaque cas
particulier, une porte d'entrée, une solution de continuité, si faible
soit-elle, pour lui permettre de pénétrer dans les tissus. Aussi les
érysipèles chirurgicaux prennent naissance autour des plaies, des
abcès, des escarres, des plaques de gangrène.

L'érysipèle de la face peut venir à la suite d'un coryza, d'une
angine, d'ulcérations, etc. Mais bien plus souvent le streptococcus
pénètre par des excoriations insignifiantes du nez ou des lèvres,
par des éraflures ordinairement inaperçues.

Les influences atmosphériques sont à peu près nulles sur le développement de cette maladie, qui semblerait frapper un peu plus souvent les femmes que les hommes. Les vieillards et les enfants y sont peu sujets.

L'inanition, la misère, l'encombrement, les traumatismes, la fatigue, le surmenage, les émotions morales vives, les maladies antérieures, les intoxications, les états diathésiques jouent le rôle de causes prédisposantes.

Anatomie pathologique. — La peau est épaissie, congestionnée, plus dense et comme congelée ; elle ne peut plus glisser sur les couches profondes. Le tissu cellulaire sous-cutané est rosé, infiltré de sérosité, surtout aux endroits où il jouit d'une grande élasticité, comme aux ailes du nez, aux paupières, à la verge. Les cellules de l'épiderme sont altérées et peuvent, soulevées par l'œdème, former des phlyctènes et des pustules.

Les lésions microscopiques s'expliquent facilement avec la théorie moderne de l'inflammation. Les bacilles ayant pénétré dans le derme, irritent soit par eux-mêmes, soit par leurs sécrétions, les vaisseaux, les terminaisons nerveuses, irritations qui sollicitent, de la part des centres, un réflexe se traduisant par la vaso-dilatation, d'où extravasation des globules blancs et prolifération des cellules fixes du tissu conjonctif (Cornil).

En effet on constate, au niveau des plaques érysipélateuses, une stase dans les vaisseaux sanguins, dont les globules blancs traversent les parois qu'ils entourent bientôt comme d'un véritable manchon. Les leucocytes émigrent, remplissent les interstices des fibrilles et les interstices lymphatiques qu'ils englient complètement.

D'autre part, les cellules plates qui tapissent les faisceaux fibrillaires de la trame conjonctive du derme, prolifèrent et donnent naissance à de nouveaux éléments.

« Tout d'abord les cellules plates se gonflent, écrit Renaut, leur protoplasma devient granuleux, les noyaux deviennent beaucoup plus gros et vésiculeux, puis s'étirent en sablier, et finalement se divisent. Il en résulte un tissu conjonctif extrêmement riche en cellules plates, qui se disposent en séries, entre les faisceaux, de manière à se toucher. »

Lorsque l'érysipèle décline, la diapédèse cesse ; il y a régression et résorption rapide des granules extravasés. Si les phénomènes persistent, on a l'épaississement de la peau, l'œdème chronique, l'éléphantiasis.

Quant aux microccocci, si on les cherche sur des coupes colorées

au violet de méthyle, « on les trouvera surtout nombreux dans la
zone du bourrelet et aux points où se sont déjà accumulés les globules blancs, c'est-à-dire dans les espaces interfasciculaires, dans
les vaisseaux lymphatiques, autour de ces derniers et des vaisseaux
sanguins. Les chaînettes sont disposées par faisceaux, parallèlement
à ces espaces ou à l'axe des vaisseaux ; les cellules lymphatiques les
entourent ; c'est une véritable mêlée. Cornil a vu des chaînettes
isolées jusque dans le tissu adipeux sous-cutané, occupant les cellules adipeuses elles-mêmes et logées dans le protoplasma qui
entoure la gouttelette de graisse. Il en existe aussi autour des follicules pileux, ce qui peut expliquer la chute fréquente des cheveux
après l'érysipèle du cuir chevelu » (L. Guinon).

Comme lésions générales dans l'érysipèle, on a constaté que le
poumon était congestionné, la rate molle et diffluente, l'arachnoïde
souvent à l'état poisseux et le sang plus fluide.

Symptomatologie. — Je me bornerai à faire ici surtout la symptomatologie de l'érysipèle de la face et de l'érysipèle en général. La
question de l'érysipèle chirurgical ne peut se traiter dans un ouvrage
de médecine pure.

Prodromes. — Le malade se sent subitement pris de malaise, de
céphalalgie, de nausées qui peuvent aller jusqu'au vomissement.
Mais le phénomène le plus constant et le plus prononcé, est un
grand frisson initial qui peut durer une demi-heure et même trois
quarts d'heure.

Symptômes généraux. — La fièvre commence généralement tout
de suite après le frisson ; elle monte rapidement à 39, 40 et
même 41°. Elle se maintient ainsi pendant plusieurs jours, puis elle
descend brusquement à 38 et même 37° en un ou deux jours.

Le pouls suit en général la marche de la température.

Les symptômes d'embarras gastrique sont toujours plus ou moins
prononcés.

Dans certains cas, surtout lorsque l'érysipèle envahit le cuir chevelu, on peut observer du délire, et même de la prostration avec état
typhoïde et tout le cortège alarmant de l'adynamie.

Les urines sont diminuées avec augmentation du taux de l'urée
et une coloration plus intense due à l'uro-hématine. Selon Gubler,
on y trouve de l'albumine dans presque tous les cas graves. Hardy
va même jusqu'à affirmer que l'albuminurie peut être le point de
départ de l'érysipèle.

Symptômes locaux. — On observe presque toujours, avant l'apparition de la rougeur, l'endolorissement et la tuméfaction du ganglion lymphatique de la région sous-maxillaire. Les ganglions cervicaux peuvent aussi être pris, mais bien plus rarement, au début du moins.

A la face l'érysipèle débute ordinairement à l'angle interne de l'œil, au niveau de la racine du nez, aux commissures labiales ou dans tout autre endroit où il existe une solution de continuité quelconque.

A l'endroit où va se développer la plaque, on observe parfois une certaine tension accompagnée de chaleur insolite. Puis apparaît une rougeur d'un rose plus ou moins vif, disparaissant sous la pression du doigt et dont les limites sont encore peu précises. Mais bientôt la coloration devient plus vive et les bords de l'érysipèle forment un léger relief sensible à la vue et au toucher. Ce bourrelet est absolument caractéristique et en quelque sorte pathognomonique. Ces lésions s'accompagnent d'un picotement assez douloureux et d'une chaleur sèche, mordicante.

La plaque érysipélateuse s'étend comme une tache d'huile, elle envahit d'abord tout un côté de la figure, puis le front, puis l'autre côté, quelquefois le cuir chevelu, mais respecte toujours le menton. La figure est boursouflée, quelquefois couverte de phlyctènes et même de pustules ; les narines sont excoriées, gonflées, et laissent à peine passer l'air ; les paupières sont infiltrées, boursouflées et à peu près complètement fermées. A cette période le malade a un aspect hideux ; et il endure un véritable supplice.

Durée. — L'érysipèle dure en moyenne douze à quinze jours. Mais chaque plaque érysipélateuse en particulier atteint son maximum d'intensité au bout de trois jours, puis elle subit un mouvement de retrait, tandis que, à côté d'elle, une autre plaque prend naissance et passe par les mêmes phases.

Terminaisons. — L'érysipèle se termine ordinairement par résolution. Quelquefois il se forme un grand nombre de petits abcès qui percent rapidement et disparaissent.

La terminaison par la gangrène ou l'anasarque est rare et ne s'observe guère que chez des individus plus ou moins affaiblis par des maladies antérieures, par les excès ou la misère physiologique.

Les rechutes ne sont pas absolument rares et sont souvent dangereuses. Elles sont l'apanage presque exclusif des débilités.

Variétés. — Au point de vue des phénomènes généraux concomitants, on distingue trois espèces d'érysipèle :

1° L'érysipèle à forme franchement *inflammatoire*, dans lequel le mouvement fébrile est celui des affections aiguës, vives ;

2° L'érysipèle qui s'accompagne de troubles *gastro-intestinaux* et *hépatiques*, où la bouche est amère, la langue sale, où prédominent aussi les vomissements, la diarrhée, la suffusion ictérique de la peau ;

3° Enfin l'érysipèle *adynamique*, *typhoïde*, où le pouls est faible, petit, intermittent, la langue sèche, brune ou noirâtre, tremblante, les gencives fuligineuses, la prostration profonde.

D'après le point de départ, on désigne sous le nom d'*érysipèle externe* celui qui, du commencement à la fin, reste limité aux téguments et sous le nom d'*érysipèle interne* celui qui a débuté par quelque cavité muqueuse ou a fini par s'y propager. On admet aussi l'existence d'*érysipèles internes primitifs* et d'*érysipèles internes consécutifs*. Dans le premier cas, l'érysipèle débute par la membrane muqueuse et s'étend à la peau ; dans le second cas il se propage directement de la peau à la membrane muqueuse.

On distingue encore, d'après les symptômes locaux, des érysipèles phlycténoïdes, œdémateux, échymotiques, phlegmoneux, gangréneux, veineux ou lymphatiques.

D'après la marche, on distingue des érysipèles fixes, ambulants, erratiques, serpigineux, périodiques.

D'après le siège, on a des érysipèles du cuir chevelu, de la face, du tronc, des membres, des érysipèles des nouveau-nés. Ces derniers sont ordinairement graves, siègent à l'ombilic et coïncident souvent avec des accidents puerpéraux chez la mère.

Complications. — 1° L'*érysipèle des muqueuses* est une des complications ou mieux des propagations les plus fréquentes de la maladie. La phlegmasie peut atteindre les fosses nasales, le pharynx, et plus rarement la bouche et le larynx. Dans l'envahissement des fosses nasales, il se produit un coryza intense très douloureux avec une gravité particulière des symptômes généraux.

Si c'est le pharynx qui est pris, on observe une angine très douloureuse avec tuméfaction considérable et rougeur vive des parties.

On a cité des cas de pneumonies érysipélateuses caractérisées par l'insidiosité du début et par une marche extensive extrêmement rapide.

Enfin on a cité des cas de propagation de l'érysipèle à la muqueuse du tube digestif et à la muqueuse génito-urinaire.

2° La *parotidite*, même suppurée, peut s'observer quand l'érysipèle gagne le pharynx ;

3° Les *complications oculaires et auriculaires* sont assez fréquentes, mais en général peu graves ;

4° L'*infection purulente* est rare dans l'érysipèle médical ;

5° La *péricardite, l'endocardite et la myocardite* peuvent quelquefois apparaître à la suite d'un érysipèle ;

6° L'*albuminurie* est fréquente, comme nous l'avons vu, surtout dans les cas graves.

Diagnostic. — On ne peut l'établir que quand la plaque érysipélateuse a fait son apparition.

On a vu des médecins prendre pour de l'érysipèle tout ce qui est rouge et tuméfié. Ce sont là des méprises faciles à éviter en se reportant à la symptomatologie de l'érysipèle.

La *lymphangite*, qui pourrait prêter à quelque confusion, ne présente pas le bourrelet caractéristique de l'érysipèle ; la nappe rouge est au contraire moins bien limitée, irrégulière à sa périphérie, où elle va décroissant en rubans d'un rose clair avec tache blanche de peau saine.

Les érythèmes, de par leurs symptômes généraux peu intenses, ne peuvent guère induire en erreur un médecin.

L'urticaire s'accompagne en général de démangeaisons qui n'ont rien de commun avec l'érysipèle.

Quant aux oreillons, ils ne pourraient en imposer que tout au début, avant l'apparition de la première plaque.

Pronostic. — Trousseau disait : « L'expérience m'a appris que l'érysipèle dit médical, lorsqu'il n'était pas la complication d'une autre maladie, était généralement exempt de dangers. » Ce pronostic est un peu optimiste. Il y a des cas graves et il ne faut pas oublier non plus que, par suite de complications, on peut rester sourd, borgne ou aveugle à la suite d'un érysipèle.

Traitement. — Quand on se trouve en présence d'un individu atteint d'érysipèle, la première indication est en général de le purger : 40 grammes d'huile de ricin ou 50 grammes de sulfate de magnésie. Il est bon de renouveler cette purge à la fin ou au déclin de la maladie; cela facilite le retour de l'appétit.

. Contre la fièvre, il faut employer le sulfate de quinine et l'antipyrine; souvent j'associe ce dernier médicament au bromhydrate de quinine (20 centigrammes du dernier et 1 gramme de l'autre, en deux cachets à prendre dans une journée). J'en ai souvent obtenu de bons résultats, principalement l'abaissement de la température et la sédation de la céphalalgie.

Je prescris en même temps des grogs à l'eau-de-vie et une potion à l'extrait de quinquina avec quelques gouttes d'alcoolature de racine d'aconit.

On a conseillé de faire de l'antisepsie générale en faisant ingérer aux malades des substances réputées microbicides : acide phénique, perchlorure de fer, acide salicylique, salol, acide benzoïque, résorcine. Les médecins n'ont jamais tué de streptococci par ce procédé, mais quelques-uns ont tué leurs malades. Mieux vaut donc laisser tranquilles ces excellents microbes qui, dans la plupart des cas, finissent par faire bon ménage avec leurs propriétaires.

. Comme alimentation, pendant toute la période fébrile, le malade ne doit prendre que du lait, du bouillon et du potage.

Comme traitement local, on a essayé un peu de tous les médicaments, et il faut bien l'avouer, avec un égal insuccès. Le mieux est d'enduire simplement les parties atteintes avec de la vaseline boriquée ou de la vaseline salolée. Puis, quand la désquamation commence, on saupoudre avec de la poudre d'amidon mélangée avec un peu de poudre de sous-nitrate de bismuth.

On a conseillé les injections sous-cutanées de solutions phéniquées autour de la plaque. On réussit souvent à l'arrêter et à la remplacer par des accidents beaucoup plus graves, comme abcès ou phlegmons qui défigurent, intoxication phéniquée qui peut faire mourir. Il est des remèdes pires que le mal et des médecins nés pour faire le malheur des malades. Infortunés ceux qui tombent malades, mais bien plus infortunés ceux qui tombent entre les mains de pareils médecins! On a conseillé avec plus de raison des pulvérisations d'une solution éthérée de camphre ou d'une solution éthérée de sublimé au millième. Ce procédé est inoffensif, presque indolore, et abrège quelquefois la durée de la maladie, jamais la vie du malade.

Émile LAURENT, de Paris.

CHAPITRE VIII

OREILLONS

Définition. — On désigne sous le nom d'oreillons une maladie épidémique, contagieuse, aiguë, généralement bénigne et presque apyrétique, infectieuse, essentiellement constituée par la tuméfaction plus ou moins considérable, uni ou bilatérale, d'emblée ou successivement, des parotides, ou mieux, des glandes salivaires, car les glandes sublingales et sous-maxillaires peuvent être envahies à leur tour, et même isolément.

Historique. — On fait remonter les oreillons à Hippocrate, qui eu aurait observé une épidémie dans l'île de Thasos.

Étiologie. — C'est, en effet, sous forme d'épidémies qu'on rencontre le plus souvent cette maladie. Très rare au-dessous de deux ans, elle est surtout observée de cinq à quinze ans, puis à l'âge du service militaire, c'est-à-dire de dix-huit à vingt-cinq ans.

Elle se propage surtout par contagion. L'incubation est de huit à quinze jours, en moyenne.

Très commune dans l'enfance, cette maladie est assez fréquente pendant l'adolescence.

Les jeunes soldats qui, à bien des points de vue, en médecine, se rapprochent beaucoup de l'enfant, en sont atteints assez fréquemment.

Anatomie pathologique. — « Les lésions et la localisation anatomiques, dit Guinon, nous sont très mal connues. »

D'autres glandes de l'économie peuvent également être atteintes au cours des oreillons. Ce sont, par ordre de fréquence : le testicule, l'ovaire, la glande mammaire. Il existe, en effet, à côté de la parotidite, une orchite, une ovarite, une mammite ourliennes. Ces diverses localisations d'un même processus morbide peuvent être : soit primitives, soit, au contraire, consécutives.

Bactériologie. — MM. Capitan et Charrin ont trouvé, en 1881, dans le sang de quelques malades atteints d'oreillons, des bâtonnets et des microcoques. Ces bâtonnets ont été retrouvés, par M. Bouchard, en 1883, dans la salive et l'urine albuminurique d'un sujet atteint d'oreillons.

On ne peut pas encore affirmer que ce soient là les éléments parasitaires véritablement spécifiques de la maladie.

Symptômes. — Seule la tuméfaction de la face, occupant un siège particulier qui correspond à la parotide elle-même, c'est-à-dire en avant et un peu en dessous de l'oreille, au niveau de la partie supérieure de la branche montante du maxillaire inférieur, donne habituellement l'éveil.

Les téguments conservent, d'ordinaire, leur coloration normale ; mais il se produit une tuméfaction douloureuse, plus ou moins accusée et plus ou moins vive, uni ou bilatérale, dont l'effet immédiat est de donner au malade un aspect tout particulier en élargissant d'une façon plus ou moins marquée le diamètre transversal de la face.

Cette tuméfaction peut être précédée d'un malaise plus ou moins appréciable (céphalalgie, anorexie, courbature) ou s'accompagne d'une fièvre généralement faible (38, 38°,5) ; mais il n'en est rien le plus souvent, et la tuméfaction faciale, symétrique ou non, est le premier et unique symptôme du mal, dans l'immense majorité des cas.

Les diverses autres manifestations ourliennes, l'orchite surtout, peuvent ouvrir la scène. Ce sont là toutefois des faits un peu exceptionnels, avec lesquels cependant le praticien doit savoir qu'il peut avoir à compter.

Il existe, le plus souvent, une tuméfaction assez intense ; la joue, les paupières correspondantes même, l'inférieure principalement, peuvent y prendre part et l'œil avoir une certaine difficulté à être découvert entièrement, comme à l'état normal, malgré la volonté du malade à ouvrir ses paupières que les doigts même ont une certaine difficulté à écarter l'une de l'autre et à maintenir dans cette position.

Tout se passe simplement, d'ordinaire ; puis au bout de peu de jours (deux ou trois) la tuméfaction, qui tout d'abord avait été en augmentant, diminue de la même façon, c'est-à-dire progressivement, et tout rentre dans l'ordre d'une façon définitive.

Parfois aussi survient l'une des localisations précédentes, mammite, ovarite, orchite surtout, ou même des accidents méningitiques et cérébraux plus ou moins violents.

On a signalé, dans certains cas, des complications cardiaques ou pulmonaires (endopéricardite, pleurésie), comme susceptibles de se produire au cours des oreillons.

Nous n'avons rien de particulier à dire sur la mammite et l'ovarite. L'orchite ourlienne ne diffère pas sensiblement de l'orchite blennorrhagique. On a prétendu toutefois que, dans la première, le parenchyme testiculaire est plus facilement atteint que dans la seconde ; celle-ci intéressant surtout l'épididyme. De là l'atrophie de l'organe et toutes ses conséquences fréquemment observées consécutivement à l'orchite ourlienne.

La fièvre, ainsi que nous l'avons dit, sauf complications, est à peu près négligeable. Nulle le plus souvent, elle atteint, lorsqu'elle existe, pendant deux ou trois jours, les chiffres de 38 à 38°,5 ; puis, elle disparaît définitivement.

Lorsqu'on examine attentivement la cavité buccale et l'arrière-gorge, aux premiers jours de la maladie, on constate généralement l'existence d'une angine d'apparence catarrhale, faible d'ordinaire et dont le malade n'accuse pas, d'ailleurs, ou accuse à peine l'existence.

C'est là, à notre avis, une constatation des plus importantes. Car, si l'orchite blennorrhagique est, on peut dire, toujours la conséquence d'une inflammation spécifique de la muqueuse uréthrale, pourquoi n'en serait-il pas ainsi de la parotidite ourlienne par rapport à une inflammation, spécifique si l'on veut, de la muqueuse buccale ?

Cette considération nous paraît avoir un double avantage : 1° elle consacre un mode pathogénique commun à deux états morbides bien différents, d'où découle une loi de pathologie générale relative à l'altération des glandes, consécutive à celle de la muqueuse à la surface de laquelle viennent s'ouvrir leur canal excréteur ; 2° elle permet de se rendre compte du rôle considérable que peut jouer le froid dans certaines épidémies, rôle que les auteurs se sont plu à reconnaître dans bien des circonstances analogues [1].

---

[1] Bettoux. *Thèse de Montpellier*, 1893.

La fatigue joue parfois un rôle assez grand dans la production de l'orchite blennorrhagique. L'évolution génitale ne pourrait-elle pas nous expliquer la production de l'orchite ourlienne et le réveil de ces fonctions sa fréquence plus grande chez le soldat, par exemple, que chez l'enfant où elle est, pour ainsi dire, exceptionnelle et où, pour notre compte, nous ne l'avons jamais observée.

Le **diagnostic** des oreillons doit être fait d'avec celui de l'érysipèle de la face et de la fluxion dentaire.

Le premier se distingue par la couleur rouge plus ou moins vive des téguments, le rebord-limite, la mobilité envahissante de la tuméfaction, sa disparition sur les premiers points atteints quand de nouveaux se prennent. La seconde présente une tuméfaction unilatérale, douloureuse surtout dans le voisinage de la gencive intéressée et, plus particulièrement, de la dent atteinte de carie, cause première du mal.

Les oreillons, cliniquement et au point de vue des tuméfactions aiguës, non suppuratives qu'ils déterminent sur les glandes, ont certains points d'analogie avec le rhumatisme qui lui frappe de préférence les articulations, tandis que les premiers s'attaquent surtout aux organes glandulaires.

Le **pronostic** est généralement bénin, ainsi que nous l'avons dit plus haut; il n'en est pas moins vrai toutefois que certaines complications, telles que la méningo-encéphalite ou l'endopéricardite, l'orchite double sont à redouter : les premières, pour leurs conséquences immédiates ou éloignées, eu égard à la vie de l'individu, les dernières en raison de la suppression possible de la fonction testiculaire, qui peut entraîner à sa suite la stérilité, plus facilement encore, d'après certains auteurs, que l'orchite blennorrhagique.

Le **traitement** est prophylactique ou curateur.

Les moyens prophylactiques à diriger contre les oreillons ne diffèrent point de ceux que l'on applique aux maladies contagieuses en général et à la rougeole, que nous venons de décrire, en particulier.

L'isolement des malades, dans les établissements hospitaliers comme dans les familles, doit être pratiqué aussi rigoureux et aussi complet que possible.

Tout enfant atteint d'oreillons ne doit être admis à l'école que vingt-cinq jours après le début de la maladie.

Il est curieux de voir, en France, avec quelle complaisance coupable on admet en classe, sans certificat médical, les élèves convalescents de maladies contagieuses (rougeole, scarlatine et même diphtérie).

Nous aimons à croire que le certificat, lorsqu'il sera demandé, sera fait aussi consciencieusement que possible par le médecin. Celui-ci doit être le premier à faire comprendre aux familles le préjudice énorme qui peut résulter, pour les autres enfants, de l'admission trop précoce, à l'école, d'un convalescent de maladie infectieuse. On s'est justement ému, dans ces derniers temps, des abus commis dans ce sens, abus auxquels on va essayer de porter enfin remède.

Toujours au point de vue prophylactique, la désinfection des locaux, de la literie, du linge de corps, s'effectue comme pour la rougeole.

Quant au traitement proprement dit, il consiste en : séjour au lit, douce chaleur maintenue autour du corps des malades et dans leurs chambres (16° environ), boissons chaudes et légèrement diaphorétiques ; bouillon et lait toutes les trois heures, tisane de mauve et de tilleul tiède dans l'intervalle.

Aussitôt que la tuméfaction diminue et que la fièvre cesse, on peut donner une alimentation un peu plus réparatrice : potages, œufs, viandes blanches, enfin viandes rouges.

Le refroidissement doit être soigneusement évité en raison des métastases possibles.

Peut-être l'angine, dont on se préoccupe peu jusqu'à présent, deviendra-t-elle un jour le sujet d'indications principales telles que désinfection de la cavité buccale, usage d'une potion gargarisme au chlorate de potasse dont la formule pour l'adulte est la suivante :

Chlorate de potasse.	6 grammes	
Sirop de mûres . ⎫ ââ.	20	—
Miel rosat . . . . ⎭		
Eau	110	—

à raison d'une cuillerée à bouche toutes les trois heures.

La dose de chlorate de potasse devra diminuer avec l'âge du sujet. De 2 à 3 grammes chez l'enfant de quatre ans et au-dessus, elle pourra encore être diminuée au-dessous de cet âge. Dans la première année de l'existence 50 à 75 centigrammes nous paraissent devoir être suffisants.

BAUMEL, *de Montpellier.*
Professeur agrégé, chargé du cours de clinique des maladies des enfants.

CHAPITRE IX

SUETTE MILIAIRE

Historique. — D'après quelques auteurs, Doléris en particulier, la suette aurait existé dans l'antiquité, mais on n'en a fourni aucune preuve certaine, et il faut arriver jusqu'au xv⁰ siècle pour trouver une maladie qui présente avec elle une analogie indiscutable : la suette anglaise, qui se répandit cinq fois sous forme épidémique en Angleterre, de 1485 à 1551.

Au xvii⁰ siècle, la suette reparut en Allemagne à plusieurs reprises.

Au xviii⁰ et au xix⁰ siècle, la suette a sévi en Allemagne, en France, en Belgique, en Italie, en Russie. Il y a quelques années à peine, une épidémie localisée, se montra en Poitou.

Esquisse symptomatologique. — On observe quelquefois des prodromes : du malaise, de la céphalalgie, de l'anxiété, un mouvement fébrile plus ou moins accusé. Mais les symptômes prédominants sont des sueurs d'une abondance telle qu'elles traversent les couvertures, les draps, et jusqu'aux matelas. Ces sueurs ne présentent aucune odeur spéciale.

Avec l'apparition des sueurs, les malades accusent de vives douleurs orbitaires. Ils se plaignent de dyspnée et de palpitations, avec menace de syncope. La fièvre est ardente, l'urine très chargée. La constipation est habituelle.

Du deuxième au cinquième jour, le malade se plaint de picotements sur tout le corps et de douleurs dans les membres. Bientôt apparaît l'éruption de miliaire. Elle commence généralement sur le cou, sur la face antérieure du tronc, puis gagne les membres et le dos.

Cette éruption est caractérisée par une multitude de petites taches roses, au centre desquelles on voit une vésicule semblable au sudamina (miliaire rouge). Ces taches roses manquent quelquefois (miliaire blanche).

Dès que l'éruption est complète, les sueurs diminuent, les symptômes généraux s'amendent, et la desquamation commence.

La maladie dure un ou deux septénaires. Le délire, une température très élevée, des tendances à la syncope annoncent une terminaison fatale. Dans les cas les plus bénins les malades peuvent succomber à une syncope.

La mortalité varie avec les épidémies, elle oscille entre 10 et 20 p. 100.

Anatomie pathologique. — On n'a encore trouvé aucune lésion caractéristique. La plupart du temps, on trouve des congestions viscérales plus ou moins intenses, l'augmentation de volume du foie, la tuméfaction et le ramollissement de la rate (altérations que l'on retrouve, d'ailleurs, dans toutes les fièvres graves).

Genèse étiologique. — Tous les auteurs considèrent, aujourd'hui, la suette comme une maladie d'une nature septique et toxémique, produite par un poison d'origine très probablement tellurique.

« Le poison générateur de la suette n'est pas connu, dit Jaccoud, mais son affinité avec la malaria est établie : 1° par les conditions telluriques qui président au développement de la maladie; 2° par les coïncidences pathologiques qui montrent la suette sévissant ou alternant avec les fièvres palustres ; 3° par les allures mêmes de cette fièvre, qui a souvent le caractère rémittent et pernicieux; 4° par la non-reproductibilité du poison dans l'organisme ; d'où il résulte que la suette n'est pas plus transmissible que l'infection paludéenne. »

En effet, la maladie ne se manifeste que par des épidémies circonscrites à certaines localités. Elle ne devient pas endémique et encore plus rarement sporadique. Après s'être montrée dans une région où elle se tient cantonnée, elle disparaît souvent pendant plusieurs années, pour reparaître ensuite dans cette même localité ou dans une autre plus ou moins éloignée, sans qu'il y ait de transmission d'homme à homme, en un mot de contagion. « La cause est régionale, dit encore Jaccoud; la maladie l'est aussi, et je ne sache pas qu'on ait jamais vu un médecin ou un malade transporter la suette de son foyer initial dans une localité plus ou moins éloignée ». On a vu des nourrices gagner la suette et ne pas la transmettre à leurs nourrissons. Des personnes saines ont couché avec des personnes atteintes de la maladie, sans pour cela devenir le moins du monde malades. Une preuve de la non-transmissibilité de la suette est encore fournie par ce fait que bien souvent, en temps d'épidémies, des personnes effrayées qui avaient pris la fuite, n'en étaient pas moins atteintes dans l'endroit où elles s'étaient réfugiées, mais sans provoquer la naissance d'aucun cas autour d'elles.

Non seulement la suette n'est pas transmissible ni contagieuse, elle n'est pas non plus inoculable. Toutes les tentatives qu'on a faites dans ce sens ont été suivies d'insuccès.

Quant aux causes prédisposantes générales, elles sont multiples et seulement probables.

« Nous ferons remarquer, dit Doléris, que toutes les épidémies signalées ont pris naissance dans des localités présentant beaucoup d'eaux stagnantes, soit à la suite d'inondations, parce que le sol, difficilement perméable, ne permettait pas la disparition des flaques d'eau dues à des pluies abondantes. Ce sont là, croyons-nous, des faits d'une importance capitale, qui viennent s'ajouter à d'autres conditions, telles que l'existence presque constante de fosses à fumier, remplies de paille pourrie, près des habitations, et avant tout aux grands mouvements artificiels du sol, travaux de terrassement et d'irrigation, curage de canaux, etc., pour provoquer l'apparition de la suette miliaire. »

L'influence des saisons et des climats est à peu près nulle.

Les femmes sembleraient plus souvent atteintes que les hommes, et les enfants auraient été peu frappés dans les épidémies observées jusqu'ici.

La constitution individuelle a une influence plus sensible. Les gens à forte constitution, à tempérament sanguin et à tendance pléthorique sont plus exposés que les autres. « Les catégories les plus vigoureuses de la société, dit A. Parrot, sont les plus prédisposées à la suette miliaire; les catégories inférieures sont presque complètement à l'abri du fléau. »

Enfin la suette frappe bien plus souvent les paysans que les citadins, surtout les paysans pauvres qui vivent dans de mauvaises conditions hygiéniques.

Traitement. — Le traitement de la suette est avant tout symptomatique et hygiénique. Il faut bien se garder de favoriser la sudation, comme le voulaient les anciens auteurs et comme le veulent encore les empiriques des campagnes; il faut au contraire chercher à la modérer tout en évitant de la supprimer brusquement. Pour cela, il faut placer le malade dans une chambre bien aérée, ne pas le couvrir avec excès, le changer de linge chaque fois que cela sera nécessaire, et faire rapidement des lotions froides pendant les périodes d'accalmie sudorale.

Comme alimentation, on donne, pendant toute la période fébrile, du bouillon tiède, du lait en petite quantité et des boissons acidulées froides ou légèrement tièdes.

Contre les symptômes gastriques, les vomitifs sont indiqués; contre la constipation on emploie les lavements purgatifs, et principalement les lavements au miel de mercuriale. Le sulfate de quinine combat avantageusement la fièvre; les toniques et les stimulants sont précieux dans les cas où l'adynamie est prononcée.

La convalescence doit être particulièrement surveillée. Dès que l'appétit revient, on peut donner des aliments au malade, mais en petite quantité et en augmentant progressivement. Il faut éviter avec le plus grand soin les refroidissements.

Émile LAURENT, *de Paris*.

CHAPITRE X

DIPHTÉRIE

Je n'étudierai ici que la diphtérie envisagée à un point de vue général, comme maladie infectieuse et microbienne. Je me bornerai à l'exposé de l'étiologie et de l'anatomie pathologique de cette importante question, ses formes symptomatiques avec leur traitement devant former des chapitres à part.

Historique. — De 1821 à 1826, Bretonneau se consacra à l'étude de la diphtérie. Dans une monographie restée célèbre, il démontra le caractère spécifique de la maladie en même temps qu'il en donnait une description très exacte au point de vue anatomique et clinique. Trousseau compléta en quelque sorte l'œuvre de Bretonneau. Celui-ci avait fait de la diphtérie une maladie spécifique locale à son début, celui-là en fit une maladie générale d'emblée.

En Allemagne, Virchow et Rokitansky soutenaient la théorie dualiste qui faisait du croup et de l'angine couenneuse deux maladies différentes. En France, la plupart des médecins étaient unicistes, et les découvertes bactériologiques n'allaient pas tarder à leur donner raison.

On admettait également la contagiosité de la maladie. Cela devait forcément amener à rechercher la nature de l'agent infectieux. En 1861, M. Laboulbène reconnut la présence de microorganismes nombreux dans les fausses membranes, mais il ne comprit ni leur rôle ni leur importance. C'est Klebs qui, en 1883, découvrit le bacille de la diphtérie. Un peu plus tard, Löffler confirmait et complétait les recherces de Klebs, pendant que, quelques années après, Roux et Yersin démontraient, d'une façon irréfutable, la spécificité de son bacille. D'autre part, Barbier, un élève de Grancher, et E. Gaucher ont continué les recherches et les expériences des microbiologistes précédents, et jeté une vive lumière sur quelques points encore obscurs.

Étiologie. — Maintenant le fait est admis et démontré : la cause primordiale et unique de la diphtérie est le bacille de Klebs. Il est formé de petits amas de bâtonnets à bouts amincis et un peu arrondis, légèrement recourbés, renflés en poire ou en massue, granuleux et inégalement teintés par le violet de gentiane, longs de 1 μ sur 2 à 3 μ de large. « Ils sont à peu près de la longueur des bacilles de la tuberculose, mais plus épais que ceux-ci du double environ. » (A. Ruault.)

Ces microorganismes ne siègent pas dans la couche superficielle de la fausse membrane qui est ordinairement remplie de microbes nombreux et différents, nullement spécifiques. Ils se trouvent au contraire en abondance, au-dessous de cette couche, emprisonnés dans un réseau de fibrine. Quand on les cherche dans les couches profondes de la fausse membrane ou dans le chorion muqueux sous-jacent, on ne les y rencontre pas non plus.

Telle est la forme du microbe diphtéritique ; tel est son siège. Mais je ne saurais reproduire ici ses modes de culture, de reproduction et d'ensemencement. Ces questions trop techniques sont hors du cadre de cet ouvrage, dont le but est essentiellement pratique. Aussi je passe tout de suite à l'étude des caractères biologiques et surtout pathologiques du bacille de Klebs.

Un de ses caractères les plus importants est de pouvoir se conserver très longtemps vivant dans les cultures. Roux et Yersin écrivent : « Il n'est pas rare de trouver des colonies actives sur des tubes de sérum restés pendant plus de six mois à la température de la chambre. Des cultures en bouillon pouvaient encore être rajeunies après un séjour de cinq mois à 33 degrés, et de deux mois à 39 degrés. Renfermées en tubes clos, sans air et à l'abri de la lumière, elles conservent pendant plus longtemps encore leur vitalité et leur virulence. Les bacilles contenus dans de semblables tubes, datant de treize mois, nous ont donné des cultures actives. » Une autre expérience tout aussi concluante a été faite. On a pris une fausse membrane trachéale, on l'a pliée dans un linge, puis enveloppée dans du papier, et, après dessiccation, enfermée dans une armoire. Au bout de cinq mois elle avait encore conservé sa virulence et a pu donner de très belles cultures.

La spécificité du bacille de Klebs a été pleinement démontrée par les inoculations expérimentales à des animaux. On a pu, en effet, par des inoculations de cultures pures, reproduire la diphtérie chez les pigeons, les poules, les cobayes, les lapins, les chiens, les veaux, les moutons. Il suffit pour cela de badigeonner une muqueuse légèrement excoriée ou une partie de peau dénudée avec un liquide de culture, ou bien de faire des injections sous-cutanées ou intraveineuses. Dans le premier cas, on produit des fausses membranes au point inoculé ; dans le second cas, on détermine une intoxication générale qui tue plus ou moins rapidement l'animal.

On a remarqué aussi que le bacille diphtéritique présentait des variations dans sa virulence. A mesure que la maladie marche vers la guérison, la virulence des bacilles diminue. On a même trouvé dans la bouche de sujets sains, un bacille presque identique morphologiquement au bacille de Klebs, mais sans virulence et qu'on a appelé bacille pseudo-diphtéritique. Ce ne serait en somme qu'un bacille spécifique ayant perdu sa virulence et devenu inoffensif. La preuve en serait que Roux et Yersin ont pu obtenir du virus atténué en faisant barbotter un courant d'air stérilisé dans des cultures en bouillon maintenues à la température de 39°,5. Ces cultures ne tardent pas à s'atténuer et même à devenir tout à fait inoffensives. Elles présentent en outre tous les caractères des cultures du bacille pseudo-diphtéritique.

Le bacille de Klebs ne suffit pas pourtant à expliquer tout seul l'infection diphtéritique. Il reste à la surface des muqueuses malades et n'envahit pas l'économie, puisqu'on ne le trouve jamais dans le sang ou les humeurs. Il a fallu admettre l'existence d'un poison diphtéritique produit par ce bacille lui-même. L'expérience semble avoir donné raison à cette hypothèse. En effet, si on filtre sur de la porcelaine des cultures pures, on obtient un liquide clair qui ne renferme aucun microbe. Si on l'injecte en petite quantité sous la peau d'animaux non réfractaires à la diphtérie, on les fait rapidement mourir.

Quelle est la nature de ce poison ? Roux et Yersin ont cru reconnaître en lui un corps voisin des diastates, Fränkel et Brieger une toxalbumine, Gamaleia une nucléo-albumine. Mais ces expériences ne sont point concluantes. En réalité il semble que ce poison est un mélange de différentes substances dont quelques-unes rentrent dans la classe des toxalbumines.

Comme je l'ai dit plus haut, il existe dans les fausses membranes diphtéritiques un grand nombre d'autres microbes qui siègent dans la partie superficielle, bacilles grêles ou épais, coccus divers. « Il est certain, dit A. Ruault, que, parmi ces microorganismes, un grand nombre sont indifférents, simples témoins ne jouant aucun rôle actif dans l'évolution de la maladie. Mais quelques-uns sont pathogènes et paraissent modifier cette évolution à des degrés variables, soit en augmentant la virulence du bacille diphtéritique auquel ils se trouvent associés, soit en déterminant des infections secondaires qui se surajoutent à l'intoxication diphtéritique, soit par ces deux effets à la fois. On peut encore concevoir que ce bacille diphtéritique lui-même soit capable d'accroître la virulence de quelques-uns de ces microorganismes, ordinairement inoffensifs. Enfin il est même permis de supposer qu'il existe des microorganismes capables, s'ils se trouvent dans la gorge en même temps que le bacille diphtéritique, d'atténuer la virulence de ce dernier ou d'être atténués par lui. »

Barbier a isolé une variété de streptocoque qui se rencontre dans les fausses membranes. Ce streptocoque est d'une virulence extrême et augmente la virulence du bacille de Klebs. Quand on badigeonne la muqueuse vaginale d'une femelle de cobaye avec une culture pure de ce streptocoque, on produit une vaginite inflammatoire avec suintement muco-purulent. Si on badigeonne la muqueuse vaginale avec une culture pure de bacilles diphtéritiques, on n'obtient aucun résultat. Si on la badigeonne pendant l'évolution de la vaginite provoquée par l'inoculation du streptocoque de Barbier, on fait naître une vaginite diphtéritique grave, avec fausses membranes, et pouvant déterminer la mort dans la plupart des cas. On obtient des accidents analogues en badigeonnant le vagin du cobaye avec un mélange de culture de streptocoques et de bacilles de Klebs.

M. Barbier a encore étudié un autre coccus ou diplococcus qui augmente singulièrement la virulence du bacille diphtéritique.

Avant de terminer ce chapitre sur l'agent infectieux de la diphtérie, il me reste un mot à dire sur la pseudo-diphtérie spontanée qu'on observe chez certains animaux et particulièrement chez les oiseaux. Sans doute la diphtérie peut se propager de l'homme à l'animal et réciproquement. Le fait a été démontré cliniquement et expérimentalement. Mais la diphtérie ne naît pas spontanément chez les oiseaux. La diphtérie bucco-pharyngée épizootique est une maladie différente de la diphtérie humaine, provoquée par un bacille spécifique en tous points différent du bacille de Klebs.

Contagiosité. — Tout le monde se souvient encore des courageuses expériences de Trousseau et de Péter qui se badigeonnèrent la gorge avec des fausses membranes diphtéritiques. Et pourtant aujourd'hui tout le monde croit à la contagiosité de la diphtérie,

tout le monde sait que le virus se trouve dans les fausses membranes et qu'il peut se conserver pendant un temps très long.

La contagion peut s'opérer directement par le malade qui projette
ou dépose sur les muqueuses d'autres personnes des débris de
fausses membranes, soit par les baisers, les attouchements, soit
pendant les opérations, ce dernier mode surtout dangereux pour les
médecins et les personnes qui les secondent ou les entourent. La
contagion peut aussi se faire par des objets ayant servi au malade
et qu'il a souillés. Cette sorte de contagion indirecte n'est pas la
moins rare ; elle pourrait cependant être évitée par une prophylaxie
sérieuse et bien entendue. Il ne faut pas oublier, en effet, que des
objets contaminés, des draps, des couvertures, des vêtements,
peuvent conserver au bout de plusieurs mois leurs propriétés nocives.

« Des débris pseudo-membraneux réduits en poussière et desséchés
depuis trois mois, sont capables, s'ils se trouvent en suspension
dans l'atmosphère et s'ils pénètrent dans les premières voies d'un
sujet en état de réceptivité, de déterminer la maladie. » (A. Ruault.)

La présence du virus et par suite du bacille de Klebs sur les
muqueuses est sans doute la condition première et indispensable de
toute contagion ; mais cela ne suffit pas pourtant à tout expliquer.
Les expériences de Trousseau, les cas si fréquents où des médecins
ont reçu, pendant l'opération du croup, des débris de fausses membranes sur leurs muqueuses, sans pour cela prendre la diphtérie,
prouvent qu'il faut des muqueuses prédisposées, probablement des
muqueuses érodées ou inflammées, ou bien que le bacille spécifique y
rencontre des microorganismes dont il sera capable d'augmenter le
pouvoir phlogogène. Le bacille diphtéritique peut se conserver assez
longtemps sur les muqueuses de sujets sains et y perdre à la longue
sa virulence. Mais par contre, avant que cette virulence ait complètement disparu, si une inflammation, un traumatisme viennent à se
produire ; si un autre microorganisme se met à pulluler, préparant
un terrain d'ensemencement favorable au bacille de Klebs, celui-ci
reprend ses propriétés virulentes et la diphtérie suit son évolution.

Enfin il faut tenir compte des causes prédisposantes. Quand on
fait à des animaux des inoculations avec des cultures pures de
bacilles de Klebs, les uns résistent, d'autres prennent une diphtérie légère, d'autres prennent une diphtérie grave ou mortelle.
De même chez l'homme, selon les prédispositions, selon l'état du
terrain, ou mieux selon l'état de réceptivité, tel sujet reste indemne,
tel autre subit une atteinte légère, tel autre en meurt.

Ces prédispositions et ces immunités sont dues à des causes somatiques, extrinsèques et intrinsèques. Ainsi l'influence des climats et des saisons est certaine. La diphtérie est une maladie des pays froids. Elle se montre surtout en hiver, en automne et au commencement du printemps.

L'âge a une importance encore plus considérable. La maladie se montre surtout entre trois et six ans.

Certaines maladies infectieuses fébriles, en première ligne la rougeole et la scarlatine, puis la coqueluche et la fièvre typhoïde, préparent l'organisme pour le développement du bacille de Klebs. De même le surmenage physique et intellectuel, les excès alcooliques ou vénériens, et toutes les diathèses anémiantes ou débilitantes. Le diabète en particulier semble exercer la plus fâcheuse influence sur l'évolution de cette maladie.

Anatomie pathologique. — Les fausses membranes sont ordinairement d'un blanc nacré caractéristique; mais leur coloration peut varier; elles peuvent en particulier prendre une teinte grisâtre, se strier de sang. Leur épaisseur peut acquérir 2 à 3 millimètres. Très fortement adhérentes à la muqueuse du pharynx et de la portion sus-glottique du larynx, dont elles s'arrachent très difficilement, elles sont au contraire peu adhérentes à la portion de la muqueuse sous-glottique du larynx, à celle de la trachée et des bronches où on les trouve souvent sous forme de tubes membraneux demi-flottants. La muqueuse sous-jacente qui saigne, lorsqu'on arrache les fausses membranes, est rouge, mamelonnée et infiltrée dans les cas légers ; dans les cas graves, elle est épaissie, ramollie, sclérosée et parfois presque gangreneuse.

A l'examen microscopique, les fausses membranes sont constituées par un réseau fibrineux plus ou moins dense qui emprisonne de jeunes cellules : cellules épithéliales, cellules lymphatiques, migratrices, globules sanguins. Ces éléments sont généralement mortifiés.

Le sang des individus atteints de diphtérie présente les altérations qu'on constate dans la plupart des maladies infectieuses. Il est noirâtre, mal coagulé et tache les doigts en brun comme la sépia. Sur l'intestin on constate de la rougeur et une hypertrophie marquée des plaques de Peyer.

La rate est congestionnée, violacée et augmentée de volume. Du côté de l'appareil respiratoire, on peut trouver des lésions des fosses nasales, du larynx, de la trachée, des grosses bronches, des foyers plus ou moins étendus de broncho-pneumonie ou d'apoplexie pulmonaire, un épanchement séreux plus ou moins abondant dans la plèvre. Les vaisseaux sanguins sont ordinairement dilatés, les ganglions lymphatiques congestionnés et même supprimés. Les reins sont également souvent congestionnés.

Prophylaxie. — Puisque la virulence du bacille de Klebs peut s'atténuer et même disparaître, il était logique de tenter des vaccinations antidiphtéritiques. C'eût été le meilleur mode de prophylaxie. Malheureusement les expériences qu'on a tenté sur les animaux n'ont pas donné de résultats.

Force est donc de recourir aux moyens prophylactiques ordinaires: isolement des malades, désinfection des objets leur ayant servi au moyen de l'eau bouillante ou de l'étuve à vapeur sous pression, désinfection des mains avec une solution phéniquée forte, etc.; je n'insiste pas sur cette question qui se trouvera développée plus à propos lorsqu'on étudiera les formes cliniques de la diphtérie.

Émile LAURENT, *de Paris.*

CHAPITRE XI

CHARBON

Etiologie. — Le *charbon*, la *pustule maligne*, l'*anthrax*, est une maladie infectieuse et contagieuse de l'animal à l'homme. Il se développe surtout chez les animaux domestiques : moutons, vaches, chevaux, et se transmet directement à l'homme, et plus spécialement à ceux que leur métier met en contact intime avec ces animaux : équarrisseurs, tanneurs, bergers, etc.

Le charbon est la maladie bactérienne la mieux étudiée et la première pour laquelle on a démontré l'existence d'un contage vivant. Cette découverte a été faite, en 1850, par deux savants français, Davaine et Rayer, qui observèrent, dans le sang d'animaux morts de charbon, « des petits corps filiformes, ayant environ le double de la longueur du globule rouge, et sans mouvements spontanés ». Davaine démontrait la virulence de ce microorganisme et la possibilité de transmettre la maladie d'un animal à un autre avec le sang infecté. Les travaux de Pasteur, de Koch et de leurs collaborateurs, sur le bacille du charbon, ont fini par éclairer le mystère du contage vivant et ont formé la base de la bactériologie moderne.

Les bacilles charbonneux, les *bactéridies*, se trouvent non seulement dans le sang des animaux morts du charbon, mais aussi dans les organes et principalement dans la rate, le foie, les poumons. Ils ont partout, dans l'organisme, le même aspect de courts bâtonnets, mais si on ensemence du sang charbonneux dans un milieu nutritif approprié, on voit ces bâtonnets se développer et prendre la forme de longs filaments articulés, dont chaque articulation a la longueur d'un bâtonnet. Si le milieu nutritif ne renferme pas de

peptone, et en présence d'une quantité suffisante d'oxygène, il se
forme, à l'intérieur de chaque bâtonnet, une spore, c'est-à-dire un
petit corps de forme ovale, arrondie, d'aspect brillant, qui ne se
colore que difficilement. En même temps les bâtonnets eux-mêmes
disparaissent; au lieu de filaments, on trouve dans la culture de
longs chapelets dont les grains sont formés par les spores. Celles-
ci ont une grande résistance envers les substances chimiques, qui
tuent facilement les bâtonnets; leur résistance envers la chaleur
est aussi très augmentée. La formation des spores n'a jamais lieu
dans l'organisme vivant. Ils peuvent se former dans les cadavres
sous certaines conditions atmosphériques et être transportés au
loin, soit par les mouches, soit par les vers de terre. De là, la dénomination de *champs maudits* de certains endroits funestes pour les
bestiaux, qu'on y mène paître, endroits où on a enfoui des cadavres
d'animaux charbonneux, et où le sang et les déjections de ces animaux ont pu se répandre sur le sol.

La maladie du charbon est très souvent mortelle pour les animaux, aussi est-elle très redoutée des agriculteurs à qui elle fait subir
des pertes énormes, tant en France qu'en certains pays étrangers (la
Russie, la Hongrie). C'est surtout les animaux de l'espèce bovine
qui sont exposés, mais les chevaux ne sont pas à l'abri de la maladie. Le chien est plus réfractaire; chez ce dernier l'inoculation du
charbon produit un abcès localisé, mais rarement une infection
générale.

Pasteur a indiqué une méthode de vaccination contre le charbon
qui met les animaux vaccinés à l'abri de l'infection pour un certain
temps. La vaccination se fait avec des cultures de charbon culti-
vées à une température élevée de 42 à 43°. A cette température,
il ne se développe plus de spores dans les cultures, dont la virulence subit une diminution graduelle, de telle manière qu'une culture, qui au commencement possédait assez de virulence pour pouvoir tuer une vache, au bout d'un séjour suffisamment long dans
l'étuve chauffée au point indiqué, ne peut plus tuer un lapin ou une
souris. La culture de charbon ne perd pas sa vitalité par ce procédé,
car un nouvel ensemencement de la culture atténuée produit une
nouvelle culture, qui pousse vigoureusement, mais dont les germes
ne récupèrent plus la virulence ancienne. L'inoculation successive de
cultures atténuées à différents degrés aux animaux, rend ceux-ci
réfractaires au charbon virulent. En pratique, on fait deux injections
espacées de quelques jours, la première avec une culture très affaiblie, la seconde avec une culture plus virulente. Ce procédé est

actuellement très répandu dans les pays infectés du charbon, et il évite aux agriculteurs de très grosses pertes.

Anatomie pathologique et symptomatologie. — La pustule maligne chez l'homme est une tumeur inflammatoire commençant ordinairement dans les glandes sébacées, et s'étendant au derme périphérique et au tissu conjonctif sous-jacent, en déterminant la mortification des tissus. Sa formation est accompagnée de symptômes généraux souvent très graves. La peau au niveau du siège de l'inflammation devient rouge, chaude et endurcie, et le processus inflammatoire s'étend souvent avec une grande rapidité. Au bout de quelques heures ou quelques jours, selon la virulence du germe morbide ou l'état de receptivité du malade, l'épiderme est soulevé par une ou plusieurs phlyctènes renfermant du plasma sanguin. Ces phlyctènes se déchirent peu de temps après leur formation, et on voit alors le derme sous-jacent parsemé de points jaunâtre plus ou moins nombreux, qui vite s'agrandissent et se changent en petites ouvertures en forme de cratères par lesquels il sort bientôt des gouttelettes de pus. La pression avec le doigt sur la surface de la pustule, aussitôt que celle-ci a pris une certaine extension, donne la sensation d'un empâtement, qui du centre va en diminuant vers les bords où il est remplacé par une sensation d'induration due à l'œdème qui entoure les parties affectées. Les cratères s'élargissent assez vite sous la pression du pus qui s'est formé dans le tissu sous-jacent, leurs bords deviennent déchiquetés, et l'ulcération, attaquant la peau saine entre les cratères, les fait communiquer entre eux de manière à former de larges ouvertures remplies de pus.

Deux ou trois jours après le commencement de la maladie, il se fait une mortification du tissu attaqué avec formation d'une escarre, signe caractéristique pour l'infection charbonneuse. L'escarre est exclusivement formée du derme, elle est limitée à sa partie inférieure par des cellules embryonnaires dans le tissu dermique sous-jacent (Strauss). Cette escarre, formée par la peau noircie et sèche, ne renferme plus de tissu vivant ni de bacilles. Ceux-ci se trouvent dans le tissu environnant, souvent en quantité énorme, et se propagent par l'intermédiaire des vaisseaux lymphatiques. Très souvent on observe, sous l'escarre, une invasion de microorganismes étrangers aux bacilles du charbon, à tel point que ceux-ci peuvent disparaître complètement. Il se passe, dans ces cas, quelque chose d'analogue au phénomène qu'on observe dans un tube de culture ensemencé avec du charbon, et dans lequel il s'est introduit un germe étranger. Celui-ci se développant avec plus de vigueur que le bacille du charbon, finit par l'étouffer et le faire disparaître complètement. Si la maladie reste circonscrite, la délimitation de l'escarre et son élimination peuvent s'effectuer en quelques jours. La cicatrisation se fait dans ces cas favorables avec une vitesse remarquable, mais, dans d'autres cas, l'élimination de l'escarre ne s'effectue que très lentement par petites parties, la gangrène s'étend, et on ne voit pas de délimitation distincte.

La formation de la pustule maligne est toujours accompagnée de symptômes généraux et locaux d'une grande intensité. La douleur, au point affecté, est très forte, cuisante, augmentée par la tension des téguments. Elle peut devenir excessivement pénible et épuise le malade, qu'elle prive de sommeil et de repos. La fièvre reste assez modérée tant que l'affection est circonscrite, mais pour peu que l'affection prenne la forme envahissante, ou s'il se développe une infection généralisée, elle s'accompagne toujours de fortes poussées fébriles suivies de phénomènes d'une extrême gravité : délire, oppression, souvent coma et mort à la suite de l'infection générale. Cette issue est heureusement assez rare. L'homme possède en lui-même une résistance considérable contre l'infection générale charbonneuse, et, d'un autre côté, les progrès faits depuis quelques années dans le traitement de cette maladie, permettent souvent de la circonscrire et d'en arrêter le développement.

La durée de l'anthrax charbonneux est très variable et dépendante de la gravité du cas. Elle peut se prolonger de quelques semaines à plusieurs mois, en continuant à se propager par poussées successives.

Le pronostic est toujours grave, mais une constitution vigoureuse, un bon état nutritif permettent de poser un pronostic assez favorable. On voit pourtant des cas de charbon mortels chez des sujets, chez qui les conditions de santé semblent excellentes et où rien ne fait prévoir une telle issue. Dans ces conditions, la gravité de la maladie est due à l'extrême virulence des microorganismes causes de la maladie. Cette virulence peut, comme nous l'avons vu, varier beaucoup, un germe affaibli ne saurait résister dans la lutte avec les cellules et les humeurs de l'organisme, tandis que les germes d'une virulence excessive arrivent à vaincre cette résistance du tissu vivant.

Traitement. — La thérapeutique du charbon chez l'homme consiste dans un traitement énergique du siège de l'affection par des agents antiseptiques. Pour délimiter la pustule, on a surtout eu recours aux injections sous-cutanées de substances antiseptiques, acide phénique à 2 p. 100, acide salicylique en solution saturée, phénosalyl à 1 p. 100. Les injections doivent être faites dans la profondeur du tissu autour de la pustule et très rapprochées l'une de l'autre. En même temps, on enlève l'escarre et on cautérise toute la surface enflammée, soit avec du phénosalyl pur, soit avec un mélange d'acide salicylique et d'acide borique en substance. Ce traitement suffit souvent pour délimiter l'affection et amène une prompte guérison.

Le traitement chirurgical donne aussi quelquefois de très beaux résultats. Il consiste dans l'ablation complète de toutes les parties malades. Malgré la perte de substance souvent considérable, la guérison se fait pourtant assez vite, et l'opération ne laisse que des traces relativement insignifiantes.

De Christmas, *de Paris*.

CHAPITRE XII

RAGE

Définition. — La rage est une maladie infectieuse, transmissible de l'animal à l'homme et ne se développant chez l'homme qu'après morsure d'un animal enragé. Il est probable qu'elle ne se développe pas non plus spontanément chez les animaux et qu'elle est toujours occasionnée par la morsure d'un autre animal enragé, mais nous ne connaissons rien sur l'origine du virus rabique. Peu d'animaux domestiques sont réfractaires à la rage ; on l'observe le plus fréquemment chez le chien, le chat, le loup, le renard, le daim, la vache.

Historique et étiologie. — La rage a été connue dès l'antiquité, mais cette maladie est toujours restée relativement rare, même dans les pays où elle se rencontre le plus fréquemment. Ces pays sont surtout ceux à température modérée, en Europe, mais on la rencontre aussi, quoique beaucoup plus rarement, dans les climats chauds. Elle est inconnue sous les tropiques.

La rage se communique presque exclusivement par la morsure d'un animal enragé, parce que la salive de ces animaux renferme une grande quantité de virus rabique, ce qui explique aussi pourquoi beaucoup de personnes mordues échappent à la rage, car si les dents de l'animal ont dû traverser les vêtements avant de déchirer la peau, la salive a pu être essuyée et le virus ne pénètre pas dans l'organisme. Aussi, les morsures des parties découvertes du corps, mains, visage, etc., sont de beaucoup les plus dangereuses. Les statistiques montrent, en effet, que les morsures au visage donnent la rage 88 fois sur 100 ; après morsure des mains, 67,25 p. 100 ; après morsure des membres inférieurs, 21 p. 100. La statistique du service sanitaire de la préfecture de police constate que le nombre des personnes mortes dans le département de la Seine a été, en six années (1878 à 1883), de 515, dont 81 ont succombé, soit une mortalité de 15,6 p. 100 environ. Mais ces statistiques ne peuvent être qu'approximatives, vu le nombre de cas qui ne sont jamais déclarés. Aussi, depuis que le traitement antirabique se fait d'une manière régulière à Paris, le nombre des déclarations de morsure par chien enragé a augmenté sensiblement. Il était, en 1888, de 450 pour le seul département de la Seine. Ce nombre est allé en décroissant jusqu'à 113 en 1890; depuis, il a augmenté jusqu'à 343 en 1892. Il y a eu, en 1893, une diminution sensible, grâce aux mesures sévères de la préfecture de police.

Les morsures présentent une grande différence de gravité selon l'espèce d'animal mordeur. C'est ainsi que les morsures du loup enragé sont beaucoup plus graves que celles du chien. Dans certaines séries, tous les mordus ont succombé, et, en Russie, la morsure par loup enragé est considérée comme absolument mortelle.

La rage ne se développe pas de suite après la morsure. Il y a un temps d'incubation très variable, qui peut aller de quinze jours à une ou deux années, mais qui, dans la grande majorité des cas, est de vingt à soixante jours. Les observations de rage se développant cinq à dix ans après la morsure ne méritent aucune confiance.

Anatomie pathologique et bactériologie. — Les faits cliniques montrent d'une manière irréfutable que les symptômes de la rage sont tous d'origine nerveuse; c'est donc dans les organes nerveux que nous pouvons nous attendre à trouver des lésions caractéristiques pour la maladie. Les changements qui s'observent à l'œil nu chez une personne morte de rage consistent surtout dans l'hypérémie de tout le système nerveux central, qui souvent est le siège de nombreuses hémorragies. On trouve en même temps de nombreux foyers de ramollissement de couleur grise, ayant leur siège dans les cordons latéraux et postérieurs. Ces îlots de dégénération sont plus développés dans la moelle lombaire dans les cas de morsures des extrémités inférieures, tandis que la moelle cervicale est plus profondément attaquée après morsure des membres supérieurs ou de la tête. Ces faits sont en accord avec les observations cliniques, qui prouvent incontestablement que le virus se propage le long des nerfs. Les changements microscopiques constatés dans la moelle rabique sont de deux ordres : infiltration de leucocytes à la suite de nombreuses petites hémorragies dans le tissu nerveux et dégénérescence hyaline et granulée des cellules nerveuses. Les nerfs périphériques en rapport avec le lieu de la morsure sont généralement infiltrés de leucocytes, la gaine nerveuse est dégénérée et le cylindre-axe hypertrophié.

La bactériologie de la rage est loin d'être éclaircie. La recherche d'un microbe caractéristique de cette maladie a surtout porté sur les tissus qui renferment le virus, le cerveau, la moelle épinière. Dans ces organes, Babés a trouvé, dans un certain nombre de cas, des bâtonnets courts, arrondis, qu'il a pu cultiver sur la gélose nutritive et dont l'inoculation sur la surface du cerveau du lapin donne quelquefois la rage. D'autres auteurs, comme Fol, Rivolta, croient avoir observé différents microorganismes, mais leurs recherches sont encore loin d'être concluantes.

Symptômes et diagnostic. — L'observation clinique des phénomènes qui accompagnent le développement de la rage chez l'homme, est bien en accord avec le résultat des recherches anatomo-pathologiques, car elle retrouve chez le malade tous les signes morbides qui doivent résulter d'une myélite aiguë, qui part de l'endroit lésé pour suivre les nerfs périphériques jusqu'au système nerveux central.

Pendant la période d'incubation, le malade se porte généralement bien. La morsure se cicatrise et l'accident est la plupart du temps presque oublié, quand quelques symptômes, qui ne font presque jamais défaut, attirent de nouveau l'attention du malade sur sa lésion. Ces signes précurseurs consistent en douleurs et fourmillements dans les cicatrices de la plaie. Les douleurs sont lancinantes, souvent d'une grande intensité et s'irradient le long du membre mordu. Elles sont généralement suivies d'une sensation d'engourdissement ou de refroidissement du membre. Ces douleurs et sensations sont plus prononcées quand c'est la tête ou les membres supérieurs qui ont été mordus. Elles passent quelquefois presque inaperçues aux jambes. Le malade se montre, à cette période, souvent abattu, mélancolique; il s'isole de son entourage et perd tout intérêt pour ses occupations ordinaires. Ces symptômes, qui peuvent durer quelques jours, sont suivis d'une période d'excitation qui va toujours en augmentant pour aboutir aux vrais accès de rage. Le malade a un sommeil agité et tourmenté par des rêves effrayants; il souffre d'une céphalalgie intense et bientôt commence la période d'irritation nerveuse comprenant les manifestations spino-bulbaires suivies de délire (irritation de la couche corticale). Le malade accuse une sensation d'oppression, l'inspiration devient saccadée, il y a du hoquet, des nausées suivies de vomissements, et bientôt commencent les convulsions spasmodiques des muscles du pharynx et du larynx, accompagnées de salivation et de dysphagie, pendant lesquelles le malade, qui se sent étouffer, reste dans un état d'angoisse indescriptible. Les pupilles sont dilatées, mais réagissent vivement, les réflexes sont augmentés, le pouls fréquent. C'est à cette époque ordinairement que l'hydrophobie se déclare. Le malade qui, tourmenté par la soif, demande à boire, s'aperçoit que la déglutition du liquide provoque des spasmes laryngiens et pharyngiens. Il étouffe et chaque fois qu'il renouvelle la tentative, les mêmes phénomènes se déclarent. Ces spasmes le mettent dans l'impossibilité d'avaler ; il n'ose plus boire et repousse avec horreur les boissons qu'on lui présente. C'est ce phénomène qui a fait croire à l'existence de l'hydrophobie, le grand symptôme des anciens cliniciens dans cette maladie, et qui ne repose que sur une interprétation erronée. L'hydrophobie proprement dite n'existe pas. Le malade n'a pas horreur du liquide, car il ne demande pas mieux que de boire, mais il a peur des spasmes de déglutition provoqués par le liquide qu'il essaie d'avaler.

Pendant cette période d'excitation, tous les sens sont dans un état d'éréthisme extrême. Toutes les sensations deviennent douloureuses et peuvent provoquer des crises. Une lumière faible, un léger bruit font tressaillir le malade, la peau est hyperesthésiée, l'odorat devient d'une finesse extrême. Il y a souvent du priapisme et des éjaculations douloureuses. C'est à cette époque de la maladie qu'on observe quelquefois les vrais accès de rage, qui ont rendu cette maladie si terrible dans les racontars populaires. Le malade arrivé au suprême degré d'angoisse et de souffrances, court comme un fou furieux sur les personnes et les objets qui se trouvent à sa portée. Il se jette contre les murs dans l'espoir de finir ses souffrances en se tuant, il pousse des cris rauques qu'on a comparés aux hurlements du chien. Dans cet état, il essaie quelquefois de mordre son entourage. Ceci est pourtant rare, le plus souvent le malade, qui garde en partie sa lucidité d'esprit, prévient ses gardes de ne pas l'approcher de peur de leur faire mal. Pendant l'accès, la salivation est souvent très abondante, spumeuse. Cette salive renferme le contage de la rage, car, dans quelques essais, on a pu transmettre la maladie aux animaux en leur inoculant la salive de personnes enragées.

Il existe toujours de la fièvre dès le début de la maladie. Elle est souvent intense et la température peut monter à 41 ou 42°. On a quelquefois observé une augmentation de température après la mort, jusqu'à 43 et même 43°,5.

Cette période d'excitation extrême et de délire, est suivie d'une période dite paralytique, ordinairement très courte. Le malade ne peut plus se tenir debout, bientôt il se déclare une paraplégie complète, suivie de paralysie des muscles de la vessie et du rectum, des membres supérieurs et du tronc; la respiration devient de plus en plus embarrassée et la mort survient.

Les phénomènes que nous venons de décrire sont ceux qu'on observe dans la grande majorité des cas de rage, mais cette maladie peut se montrer sous un autre jour qui diffère, sous plusieurs rapports, de la rage ordinaire et à laquelle on donne le nom de rage paralytique. Dans cette forme, les phénomènes de paralysie se déclarent dès le début de la maladie, commençant dans le membre mordu, qui est d'abord le siège d'une sensation d'engourdissement et quelquefois de vives douleurs. La paralysie envahit peu à peu les muscles du tronc, ceux du visage, de la langue, etc. La sensibilité reste normale, et le malade meurt sans qu'on observe la période d'excitation.

Cette forme de la rage est d'une évolution beaucoup plus lente que la rage ordinaire. Tandis que celle-ci évolue en moyenne en trois ou quatre jours, la forme paralytique dure de sept à dix jours.

Pronostic. — Le pronostic est probablement absolument léthal. Les quelques cas de guérison de rage qu'on croit avoir observés sont sans doute basés sur des erreurs de diagnostic, car depuis que le traitement antirabique pasteurien a permis d'observer de près l'immense majorité des cas de rage, on n'a jamais constaté de guérison de rage déclarée. La guérison chez les chiens a au contraire été observée plusieurs fois.

Diagnostic. — Le diagnostic de la rage est assez facile quand on connaît les circonstances qui ont occasionné la maladie, c'est-à-dire la morsure par un animal enragé. Mais souvent le médecin ignore cette circonstance, le malade ou son entourage n'ont pas attaché grande importance à la morsure, souvent légère, qui s'est produite longtemps avant que la maladie se déclare, et quelquefois due à un animal dont on ne soupçonnait pas la rage, car la salive du chien peut être infectieuse sans que les symptômes de la rage se soient déclarés. Dans ces cas d'étiologie obscure, le diagnostic n'est pas toujours facile et la maladie a quelquefois été confondue avec le delirium tremens, avec certaines formes de manie aiguë ou avec le tétanos, d'autant plus qu'on observe quelquefois dans la rage de

l'opisthotonos et des spasmes universels rappelant les crampes téta-
niformes.

Traitement. — Jusqu'ici tous les traitements médicaux proposés
contre la rage semblent avoir échoué d'une manière complète. Il n'y
a donc pas lieu de s'arrêter à l'énumération des moyens proposés,
depuis le pèlerinage de Saint-Hubert, en Belgique, jusqu'aux injections de venin de serpent proposées par un médecin italien, d'autant moins que la méthode préventive imaginée par Pasteur et insti-
tuée aussitôt que possible après la morsure, permet d'arrêter le
développement de la maladie dans l'immense majorité des cas. Le
traitement antirabique appliqué actuellement à l'institut Pasteur à
Paris et dans de nombreux établissements similaires des pays où
la rage existe, a pour objet d'habituer l'organisme au virus rabique
en lui inoculant, par injections sous-cutanées, des quantités assez
considérables de virus, tel qu'il se trouve dans la moelle épinière du
lapin mort de rage, en commençant par l'inoculation d'un virus
affaibli pour finir par un virus très virulent.

Voici la description de cette méthode donnée par Pasteur dans sa
communication à l'Académie des sciences, le 26 octobre 1885.

« L'inoculation du virus rabique d'un chien enragé dans le système
nerveux du lapin, produit la rage chez cet animal, après une incubation plus ou moins longue, qui peut aller jusqu'à vingt jours. En
inoculant des fragments de moelle d'un lapin enragé à d'autres
lapins et en continuant ces inoculations successives de lapin à lapin
pendant un temps suffisamment long, on observe une diminution
dans le temps de l'incubation parce que la virulence augmente.
Après quelques passages, elle reste fixée à six ou sept jours et ne
s'abaisse plus. C'est avec ce virus fixe et très virulent, contenu dans
la moelle épinière du lapin, que sont faites les inoculations préventives basées sur les expériences suivantes.

« Si l'on détache des moelles de lapins enragés des longueurs de
quelques centimètres avec des précautions de pureté aussi grandes
que possible, et qu'on les suspende dans un air sec, la virulence
disparaît lentement dans ces moelles jusqu'à s'éteindre tout à fait.
La durée de l'extinction de la virulence varie quelque peu avec l'épaisseur des bouts de moelle mais surtout avec la température extérieure. Plus la température est basse et plus durable est la conservation de la virulence.

« Ces faits établis, voici le moyen de rendre un chien réfractaire à
la rage en un temps relativement court.

« Dans une série de flacons, dont l'air est entretenu à l'état sec par des fragments de potasse déposés sur le fond du vase, on suspend chaque jour un bout de moelle rabique fraîche de lapin mort de rage, rage développée après sept jours d'incubation. Chaque jour également on inocule dans la peau du chien une pleine seringue de Pravaz de bouillon stérilisé dans lequel on a délayé un petit fragment d'une de ces moelles en dessiccation, en commençant par une moelle d'un numéro d'ordre assez éloigné du jour où l'on opère pour être bien sûr que cette moelle n'est pas du tout virulente. Des expériences préalables ont éclairé à cet égard. Les jours suivants, on opère de même avec des moelles plus récentes, séparées par un intervalle de deux jours, jusqu'à ce qu'on arrive à une moelle très virulente, placée depuis un jour ou deux en flacon. »

Par cette méthode, Pasteur avait réussi à rendre absolument réfractaires à la rage un grand nombre de chiens et il n'a pas tardé à l'appliquer à l'homme. Les résultats ont été particulièrement heureux, comme il ressort, sans que le doute soit possible, des statistiques de l'institut Pasteur, et la mortalité va toujours en diminuant, surtout depuis qu'on a appliqué la méthode dite intensive, par laquelle on passe par la gamme des différentes forces de virus dans un espace de temps relativement court. La mortalité qui était en 1886, première année de l'application de la méthode, de 0,94 p. 100, s'est abaissée tous les ans. Elle était pour l'année 1892 de 0,22 p. 100 sur l'ensemble des inoculations.

La statistique des personnes mordues par des animaux dont la rage a été reconnue expérimentalement, donne des résultats tout aussi probants. La mortalité des malades de cette catégorie était, en 1892, de 0,74 p. 100 (128 traités), elle était de zéro, en 1891 (324 traités). Jusqu'ici les statistiques les plus favorables accusaient une mortalité de 15 à 25 p. 100.

DE CHRISTMAS, de Paris.

CHAPITRE XIII

MORVE

(FARCIN DES ÉQUIDÉS)

La morve se rencontre assez fréquemment chez les animaux de l'espèce chevaline. C'est une maladie extrêmement contagieuse, qui se transmet facilement à l'homme. Les personnes les plus exposées à la contagion sont, par conséquent, les palefreniers, les cochers, les bouchers.

La maladie se manifeste chez les chevaux soit par un ulcère, qui peut rester local, soit par une infection généralisée. Dans ce dernier cas, on trouve à l'autopsie souvent des lésions pulmonaires rappelant celles de la tuberculose et consistant en nodules, ulcérations et abcès métastatiques de divers organes.

Étiologie. — Le contage de la morve est un microbe en forme de bâtonnet très fin, rappelant celui de la tuberculose et qui se colore assez facilement avec les couleurs d'aniline. Il ne peut être confondu avec le bacille de Koch dans les préparations colorées, parce qu'il est décoloré par la solution acide, qui n'attaque pas la coloration du bacille tuberculeux. Il est facile à cultiver sur la pomme de terre, le sérum du sang, etc. Bang a pu extraire des cultures de morve une substance (la malléine), qui rappelle par ses effets ceux de la tuberculine. Inoculée aux animaux soupçonnés de morve, elle produit une forte fièvre chez l'animal atteint de cette affection, tandis qu'on n'observe aucune réaction chez l'animal non morveux. Ce moyen de diagnostic est sans doute appelé à rendre de grands services dans la prophylaxie d'une maladie dont les symptômes initiaux sont souvent méconnus, et il pourrait au besoin être appliqué à l'homme.

Symptomatologie et diagnostic. — La morve peut se manifester chez l'homme sous la forme localisée ou prendre d'emblée la forme généralisée sans qu'on ait observé une ulcération initiale. Dans ce dernier cas la maladie se manifeste par des douleurs rhumatismales, abattement, maux de tête, tous ces symptômes accompagnés d'une fièvre croissante, rappelant par son type celle de la fièvre typhoïde ou le rhumatisme articulaire aigu. La morve est en effet souvent au début confondue avec ces deux maladies, jusqu'au moment du développement des affections nasales caractéristiques, l'érysipèle de la face et l'éruption pustuleuse généralisée, dont le pronostic est fatal. Ces erreurs de diagnostic ne devraient plus être permises depuis que les recherches bactériologiques ont fait connaître les causes de la maladie. L'examen microscopique du pus des ulcérations ou d'un petit fragment du tissu ulcéré fait découvrir assez facilement le microbe spécifique, mais le meilleur moyen pour établir le diagnostic consiste dans l'inoculation des produits ulcérés au cobaye ou au cheval, où elle ne tarde pas à produire les lésions caractéristiques.

Le plus souvent la morve débute par une plaie d'inoculation, dont le siège ordinaire est un doigt. Il se forme alors un ulcère à bords décollés, creusés en dessous, renversés en dehors, irréguliers, déchiquetés, dont le fond plus large que l'ouverture fournit une sécrétion purulente, jaunâtre, gommeuse (Hallopeau). Cette ulcération est suivie de lymphangite et gonflement glandulaire. Souvent le bras se couvre d'une éruption pustuleuse, rappelant celle de la variole et cette éruption peut se généraliser sur tout le corps. Si la maladie commence sur la muqueuse du nez, il se forme une sécrétion purulente jaunâtre, persistante. Le nez gonfle et rougit. La maladie peut attaquer d'autres muqueuses, celle de la bouche, du pharynx, du larynx et des bronches.

La morve peut prendre un développement aigu se terminant presque toujours par la mort après quatre à six semaines. Mais, ordinairement, sa marche est plus lente. Les symptômes de cette forme chronique consistent surtout en formation d'ulcérations suivies de lymphangite. Les ulcérations peuvent guérir spontanément, mais elles sont ordinairement suivies de nouvelles poussées inflammatoires le long des vaisseaux lymphatiques, de nodosités et d'abcès métastatiques dans les muscles et les ganglions lymphatiques, inflammations des articulations et abcès osseux. Le malade dépérit lentement, sous l'influence de cette infection chronique, qui se manifeste par une fièvre assidue, sueurs nocturnes, diarrhée, amaigrissement général. Il prend l'aspect d'un phtisique et meurt d'épuisement après plusieurs mois ou quelques années de souffrances.

Le pronostic est grave. La forme aiguë est presque toujours léthale, la forme chronique finit dans la moitié des cas par la guérison. (Sur 34 cas de morve chronique, Bollinger a noté 17 cas de guérison.)

Traitement. — Un traitement chirurgical de l'ulcération primitive ne peut être institué avec quelque espoir de succès que tout au début de la maladie. Aussitôt que l'infection s'est propagée par les vaisseaux lymphatiques aux glandes, l'intervention chirurgicale devient inutile. Il est donc de la plus grande importance de pouvoir faire le diagnostic aussitôt que possible, ce qui, actuellement, ne présente aucune difficulté.

Comme médication interne contre la morve, on a cru tirer quelques avantages de l'emploi de l'iodure de potassium à haute dose et de l'arsenic. Les ulcérations nasales doivent être traitées par des injections ou des insufflations de poudres antiseptiques.

Un traitement symptomatique doit surtout être dirigé contre la fièvre et l'épuisement du malade.

De Christmas, *de Paris.*

CHAPITRE XIV

TUBERCULOSE

La tuberculose est l'affection virulente par excellence : c'est pourquoi nous la classons dans le chapitre général des maladies infectieuses. Si elle a certaines préférences, comme nous le verrons ailleurs, elle n'en est pas moins susceptible d'atteindre tous les organes. Elle ne ménage aucun âge, aucun sexe, aucune espèce animale. En raison même de la diversité de ses manifestations, il est utile, pour éviter des redites, d'étudier, une fois pour toutes, certains points généraux qui concernent toutes les lésions tuberculeuses quelle qu'en soit la localisation.

I

HISTORIQUE

Ecrire l'historique de la phtisie, c'est remonter à l'origine même de l'histoire médicale. Presque tous les auteurs anciens parlent de la φθισις, mais ils ne pénétraient pas dans les cadavres et il leur était impossible de décrire la maladie d'une façon précise. Ils ne connaissaient que les symptômes et ils déclaraient phtisique tout individu qui mourait de consomption. Encore cette connaissance des signes était-elle très vague ou du moins décrite d'une façon très confuse. La confusion dans ces idées était si grande que, pour étudier l'historique de cette question, on ne peut citer que les chefs d'école qui ont contribué, par des recherches personnelles et originales, aux progrès de ce chapitre.

Pendant de nombreux siècles les pathologistes décrivaient plusieurs variétés de phtisie. A la fin du siècle dernier, l'étude de ce chapitre, éclairé par les recherches de Bayle et le génie de Laënnec, prend un aspect nouveau, non seulement au point de vue symptomatologique, mais surtout au point de vue anatomo-pathologique. Plus tard, Louis, poursuivant avec passion les études de Laënnec, développe ce chapitre et le présente sous une forme claire et précise. Mais il faut arriver à une période plus récente encore pour connaître la nature et l'essence même de la phtisie. En 1865, Villemin prouve l'inoculabilité de la tuberculose et quelques années après cette immortelle découverte, Koch isole et cultive le microorganisme de cette affection. On peut donc diviser l'historique de ce chapitre intéressant en trois grandes périodes : 1° la période ancienne, qui commence aux temps les plus reculés et qui s'arrête à Laënnec ; 2° la période moyenne, qui commence à Bayle et à Laënnec et qui finit à Villemin ; 3° la période contemporaine commence à Villemin et se termine de nos jours.

II

ÉTIOLOGIE

Avant Villemin, la question de l'étiologie de la tuberculose était une des plus controversées et des plus obscures. On ignorait la nature de cette maladie ; les uns disaient : lésion inflammatoire ; d'autres néoplasme ; le plus grand nombre voyait là un produit de la déchéance de l'organisme : la tuberculose était une façon de mourir, elle était le produit et le témoignage d'une déchéance (Peter).

L'étiologie de cette maladie était donc très complexe. Comment aurait-on pu se faire une idée nette des causes d'une maladie dont on ignorait la nature même ? Presque tous les cliniciens croyaient à l'hérédité de la tuberculose et sur ce point seul l'accord semblait à peu près établi. Quelques-uns, à l'exemple des anciens, avançaient timidement qu'elle était contagieuse, mais ce n'est qu'à partir des expériences de Villemin que la clarté commença à se faire dans cette question. Villemin démontra que la tuberculose était inoculable et transmissible, Koch vint ensuite montrer quelle est la cause essentielle de la maladie, en isolant le bacille pathogène qui porte son nom et en prouvant qu'il est la cause unique et nécessaire de toute tuberculose.

Les recherches de Villemin, au moment où elles parurent, firent une révolution. On les admit avec réserve et même on en contesta la valeur. Comment à cette époque expliquer et comprendre qu'une parcelle de matière caséeuse introduite sous la peau d'un animal pouvait provoquer une granulie généralisée? Il manquait alors à la science la notion et la connaissance des germes infectieux, de ces microorganismes qui, introduits dans l'organisme, peuvent y pulluler et y reproduire de toutes pièces la maladie. Aussi les idées de Villemin furent-elles vite délaissées en France, au grand profit des pathologistes allemands, qui les exploitèrent. Mais peu à peu, avec les découvertes de Pasteur et les progrès de la microbiologie, on arriva à découvrir l'agent pathogène de certaines maladies et bientôt à établir l'analogie entre ces maladies et la tuberculose, dont on ne connaissait pas encore le microorganisme. Il ne restait qu'à montrer le microbe pathogène pour parfaire l'édifice : Robert Koch le découvrit en 1882.

A partir de ce moment la lumière était faite sur la cause de la tuberculose, que l'on peut définir : *une maladie microbienne, infectieuse, contagieuse et transmissible; sa cause est unique et toujours la même : le bacille de Koch.* La question est donc résolue. Evidemment aujourd'hui, et pour tous, toute tuberculose est due à un bacille pathogène : elle ne peut exister sans cela. Est-ce à dire néanmoins qu'il ne nous reste plus rien à apprendre au sujet des causes de cette maladie? Non, car en clinique nous nous trouvons placé dans des conditions plus complexes que celles de l'expérimentation ; et à côté du bacille, cause unique et nécessaire de toute tuberculose, il nous reste la grande question de la réceptivité, de l'opportunité morbide, en un mot du terrain propre au développement du bacille.

Tout organisme n'est pas également propre à la culture du bacille. Certains sujets sont très prédisposés, et d'autres jouissent d'une immunité considérable pour le bacille de Koch, et c'est précisément ces prédispositions personnelles, congénitales et acquises, que nous devons étudier avec un soin particulier. L'accord est loin d'être fait sur la plupart de ces questions. Les belles recherches de Metschnikoff nous ont appris que l'organisme n'est pas un milieu inerte de culture, mais qu'il réagit contre l'envahissement de ces agents infectieux; et nos éléments vivants, cellules de nos organes ou cellules lymphatiques, et principalement ces dernières, entrent en lutte avec ces agents pathogènes, les enveloppent, les emprisonnent dans leur protoplasma et les tuent. Dans le cas contraire elles sont vaincues par les microorganismes et succombent. Au niveau de toute lésion tuberculeuse à son début nous voyons un amoncellement considérable de cellules lymphatiques. Ces leucocytes viennent, luttent avec ces germes étrangers en les englobant dans leur masse : souvent les lésions primitives guérissent et l'organisme est sauvé. D'autres fois les leucocytes succombent et le champ reste libre aux bacilles. Il est bien évident que les cellules géantes, centre de figure de tout follicule tuberculeux, ne sont autre chose qu'une lymphatique, qui a succombé ainsi dans sa lutte contre les bacilles.

A côté de cette lutte des cellules vivantes de l'organisme, leucocytes, phagocytes ou macrophages, contre les éléments pathogènes introduits dans l'organisme, il faut admettre un autre mode de résistance à l'infection microbienne. Il existe dans certaines humeurs de l'organisme, le sérum du sang, la lymphe, des principes toxiques pour les microbes et qui empêchent complètement ceux-ci de se développer.

Ces principes encore indéterminés, mais dont on connaît quelquesuns, rendent l'organisme réfractaire. Telle, par exemple, la sérosité vaccinale qui confère l'immunité contre la variole. Ces principes toxiques peuvent être introduits accidentellement ou artificiellement dans les humeurs, ou s'y trouver naturellement. C'est ainsi que l'on peut expliquer comment des individus placés dans les mêmes conditions et soumis aux mêmes causes de contagion contractent la maladie ou restent indemnes. « En un mot, nous ne sommes pas tous des bouillons de culture pour le bacille de Koch. » (Trélat.) Certains organismes sont réfractaires à la maladie, d'autres luttent contre l'infection et finissent par s'en débarrasser ou au moins résistent longtemps, d'autres enfin, incapables de prendre le dessus, succombent rapidement.

Nous observons donc des variations individuelles considérables de la réceptivité. Mais à côté de cela, certaines causes peuvent rendre un organisme, primitivement réfractaire, capable de contracter la maladie. C'est ce qu'on a appelé les causes prédisposantes, et elles sont innombrables dans la tuberculose, et très complexes : prédispositions héréditaires, maladies antérieures, dépression morale, excès de toutes sortes qui mettent l'organisme dans un état d'infériorité pour la lutte.

En tête de ces causes nous avons placé l'hérédité, non pas comme cause directe de la maladie, car, pour nous, l'hérédité ne joue que le rôle accessoire de cause prédisposante ; un fils né de tuberculeux ne vient pas au monde porteur de bacilles, sauf dans quelques cas exceptionnels que nous apprendrons à connaître ; il est simplement en état de réceptivité plus grande car il est né de parents affaiblis par la maladie, il est en état d'infériorité pour la lutte contre l'infection. Est-ce à dire alors que toutes les maladies des ascendants, cancer, goutte, arthritisme, procréeront des enfants également sujets à la tuberculose? N'existe-t-il pas pour les fils de tuberculeux une prédisposition plus grande et toute spéciale de ces organismes pour l'infection par le bacille de Koch? Nous voulons parler de l'imprégnation des tissus fœtaux par les toxines sécrétées et versées dans le sang maternel par les bacilles qui évoluent chez la mère. Ces toxines semblent en effet, d'après l'expérimentation, augmenter la réceptivité de l'organisme pour le bacille de Koch, et, s'ils peuvent passer à travers le placenta, il semble naturel d'admettre cette idée qui plaît à première vue, que l'enfant viendra ainsi au monde chargé de toxines qui rendent son organisme plus réceptible pour le bacille de la tuberculose. C'est un terrain tout prêt qui n'attendrait que l'ensemencement pour devenir tuberculeux. Nous reviendrons plus loin sur cette importante question.

A côté du bacille de la tuberculose, il faut accorder une certaine influence dans l'étude des accidents de cette maladie et de leur étiologie, aux causes multiples d'inflammation, de suppuration, de gangrène, auxquels le tuberculeux comme tout autre individu, et plus que tout autre peut-être, est constamment exposé. Il nous faut tenir compte des infections concomitantes de l'organisme par des microbes variés et divers. Les infections mixtes, les associations bactériennes dont nous allons parler dans un autre chapitre, donnent à la tuberculose des allures et des formes diverses, une évolution et une gravité très variables, suivant les cas.

La tuberculose expérimentale ne présente pas les conditions si complexes de la tuberculose clinique. Cependant l'expérimentation a permis d'élucider la plupart des questions étiologiques dont nous allons nous occuper. Il faut donc accorder, dans cette étude, une large place à la tuberculose expérimentale qui a permis de réaliser dans ces dernières années des progrès immenses dans presque toutes les questions médicales.

Nous diviserons les causes de la tuberculose en deux groupes : d'une part, les causes déterminantes, d'autre part, les causes prédisposantes. En d'autres termes, nous étudierons d'abord le germe, le bacille, cause déterminante unique pour la tuberculose, puis le terrain, c'est-à-dire les causes qui prédisposent un organisme à contracter la maladie.

A. — CAUSES DÉTERMINANTES

Avant les merveilleuses découvertes de Villemin et de Koch, on donnait un nombre infini de causes capables de provoquer la tuberculose. Maintenant on sait qu'il n'y en a qu'*une* seule, elle est toujours la même, et absolument indispensable : le bacille de la tuberculose.

PORTES D'ENTRÉE DU BACILLE. — Villemin prouva que la tuberculose est inoculable et voici avec quelle simplicité il pratiquait ses expériences : il faisait à l'oreille d'un lapin, à l'aine ou à l'aisselle d'un chien, sur une petite surface préalablement rasée, une plaie sous-cutanée si petite et si peu profonde qu'elle ne donnait pas la moindre gouttelette de sang. Puis il introduisait, de façon à ce qu'elle ne puisse s'en échapper, une petite parcelle de matière tuberculeuse. Il provoquait ainsi des tuberculoses généralisées; mais sa manière de procéder n'était pas exempte de reproche et pour refaire cette expérience, il faut se mettre dans certaines conditions que Villemin ignorait à l'époque où il expérimenta à ce sujet. Voici les règles à suivre : le choix de l'animal n'est pas indifférent. Certains animaux deviennent facilement tuberculeux, même sans inoculation; d'autres résistent d'une façon presque absolue à l'infection. Villemin se servait du lapin. On lui en fit le reproche en alléguant que cet animal devient tuberculeux avec la plus grande facilité : « Le lapin est follement tuberculisable. » (Béhier.) On croyait en effet pouvoir produire sur lui des lésions tuberculeuses, en lui inoculant des substances diverses. Mais dans ce cas on n'avait pas pris les précautions nécessaires, et on a pu introduire, sans le savoir, des bacilles sous la peau des animaux ou bien encore on n'a pas eu le soin de soustraire les animaux en expérience à toutes les causes de contagion, qui les entouraient.

Il faut en effet être certain que l'on n'introduit sous la peau d'un animal aucun élément étranger, aucun autre microbe que celui à expérimenter. Il faut se servir d'instruments d'une propreté parfaite. Il faut opérer avec tous les soins d'asepsie nécessaires et faire des plaies aussi minimes que possible pour éviter qu'elles ne soient contaminées par les poussières de l'air. Le procédé le plus élégant d'inoculation est celui de Conheim et Baumgarten, qui consiste à introduire la matière tuberculeuse dans la chambre antérieure de l'œil d'un lapin. On assiste ainsi, comme sous un verre de montre, au développement de la colonie bacillaire, qui peu à peu est entraînée dans l'organisme tout entier et y provoque des lésions bacillaires plus ou moins étendues.

Un animal inoculé doit être soigneusement mis à l'abri de toute cause de contamination ou de contagion. Il faut l'isoler et le placer dans de bonnes conditions hygiéniques.

Les expériences vraiment concluantes n'ont pu être faites qu'après la découverte de Koch et la culture, par ce savant, du bacille spécifique.

Koch et les différents expérimentateurs qui vinrent après lui ont nettement établi que la tuberculose est transmissible et que l'élément capable de transmettre la maladie et de la reproduire de toutes pièces dans tous les cas est le bacille de la tuberculose.

INGESTION. — La tuberculose n'est pas seulement inoculable, elle est aussi contagieuse à distance; elle peut se transmettre de beaucoup de façons et les portes d'entrée du bacille sont nombreuses. Une grande voie d'inoculation de la maladie est le tube digestif. Chauveau est le premier, qui ait démontré que la matière tuberculeuse ingérée pouvait infecter l'organisme. En 1868, il fit éclore la tuberculose chez trois génisses, après avoir fait ingérer à chacune d'elles 30 grammes de matière tuberculeuse. En 1870, il publia de nouvelles observations concluantes. Parrot, Anfrecht, Klebs, Böllinger, Toussaint, réussirent à rendre tuberculeux des lapins, des singes, des cobayes, des moutons, des porcs, etc., en leur faisant avaler de la matière tuberculeuse prise chez l'homme ou chez des animaux.

A côté de ces résultats positifs, il y en a de négatifs : comment les expliquer?

Les bacilles sont attaqués par le suc gastrique, mais cette sécrétion n'est pas toujours capable de détruire tous les bacilles qui pénètrent dans l'estomac. Koch admet que le suc gastrique détruit les bacilles de la tuberculose, mais reste sans action sur les spores de ces microorganismes.

Est-il besoin d'une solution de continuité, d'une plaie du revêtement épithélial? Les expériences de Orth semblent prouver cette opinion. Cet auteur arrivait en effet parfaitement à reproduire la tuberculose chez des animaux, en leur faisant avaler des tubercules crétacés de la pommelière, tandis qu'il échouait souvent avec les tubercules dépourvus de sels calcaires. Il expliquait ces résultats par ce fait que les tubercules crétacés, grâce à leurs aspérités, déchiraient le revêtement épithélial et permettaient ainsi aux bacilles de pénétrer dans les voies de l'absorption. Il est possible qu'une plaie de l'épithélium facilite la pénétration du bacille. Mais il semble prouvé aujourd'hui que cette condition n'est pas absolument nécessaire. Les bacilles peuvent pénétrer dans l'organisme en se glissant entre les cellules du revêtement épithélial et leur mode d'entrée le plus certain doit être évidemment le suivant : il existe constamment dans le tube digestif des leucocytes migrateurs qui, au moment de la digestion, se chargent des particules graisseuses préparées par les phénomènes de la digestion, et qui, une fois chargés, rentrent dans la circulation générale ou lymphatique en traversant le revêtement épithélial de l'intestin. Ces leucocytes migrateurs perforent le plateau cuticulaire des cellules cylindriques de la muqueuse, puis cheminent dans le protoplasma cellulaire et se rendent ainsi dans le lymphatique central de la villosité d'où ils passent dans le torrent circulatoire. Ils se sont normalement chargés des graisses de la digestion; on peut donc admettre qu'ils peuvent englober de la même façon des bacilles tuberculeux accidentellement répandus dans le tube digestif et rentrer ainsi chargés de bacilles, qu'ils vont porter dans tout l'organisme.

On voit donc que la tuberculose peut très aisément se transmettre par la voie digestive. Nous verrons plus tard quelle déduction nous devons en tirer.

Inhalation. — Il existe une troisième voie que peut prendre le bacille de Koch pour infecter l'organisme, et ce mode de contamination est certainement le plus habituel. Je veux parler des organes de la respiration. Et d'abord nous savons que les bacilles de Koch, qui ne peuvent se développer à la température de 18 degrés, résistent à la putréfaction, à la dessiccation et à des températures très élevées et très basses. Les bacilles existent dans les crachats des phtisiques et dans les sécrétions de tous les organes atteints de tuberculose. Les produits des sécrétions et d'excrétions répandus partout laissent en liberté des bacilles de Koch nombreux, qui se mêlent aux poussières de l'air et sont inhalés pendant l'inspiration.

Il est admis aujourd'hui que c'est à cette pénétration des bacilles de Koch ou de parcelles de tubercules que sont dus la plupart des cas de phtisie pulmonaire.

Des expériences nombreuses ont prouvé la réalité de cette assertion : on est arrivé à produire la tuberculose en injectant des parcelles de matière tuberculeuse dans la trachée des animaux, ou en faisant inhaler à des animaux des poussières liquides ou solides, tenant en suspension des bacilles.

Lippl, à Munich, pratiqua les premières expériences dans ce sens. Il introduisit dans la trachée d'un animal du tubercule; mais il obtint des résultats peu concluants. Tappeiner plaça des animaux chaque jour pendant quelques heures, dans un espace clos de toute part, où l'air était infecté par des crachats de phtisiques. Il opéra aussi de la façon suivante. Il mit en suspension dans de l'eau du pus recueilli dans une caverne tuberculeuse et à l'aide d'un pulvérisateur, il projetait le liquide dans des cages ouvertes d'un seul côté des animaux, des chiens. De ces deux façons, il obtint des résultats positifs. Dans le plus grand nombre de cas, ses animaux devinrent tuberculeux et moururent porteurs de lésions manifestes. Tappeiner conclut que la tuberculose pouvait se transmettre par inhalation.

L'observation suivante empruntée à Rech est bien plus concluante. Dix nouveau-nés, mis au monde par une sage-femme manifestement tuberculeuse, moururent, à Meinenbourg, de tuberculose méningée, dans l'espace de quatorze mois tandis qu'aucun accident de ce genre ne se produisit chez les enfants mis au monde par les autres sages-femmes. Cette femme avait l'habitude d'aspirer les mucosités des premières voies et de faire des insufflations dans les voies aériennes des enfants, même quand ils ne présentaient pas de signes d'asphyxie.

Les expériences de Koch et de Baumgarten sont encore plus concluantes. Elles ont été faites avec des cultures pures de bacilles. Koch délaye dans de l'eau stérilisée une culture de son bacille de façon à pouvoir projeter ces bacilles dans les voies respiratoires d'un animal au moyen d'un pulvérisateur à vapeur. La culture une fois agitée avec le liquide, on laisse reposer le mélange et on ne prend que la partie supérieure absolument claire. Ce liquide est projeté dans la cage des animaux, disposée de telle façon que cette pulvérisation soit inoffensive pour l'opérateur. Les animaux sont ensuite retirés de cette cage et séparés les uns des autres, dans de bonnes conditions hygiéniques et à l'abri de toute autre cause de contagion. Tous les lapins et cobayes qui ont servi à ces expériences sont morts tuberculeux ou trouvés porteurs au bout de quelque temps de granulations tuberculeuses du poumon absolument caractéristiques. Ces tubercules ressemblent absolument à ceux produits par l'inhalation de crachats tuberculeux desséchés ou dilués dans l'eau. Ce sont des tubercules plus ou moins volumineux

professeurs des écoles vétérinaires, sont venus affirmer que l'hérédité
tuberculeuse paraissait impossible ou était du moins exceptionnelle
et scientifiquement peu admissible. Pour démontrer au surplus
que nos idées triomphent, nous allons rapporter le résumé des
discussions.

M. Nocard expose les résultats de ses recherches sur la part
relative de l'hérédité et de la contagion de la tuberculose chez les
bovidés. Il estime que l'hérédité joue un rôle très minime. La contagion est surtout le facteur le plus puissant de la tuberculose, mais
pour qu'il y ait contagion il faut contact intime et prolongé. Ainsi,
dans deux étables voisines, à porte de communication toujours
ouverte, on voyait une étable présenter de nombreux cas, l'autre
restait indemne.

M. Empis déclare que la tuberculose humaine offre des faits tout
opposés et que, pour lui, la contagion, même entre mari et femme,
lui semble ne pas exister. Il ne craint pas d'affirmer qu'il ne connaît
pas un seul exemple de contagion chez l'homme.

M. Nocard répond qu'il ne nie pas absolument l'hérédité, mais
que les animaux qu'il signalait dans son mémoire et qui étaient
issus de parents tuberculeux, ont été visités neuf mois après, ce qui
est beaucoup dans la vie d'un veau, et qu'on les a trouvés sains, ce
qui prouve que l'hérédité n'est pas fatale.

M. Hérard ajoute que les faits de contagion chez l'homme ne
peuvent être niés, surtout dans les ménages, contrairement à l'opinion de M. Empis.

D'après M. d'Hôtel, c'est surtout à la campagne que l'on peut le
mieux observer les cas de contagion de la tuberculose, car là on
a affaire à une population sédentaire facile à observer tant au
point de vue actuel que passé. Il a pu ainsi, pour une période de
plus de cinquante ans de pratique dans des villages agricoles, étudier
les rapports de l'hérédité et de la contagion sur une cinquantaine
de séries d'observations comprenant de deux à douze malades.

La tuberculose ne lui paraît pas héréditaire dans le sens absolu
du mot, il y a hérédité de prédisposition. La tuberculose est
d'autant plus contagieuse que la population est plus dense. La
tuberculose ne se crée pas, elle s'importe.

M. Coudray présente une statistique de ses malades au point de
vue de l'influence de l'hérédité et de la contagion dans les tuberculoses
externes. Sur soixante-quinze cas de tuberculose chirurgicale infantile, il trouve seulement dix héréditaires. L'auteur pense que la tuberculose héréditaire est rare et la contagion au contraire fréquente.

M. Degive déclare que la tuberculose est actuellement un fléau pour l'agriculture belge. L'auteur montre de plus que la contagion est ici surtout en cause, et non l'hérédité. Au point de vue sanitaire, on doit considérer la contagion comme la seule cause dont il faille se préoccuper.

Nous sommes donc aujourd'hui en présence de deux opinions : la première mollement défendue, l'hérédité de germe ; d'autre part, l'hérédité rare de la prédisposition morbide. Je vais examiner l'une et l'autre de ces opinions, chercher ce qu'il y a de vrai dans chacune d'elles, établir enfin par des expériences et des observations cliniques ce qu'il faut garder de l'hérédité dans l'étiologie de la phtisie.

Hérédité du germe. — Il est maintenant établi d'une façon irréfutable que la tuberculose est une maladie spécifique ; nul ne conteste plus que le bacille de Koch en est l'élément pathogène. Dans ces conditions l'hérédité n'existera que si le bacille lui-même passe des ascendants à l'enfant. Ce passage peut avoir lieu à deux époques : 1° au moment de la conception ; 2° pendant la vie intra-utérine, à travers le placenta sain et normal. Il est évident que si le placenta, ou les enveloppes de l'œuf, présentent des lésions tuberculeuses, ce qui est l'exception, nous nous trouvons en présence d'un mode spécial de contamination, de contagion.

Graine paternelle. — Au moment de la conception, la graine peut être apportée par le spermatozoïde ou préexister dans l'ovule. Dans le sperme, Bozzolo, Mièpce, Kurt Jani ont trouvé des bacilles, même dans le cas où les organes génitaux ne présentaient pas de lésions tuberculeuses. M. Landouzy a fait, sur des cobayes, des expériences qui prouvent parfaitement la virulence du sperme dans le cas où l'animal est tuberculeux. Mais on n'a jamais trouvé le bacille dans le spermatozoïde lui-même, et encore faudrait-il que le bacille se trouve dans la tête du spermatozoïde, car cette partie seule pénètre dans l'ovule pour le féconder. Or, jamais un noyau de cellule n'a été vu contenant un bacille ; pourquoi le spermatozoïde ferait-il exception à la règle ? De plus la fécondation se fait dans la trompe de Fallope, et c'est par ses mouvements propres que le spermatozoïde se porte jusque-là au-devant de l'ovule. Le bacille tuberculeux est immobile, il reste avec la liqueur séminale, loin du point où se fait la fécondation ; il pourra tout au plus produire une tuberculose des organes génitaux maternels et peut-être des enveloppes de l'œuf. Enfin nous citerons les conclusions de Kurt Jani :

en supposant que le spermatozoïde ait apporté dans l'ovule le bacille de la tuberculose, aucune expérience ne pourra jamais faire connaître si cet ovule ainsi infecté serait apte à donner naissance à un fœtus.

Graine maternelle. — La graine préexiste-t-elle dans l'ovule? Seul Baumgarten a trouvé une fois un ovule porteur d'un bacille, après fécondation artificielle d'une lapine par du sperme tuberculeux. Mais quel aurait été le sort du bacille et de l'ovule? Il est impossible de rien avancer à ce sujet.

Pendant la vie intra-utérine, le fœtus, encore indemne de tuberculose, peut-il recevoir dans son organisme des bacilles que lui transmettrait sa mère à travers le placenta? De nombreuses expériences faites dans ce sens sont contradictoires. Straus, Chamberland, Perroncito, etc., montrent que le passage du bacille anthracosis est impossible à travers le placenta, tandis que Koubassof, Arloing, trouvent qu'il est possible. Pour le bacille de Koch, les mêmes contradictions se retrouvent; tandis que Koubassof considère que le passage est constant et normal, Malvoz, Straus et Chamberland croient que ce passage se fait très rarement, et Sanchez Toledo n'a que des résultats négatifs : provoquant, chez une lapine grosse, une tuberculose généralisée en lui injectant dans les veines une culture pure de bacilles, il recueille le fœtus avec toutes les précautions nécessaires pour éviter la contamination par les liquides maternels. Dans ces cas il ne retrouve jamais de bacilles dans les organes; les inoculations faites à d'autres animaux avec ces organes ne provoquèrent jamais de tuberculose.

Comment fallait-il interpréter ces résultats? Malvoz semble avoir trouvé la solution de ce problème en partant de la loi de Wissokovieth : La non-élimination des bactéries par les membranes filtrantes (reins, muqueuses intestinales) à l'état normal. Il remarqua tout d'abord que le placenta ne retenait pas les microorganismes, ni même les particules solides (cinabre, indigo) injectées dans le sang, comme le font au contraire le foie, la rate, la moelle des os. Il arriva à énoncer cette loi : « Le placenta ne constitue pas un organe de prédilection pour la fixation des éléments étrangers en circulation dans le sang. »

Il n'y a aucune communication directe entre le sang maternel et le sang fœtal, mais si l'on suppose qu'une déchirure vasculaire se produise avec hémorragie à ce niveau, le passage pourra alors s'effectuer. Un choc, une ecchymose créeront de même une porte d'entrée pour les microorganismes; on peut donc expliquer ces passages des bactéries de la mère au fœtus par une lésion du placenta. Malvoz a trouvé en effet, dans un cas de mort de la mère par le charbon, un foyer hémorragique où la disposition des bacilles en chaînettes semblait indiquer que les microorganismes s'étaient multipliés au niveau de la lésion même. De toutes les maladies, celle que l'on retrouve le plus fréquemment chez le fœtus est la variole, et l'on sait combien cette maladie est souvent hémorragique.

Il semble donc bien établi qu'il faut une lésion du placenta pour permettre le passage des microorganismes de la mère au fœtus. Le bacille tuberculeux n'existe pas normalement dans le sang des phtisiques. Firket a entrepris de prendre la mesure du degré d'infection bacillaire du sang, il est arrivé à ce résultat : « les signes anatomiques d'infection bacillaire du sang font défaut dans plus de la moitié des cas ». Les bacilles injectés dans le torrent circulatoire y disparaissent très vite, et ne s'arrêtent pas dans le placenta. Enfin le placenta est très exceptionnellement tuberculeux, à moins qu'il n'y ait généralisation de la tuberculose. Voilà autant de conditions qui rendent bien difficile le passage du bacille.

Reste la théorie des toxines. Ces dernières peuvent, suivant certains auteurs, traverser l'organe placentaire et imprégner le fœtus pendant sa vie intra-utérine. Ces toxines prépareraient ainsi un terrain de culture très favorable à l'éclosion de la tuberculose, ou même ensemenceraient ce terrain. Suivant nous, cette hypothèse (il n'y a aucune preuve ni expérimentale ni clinique) est absolument fausse. D'abord les produits solubles d'un microbe quelconque sont incapables de reproduire les lésions mères de l'affection primitive ; ils provoquent chez le sujet imprégné les phénomènes généraux très graves d'une infection quelconque d'origine organique. L'expérimentation nous prouve en outre que ces toxines, inoculées à un animal, causent des accidents très aigus qui tuent le sujet en quelques jours. Donc ici encore il nous est impossible d'admettre que l'organisme du nouveau-né, issu de parents tuberculeux, est saturé de toxines, d'origine paternelle ou maternelle, toxines qui mettront des années à révéler leur existence. Koch a voulu nous prouver tout le contraire en injectant sa tuberculine à des phtisiques.

PREUVES EXPÉRIMENTALES. — J'ai fait de mon côté, depuis plusieurs années, une série d'expériences sur l'hérédité tuberculeuse :

Première expérience. — Un lapin rendu tuberculeux, ayant fécondé une lapine saine, devient père de six lapereaux sains que j'éloigne immédiatement du foyer de contagion. Chez l'un des lapins, sacrifié au bout de dix jours, on ne découvre aucune trace de tuberculose. Un autre lapin, sacrifié au bout de vingt jours, ne décèle rien. Un troisième est tué le trentième jour, et tous les organes sont reconnus sains. Des trois autres congénères, aucun n'est devenu tuberculeux ; l'un est mort d'un accident, et j'ai pu élever facilement les deux autres, dont aucun n'est mort tuberculeux.

Deuxième expérience. — Un lapin tuberculeux a fécondé une lapine également rendue tuberculeuse quelques jours avant le coït. Naissance de six lapereaux vivants et d'un fœtus mort. La mère mourut tuberculeuse quelques jours après la délivrance et le père est mort d'une phtisie pulmonaire avant même la fin de la grossesse. Je n'ai découvert aucune lésion tuberculeuse chez le fœtus mort. Avec le foie et la rate de ce fœtus, j'ai fait néanmoins des inoculations à d'autres lapins dont aucun n'est devenu tuberculeux ; l'un est mort d'un accident, et j'ai pu élever facilement les autres dont aucun n'est mort de la tuberculose.

Troisième expérience. — Avec un lapin né d'un père tuberculeux, j'ai fait couvrir une lapine issue de deux parents également tuberculeux ; ces deux conjoints étaient congénères par leur père. Naissance de sept lapereaux dont aucun n'est mort de la tuberculose.

Quatrième expérience. — Maintes fois, j'ai enlevé 3 ou 4 grammes de sang à ces rejetons de tuberculeux et je l'ai transfusé à des lapins d'origine saine ; aucun lapin n'est devenu tuberculeux par cette inoculation intravasculaire.

Cinquième expérience. — J'ai inoculé une culture de bacilles à trois lapins provenant de cette quatrième génération, ils sont morts très rapidement de lésions tuberculeuses variées du dixième au quarante-septième jour.

TUBERCULOSE FŒTALE. — Il existe cependant des faits indéniables de tuberculose fœtale. Je laisse à dessein de côté les cas de tuberculose infantile pour y revenir tout à l'heure. Mais ces cas rares, suivant Virchow et la plupart des phtisiologues, de tuberculose fœtale, ne prouvent-ils pas au contraire que si les bacilles pénètrent dans l'organisme d'un fœtus, ils y développent immédiatement une tuberculose ? Car on ne peut admettre l'opinion de Baumgarten, que l'organisme fœtal offre une grande résistance à l'infection bacillaire : tout nous prouve le contraire.

Tout aussi inadmissible est cette deuxième opinion qui dit que les bacilles introduits dans le corps du fœtus peuvent y séjourner à l'état de larve et dormir, sans signaler leur présence, pendant dix, vingt ans et même plus. Les auteurs qui soutiennent cette forme d'hérédité latente, doivent revenir un instant à leurs brillantes expérimentations. Quelle que soit la petite dose de bacilles inoculés à un animal, quelle que soit la résistance vitale du sujet, l'animal soumis à l'expérimentation ne résiste jamais plus d'un an ou deux à l'éclosion de la tuberculose; il succombe d'autant plus vite qu'il est plus jeune. Dépassé ce temps, l'animal expérimenté résiste au bacille qui meurt sur place sans produire de lésion, ou qui est rejeté au dehors de l'organisme triomphant. Les bacilles dans l'organisme se développent ou disparaissent par le fait de la phagocytose de Metchnikoff.

Le fœtus tuberculeux ne soutiendra pas un instant la comparaison avec le fœtus syphilitique. Tandis qu'on découvrira les lésions rares qui sont, du reste, primitives chez le fœtus bacillaire, presque tous les viscères du jeune syphilitique présentent des lésions profondes et tertiaires. En outre, dans la vraie hérédité syphilitique, on ne découvre jamais le chancre primitif; dans la pseudo-hérédité bacillaire, on trouve, surtout chez le fœtus, l'accident primitif de la tuberculose, c'est-à-dire des bacilles ou des granulations à peine formées. En un mot, le fœtus syphilitique continue le cycle d'une maladie déjà commencée, qu'il a héritée de son père; le fœtus tuberculeux recommence une maladie tout entière et toute neuve, parce qu'il l'a reçue par contamination.

TUBERCULOSE INFANTILLE. — Restent les cas de tuberculose infantile. Nous prouvent-ils l'hérédité de la graine ? Chez la plupart des enfants, la tuberculose revêt une forme aiguë, exactement comme dans l'expérimentation animale. En cherchant chez de nombreux enfants morts de méningite tuberculeuse, Lannelongue a bien retrouvé des foyers plus anciens dans le foie et les poumons, mais rien dans les ganglions lymphatiques. Rien n'est encore moins prouvé que l'hérédité vraie de ces formes de tuberculose. A combien de causes de contagion sont donc exposés ces enfants depuis leur naissance, depuis le moment même où ils ont pu être infectés par les sécrétions du vagin et de la vulve? Le nouveau-né tète un lait chargé de bacilles; les baisers de ses parents tuberculeux, de sa nourrice, des personnes qui l'entourent, les poussières de la chambre, les linges souillés par les crachats, la salive ou les autres sécrétions pathologiques des parents, sont autant de chances de contagion pour cet enfant, né déjà dans de mauvaises conditions de vie, mal préparé à la lutte.

Nous arrivons donc à dire : l'hérédité directe ou du germe est impossible au moment de la conception, elle est très rare pendant la vie intra-utérine et ces cas ne sont en somme que des cas de contagion directe de la mère au fœtus par le *placenta malade*. Dans tous les cas de ce genre nous assistons à un développement intra-utérin de la tuberculose, ce qui nous prouve que le bacille ne peut rester à l'état latent dans l'organisme de l'enfant.

Une autre preuve de la non-hérédité de la tuberculose est la suivante :

Pour admettre et être certain qu'une tuberculose est héréditaire, il faudrait être sûr que toute personne qui devient tuberculeuse a été absolument soustraite à toute cause de contagion depuis sa naissance. Or, nous sommes tous exposés à être infectés par les nombreux bacilles qui nous entourent; pourquoi admettre la contagion dans la moitié des cas, et ne pas l'admettre aussi pour ces prétendus héréditaires bien plus exposés que nous, puisqu'ils ont eu dès leur enfance la tuberculose installée à leur foyer?

REMARQUES CLINIQUES. — Tout le monde sait qu'il existe encore aujourd'hui des peuplades de l'Amérique centrale où la tuberculose est encore inconnue. D'autres tribus, moins heureuses, sont restées pendant des siècles sans soupçonner l'existence de cette triste maladie. Survint un immigrant phtisique qui importa le bacille de Koch et qui infecta ces régions indemnes jusqu'à ce jour. Depuis l'arrivée de ce phtisique la tuberculose fit des ravages considérables, s'abattit sur certaines familles qui meurent toutes de père en fils. Peut-on invoquer encore ici l'hérédité qui serait en tout cas de date fort récente?

Il m'est impossible aussi de passer sous silence l'histoire d'un grand nombre de singes qu'on a importés en France. Cette race de singes, très sauvages, évite tout rapprochement avec l'homme et est absolument saine tant que ces animaux vivent dans leur pays natal. Depuis qu'ils habitent notre pays, ils meurent de la phtisie de père en fils. Ici, du moins, la contamination ne peut être mise en doute et on ne peut pas invoquer la cause de l'hérédité.

Dans la plupart des familles humaines que j'ai examinées, j'ai toujours remarqué que partout où l'enfant, né de parents tuberculeux, a été séparé de ses parents immédiatement après la naissance, que cet enfant, menacé par l'hérédité, n'a jamais été atteint. J'ai porté mon investigation sur un grand nombre de familles; j'ai pu relever en faveur de ma théorie des cas bien authentiques. Je ne voudrais pas citer l'observation de chaque arbre généalogique; il me coûterait cependant de passer sous silence les cas types dont j'ai consigné l'observation.

OBSERVATION I. — La famille B... est composée de cinq enfants nés tous d'un père mort d'une phtisie pulmonaire et d'une mère saine. Le deuxième fils fut éloigné de ses parents immédiatement après sa naissance et placé ensuite en nourrice. Les quatre autres enfants cohabitèrent avec leurs parents. Le deuxième enfant, élevé par une nourrice saine jusqu'à l'âge de treize ans et placé ensuite dans un lycée, est aujourd'hui un homme sain de trente-six ans. De ses quatre congénères, deux sont morts de la tuberculose pulmonaire et les deux autres sont atteints d'une tuberculose certaine et avancée. Il est bon d'ajouter que jamais leur frère sain n'a cohabité avec ses parents.

OBSERVATION II. — Père et mère tuberculeux donnant naissance à sept enfants, dont le deuxième et le cinquième n'ont jamais cohabité avec leurs parents et leurs congénères. Les autres enfants sont morts comme leurs générateurs de la tuberculose. Les deux enfants isolés restèrent sains, et aujourd'hui, mariés tous deux, ils ont eux-mêmes de très beaux enfants.

L'histoire des autres familles, au nombre de plus de 500, chez lesquelles j'ai examiné la marche de la tuberculose, ressemble à ce point à ces deux observations, que la répétition en deviendrait fastidieuse. Partout où l'isolement a été absolu l'hérédité, ne s'est pas produite. Tantôt c'est l'aîné des enfants, tantôt le cadet, tantôt le plus jeune qui a été ménagé. Mais dans tous ces cas d'heureuse exception, j'ai pu vérifier l'absence ou l'isolement du sujet qui n'est pas devenu phtisique. De ce chef, il nous est impossible d'admettre avec M. Landouzy une génération double, c'est-à-dire une conception d'enfants nés avant ou après la tuberculose paternelle ou maternelle ; car fréquemment les premiers enfants nés au moment où les parents avaient encore une robuste santé, succombaient de phtisie, tandis que les plus jeunes, issus des mêmes parents, atteints d'une tuberculose déjà avancée, échappaient à la maladie, par le fait seul de l'éloignement immédiat.

HÉRÉDITÉ DU TERRAIN. — Cependant, puisque nous sommes tous exposés aux mêmes causes de contagion, pourquoi ne devenons-nous pas tous tuberculeux? C'est qu'il ne suffit pas du bacille, il faut que ce bacille trouve un terrain propice à son éclosion et à son développement. Est-ce un terrain que l'héréditaire apporte en naissant? Nous voilà ramenés à la deuxième opinion : l'enfant n'hérite pas du mal, mais d'une prédisposition à le contracter. Or, cette prédisposition morbide ne peut être qu'un état de débilité constitutionnelle. Tout ascendant affaibli par une cause quelconque mettra au monde des enfants débiles. Tels seront les enfants de vieillards, d'alcooliques, de névropathes, de cancéreux, d'arthritiques, de goutteux, de diabétiques, etc., etc. Le mauvais état de l'enfant peut même n'être pas congénital, cet affaiblissement de l'organisme peut être donné à l'enfant par une foule de causes, depuis l'allaitement insuffisant et artificiel, les mauvaises conditions hygiéniques, jusqu'aux maladies les plus diverses : rougeole, scarlatine, variole, fièvre typhoïde, bronchites, paralysie infantile, etc., etc. Pendant l'adolescence, et même à l'âge mûr, un sujet pourra encore rencontrer autour de lui de nombreuses causes de débilitation. Et si nous parcourons le rapport lu par Leudet, de Rouen, en 1885 à l'Académie de médecine, nous voyons ceci : recherchant le nombre des membres des familles tuberculeuses devenus phtisiques, il en trouve cinquante-cinq qui ne peuvent pas se rattacher à l'hérédité. Se demandant alors quelles sont les causes qui ont conduit ces cinquante-cinq individus à la tuberculose, il nous expose les causes de débilitation auxquelles ils ont été exposés, et nous les montre, les uns avec des excès alcooliques ou autres, d'autres, atteints dans leur enfance, de fièvre typhoïde, de paralysie infantile, etc., etc.

Le fils de tuberculeux n'apporte donc en naissant, comme le fils de tout autre ascendant malade, qu'un état de faiblesse congénitale ; le terrain sur lequel se développera avec la plus grande facilité n'importe quelle bactérie.

CONCLUSIONS. — Nous arrivons donc aux mêmes conclusions que nous avons soutenues au Congrès de 1891 :

1º L'hérédité du germe n'existe pas, suivant moi, dans la tuberculose ; 2º la prédisposition du terrain n'est pas plus spéciale aux tuberculeux qu'à tout autre sujet né d'un malade diathésique ; 3º toutes les tuberculoses sont gagnées par la contagion. Et ces conclusions nous mènent aux mesures prophylactiques suivantes : tout enfant né de parents tuberculeux doit être isolé et éloigné de ce foyer de contagion. En faisant connaître ces idées au public, on lui rendra certes plus de service qu'en lui recommandant une sélection dans les mariages, et en lui défendant l'union avec un descendant d'un phtisique qui est souvent et qui peut rester un homme absolument sain.

CONTAGION. — Pour le bon renom de la science française, nous aurions voulu passer sous silence l'opinion de M. Empis, qui a déclaré devant tous les membres du Congrès de la tuberculose que la contagion de la phtisie était impossible entre mari et femme. Un autre jeune auteur français, dont nous tairons le nom, a exprimé l'idée erronée qu'un contact prolongé du germe bacillaire avec l'organisme était nécessaire pour produire la contagiosité. Il n'est pas seulement dangereux de vulgariser ces idées fausses, mais c'est encore humiliant pour notre époque, car déjà, dans les temps les plus reculés, on admettait la contagion de la phtisie : comment cette contagion s'effectue, c'est là ce que découvrit notre compatriote Villemin.

L'expérimentation est concluante, elle a démontré péremptoirement que la tuberculose ne peut se transmettre que par contage. En est-il de même en clinique? En clinique, le problème est plus complexe; il y entre des considérations importantes de réceptivité plus ou moins grande, de prédisposition plus ou moins marquée suivant les individus. Et tel individu soumis constamment à des causes multiples de contagion, ne devient pas phtisique, tandis qu'un autre semblera le devenir en dehors de toute contamination. Mais en étudiant à fond chaque cas de tuberculose, on peut toujours découvrir des causes plus que suffisantes de contagion, qui passent inaperçues au premier abord. Evidemment, il existe de nombreux cas où l'on est frappé de voir des individus soumis à des causes très nettes de contagion ne pas devenir tuberculeux, mais ces faits exceptionnels s'expliquent parfaitement si l'on sait comment se développe une maladie microbienne. Il ne suffit pas du germe, il faut encore que ce germe puisse se développer dans l'organisme qu'il envahit et Trélat a exposé très nettement cette idée dans les lignes suivantes : « Actuellement, la tuberculose doit être considérée comme une maladie microbique infectieuse et contagieuse, mais de même que la culture du bacille est difficile dans les laboratoires, de même sa pénétration et sa pullulation dans l'organisme humain n'ont point lieu sans difficulté. L'ensemencement accidentel par lequel la tuberculose se transmet à l'espèce humaine ne semble pas réussir avec la même constance que celui d'autres maladies. Il est, en effet, indispensable et rassurant de constater que nous sommes exposés souvent à cette contagion et que néanmoins nous n'en sommes qu'exceptionnellement victimes; ce que je traduisais volontiers en disant que, fort heureusement, nous ne sommes pas tous de bons bouillons de culture. »

« Il faut, en effet, dit Bouchard, pour la réalisation d'une maladie, deux facteurs : le premier nécessaire est le germe infectieux; le second non moins indispensable est la connivence de l'organisme qui met à la disposition du germe l'ensemble des conditions physiques et chimiques qui constituent son milieu vivant. S'il n'y a qu'un homme sur cinq qui meurt par tuberculose, c'est que décidément l'homme ne représente pas le milieu favorable à la tuberculose; c'est que dans un cinquième des cas seulement l'homme, par suite des modifications chimiques, physiques ou dynamiques survenues dans son organisme, perd ses moyens ordinaires de défense contre la tuberculose; c'est que le sol, si l'on peut ainsi dire, a été remanié, retourné et modifié, de telle manière que les germes, tombés stériles hier, deviennent fertiles aujourd'hui. »

L'homme se comporte donc comme certains animaux : il faut des conditions spéciales pour que son organisme soit fertile. La tuberculose est contagieuse, mais la contamination n'est pas fatale. Et c'est là que nous devons faire tout entière l'étude de ces causes si nombreuses et si complexes, qui rendent un organisme réceptible pour la tuberculose. A quelle modification, dans la vitalité de nos éléments vivants, dans la constitution de nos humeurs, sont dues ces transformations qui nous rendent aptes à devenir tuberculeux? Nous ne le savons pas, il est impossible de répondre à cette question dans l'état actuel de la science; mais il n'en reste pas moins vrai que, dans certaines conditions, l'organisme devient tuberculisable; il suffira alors d'un germe pour rendre cet organisme tuberculeux.

Chez l'homme, la contagion peut se faire, comme chez les animaux, de trois façons différentes : par inoculation, par ingestion, et par inhalation. Prenons un exemple de chacun de ces modes de contamination; nous verrons qu'ils sont tous possibles. Nous reviendrons plus tard, après l'étude des causes prédisposantes, sur l'étude très approfondie de toutes les causes de contagion auxquelles nous sommes exposés; pour le moment, je n'ai en vue que la voie que le bacille peut prendre pour envahir notre organisme.

L'inoculation est une voie de contagion qui fut longtemps contestée, mais il me suffira de citer, pour convaincre qu'elle est possible, l'expérience trop hardie, peut-être même blâmable, de ce médecin grec qui inocula de la matière tuberculeuse à un malade atteint de gangrène du gros orteil. Ce malade fut trouvé à l'autopsie porteur de tubercules pulmonaires.

L'inoculation par la peau est possible, mais il faut remarquer que cette voie est moins bonne chez l'homme que chez les animaux. Des lésions tuberculeuses naissent sur la peau à la suite de plaies superficielles, à la condition évidemment que des bacilles soient présents, mais, fréquemment, ces lésions restent locales et ne se généralisent pas.

Les *muqueuses* peuvent servir de porte d'entrée au bacille, à la condition qu'elles présentent une plaie ou du moins un point dépourvu de son épithélium. Verneuil a montré que la contagion par les *voies génitales* était très fréquente chez l'homme. Comment expliquer aussi ces adéno-phlegmons tuberculeux du cou survenant chez de jeunes sujets exempts de tuberculose antérieure héréditaire ou acquise, si ce n'est par une inoculation au niveau d'une plaie de la muqueuse buccale ou pharyngée ?

L'*ingestion* est évidemment un mode fréquent de contagion chez l'enfant, et surtout chez le tout jeune enfant. A cet âge surtout, les sécrétions stomacales ne sont pas encore capables de détruire, ou au moins d'atténuer la virulence des bacilles qu'elles imprègnent dans l'estomac, et ces bacilles gardant toute leur virulence contamineront avec la plus grande facilité ces jeunes organismes. Ainsi explique-t-on la genèse de ces péritonites tuberculeuses survenant chez des enfants nés bien portants et de parents absolument sains.

Mais le mode le plus habituel de pénétration du bacille chez l'homme est évidemment l'*inhalation ;* il est certain que la plupart des cas de tuberculose primitive du poumon sont dus à ce mode de contagion. Mais c'est évidemment sur cette forme que l'on manque le plus d'observations positives. Il est bien difficile, en effet, de rappeler à quelle époque on a pu respirer un air chargé de poussières bacillifères. D'autant plus que nous sommes constamment exposés à inhaler des bacilles, sans jamais nous en apercevoir.

Les bacilles peuvent donc envahir l'homme de quatre façons différentes :

1° Par le tégument ;

2° Par les voies digestives ;

3° Par les voies respiratoires ;

4° Par les organes génito-urinaires.

CAUSES DE CONTAGION. — Les causes de contagion auxquelles nous sommes exposés depuis la naissance jusqu'à notre mort, sont très nombreuses. Même pendant la grossesse, un fœtus peut être contaminé directement par un placenta tuberculeux. Prenons l'individu depuis le moment où il sort de l'organisme maternel. On verra à combien de causes multiples de contagion nous sommes tous exposés et combien les enfants nés de parents tuberculeux sont encore plus menacés que les autres. Après cette étude, on sera convaincu, je pense, qu'il est bien inutile de chercher dans cette cause si obscure « l'hérédité », la source de ces phtisies si nombreuses dans une même famille.

Pour faciliter la compréhension et éclaircir cette question complexe

des causes de contagion, examinons successivement la transmission
par les quatre voies que nous venons de signaler.

1° PAR LE TÉGUMENT. — Tout le monde connaît la fréquence du
développement des tubercules anatomiques survenant à la suite
d'une plaie des doigts ou de la main dans le cours d'une autopsie de
tuberculeux. Ces lésions, regardées d'abord comme banales, sont
nettement tuberculeuses, ou mieux bacillaires. Souvent elles guérissent sur place après avoir suppuré plus ou moins longtemps. Mais
on a vu des cas — trop fréquents — où la généralisation s'est
produite. L'envahissement a commencé par les lymphatiques, puis
les ganglions ont été envahis, et peu à peu les organes centraux se
sont tuberculisés. L'observation de Tschernning est plus concluante
encore : « Une femme très robuste soignait un phtisique, elle se fit
une plaie au doigt avec les débris d'un crachoir en verre, qui
contenait des crachats bacillaires. Cette plaie ne se guérit pas,
suppura, puis la gaine des tendons fut envahie. Cette femme fut
opérée, et à l'examen des fongosités retirées de ses gaines tendineuses, on reconnut des lésions tuberculeuses avec nombreux
bacilles caractéristiques.

L'observation de Hanot nous montre un homme âgé de soixante-
dix ans, qui portait à l'avant-bras un large ulcère tuberculeux, et
qui mourut de tuberculose pulmonaire six mois après. Tuffier
rapporta, en 1888, le fait d'un marin, qui, victime de nombreux
traumatismes, fut soigné et pansé dans la même chambre qu'un
phtisique avancé. Une plaie du pied ne guérit pas, les gaines furent
envahies, les os furent atteints de carie, et après l'opération, toutes
ces lésions furent reconnues bacillaires.

Verchère a cité un fait analogue de développement d'une tumeur
tuberculeuse à la suite d'une morsure légère faite par un phtisique.
Le D\ Lefèvre a rapporté aussi des exemples, ainsi que Merklen.

De ce qui précède, il découle que la tuberculose peut se transmettre à travers les plaies du tégument. Il faut un temps extrêmement court pour produire cette infection : quelques secondes de
contact suffisent. On voit tout le danger qu'il y a à pratiquer des
autopsies ou à toucher des objets contaminés par des produits
bacillaires, quand on a des excoriations ou des plaies plus ou moins
profondes de la peau. J'ai remarqué dans la classe des bouchers
un grand nombre de phtisiques ; les bouchers touchent fréquemment
des viandes tuberculeuses. Tout le monde peut être aussi exposé à
un certain moment, à ce genre de contamination par les produits

plus rare avec les progrès de l'asepsie. On a cité des cas fréquents de tuberculose survenus chez des jeunes enfants porteurs de plaies du tégument. L'inoculation a pu se faire sur des excoriations produites par le forceps, quand le vagin contenait des liquides bacillaires, ou quand les mains des personnes qui ont soigné l'enfant étaient contaminées par les humeurs bacillaires de la mère phtisique, par exemple. L'inoculation a pu être produite aussi par le contact de linges chargés de bacilles. On a vu des ulcères tuberculeux se développer autour de la plaie produite par la chute du cordon, toujours dans les mêmes conditions. Enfin, on a signalé, et j'ai observé moi-même chez les Israélites quelques cas bien nets d'infection tuberculeuse survenue chez les nouveau-nés, à la suite de la circoncision, quand on employait la pratique de la succion de la plaie opératoire.

Il est tout naturel de penser alors que la vaccination peut être incriminée dans une certaine mesure. Est-il possible d'admettre que la vaccination faite avec un vaccin provenant d'une génisse ou d'un enfant tuberculeux peut transmettre la tuberculose ? Toussaint a eu des résultats positifs. Il a réussi à provoquer la tuberculose chez des animaux : porcs, chats, lapins, en leur inoculant du vaccin provenant d'une génisse tuberculeuse. Il faut dire qu'il a été seul à obtenir un tel résultat. Tous les autres expérimentateurs ont échoué dans cet ordre d'idées, et Chauveau soutient que la tuberculose ne peut pas se transmettre par la vaccination.

Jamais on n'a pu déceler la présence des bacilles dans la sérosité vaccinale. Cependant, quand on recueille le vaccin, on ne prend pas que la sérosité des pustules, on prend toute la pustule, et dans cette pustule se trouvent des leucocytes vivants et morts, et aussi un peu de sang, quelque minime qu'en soit la quantité. Or, on voit que les leucocythes sont les éléments cellulaires qui transportent les bacilles dans toute l'économie et généralisent les lésions.

On voit aussi que le sang et le sperme d'un animal tuberculeux sont virulents, et cependant on découvre rarement des bacilles dans ces humeurs. Pourquoi le vaccin ne pourrait-il, dans les mêmes conditions, être une cause de contagion ? Nous sommes obligé d'admettre, pour être logique, que la vaccine peut transmettre la tuberculose. Ce mode de propagation est peut-être rare, exceptionnel, mais il est possible, et voilà encore une nouvelle cause de contagion de la tuberculose.

Les maladies de la peau qui produisent des excoriations du tégument ouvrent des portes à l'infection. Les plaies survenant à bacillaires si répandus autour de nous. Le médecin lui-même, s'il ne prend les précautions nécessaires, peut être l'agent de contagion avec des instruments mal nettoyés, qui ont servi à des phtisiques : les aiguilles des seringues de Pravaz, les lancettes, pour ne parler que des instruments les plus employés, puis tous les instruments de chirurgie, si on n'a pas eu le soin de les stériliser absolument. Ce mode de contagion par le médecin tend à devenir de plus en la suite de vésicatoires mal soignés, les plaies de cautères, les sétons sont autant de voies — heureusement rares aujourd'hui — par où les bacilles peuvent se glisser dans l'organisme. On connaît dans la science des cas où l'inoculation s'est produite chez le tuberculeux lui-même, des cas d'auto-inoculation. Ainsi, le cas de ce phtisique qui, porteur d'une légère excoriation du pli de l'aine, vit se développer à ce niveau un ulcère tuberculeux qui retentit bientôt sur les ganglions. Si l'auto-inoculation existe, il est naturel d'admettre que cette inoculation est possible chez un individu sain, qui, pour une cause ou pour une autre, recevra des bacilles sur sa plaie.

2° VOIES DIGESTIVES. — Après l'inoculation par le tégument, nous devons insister particulièrement sur l'inoculation de la tuberculose par les voies digestives. Cette question est, on peut le dire, nouvelle, et il en découle des considérations prophylactiques de la plus haute importance.

Chauveau a le premier démontré que la tuberculose peut se transmettre par les voies digestives, et voilà quelle fut sa première expérience, en 1868 : Il fit venir, spécialement, de pâturages de montagne, trois génisses parfaitement saines ; il leur fit avaler à chacune 30 grammes de matière tuberculeuse, broyée. Un mois après, ces trois animaux présentaient des signes évidents de phtisie. Ces expériences furent souvent répétées par le même auteur — et par d'autres, — toujours avec le même résultat positif.

Parot employa pour ces expériences des crachats de phtisiques. On obtint ainsi des tuberculoses manifestes chez le chat, qui est très facilement contagionné par le tube digestif, et même chez la chèvre, qui passe pour très réfractaire à la tuberculose. Enfin, Koch a aussi expérimenté dans cet ordre d'idées, avec ses cultures pures de bacilles, et obtint encore des résultats plus concluants et plus nombreux.

Nous avons vu comment les bacilles pénètrent à travers l'épithélium des villosités intestinales, même quand le revêtement cellulaire est absolument sain. Ce passage à travers une muqueuse saine a été prouvé par les expériences de Rokitansky, qui, ayant fait avaler à des cobayes des cultures pures de bacilles, les vit se tuberculiser, sans présenter la moindre lésion du tube intestinal.

Ceci revient à dire que les sucs digestifs, même s'ils sont normaux, sont impuissants à détruire le bacille de Koch et que l'épithélium cylindrique de l'intestin est incapable d'opposer une barrière suffisante à la pénétration du virus dans l'organisme (expériences de Straus, de Würtz, de Sormani et de Koch).

Koch admet, avec raison, que les spores résistent davantage à l'action des sucs digestifs et que ce sont les bacilles porteurs de spores qui sont les principaux agents de contage. Il est évident que si les sécrétions digestives sont modifiées par un état morbide de ces organes, les bacilles auront d'autant plus de chance de ne pas être détruits, et qu'une plaie, une ulcération de la muqueuse favorisera d'autant la pénétration du bacille. On verra toute l'importance de cette dernière proposition, à propos de l'alimentation artificielle des jeunes enfants.

Tous ces faits expérimentaux prouvent que l'alimentation des enfants et des adultes peut être un mode fréquent de contagion tuberculeuse. Il a été démontré, en effet, que le suc digestif et intestinal de l'homme, pas plus que celui des animaux, n'est capable de détruire complètement le bacille de Koch. Or, la chair des animaux et leur lait constituent pour l'homme la plus grande partie de ses aliments. L'homme se nourrit surtout de la chair des animaux, et tous ces animaux peuvent être tuberculeux.

Lait. — Le lait joue un grand rôle dans l'alimentation, surtout dans celle des nouveau-nés et des enfants. On connaît la fréquence de la pommelière chez les vaches; et, chose plus grave, des vaches absolument tuberculeuses — même avec des lésions de la mamelle — peuvent, pendant longtemps, conserver l'apparence d'une santé parfaite et donner un lait aussi abondant qui ne présente aucune altération appréciable à l'œil. Il y a plus, Bang a prouvé que même si la mamelle est saine, le lait d'une vache atteinte de pommelière peut contenir des bacilles, au moins à une certaine période. Degive, de Bruxelles, a soutenu les mêmes opinions. Gerlach a démontré le danger de l'ingestion du lait. Deux veaux, deux porcs, un mouton et deux lapins exclusivement nourris avec du lait provenant de vaches tuberculeuses, sont morts phtisiques. H. Martin, avec du lait acheté aux laitières, qui s'installent sous les portes cochères, à Paris, a obtenu de nombreux cas d'inoculation positive. Il a souvent trouvé des bacilles très nets dans ce même lait. Voici comment on procède pour retrouver les bacilles contenus dans du lait : On place le lait à examiner dans un tube fermé, et on imprime à ce tube un rapide mouvement de rotation. Le lait se sépare en deux parties : l'une, solide, qui contient les bacilles ; l'autre, liquide, qui reste au-dessus du dépôt. C'est dans la partie solide que l'on peut déceler la présence des bacilles.

Ainsi donc, si l'on prend du lait de vache non bouilli, c'est-à-dire non stérilisé par la chaleur, on peut parfaitement s'inoculer ainsi la tuberculose. Mais c'est surtout dans l'alimentation des enfants qu'il y a de grands dangers à donner du lait non bouilli. L'infection sera d'autant plus facile chez le nouveau-né que ses sucs digestifs sont encore très faibles et que dans l'allaitement artificiel la diarrhée est très fréquente, presque la règle. La muqueuse intestinale est donc malade et d'autant plus apte à laisser passer les germes pathogènes.

C'est ainsi que s'expliquent ces cas si nombreux de carreau, de tuberculose péritonéale et intestinale chez les nouveau-nés et les jeunes enfants. On a même cité des exemples très probants de tuberculose manifeste, due à l'ingestion de lait tuberculeux. Exemple cette institution de jeunes filles dans laquelle successivement plusieurs pensionnaires moururent de péritonite tuberculeuse à la même époque et où l'on découvrit que l'on avait eu pendant quelque temps une vache laitière absolument tuberculeuse (Auguste Ollivier).

Le lait de femme est-il aussi dangereux que le lait des animaux ? Il est beaucoup plus exceptionnel de rencontrer chez la femme des lésions bacillaires de la mammelle et les expériences de Bang ont toujours donné des résultats négatifs avec du lait provenant de nourrices phtisiques.

Quoi qu'il en soit, ces expériences sont trop peu nombreuses pour entraîner la conviction et je crois au danger réel de l'allaitement du nouveau-né par une nourrice tuberculeuse. Et combien de nourrices arrivées de la campagne en apparence de santé parfaite dépérissent bientôt et deviennent tuberculeuses dans la ville ! On conçoit tous les dangers de contamination auxquels les nourrissons sont exposés par le lait et par les autres sécrétions morbides de leur nourrice phtisique.

Viandes. — Les viandes ont une importance encore plus grande que le lait. La viande provenant d'animaux tuberculeux est-elle dangereuse ? Elle l'est et même beaucoup, ainsi que l'ont prouvé les expériences de MM. Nocard, Arloing, Chauveau, Roux, Puech, etc.

Les parties les plus nuisibles sont les organes tels que le poumon, le foie, la rate, la moelle osseuse, les ganglions lymphatiques. Mais les muscles eux-mêmes sont eux aussi nuisibles, quoique beaucoup moins que les organes que nous avons cités. Nocard admet, suivant ses expériences, que les muscles ne contiennent de bacilles que très exceptionnellement et d'une façon transitoire seulement. Il injecta à des lapins par la veine de l'oreille des cultures de bacille et trouva que les premiers jours les bacilles étaient nombreux dans les muscles, mais que bientôt ils avaient complètement disparu. Il tend à admettre que les muscles ne contiennent des bacilles que dans le cas où le sang en charrie. Mais des expériences ultérieures faites avec le suc musculaire d'animaux tuberculeux ont donné des résultats positifs et ont prouvé à cet expérimentateur la virulence des muscles d'un animal tuberculeux. Les expériences de Chauveau, d'Arloing, de Puech, de Galtier ont démontré que la chair musculaire peut, mais assez rarement, communiquer la tuberculose. Il n'en reste pas moins vrai que les organes centraux sont d'une virulence excessive et qu'il y a un réel danger à s'en servir pour l'alimentation. Il faut une coction prolongée pour détruire les bacilles de la tuberculose; il faut savoir aussi que la salaison est impuissante à stériliser une viande tuberculeuse.

Sang. — Le sang des animaux tuberculeux est toujours virulent. Villemin l'a prouvé dès ses premières expériences en 1868. Il y a donc danger réel à boire du sang frais comme on le fit souvent pendant ces dernières années. Cette pratique est heureusement presque abandonnée. Maintes fois j'ai fait des injections de sang provenant de phtisiques à des animaux et j'ai provoqué la tuberculose commune. Le sang reste une cause de contamination fréquente. En effet la dessiccation à l'étuve ne le stérilise pas et la poudre de sang ainsi préparée et prescrite aux anémiques peut être dangereuse. Le sang sert aussi à divers usages industriels, notamment à clarifier le vin. On sait que les liqueurs alcooliques, même l'alcool à 50 p. 100, ne sont pas un microbicide suffisant pour le bacille de Koch. On a dit que les bacilles étaient entraînés avec le coagulum formé après clarification, et que le vin pouvait ainsi rester inoffensif à la condition de ne pas agiter le dépôt qui se forme au fond des récipients.

Volailles. — Les volailles offrent aussi un réel danger pour l'alimentation. On sait que ces animaux peuvent être spontanément

tuberculeux; dans ce cas, leur bacille est différent de celui de
l'homme. Mais ils peuvent aussi être contaminés par des produits
bacillaires humains. Nous en avons rapporté des exemples probants. Dans ce dernier cas, le bacille des lésions aviaires est
identique à celui de l'homme et par conséquent en a toute la
virulence et tous les dangers.

Les tuberculoses des poules et des volatiles comestibles en général sont localisées de préférence et presque exclusivement dans
les organes tels que le foie et la rate. Dans le foie surtout, les
lésions sont fréquentes et donnent à cet organe une apparence de
foie gras. Aussi on a signalé quelquefois des cas où certaines
personnes mangeaient comme foies gras de ces foies tuberculeux
farcis de bacilles.

Aliments en général. — Tous les aliments peuvent être porteurs de
bacilles, car ils peuvent être souillés par des poussières bacillaires ou
par des parcelles de produits tuberculeux.

L'expérience suivante est bien concluante à cet égard : un savant
étranger, travaillant dans son laboratoire, s'était fait acheter pour
se rafraîchir des raisins que l'on vendait à la porte de l'hôpital où
se rendaient en consultation un grand nombre de phtisiques. Il eut
la curiosité de voir si les poussières qui recouvraient ces raisins ne
contenaient pas des bacilles de Koch. Il lava ces fruits dans de
l'eau stérilisée à l'avance, puis injecta cette eau à des cobayes.
La moitié des animaux inoculés devinrent tuberculeux.

Les légumes peuvent être contaminés par des bacilles de Koch,
par des poussières bacillaires, des crachats de phtisiques, les
engrais, et par un procédé tout spécial qui est le suivant. C'est
une observation publiée par M. Leloir, de Lille. « En 1885, un
père de famille m'amène son jeune fils âgé de dix ans, atteint de
lupus du lobule de l'oreille. Suivant mon habitude, j'interroge pour
trouver une cause de contagion tuberculeuse dans l'entourage de
l'enfant. Je ne trouve rien à cet égard ; il n'existe pas de tuberculeux dans l'entourage de l'enfant.

« Enfin, à force de recherches, je finis par apprendre que l'on
avait, il y a plusieurs années, pour soigner une éruption impétygi-
neuse de la face, dont était atteint l'enfant, appliqué, suivant un
usage fort répandu dans notre région, des cataplasmes de vers de
terre.

« Où avait-on recueilli ces vers ? Je pus savoir du Dr Guermonprey,
médecin de la famille, que ces vers avaient été recueillis dans un

coin du jardin où l'on avait, plusieurs mois auparavant, enterré un poulain mort de tuberculose. »

Les vers de terre sont donc un mode de propagation pour les bacilles de la tuberculose comme pour les bactéridies du charbon.

Causes variées. — On peut encore par la voie digestive absorber des bacilles provenant d'autres sources, et c'est surtout pour le nouveau-né que ces causes de contagion sont nombreuses. Si un enfant a une mère tuberculeuse, il pourra sans cesse être contaminé et par les baisers de sa mère, et par les linges souillés de produits tuberculeux dont il est entouré. Les instruments tels que biberon, cuillers, verres, dont se servent à la fois et la mère et l'enfant et la nourrice qui peut être tuberculeuse, sont des voies de propagation très sûres pour la tuberculose. On n'a pas fait d'expériences spécialement pour la tuberculose dans cet ordre d'idées ; mais on peut conclure pour cette maladie d'après ce qui s'est passé dans les hôpitaux de Paris, ces dernières années. On était frappé de la fréquence des broncho-pneumonies et du nombre de complications microbiennes de toute nature, chez les enfants soignés dans ces hôpitaux pour des rougeoles ou des fièvres éruptives, tandis que chez les enfants soignés chez eux ces complications étaient exceptionnelles. On arriva à prendre les précautions nécessaires pour la désinfection des objets qui servent aux petits malades, cuillers, verres, crachoirs, literie, et pour éviter que ces instruments passent de l'un à l'autre. On est ainsi arrivé à diminuer d'une façon énorme le nombre de ces complications terribles : broncho-pneumonies, diphtérie, etc. Il est tout naturel d'admettre qu'il peut en être de même de la tuberculose et je crois que c'est là, après l'allaitement, et surtout l'allaitement artificiel, la cause la plus fréquente et la plus certaine de contagion. On retrouve cette cause dans les pensionnats, les restaurants, les casernes.

3° Voies respiratoires. — Comment les bacilles peuvent-ils pénétrer dans les poumons? L'air de la respiration traverse le nez, puis la trachée et les bronches avant d'arriver aux alvéoles pulmonaires. La membrane de Schröder ou pituitaire est tapissée de cils vibratils et, comme le reste de la muqueuse des fosses nasales, est constamment lubréfiée et recouverte d'un mucus visqueux, adhésif. Les nombreux replis formés par les cornets font que l'air est obligé de parcourir un véritable labyrinthe où par conséquent il se débarrasse des produits étrangers qu'il entraîne avec lui. La purification de l'air par ce moyen est réelle : mais est-elle complète ? Je crois qu'il est impossible de comparer ces cavités à un filtre parfait, et que personne n'a eu cette idée : quelques bacilles peuvent être arrêtés, mais ils ne le sont pas tous.

Dans la trachée et les bronches existe un épithélium à cils vibratiles qui, s'il forme un revêtement complet, protégera très efficaccement les portions terminales des conduits aériens, les alvéoles. Mais il est prouvé que cet épithélium laisse pénétrer jusqu'à l'extrémité des tubes aérifères des parcelles de charbon et des poussières diverses, des microbes même. Pourquoi le bacille de la tuberculose ferait-il exception ?

L'expérimentation est venue prouver que ce mode de contagion est possible et qu'il donne la raison de certaines formes pneumoniques de la phtisie pulmonaire.

Villemin fut le premier à faire ces expériences. Il avait injecté à des lapins de la matière tuberculeuse dans la trachée et il vit ces deux animaux dépérir puis mourir avec des tubercules pulmonaires. Tappeiner fit des expériences plus concluantes, nous les avons déjà relatées ; il pulvérisait dans des cages un liquide tenant en suspension des crachats bacillaires. Il obtint ainsi des tuberculoses essentiellement pulmonaires chez ces animaux ainsi contaminés.

Après de nouvelles expériences de Veraguth, de Künsner et d'autres, Koch expérimenta avec ses cultures pures. On ne pouvait plus accuser ses inhalations d'agir uniquement par l'introduction de corps étrangers dans l'arbre respiratoire. Tous les résultats furent positifs.

Nous citerons aussi les expériences de Thaon également concluantes. Comment l'air peut-il être bacillifère ? L'air expiré par un phtisique contient-il des bacilles ? Gibout l'affirmait, mais les expériences ont prouvé que l'expiration ne tient jamais de bacilles en suspension et que l'air n'est bacillifère que s'il transporte des poussières, des particules desséchées de produits tuberculeux : crachats, pus, etc. Strauss a démontré que le poumon agit comme un filtre et ne laisse pas sortir les bacilles à l'état de liberté. Ils ne sont expulsés qu'avec les sécrétions normales ou pathologiques de cet organe. L'air n'est pas vicié par l'expiration seule ou les secousses de la toux, mais par les particules de crachats. Les bacilles, comme l'a montré Sormani, conservent leur virulence pendant six mois dans des crachats desséchés. Les déjections des tuberculeux sont projetées partout, sur les linges, les tapis, les parquets, dans les rues : les vers de terre, qui se sont nourris de cadavres tuberculeux, deviennent une cause de tuberculose.

Spillmann a montré que les mouches peuvent constituer un mode de dissémination des bacilles. Elles se posent volontiers sur les crachats, et peuvent ainsi porter des bacilles partout où elles se poseront.

Voyons maintenant dans quel cas peut se produire la transmission de la tuberculose par les voies respiratoires ; dans quelles conditions nous y sommes le plus exposés.

Il y a, en première ligne, la cohabitation : mariage, famille, écoles, pensionnats, casernes, les lieux de réunion publique, les théâtres, les assemblées, les ateliers, les magasins, les wagons de chemins de fer, les chambres d'hôtel, etc., etc. La cohabitation et la vie en commun avec un sujet tuberculeux sont les conditions les plus favorables de contagion par les voies respiratoires. Et c'est surtout entre époux que la contamination a le plus de chance de se produire. Sur 98 faits de contagion rapportés dans la thèse de Compain, 93 se sont présentés chez des individus qui cohabitaient avec des phtisiques.

Examinons le mariage au point de vue des cas de contagion. La transmission de la maladie a été relevée du mari à la femme, mais surtout de la femme au mari. Compain a rapporté 24 cas de contagion par le mari contre 34 de contagion du mari par la femme. Une statistique anglaise donne 19 pour le premier cas et 119 pour l'autre. Le Dr Weler rapporte le fait d'un homme qui contagionna successivement ses 4 femmes.

Dans une même famille, il est très fréquent de voir des cas de transmission de la maladie entre frères et sœurs, entre enfants et parents, entre membres de deux familles réunies par un mariage.

La vie commune entre ouvriers et ouvrières dans le même atelier ont donné des cas très frappants et probants de la possibilité de cette transmission de la maladie. Des domestiques au service de phtisiques sont devenus tuberculeux et il est remarquable de voir le nombre considérable d'infirmiers atteints de phtisie pulmonaire. Dans la statistique militaire, on trouve une moyenne de 2 phtisiques sur 1,000 parmi les soldats et de 4 et même 5 parmi les infirmiers.

Enfin, les médecins qui se sont occupés de tuberculose ont été fréquemment atteints de cette maladie. Témoins Bayle, Laënnec, qui moururent phtisiques ainsi que Thaon, qui expérimenta si souvent avec des produits tuberculeux.

Les cas de contagion sont très fréquents dans les écoles, les pensionnats, les casernes. Il n'est pas rare de voir dans les casernes de véritables épidémies de tuberculose, et spécialement de phtisie aiguë.

Les peuplades sauvages, indemnes de tuberculose avant l'arrivée des Européens, ont été rapidement décimées après l'arrivée de ces derniers et l'on cite des peuplades de la Terre de Feu qui fuient avec terreur les Européens qui toussent.

Dans les hospices de chroniques où se trouvent des phtisiques, la mort par tuberculose est presque la règle.

4° VOIES GÉNITO-URINAIRES. — Il nous reste à étudier la quatrième voie de pénétration du bacille : la voie génito-urinaire. Dobrokowsky a fait des expériences dans ce sens : il a injecté des produits tuberculeux dans le vagin de quatre femelles de cobayes; une fois il obtint une tuberculose locale manifeste.

Ce sont les seules expériences qui aient été faites dans cet ordre d'idées. Mais en clinique il est des faits certains de contamination de l'urèthre de l'homme par les sécrétions bacillaires contenues dans le vagin et réciproquement.

Conheim en a cité des exemples. Verchère, dans sa thèse, a rapporté 2 cas où l'urèthre de l'homme avait été contaminé à la suite d'un coït avec une femme atteinte de lésions tuberculeuses utérines. M. Fernet rapporte 2 cas analogues. En résumé, les cas de contamination par la femme sont assez probants ; du côté de l'homme, il plane encore quelques doutes. Il est très admissible cependant qu'un homme atteint de tuberculose des testicules ou des voies génitales puisse contaminer une femme par son sperme bacillifère. Mais les observations sont moins nettes. Il est très fréquent, et M. Montay, de Grenoble, en a cité plusieurs exemples, de voir une épididymite blennorrhagique être suivie à brève échéance de manifestations tuberculeuses de la glande séminale, alors que le sujet était avant parfaitement bien portant.

Chez les femmes, la tuberculose génitale n'a été constatée que pendant la période sexuelle, ceci est une preuve de plus en faveur de notre thèse. Chez l'homme, c'est surtout chez les jeunes gens, les soldats particulièrement, que les cas de lésions tuberculeuses des voies génitales ont été relevés.

En somme, les lésions tuberculeuses de l'appareil génital de la femme sont assez fréquentes, et il est tout naturel d'admettre la possibilité du contage par le coït.

Nous en avons fini avec les causes de contagion. Nous voyons qu'elles sont très nombreuses et qu'un fils de tuberculeux, plus que tout autre individu, est, dès sa naissance, placé dans les meilleures conditions pour être contaminé, puisque tout ce qui l'entoure est bacillaire. Pourquoi donc chercher dans cette hypothèse si nébuleuse de l'hérédïté la cause de ces phtisies prétendues héréditaires, quand il est si facile d'en trouver l'origine dans la contamination ?

Réduisons donc l'hérédité à sa juste valeur, bien minime du reste, de cause tout au plus prédisposante parce qu'elle met au monde un individu affaibli, mal armé pour la lutte.

B. — CAUSES PRÉDISPOSANTES

Nous venons d'étudier les différentes voies de pénétration des bacilles daǹs l'organisme. Eḷles sont si nombreuses et si variées qu'il paraît impossible d'échapper à la contamination. Et cependant s'il meurt aujourd'hui un cinquième de la race humaine de par ce terrible fléau, les quatre autres cinquièmes exposés au même danger évitent l'infection, C'est qu'il existe chez les individus certaines dispositions qui facilitent la contagion ou les en sauvegardent. Il arrive même que tel individu est un bon terrain de culture pour le bacille à certains moments d'affaiblissement, tandis que son organisme est complètement réfractaire à d'autres moments. Dans le chapitre de la thérapeutique, nous parlerons tout au long de l'immunité tuberculeuse naturelle ou acquise : ici nous ne résumerons que les causes prédisposantes qui favorisent l'évolution de la tuberculose.

Age. — Le maximum de fréquence des décès a lieu entre quinze et vingt-cinq ans, d'une façon générale. On a signalé quelques cas rares de tuberculose fœtale ; nous les avons rapportés dans notre étude sur l'hérédité de la tuberculose. Ces faits sont rares, mais ils sont certains. La tuberculose fœtale est possible par contagion exceptionnelle.

Le jeune âge, jusqu'aux travaux de Queyrat et Landouzy, passait pour rarement atteint.

Hervieux, médecin des enfants assistés, n'avait trouvé qu'un cas de tuberculose à l'autopsie de 801 enfants morts avant un an. L. Queyrat, dans sa thèse en 1876, et Landouzy essayent de prouver que la tuberculose des jeunes enfants est plus fréquente qu'il ne semble au premier abord, mais que souvent elle passe inaperçue ; surtout parce qu'elle revêt à cet âge la forme rapide de broncho-pneumonie, dont on ne reconnaît pas toujours la nature pendant la vie. Lannelongue a fait aussi de nombreuses recherches à ce sujet et soutient la fréquence notable des tuberculoses enfantines:

Quoi qu'il en soit, ce n'est qu'à partir de trois ans et jusqu'à vingt-cinq ans que la tuberculose commence à se montrer très fréquente. De dix à quinze ans, les cas sont plus rares, c'est de quinze à vingt-cinq ans que l'on trouve les chiffres les plus forts dans les statistiques. Après vingt-cinq ans la proportion baisse et, chose curieuse, se relève pour les dernières années de la vie, surtout si l'on tient compte du nombre relativement moins considérable des individus à cet âge.

Sexes. — Le sexe a une influence évidente. Les femmes sont bien plus fréquemment atteintes que les hommes. Mais il faut tenir compte des circonstances nombreuses et des causes multiples de débilitation auxquelles sont exposées les femmes, telles que la grossesse, la lactation, la vie sédentaire. Aussi, si l'on examine avec attention les statistiques, on voit qu'avant la puberté le nombre des filles et des garçons tuberculeux est sensiblement le même.

Climats. — Les climats ont une influence marquée sur le développement de la tuberculose. D'une façon générale la phtisie est plus fréquente et plus grave dans les pays chauds que dans les pays froids. Cette question de l'influence du climat est surtout importante au point de vue thérapeutique.

Les saisons ont une influence assez peu importante. La mortalité est à peu près la même en été qu'en hiver. Elle est plus fréquente aux époques de l'année où la température subit de brusques variations : au printemps et au commencement de l'hiver. Mais il faut faire entrer en ligne de compte d'autres causes : le refroidissement et les maladies qui peuvent survenir du côté de l'appareil respiratoire.

L'altitude a une certaine influence sur le développement de la phtisie. Sur les plateaux élevés, dans les montagnes, la tuberculose est rare. Elle est peu répandue sur les bords de la mer. C'est surtout dans les plaines à altitude moyenne que la phtisie est la plus répandue.

Influence du genre de vie. — *Professions.* — Les ouvriers qui travaillent dans des atmosphères chargées de poussières sont atteints de véritables pneumonies chroniques que l'on a appelées pneumokonioses. Ces états du poumon prédisposent à la phtisie pulmonaire. Ces cas sont relativement rares et sont au moins particuliers. Il ne faut pas oublier qu'à côté de cela, il faut attacher une grande importance à l'encombrement, à la vie en commun dans un atelier confiné où l'air est impur, surchauffé et peu renouvelé, où les crachats des ouvriers ou employés tuberculeux sont répandus partout et deviennent une cause réelle de contagion. Et puis la mauvaise alimentation, la fatigue, la misère, le manque de soins hygiéniques entrent pour une grande part dans la genèse de ces phtisies.

On a dressé des statistiques pour savoir quelle est l'influence des diverses professions sur le développement de la tuberculose. On est arrivé à ces résultats : que les ouvriers soumis à l'influence des poussières devenues tuberculeuses constituent la moitié des ouvriers trouvés phtisiques; soit 11 sur 22. Les poussières dures, métalliques par exemple, sont les plus actives, puis viennent les poussières animales, puis enfin les poussières végétales.

Mais les causes débilitantes les plus importantes sont les suivantes :

Insuffisance d'air atmosphérique. Air confiné et vicié. Absence de soleil. Alimentation insuffisante. — Ce sont là les causes les plus puissantes du développement de la phtisie; aussi voilà pourquoi la phtisie sévit avec tant de violence dans les grandes agglomérations de population, et pourquoi elle est si rapidement mortelle. En dehors des autres causes multiples, telles qu'excès, fatigue, misère, l'insuffisance de l'air est la cause la plus importante. C'est ainsi que la phtisie frappe surtout l'ouvrier des villes, qui travaille dans des ateliers où l'air est restreint et mal renouvelé; les familles pauvres qui habitent et séjournent dans des logements étroits et mal aérés.

Le manque d'exercice et de soleil est une cause très grande de débilitation, et peut ainsi prédisposer à la phtisie. A côté de cela nous devons citer les excès de toutes sortes, alcooliques, vénériens, excès de travail, enfin l'onanisme.

L'alimentation insuffisante et la mauvaise qualité des aliments est une cause prédisposante puissante, surtout quand elles viennent frapper un individu fatigué, surmené par des travaux rudes ou de longue durée; toutes les fois qu'il y a dépense exagérée de forces et réparation incomplète par des aliments insuffisants.

A côté de cette réparation insuffisante du corps, il faut donner une large place à la dépression morale.

Refroidissement. — Le refroidissement provoque certains états pathologiques des bronches, inflammation, congestion légère, qui favorisent l'inoculation du bacille au niveau des parties malades dont l'épithélium ne constitue plus une barrière suffisante contre l'envahissement des germes infectieux.

GROSSESSE. — ACCOUCHEMENT. — LACTATION. — Ces trois actes physiologiques sont des causes puissantes de débilitation pour l'organisme maternel, principalement les grossesses répétées à bref délai.
Nous y voyons une raison de la fréquence beaucoup plus grande des
cas de contamination de la femme par le mari.

Il existait un préjugé très répandu que la grossesse avait une
influence salutaire sur la phtisie. Evidemment il existe des cas où,
sous l'influence de l'activité plus grande que possède la femme gravide,
la marche de la maladie peut être sensiblement améliorée. Mais combien en sont rares les exemples ! Et, en effet, la grossesse est une
cause de dépense de forces considérable. Les troubles digestifs sont
fréquents pendant cette période, et l'on sait toute l'importance de
l'insuffisance de la nutrition qui aggrave d'une façon si manifeste
l'évolution de la phtisie.

Il est très fréquent de voir les signes manifestes d'une phtisie
apparaître au moment de la grossesse, ou immédiatement après la
délivrance. Alors apparaissent ou des hémoptysies, ou la toux persistante et tenue, l'amaigrissement, et les signes physiques de la tuberculisation.

L'accouchement est aussi une dépense considérable de forces. Les
pertes sanguines concourent à la débilitation de l'organisme; enfin
la lactation vient encore enlever à la femme et des forces et des
aliments qui la mettent de plus en plus en état d'infériorité pour
la lutte contre l'infection bacillaire.

MALADIES ANTÉRIEURES AIGUES OU CHRONIQUES. — Ces maladies agissent
de deux façons différentes : 1° toutes affaiblissent l'organisme et le
rendent plus ou moins apte à contracter la tuberculose ; 2° quelques-
unes suppriment la barrière qui fermait aux germes l'entrée de nos
organes, et plus spécialement dans cette classe, les maladies inflammatoires aiguës ou chroniques du poumon : bronchite, broncho-
pneumonie, pneumonie, pleurésie. Quelques auteurs pensent que ces
maladies ne sont que la première manifestation de la phtisie. Cette
opinion est excessive. Le plus souvent, comme l'a montré Koch, les
inflammations des bronches ou du parenchyme pulmonaire amènent
une chute de l'épithélium protecteur et les bacilles trouvent une voie
tout ouverte devant eux. La congestion, l'hyperthermie qui accompagnent ces états morbides constituent aussi un terrain très favorable
à la pullulation du germe pathogène.

Mais nous devons insister spécialement sur la pleurésie qui souvent
n'est que la première manifestation d'une tuberculose pulmonaire,

et sur l'hémoptysie qui pour certains auteurs est le phénomène initial de la maladie, et pour d'autres n'est que la conséquence de lésions bacillaires plus ou moins avancées de l'organe respiratoire.

Pour la *pleurésie*, des études ont été faites par Vaillard, Landouzy et Martin. Ces auteurs, pour établir si la pleurésie est tuberculeuse, ont pratiqué la thoracenthèse, et par les recherches des bacilles ou par l'inoculation aux animaux du liquide ainsi retiré, ont démontré que toutes les pleurésies, à début lent et insidieux, sans réaction inflammatoire franche, et non accompagnées de phlegmasie aiguë du poumon comme la pneumonie, sont de nature bacillaire. Ces faits ont été contrôlés par beaucoup d'observations et sont définitivement entrés dans la science.

Les bronchites, les pneumonies dites catarrhales, les broncho-pneumonies sont pour Koch la cause nécessaire de l'éclosion de la tuberculose pulmonaire. Pour cet auteur, tant que le revêtement épithélial des bronches et des alvéoles est intact, le germe pathogène ne peut le franchir; il rencontre là une barrière infranchissable. Mais survienne une desquamation de cet épithélium, immédiatement les bacilles, s'il y en a dans l'arbre respiratoire, trouveront une porte ouverte et envahiront l'organisme. Cette pathogénie est admissible, mais l'épithélium des alvéoles est bien faible pour être aussi infranchissable et il est certain que, dans la plupart des cas, quand les bacilles sont suffisamment nombreux et virulents, ils déterminent eux-mêmes des lésions de l'épithélium et n'ont pas besoin d'une cause adjuvante pour faire irruption dans le parenchyme pulmonaire. Quoi qu'il en soit, on est forcé d'admettre qu'une inflammation préalable des muqueuses aériennes prédispose au développement de la phtisie. On connaît l'influence néfaste des *rhumes négligés*.

La *coqueluche* est souvent suivie de tuberculisation pulmonaire; d'autant plus sûrement que les manifestations bronchiques et catarrhales ont duré plus longtemps et qu'elles ont été compliquées de broncho-pneumonie. Dans ce cas, il est évident que la maladie a non seulement affaibli l'organisme, mais encore a fortement lésé les épithéliums respiratoires et les a rendus d'autant plus aptes à être infectés, suivant les idées de Koch.

La *rougeole* aussi est une cause fréquente de phtisie pulmonaire chez les enfants. On ne voit cette complication que dans les cas où il y a eu broncho-pneumonie, et, chose remarquable, la tuberculose se développe presque exclusivement chez des enfants entourés de phtisiques, ou dans les salles d'hôpital.

La *scarlatine* est exceptionnellement suivie de tuberculisation. On est allé jusqu'à penser à un véritable antagonisme entre ces deux maladies. Mais il n'en est rien, et si la scarlatine est si rarement suivie de tuberculisation, cela tient uniquement à l'absence de localisations pulmonaires.

La *variole* passait pour prédisposer très peu à la tuberculose. Landouzy a cependant affirmé que la variole est une cause très fréquente de tuberculisation. Mais, dans ces cas, la phtisie n'apparaît qu'à longue échéance, et quel rapport de cause à effet peut-on trouver entre deux maladies qui se développent à un si long intervalle? Il n'en reste pas moins vrai que, très souvent, on trouve chez des phtisiques des traces de variole antérieure. Il faut admettre que cette maladie redoutable pousse l'organisme à un état de déchéance dont on ne se relève que lentement et toujours incomplètement.

La *fièvre typhoïde* agirait de la même façon que la variole, par les troubles profonds de la nutrition qu'elle provoque.

A côté de ces maladies aiguës, un grand nombre de maladies chroniques et d'états diathésiques sont des causes prédisposantes pour la tuberculose. Et, en premier lieu, nous devons citer la chlorose et la scrofule.

La *chlorose* vraie serait une cause prédisposante de premier ordre, s'il n'était démontré aujourd'hui que la chlorose n'est que la première manifestation d'une tuberculisation encore latente, impossible à déceler par les signes physiques.

Quels sont les rapports qui existent entre la scrofule et la tuberculose? Ces deux états sont-ils différents? Ou la scrofule n'est-elle, en somme, qu'une manière d'être de la tuberculose? La présence des bacilles a été trouvée dans presque toutes les dégénescences ganglionnaires dites scrofuleuses. Quand les bacilles n'ont pu être décelés, les inoculations aux animaux ont donné des résultats positifs. Ces expériences ont été faites par Krause, Debove, Bouilly, Koch et Cornil.

Les bacilles sont rares dans ces lésions, mais ils existent, et, avec eux, les cellules géantes. La clinique nous montre que la parenté est étroite entre ces deux états morbides; que le scrofuleux est souvent un fils de phtisique, et qu'il devient souvent phtisique à son tour. Il faut donc voir dans la scrofule non plus un terrain favorable à l'éclosion de la tuberculose, mais une lésion tuberculeuse à allure spéciale, peut-être une tuberculose atténuée, mais, en tout cas, qui est incapable de rendre l'organisme réfractaire, comme l'ont soutenu quelques auteurs.

AFFECTIONS VARIABLES. — La goutte, l'arthritisme, le rhumatisme semblent prédisposer très peu à la tuberculose. Mais il ne faut pas voir dans ces maladies des antagonismes. Tout au plus peut-on dire que, chez ces diathésiques, l'évolution fibreuse du tubercule est fréquente.

L'*alcoolisme* est-il une sauvegarde contre la phtisie? On le croyait, mais Lancereaux a démontré l'influence néfaste de cet état morbide sur la marche de la maladie et la fréquence de la phtisie dans ces organismes déchus, et principalement des formes rapides de la phtisie.

Le saturnisme et l'impaludisme, qui ont été aussi considérés comme des antagonistes de la tuberculose, créent, au contraire, une prédisposition; leur influence est peu marquée, il est vrai, mais elle est établie par des faits cliniques indiscutables.

CAUSES PRÉDISPOSANTES INDIVIDUELLES HÉRÉDITAIRES. — Certains individus peuvent naître dans un état de réceptivité plus ou moins grande pour la tuberculose. Ils viennent au monde avec une prédisposition due soit à leur constitution, soit à leur tempérament, soit à leur état de santé. Ils héritent de leurs parents d'un organisme affaibli, état qui les rend aptes à contracter la tuberculose.

La cause de débilitation congénitale la plus importante est évidemment une maladie diathésique d'un des parents, tels que le diabète, le cancer, la syphilis. L'alcoolisme chez les parents met aussi l'enfant dans des conditions déplorables au point de vue du développement physique et psychique. En un mot, toutes les fois que les parents seront dans de mauvaises conditions, ils engendreront des enfants mal constitués, mal armés pour la lutte, qui seront un terrain tout préparé pour le bacille de Koch.

Il est évident que des parents tuberculeux engendreront de même des enfants dans un état de débilité plus ou moins grand, suivant la période de leur maladie et l'état de leur organisme. Ces enfants seront aussi un terrain tout préparé pour l'infection, et l'on sait combien seront innombrables les causes de contagion auxquelles ils seront exposés déjà dans l'utérus. A côté des maladies des parents et du mauvais état de leur nutrition, il faut faire entrer en ligne de compte les accidents qui peuvent survenir à la mère pendant la grossesse, les traumatismes qui peuvent atteindre le fœtus dans l'organisme gestateur, les maladies aiguës générales qui surprennent la femme pendant qu'elle est gravide et qui retentissent toujours sur le fœtus.

Il est évident que, dans ce cas, l'enfant aura souffert et viendra au monde soit prématurément, soit mal développé, ou au moins chétif et peu résistant. S'il vit, ce sera une proie facile pour les germes pathogènes, spécialement pour le bacille de Koch.

Les malformations congénitales doivent être considérées comme des causes prédisposantes, en ce sens qu'elles sont l'indice que le fœtus a souffert dans l'utérus et aussi parce qu'elles créent quelquefois des dispositions anatomiques qui gênent le fonctionnement normal des organes. En première ligne, nous devons citer l'étroitesse congénitale du thorax, les malformations de la cage thoracique.

Il existe, à côté de ces causes bien établies, certains états particuliers des individus, certaines constitutions qui en font des candidats à la tuberculose. Nous dirons avec Landouzy : « Parmi les individualités humaines qui font facile et désolant commerce avec la tuberculose, il en est chez lesquels l'opportunité morbide inhérente à la somme (quantité et quantité) des composés physiques, chimiques (constitution) et dynamiques (tempérament) qu'elles ont apportés en venant au monde, est innée. Ces individualités sont les bacillisables de naissance. »

A côté de cela, nous devons citer le fait de la facilité avec laquelle les races noires sont atteintes de phtisies pulmonaires, en dehors de toute prédisposition due à une tuberculose des parents.

Une dernière question doit nous occuper : c'est celle de l'influence que peuvent exercer sur l'organisme fœtal les toxines sécrétées et répandues dans les humeurs maternelles par les bacilles qui y évoluent. Courmont, le premier, a pensé que ces toxines pouvaient passer de la mère au fœtus, à travers le placenta et rendre ainsi l'enfant réceptible à la tuberculose.

En traitant la question de l'hérédité de la tuberculose, nous avons dit ce que nous pensions à ce sujet. Nous admettons, avec Courmont, que les produits solubles du bacille peuvent traverser le placenta et être entraînés dans la circulation du fœtus. Mais, dans ce cas, le fœtus succombe fréquemment.

III

CARACTÈRES GÉNÉRAUX AIDANT AU DIAGNOSTIC
DE LA TUBERCULOSE

La tuberculose, dans ses localisations multiples et variables, présente pour chaque organe atteint des signes cliniques que nous citerons lorsque nous décrirons ces différents chapitres. A côté de ces symptômes, il existe des caractères généraux que l'on peut retrouver dans toutes les manifestations tuberculeuses : ce sont ces caractères qui peuvent s'appliquer à tout état morbide de nature bacillaire que nous voulons décrire ici, et, en les signalant, apprendre à faire le diagnostic de la tuberculose.

Un signe certain, précis, scientifique, que l'on rencontre fréquemment du reste, c'est la présence du bacille dans les sécrétions pathologiques d'un tuberculeux. Un abcès de nature bacillaire, les crachats d'un phtisique, le sperme provenant d'un testicule tuberculeux, le mucus provenant d'une métrite granuleuse, les urines d'une cystite tuberculeuse renferment presque toujours des bacilles qu'il est facile de déceler. Mais peut-on découvrir ce bacille dans les humeurs normales de l'organisme? C'est une question que de nombreux pathologistes se sont déjà posée et que M. Aubeau a réveillée au dernier congrès de la tuberculose.

Suivant M. Aubeau, le torrent circulatoire, transformé en un véritable égout collecteur, charrie plus ou moins abondamment, et plus ou moins longtemps, des cellules diverses, des fragments de fibres, des lambeaux d'endothélium, des pigments, des spores et des microbes, les uns libres dans le torrent circulatoire, les autres accolés aux cellules, d'autres intracellulaires.

Nous ne partageons pas toutes les idées théoriques du reste encore, et peu confuses de notre distingué confrère, mais ce qui est certain c'est que des enfants sont devenus tuberculeux par le lait de la nourrice ou d'une vache atteinte de phtisie, sans que pour cela les glandes mammaires présentassent la moindre granulation. Il en est de même du sperme, qui contient souvent des bacilles, comme M. Aubeau l'a démontré, sans qu'il y ait lésion tuberculeuse du testicule. Moi-même j'ai examiné fréquemment le sang de phtisiques arrivés à la troisième période de l'affection. J'ai trouvé fort rarement dans ce liquide des bacilles. Néanmoins j'ai pu avec ce sang, injecté à des animaux causer presque toujours une tuberculose manifeste. Ce qui revient à dire que nous découvrons difficilement dans le sang le bacille qui y existe cependant.

Donc lorsque nous sommes en face d'un de ces cas nombreux, où l'individu a l'apparence d'incuber une tuberculose d'un organe quelconque, lorsqu'il est impossible encore d'exprimer cliniquement un diagnostic, il serait utile d'avoir recours à cette expérimentation bien facile aujourd'hui, d'examiner les humeurs normales et, lorsque cet examen reste négatif, d'éprouver ce liquide par une injection expérimentée sur l'animal.

Une autre pierre de touche bien plus précieuse encore que l'examen des liquides organiques, c'est la tuberculine de Koch. L'injection de ce produit soluble produit sur le sujet bacillisé une réaction locale et générale que nous décrirons dans la thérapeutique. Malheureusement l'usage de cette tuberculine est très dangereux, et depuis quelque temps on s'en sert surtout, avec juste raison, pour éprouver les animaux et particulièrement les vaches nourricières. On arrivera peut-être un jour à fabriquer une tuberculine innoffensive qui pourrait nous aider à déceler chez l'homme ces nombreuses formes de tuberculose larvée et latente.

A côté de ces signes scientifiques, il existe d'autres symptômes généraux que l'on rencontre chez la plupart des individus qui incubent une forme quelconque de tuberculose. Nous allons examiner ces troubles morbides suivant les différents organes où on les observe.

APPAREIL DIGESTIF. — Le D\u02b3 Bourdon, d'après son observation personnelle, a montré que les troubles digestifs sont très fréquents, pour ne pas dire constants, au début de la tuberculisation pulmonaire. 110 fois, sur 150 malades observés, se sont manifestés, avant tout autre symptôme, du côté du poumon, des troubles dyspeptiques. Les tuberculeux au début sont atteints de dyspepsie.

Il ne faut pas confondre les troubles dyspeptiques initiaux, préphtisiques, avec les troubles gastro-intestinaux dus à des causes absolument différentes et que l'on rencontre à la période des cavernes ou des ulcérations du poumon. Ces troubles gastro-intestinaux ont été parfaitement étudiés et différenciés par Masson, dans sa thèse inaugurale, en 1887. Nous reviendrons sur les troubles gastriques de la dernière période de la phtisie dans un chapitre ultérieur.

Examinons en détail les troubles du début, ceux que Masson désigne sous le nom de « syndrome gastrique initial de la phtisie ». Louis et Andral n'admettent pas ces troubles prétuberculeux et je serais tenté de dire comme eux, que, dans l'immense majorité des cas, les signes gastriques et les signes pulmonaires existent en même temps, et qu'avec une auscultation délicate on arriverait presque toujours à découvrir dans le poumon quelques-uns de ces signes si minutieux, qui, bien connus maintenant, ne laissent plus de doutes sur les causes qui les produisent.

Cependant il est juste d'admettre que quelquefois une dyspepsie longuement prolongée peut débiliter le sujet et le mettre en état de se tuberculiser. Mais ici nous ne devons pas faire entrer en ligne de compte cette éventualité qui rentre dans l'étiologie et nous ne nous occuperons que des dyspepsies des phtisiques ou mieux de ceux qui ont à l'état latent des tubercules.

Ces troubles sont : des modifications de l'appétit. Toujours, au début de la tuberculose, et souvent très marquées, existent des modifications de l'appétit.

Chez tous les tuberculeux au début on les rencontre plus ou moins apparentes, mais quelquefois tellement accentuées que l'on est fatalement conduit à leur donner une cause tout autre que la tuberculisation. Au début de la tuberculose, l'appétit est diminué, quelquefois presque aboli, mais jamais d'une façon absolue. Il est surtout capricieux et irrégulier. Un dégoût très marqué pour la viande et les aliments gras existe généralement, ainsi qu'un désir particulier pour certains aliments.

Après le repas, la région stomacale est endolorie ; le malade a un sentiment de lourdeur, de plénitude à l'épigastre. Souvent on observe de véritables crampes, quelquefois bien douloureuses. On a noté aussi des éructations nidoreuses, fétides ou acides et du pyrosis; les vomissements se produisent assez rarement.

Marfan a insisté sur un des éléments de son syndrome gastrique initial : la toux gastrique. Il la définit ainsi : « La toux qui survient après l'ingestion des aliments, la toux qui semble causée par le contact des aliments avec la muqueuse gastrique. » Cette toux survient après le repas, et ce sont des quintes longues et pénibles, suivies quelquefois de vomissements. On peut dire que le vomissement n'existe en général chez les tuberculeux dyspeptiques du début que lorsqu'ils sont atteints de toux gastrique. Le vomissement est alors toujours alimentaire et constitué par les aliments non digérés. Dès que le vomissement est effectué, le malade se sent soulagé, il essaye de nouveau de s'alimenter, mais une nouvelle crise de toux se produit et peut amener de nouveaux vomissements.

Le phtisique de la première période n'a jamais de vomissements glaireux et pituiteux, sauf évidemment dans les cas où un état dyspeptique dû à une cause quelconque préexistait. La constipation est la règle chez les dyspeptiques du début; et comme toute constipation constante, elle est entrecoupée par des évacuations diarrhéiques qui n'ont aucun caractère particulier.

L'estomac est en général inerte et quelquefois dilaté. Inerte, c'est-à-dire qu'il n'expulse plus dans le délai voulu son contenu dans l'intestin : il peut être inerte sans être distendu ou dilaté, c'est la période préparatoire de la dilatation. Mais en général on trouve le signe de la dilatation stomacale et ce signe est le suivant : le clapotage stomacal s'entend à jeun comme après le repas, au-dessous de la ligne de Bouchard : ligne qui va de l'ombilic au rebord des fausses côtes gauches. Quand l'estomac est simplement inerte, c'est-à-dire lorsqu'il a perdu sa tonicité, le clapotement ne s'entend pas au-dessous de cette ligne, mais s'entend à jeun, ce qui prouve que l'estomac permet aux aliments un séjour très long dans sa cavité.

Que devient cette dyspepsie initiale? En général, elle s'amende et peut quelquefois disparaître complètement, et c'est ce qui peut arriver de plus heureux pour le phtisique. Plus souvent elle persiste, elle s'atténue pendant quelque temps avec le progrès de la tuberculisation pulmonaire, mais elle reparaît plus grave dès les premiers signes de ramollissement; dans ce cas, la maladie évolue avec une rapidité remarquable et laisse le médecin absolument désarmé. On voit toute l'importance qu'on doit attacher à l'état gastrique d'un tuberculeux. On peut dire que l'état de la fonction digestive est le principal fondement de tout pronostic en matière de tuberculose pulmonaire. Quelle est la nature de ce symptôme gastrique? Pour les uns il est dû à l'état fébrile. Cette opinion est inadmissible, car la fièvre manque en général à cette période de la maladie et on a vu des dyspeptiques du début absolument sans fièvre.

D'autres mettent ces troubles sur le compte d'une irritation particulière du pneumogastrique. Ces nerfs seraient irrités soit par la lésion pulmonaire, soit par l'adénopathie trachéo-bronchique. Quelques autopsies sont venues prouver qu'il existe parfois des troubles dyspeptiques, des ganglions trachéo-bronchiques hypertrophiés. Mais cela n'a pas été rencontré dans le plus grand nombre de cas. De plus ne s'agit-il pas là simplement de simple coïncidence? En tout cas, nous dirons que l'hypertrophie de ganglions trachéo-bronchiques irritant le pneumogastrique peut, dans des cas relativement rares, provoquer des troubles gastriques, qui auraient pour caractères distinctifs : des vomissements persistants au commencement et à la fin

de la maladie, sans autres signes de dyspepsie, une toux coquelu-
choïde, une dyspnée à paroxysme nocturne et de l'arythmie cardiaque.

En somme, on arrive à dire que les ganglions bronchiques provoquent des troubles gastriques, mais pas de dyspepsie à proprement
parler, et cela dans la grande minorité des cas.

Est-ce à dire, comme Broussais et Bouchard, que la dyspepsie
est cause et non effet de la tuberculose pulmonaire? Certes, il ne
faut pas nier qu'un état dyspeptique prolongé ne mette un malade
en état de réceptivité. Mais on ne peut confondre la dyspepsie toute
spéciale du début de la tuberculose avec les autres dyspepsies; elle
a vraiment sa place en nosologie et est due certainement à la tuberculisation pulmonaire.

Peut-être y avait-il, d'après certains auteurs, pour expliquer cet
état dyspeptique, des lésions spécifiques du tube digestif? D'autres
ont recherché l'explication de ces lésions des annexes du foie par
exemple. Mais les autopsies ont toujours été négatives, et la seule
lésion anatomique appréciable qu'on ait rencontrée, c'est la dilatation stomacale.

Nous pensons que la dyspepsie initiale est l'effet d'un état spécial
de l'organisme qui se tuberculise. L'organisme est intoxiqué plus ou
moins suivant sa susceptibilité par les toxines sécrétées par les
bacilles qui se sont fixés dans un de ces organes. Ces toxines provoquent un état d'anémie tout spécial sur lequel Trousseau insistait
déjà sans en donner la cause.

L'anémie toxique du tuberculeux encore latent provoque les
mêmes troubles dyspeptiques que n'importe quelle anémie. Et, en
effet, on a toujours vu réunies sur le même sujet anémie et dyspepsie.

Mais, dira-t-on, pourquoi tous les phtisiques qui reçoivent évidemment les mêmes toxines ne sont-ils pas tous intoxiqués? ne sont-ils
pas tous anémiques, et partant dyspeptiques? A cela, il suffit de
répondre que les organismes présentent une tolérance variable aussi
bien pour les toxines bacillaires, que pour l'alcool ou l'opium, par
exemple. Tel individu restera absolument insensible à telle dose de
toxine tuberculeuse qui provoquerait les troubles les plus graves
dans un autre organisme.

Nous mettons donc la dyspepsie sur le compte d'une anémie de
nature toxique. Cette anémie diminue l'énergie de tous les muscles
partant de l'estomac : d'où inertie et dilatation de cet organe.

Cette anémie causera une insuffisance de sécrétion des éléments
primordiaux du suc gastrique : pepsine et acide chlorhydrique. Ce

qui expliquera tous les symptômes de dyspepsie tuberculeuse du
début : lenteur de digestion, lourdeur épigastrique, trouble de l'appétit, fermentation gastrique des gaz, renvois nidoreux, fétides, irri-
tabilité trop grande de la muqueuse gastrique provoquant la toux et
le vomissement.

Les troubles dyspeptiques sont forcément accompagnés de troubles
intestinaux. Nous trouvons toujours de la constipation au début de
la tuberculose, constipation entrecoupée de flux diarrhéiques périodiques.

La diarrhée n'est pas un symptôme habituel de la tuberculose au
début. Elle est rare en tant que diarrhée continuelle. On ne la rencontre sous cette forme que dans les périodes avancées de la maladie.
Cependant on la trouve quelquefois en même temps que les troubles
dyspeptiques du début. Dans ce cas elle persiste pendant toute la
durée de la maladie, et c'est ce que Louis appelait la *diarrhée de
long cours*.

La diarrhée au début se montre sans coliques et sans cause appréciable ; elle semble un trouble fonctionnel de l'intestin, sans lésions
matérielles, non plus comme la diarrhée finale, qui est due à des
ulcérations spécifiques du tube digestif. Cette diarrhée du début
cède du reste rapidement au traitement ordinaire des flux intestinaux, tandis que la diarrhée de la période avancée est rebelle à
tout traitement. Koch n'a pas trouvé les bacilles dans la diarrhée du
début, tandis qu'ils existent toujours dans les diarrhées de la période
terminale.

APPAREIL CIRCULATOIRE. — Dans la tuberculose commençante on
trouve du côté de l'appareil central de la circulation, des troubles
fonctionnels assez marqués, mais rarement des troubles organiques : on peut dire que ces derniers sont absolument exceptionnels.
On remarque presque toujours une augmentation des battements
cardiaques. Les bruits du cœur sont plus forts qu'à l'état normal.
Le choc du cœur est plus intense et soulève la paroi avec plus de
violence. Les bruits s'entendent avec beaucoup plus de netteté en
arrière et sur un point diamétralement opposé au mamelon, mais la
percussion montre qu'il n'existe pas de trace d'hypertrophie cardiaque.

Cette exagération des battements est purement réflexe et due, pour
M. Peter, à l'irritation du pneumogastrique. Cette irritation du nerf
vague expliquerait aussi les palpitations si fréquentes chez les tuberculeux, au début. Ces palpitations apparaissent quelquefois sans

cause, ou sont provoquées le plus souvent par le moindre effort, la moindre émotion, une marche un peu rapide, l'ascension d'une pente un peu raide, etc. Elles accompagnent souvent les douleurs gastriques qui suivent le repos et sont fréquentes la nuit.

Dans ce dernier cas, elles augmentent l'insomnie et fatiguent beaucoup les malades. On peut croire dans certains cas, où ces pal-pitations sont accompagnées de dyspnée un peu prononcée, que l'on a affaire à une véritable affection cardiaque, d'autant plus facilement que le cœur présente presque toujours des bruits valvulaire non organiques, à la vérité, mais qu'un examen peu approfondi pourrait faire mal interpréter.

En effet, tout tuberculeux est anémique et présente les souffles cardiaques de l'anémie. Mais c'est surtout dans un groupe de malades que ce signe a une grande importance, je veux parler des faux chlo-rotiques du début de la tuberculose.

Je nommerai cet état chloro-anémie et non chlorose, car la chloro-anémie tuberculeuse est absolument différente de la chlorose vraie. C'est surtout chez la jeune fille que la tuberculose au début se cache sous les allures de la chlorose.

Il faut donc connaître parfaitement la chloro-anémie tubercu-leuse pour ne pas commettre d'erreur de diagnostic et surtout de pronostic.

La chloro-anémie est presque toujours constante dans la phtisie pulmonaire. Souvent elle est très accusée dès le début, surtout chez la jeune fille. Cette chloro-anémie ne possède pas, de la chlorose, les souffles cardiaques ordinaires, ni la coloration particulière de cette maladie. La chloro-anémie des tuberculeux s'accompagne de fièvre et d'un amaigrissement rapide, faits exceptionnels, et on peut dire manquant toujours dans la chlorose vraie. La peau n'est pas verdâtre, mais présente une teinte grisâtre terne, les muscles sont flasques et les forces beaucoup diminuées.

Cette chloro-anémie est une *dystrophie générale*, tout l'organisme est atteint et la destruction frappe tous les systèmes. Voici les signes différentiels qui permettent de séparer ces deux états morbides :

1° Les bruits de souffles vasculaires, si marqués dans la chlorose vraie (diminution du nombre des globules du sang), manquent abso-lument dans la chloro-anémie du tuberculeux ;

2° Le souffle cachectique de la chlorose est toujours beaucoup moins marqué dans la chloro-anémie tuberculeuse ; c'est plutôt un bruit de claquement exagéré ;

3º La circulation chlorotique est normale; elle est toujours accélérée dans la tuberculose (Germain Sée).

Ce qui prouve bien que cette fausse chlorose est due à un état de destruction générale, c'est que les forces sont diminuées dans des proportions considérables. La marche devient pénible; gravir une pente devient presque impossible et provoque des palpitations et de la dyspnée, dyspnée qui est certainement d'ordre musculaire. La peau a plutôt l'aspect d'une peau de cachectique, elle est terne, terreuse; enfin il existe de la fièvre qui manque dans la chlorose vraie.

Nous avons dit que dans la chlorose les fonctions du cœur restent normales. Au contraire, dans la tuberculose on trouve toujours l'accélération du pouls. Cette accélération est due quelquefois à l'état fébrile, mais le plus souvent elle est complètement indépendante de la fièvre et serait décidément sous la dépendance d'une irritation spéciale du nerf vague comme les palpitations et les battements du cœur.

Il ne faut pas oublier aussi que la chlorose vraie peut coexister avec la tuberculose, que cet état morbide prédispose d'une façon particulière à la tuberculisation. Il est connu que les chlorotiques descendent de parents affaiblis, tuberculeux quelquefois et souvent scrofuleux. Il est donc possible d'admettre que la chlorose et la tuberculose peuvent coexister.

Appareil génito-urinaire. — A côté de la chloro-anémie du tuberculeux, nous devons étudier les troubles des fonctions génitales et urinaires et principalement les troubles de la menstruation. Ces troubles sont très fréquents chez la femme au début de la tuberculisation. Ils constituent souvent le symptôme initial prédominant. La menstruation est pervertie quand elle est déjà établie, ou bien elle est retardée et la puberté s'établit difficilement. Les règles deviennent moins abondantes et irrégulières, elles arrivent quelquefois à se supprimer complètement. Chez la jeune fille, la tuberculose commençante empêche l'établissement de la menstruation qui, en tout cas, est toujours difficile et incomplète.

Dans la chlorose on retrouve ce même symptôme, mais ce diagnostic se fera facilement d'abord au moyen des signes distinctifs que nous avons énumérés, puis au moyen des autres symptômes du début de la tuberculose, la toux sèche, quinteuse ou non, les troubles digestifs, l'amaigrissement, les sueurs nocturnes, la fièvre vespérale.

Du côté de la lactation, la tuberculose commençante amène rapidement des désordres. Les seins s'affaissent, le lait devient plus clair, et le nourrison s'affaiblit rapidement. Il est bon de conseiller, dans ce cas, la suspension de l'allaitement qui fatiguerait la malade, accélérerait la marche de la maladie, et qui, enfin, n'est pas sans danger pour l'enfant, qui peut trouver dans le lait de la mère le germe même de la maladie.

La fonction urinaire n'est pas troublée à cette période initiale. Cependant, il n'est pas rare de voir en même temps se développer une tuberculose pulmonaire et une tuberculose génito-urinaire. Il faut toujours rechercher l'état de l'appareil de la miction, qui peut donner quelquefois de précieux renseignements. Les tubercules du rein provoquent des hématuries et l'albuminurie, l'urine contient du pus, la polyurie est fréquente. La tuberculose de la vessie se manifeste par des envies fréquentes d'uriner, envies douloureuses, s'accompagnant souvent de spasmes du col, rétention d'urine ou bien il y a incontinence, et l'urine contient du sang et du pus.

La douleur du col vésical serait, pour Dolbeau et Guyon, un des meilleurs signes de la tuberculose vésicale ; ils insistent aussi sur la douleur étendue à toute la vessie, qui est ratatinée derrière le pubis et est rebelle à toute injection. Le toucher rectal permet de reconnaître sur le bas-fond ou sur la paroi postérieure des noyaux indurés, des portions épaisses faisant croire à la présence de corps étrangers. On reconnaîtra de la même façon des tubercules localisés à la prostate, aux vésicules séminales, de plus on aura les symptômes suivants : douleurs pendant la miction, blennorrhée prostatique, etc. Enfin, il ne faudrait pas oublier de rechercher les bacilles dans l'urine ou dans les écoulements uréthraux.

Ces symptômes de tuberculose génito-urinaire seraient d'un très grand secours dans le cas où, pour une raison quelconque, on suspecterait l'état des poumons. Je ne veux point, ici, remettre en honneur la loi de Louis, que toute tuberculose siégeant dans un organe quelconque s'accompagne forcément de tuberculose pulmonaire.

Cependant, dans les cas que je suppose, si l'on trouvait dans un poumon certaines modifications dont j'ai longuement parlé, la coexistence des lésions tuberculeuses d'un organe quelconque serait d'un puissant secours pour amener à un diagnostic certain.

Un symptôme bien connu de tous les phtisiologues, c'est la présence d'un excès de phosphate de chaux dans les urines d'un tuberculeux, même latent.

Système nerveux. — Il est des accidents du début de la tuberculose sur lesquels on a l'habitude de passer trop rapidement. Je veux parler des symptômes fournis par le système nerveux; ils ont une importance assez grande pour que j'y insiste dans ce chapitre.

Au début de la tuberculose on trouve fréquemment des douleurs musculaires, des hyperesthésies cutanées ou autres, des névralgies. Les névralgies intercostales ont une importance capitale et sont très fréquentes. Elles sont précoces et facilitent souvent d'une façon remarquable le diagnostic des cas douteux.

Forme fébri-cachectique. — Cette forme est plus rare que les deux précédentes, elle se manifeste par un amaigrissement assez rapide et un léger mouvement fébrile le soir, avec sueurs nocturnes. Mais examinons la fièvre des tuberculeux avant de parler de cette forme.

Chez les tuberculeux, la fièvre peut être initiale, et alors elle se manifeste par un léger mouvement fébrile le soir, légère augmentation de la température, accélération du pouls, mais sans frisson initial, ni sueurs profuses terminales. En général, cette fièvre apparaît avec les premiers symptômes locaux de tuberculisation, mais, quelquefois, elle la devance et paraît assez inexplicable avec ses allures incertaines de fièvre intermittente ou de fièvre septique.

La température est peu élevée, elle atteint 38°, rarement 38°,5, jamais 39°, sauf dans les cas où survient une poussée aiguë de tuberculose, mais alors le tableau clinique change et le doute n'est plus possible. L'accès se produit le soir ; il se manifeste par un léger sentiment de chaleur, avec céphalée, et le symptôme prédominant est l'accélération du pouls. Quand cette fièvre s'accompagne d'un état pseudo-chlorotique, il y a un danger nouveau à éviter : c'est le traitement par le fer, qui augmente la réaction fébrile et peut provoquer du côté du poumon des poussées congestives et des hémoptysies, traitement non seulement inefficace — on le voit, — mais encore dangereux, en donnant une impulsion fâcheuse aux lésions tuberculeuses.

J'ai dit que cette fièvre avait quelquefois l'allure de la fièvre intermittente. C'est, en effet, une fièvre septique, mais ses caractères peuvent facilement faire écarter l'idée de la fièvre intermittente. D'abord, elle résiste à la quinine et au quinquina. Elle se trouve améliorée assez facilement par l'acide salicylique. Elle est vespérale et non matinale comme la fièvre intermittente. Elle n'atteint pas la température élevée de la fièvre palustre, n'est pas précédée de frissons intenses et n'est pas suivie de transpiration abondante. Enfin, l'amaigrissement est rapide et la coloration de la peau n'est pas celle que l'on rencontrerait dans des cas semblables de fièvre intermittente aussi tenace.

RATE. — J'ai examiné la rate de plus de trois mille phtisiques. Chez la plupart d'entre eux, j'ai constaté une hypertrophie considérable, et, chez presque tous, la pression, même légère, est douloureuse. J'ai pu constater ce même signe chez des individus que je soupçonnais de tuberculose, et qui, plus tard, sont venus malheureusement confirmer nos soupçons. J'ai été amené à rechercher ce signe — que beaucoup de cliniciens ont tort de négliger — par la constatation de l'hypertrophie de la rate chez tous les animaux inoculés par les bacilles de Koch.

IV

ANATOMIE PATHOLOGIQUE

La tuberculose est caractérisée au point de vue anatomo-pathologique par des néo-formations de nature inflammatoire, essentiellement cellulaires, revêtant en général la forme des granulations isolées ou confluentes et s'accompagnant toujours d'une inflammation aiguë ou chronique, non spécifique, des tissus où elles se trouvent. Les granulations tuberculeuses peuvent être isolées les unes des autres, et alors elles apparaissent sous la forme de petits grains arrondis, gris ou opaques. Quand elles sont confluentes, on ne peut plus les différencier les unes des autres ; elles forment des amas de la grosseur d'une aveline ou d'une noix, et même plus gros, composés de granulations serrées les unes contre les autres et unis par du tissu embryonnaire. La première forme correspond à ce que Laënnec a nommé granulation tuberculeuse ou tubercule granulique de Grancher. La deuxième forme, surtout remarquable dans le poumon, a été désignée sous des noms différents : granulations confluentes, infiltration tuberculeuse de Laënnec, tubercule pneumonique de Grancher.

Il faut donc étudier successivement la granulation tuberculeuse isolée, l'infiltration tuberculeuse. Mais j'insisterai particulièrement sur la description de la granulation qu'on peut considérer comme type de la lésion tuberculeuse : c'est cette forme en effet qui se retrouve dans tous les organes. La forme confluente ne se rencontre presque uniquement que dans le poumon et présente dans cet organe une importance capitale : j'en parlerai plus longuement à propos de l'anatomie pathologique spéciale de la phtisie pulmonaire.

GRANULATION TUBERCULEUSE. — La granulation tuberculeuse se présente avec une grande netteté sur les séreuses. On peut prendre comme type une granulation développée sur le péritoine, dans le cours d'une granulie. Dans un cas semblable, on voit alors sur la séreuse un nombre plus ou moins considérable de petites nodosités arrondies et saillantes, de la grosseur d'un grain de millet, en général, mais pouvant atteindre 1, 2 et même 3 millimètres de diamètre. Si le début remonte à peu de temps, ces petits corps sont grisâtres et transparents, plus tard, ils s'opacifient et deviennent jaunâtres ; ils se caséifient.

Cette granulation est très dure et très adhérente au tissu qui la porte ; on ne peut la détacher qu'en arrachant des fragments du tissu voisin. Elle est essentiellement constituée par une agglomération de cellules de formes variées. Elle ne renferme jamais de vaisseaux et ce caractère est des plus importants. Les cellules, qui forment la granulation, sont serrées, tassées les unes contre les autres, s'atrophiant mutuellement et solidement unies entre elles par une substance de nature fibrineuse. Aussi la dissociation en est-elle très difficile et par ce procédé on obtient des amas, des blocs de cellules, parmi lesquelles on peut cependant reconnaître certaines formes particulières. On y voit quelques grandes cellules étalées, présentant de nombreux noyaux disposés en couronne : ce sont les cellules géantes de Schuppel. On voit, en bien plus grand nombre, des cellules ressemblant à des globules blancs atrophiés et déformés ; on y rencontre enfin des cellules embryonnaires, dont quelques-unes, dans certains cas, se sont transformées en cellules fibro-plastiques ou fusiformes.

Mais ce qui est important à considérer dans cette néo-formation uniquement cellulaire, c'est la disposition, l'arrangement réciproque des divers éléments que je viens d'énumérer. Pour cela il faut pratiquer une coupe de *granulation-tubercule*, après durcissement. Cette coupe sera colorée ensuite au picro-carmin d'ammoniaque et alors examinée au microscope. Elle nous montrera à un faible grossissement : 1° une zone périphérique composée de cellules embryonnaires, dont quelques-unes sont devenues fusiformes. Cette couche s'infiltre dans les tissus voisins, et c'est elle qui détermine l'encaissement du tubercule ; c'est elle aussi qui, dans certains cas, par la transformation de ses éléments embryonnaires en éléments fibro-plastiques, produit l'enkystement du tubercule, sa guérison; 2° au centre, on voit une région où les éléments sont serrés, pressés les uns contre les autres, réunis par une substance d'apparence fibrillaire et réticulée, s'atrophiant, se nécrosant, subissant la dégénérescence granuleuse. On ne voit, en effet, aucun vaisseau dans l'intérieur de la granulation et comme on le verra bientôt les vaisseaux sanguins et lymphatiques de la périphérie sont très rapidement oblitérés dans la granulation.

A un grossissement plus considérable, et sur une granulation toute jeune, on peut voir, çà et là, disposées loin les unes des autres, sur différents points de la coupe, de grandes cellules, dont le centre est coloré en jaune orangé, et qui présentent à leur périphérie une couronne de noyaux colorés fortement en rose. Ce sont des masses granuleuses, arrondies ou irrégulières, présentant des prolongements rameux.

Tout autour, 10, 20, 30 noyaux ovalaires sont disposés en couronne. Cet ensemble constitue la cellule géante, regardée comme l'élément essentiel de la granulation par Schuppel. Ces cellules peuvent être isolées par dissociation, après macération d'une granulation de la plèvre dans l'alcool au tiers. C'est dans ce cas seulement qu'on peut voir les prolongements rameux regardés par Charcot comme caractéristiques de la cellule géante tuberculeuse.

Ces éléments ont une importance capitale dans la granulation. Pour Wagner et Charcot, la granulation serait une lésion complexe, et chacune des cellules géantes serait le centre d'une figure de l'unité anatomo-pathologique de la tuberculose. On doit, d'après ces auteurs, et cette opinion est généralement admise, décomposer toute néoformation tuberculeuse en autant de follicules élémentaires qu'il y a de cellules géantes. Le follicule devient ainsi l'élément primordial. Voyons comment il est constitué.

FOLLICULE TUBERCULEUX. — On peut facilement étudier ce follicule élémentaire, comme l'a fait le premier Köster, en examinant les lésions des synoviales dans l'arthrite bacillaire. On trouve à la surface des fongosités qui recouvrent la synoviale, de toutes petites granulations bien distinctes, entourées d'un réseau capillaire qui, du reste, ne pénètre jamais dans leur intimité. Sur une coupe, et à un assez fort grossissement, on voit : à la périphérie une zone de *cellules arrondies embryonnaires* à noyaux volumineux, au centre une grande cellule à protoplasma granuleux présentant des prolongements périphériques qui plongent dans la substance même du tubercule. On retrouve là la couronne de noyaux ovalaires, c'est la *cellule géante*, et elle est unique. Enfin, entre ces deux zones, une zone intermédiaire formée de cellules plus volumineuses que celles de la zone périphérique, et dites *cellules éphithélioïdes* ou *scrofuleuses de Rindfleisch*. Tous ces éléments sont unis par une gangue fibrineuse, qui prend l'apparence fibrillaire après durcissement et coloration. Cette substance est absolument amorphe.

Telle est la composition du follicule tuberculeux élémentaire : il ne renferme aucun élément propre à lui-même et sur la constatation duquel on pourrait affirmer la nature tuberculeuse de la lésion. L'arrangement réciproque est plus caractéristique, mais il faut y ajouter les caractères suivants pour avoir un élément anatomo-pathologique propre à la tuberculose, et avec lequel on pourrait faire un diagnostic sans rechercher la présence du bacille. Il est évident qu'aujourd'hui cette étude minutieuse de l'histologie pathologique a perdu de sa valeur pratique. La présence du bacille, n'y en aurait-il qu'un seul, est d'un caractère bien plus net, bien plus sûr et surtout infaillible. Ces caractères accessoires sont :

1° Forme nodulaire et arrangement concentrique des éléments;

2° Absence constante, complète et très précoce des vaisseaux;

3° Tendance à la caséification de la partie centrale;

4° Existence de la cellule géante comme centre de figure.

Il ne faut pas oublier que toute lésion tuberculeuse ne revêt pas forcément la forme de granulation, cependant il est bon de conserver comme type de la lésion tuberculeuse la forme qui vient d'être décrite. C'est la lésion la plus nette, la plus précise, la plus constante et celle dont la signification est le mieux établie.

ORIGINE ET NATURE DE LA CELLULE GÉANTE ET DES ÉLÉMENTS CONSTITUTIFS DU FOLLICULE. — La cellule géante n'est pas un élément propre à la tuberculose. On peut les rencontrer dans une foule d'autres produits pathologiques, les bourgeons des plaies qui suppurent à la surface des ulcères, dans les pustules varioliques, les gommes syphilitiques et morveuses. Cependant Charcot admet que la cellule géante tuberculeuse présente une forme particulière ; elle porte des prolongements rameux et cette forme rameuse serait caractéristique.

Le mode de production de la cellule géante est variable et reconnaît des causes diverses. Cependant on peut dire d'une façon générale qu'elle est le résultat d'une irritation spéciale portant sur certaines cellules. Une cellule irritée par une cause quelconque entre en karyokinèse, elle se divise : le noyau se segmente d'abord, puis la cellule. Mais, si l'irritation est trop faible, le processus kariokinétique avorte en quelque sorte, le noyau seul se divise et la cellule ne se divise pas. La cellule géante, à noyaux multiples, serait donc le résultat d'une irritation lente, faible et durable de certaines cellules.

·La cellule géante peut se développer autour d'un corps étranger quelconque introduit dans l'organisme. C'est ainsi qu'on a vu se produire des cellules géantes dans le péritoine autour de grains de poivre introduits dans cette séreuse ; que Cornil en a trouvé dans une granulation non spécifique produite par la pénétration d'un éclat d'écaille d'huître. Et pour la lésion tuberculeuse, il est évident que le bacille joue le rôle du corps étranger et que c'est l'irritation lente produite par sa présence dans certaines cellules qui détermine une karyokinèse incomplète de ces éléments cellulaires, aboutissant à la multiplication des noyaux sans segmentation de la cellule. Quand un bacille ou un groupe de bacilles pénètre dans une cellule, celle-ci grossit, se gonfle, s'hypertrophie, et son noyau se divise, se multiplie et finit par former de nombreux noyaux qui représentent une couronne tout autour de la cellule.

Mais toutes les cellules sont-elles capables, sous l'influence de l'irritation bacillaire, de donner naissance à une cellule bacillaire? Quelle est l'origine de ces cellules dans l'organisme ? Ici diverses opinions sont en présence, et, comme dans toutes ces théories, il existe une part de vérité, je vais les exposer avec quelques détails.

Pour Baumgarten, le premier effet des bacilles serait de provoquer une karyokinèse des cellules fixes du tissu envahi. Après ce phénomène de début, surviendrait une invasion de cellules lymphatiques migratrices, par suite de l'état inflammatoire de ce point. Cette migration se produit tout à fait au début, quand les capillaires sont encore perméables. Le premier phénomène de karyokinèse produirait les cellules épithélioïdes, la deuxième phase du processus produirait l'accumulation dans la granulation de nombreuses cellules lymphatiques que nous avons retrouvées pressées et atrophiées. Suivant Baumgarten les cellules géantes n'apparaîtraient qu'en troisième lieu et proviendraient des cellules épithélioïdes. Pour cet auteur il y aurait d'autant plus de cellules géantes que l'irritation serait plus faible, c'est-à-dire qu'il y aurait moins de bacilles, et que leur virulence serait moins considérable. Au contraire, si les bacilles sont nombreux et très virulents, les cellules géantes sont moins nombreuses et les cellules épithélioïdes plus abondantes. Le nombre de ces dernières cellules serait donc en rapport direct avec le nombre et la virulence des parasites.

Pour certains auteurs, la cellule géante est produite par la confluence des leucocytes ; citons parmi ceux-ci Conhein et Metchnikoff. Lorsque des bacilles ont été englobés par des leucocytes, ceux-ci s'hypertrophient, se fusionnent; il y a formation d'une cellule géante : le protoplasma forme une seule masse et les noyaux des leucocytes sont rejetés à la périphérie. Metchnikoff aurait vu la forme du passage de la cellule lymphatique en cellule géante de cette façon. Les leucocytes pourraient donc se transformer soit en *cellules géantes* par confluence, soit en cellules dites *épithélioïdes :* cellules plus volumineuses qu'un leucocyte, hypertrophiées, uninucléées, avec un noyau volumineux.

Brodowsky, Malassez admettent que certaines cellules géantes émanent des cellules vaso-formatrices et des bourgeonnements vasculaires. Pour Arnold, la cellule géante peut naître de l'hypertrophie ou de la confluence des cellules épithéliales de certaines glandes. Enfin, H. Martin fait jouer un rôle prépondérant dans cette genèse, aux cellules endothéliales des séreuses et surtout des vaisseaux.

Toutes ces opinions ont une part de vérité. J'ai jugé utile d'y insister.

Les cellules géantes, quelle que soit leur origine, présentent encore une particularité remarquable : c'est la forme de leurs noyaux. Les noyaux, à un premier examen superficiel, semblent arrondis ou ovalaires. Mais si l'on se sert d'un objectif à immersion homogène avec éclairage Abbe, si on fait varier le point avec soin, on s'aperçoit bien vite que ces noyaux ont des formes très variées. Ils sont presque toujours allongés en boudin, contournés, sinueux, présentent des renflements : ce sont des noyaux bourgeonnants.

On vient de voir quelle est l'origine des divers éléments du follicule tuberculeux. En résumé, les cellules géantes proviennent de différentes sources : ou de cellules lymphatiques, leucocyte ou cellule migratrice par karyokinèse avortée en coalescence, ou de cellules fixes des tissus toujours par karyokinèse incomplète ou fusionnement, ou de cellules épithéliales, ou enfin de cellules de l'endothélium séreux ou vasculaire.

Les cellules épithélioïdes formant la zone moyenne du follicule proviennent le plus souvent de l'hypertrophie des leucocytes ou des cellules migratrices : ces cellules s'hypertrophient et prennent un noyau volumineux. Il est cependant admissible qu'elles peuvent provenir d'autres cellules. Elles apparaîtraient avant la cellule géante, elles sont plus constantes et peut-être plus caractéristiques de la lésion tuberculeuse. Elles semblent d'autant plus nombreuses que l'infection bacillaire est plus virulente et plus rapide.

Enfin la troisième zone, ou zone externe des follicules, est formée de cellules migratrices et d'éléments embryonnaires : ces deux éléments sont le résultat de l'état inflammatoire des régions pérituberculeuses. Ces éléments ne présentent rien de spécial à la tuberculose.

Où se trouvent les bacilles dans la cellule géante? La cellule géante contient en général des bacilles qui sont quelquefois très rares, surtout dans les tuberculoses chirurgicales et dans le lupus.

Quand la cellule géante est jeune, quand la partie centrale n'a pas encore subi la dégénérescence granulo-graisseuse, les bacilles sont en général groupés au centre. Elle peut en être garnie, mais leur siège habituel est la partie non nucléaire de la cellule. Plus tard, quand le centre de la cellule s'est nécrosé, les bacilles se retrouvent à la périphérie entre les noyaux, jamais dans l'intérieur de ceux-ci. Quelquefois il est impossible d'y déceler la présence d'un seul bacille et c'est là que tous les détails histologiques reprennent toute leur importance. On est souvent obligé de déterminer la nature spécifique d'une lésion par la seule constatation de la cellule géante avec le caractère que nous lui connaissons.

GRANULATION NON TUBERCULEUSE. — *Diagnostic anatomique.* — Nous avons vu que la granulation se retrouve dans des états morbides autres que ceux de la tuberculose. Il y a cependant certaines particularités qui permettraient à défaut de la constatation du bacille, de différencier ces produits. Nous allons esquisser ces caractères anatomiques différentiels.

On peut avoir à faire un diagnostic entre la granulation tuberculeuse et les granulations :

1° Cancéreuses; 2° purement inflammatoires ; 3° syphilitiques; 4° morveuses ; 5° de certains cas de leucémie ; 6° de typhus abdominal et fièvres éruptives.

1° Le diagnostic avec la granulation cancéreuse est quelquefois difficile dans le cas de généralisation cancéreuse, surtout quand les séreuses comme le péritoine sont couvertes de granulations carcinomateuses récentes. Il est des cas plus délicats, ce sont les cas de carcinose généralisés d'emblée.

Enfin, le cancer et la tuberculose peuvent exister ensemble. Auquel des deux processus devra-t-on rattacher les granulations qu'on rencontrera dans les différents organes ?

Sur une coupe de granulation cancéreuse, on trouvera au centre
des noyaux volumineux atteignant 9 μ, tandis que les cellules centrales d'une granulation tuberculeuse ont des noyaux qui n'atteignent guère que 6 μ, et présentent un aspect pâle et granuleux et
quelquefois jaunâtre et une atrophie marquée. La granulation cancéreuse est toujours plus homogène et tous les éléments sont bien
vivants. On ne voit pas de parties dégénérées à son centre.

2° Les granulations purement inflammatoires sont rares. On les
rencontre dans les inflammations chroniques du péritoine chez les
vieillards. Elles sont demi-transparentes. L'examen histologique
enlève rapidement tous les doutes : elles sont constituées par des
tissus fibreux ou élastiques, quelquefois incrustées de sels, carbo-
nates ou phosphates de chaux.

3° La gomme syphilitique est souvent d'un diagnostic plus délicat.
On dit en général que la granulation syphilitique est toujours jaune,
même quand elle est toute petite ; qu'elle conserve en grandissant
la même couleur et la même densité tandis qu'à volume égal un gros
tubercule est toujours ramolli. Cependant la gomme peut se ramollir
et contenir, à son centre, une partie semi-solide blanche ou jaunâtre
et molle comme de la matière caséeuse.

L'histologie elle-même ne nous donne que des nuances bien peu
caractérisées. Les cellules de la gomme sont moins tassées, moins
pressées, mais ce sont exactement les mêmes éléments constitutifs.
Les cellules géantes y sont moins nombreuses et moins nettes,
enfin le centre dégénéré d'une gomme est formé de granulations
graisseuses, tandis que dans le tubercule ce sont des amas de noyaux
atrophiés. On peut s'appuyer aussi, pour le diagnostic, sur le siège
de la lésion. La syphilis a une prédisposition pour certains organes :
les testicules, le foie, le périoste; la localisation des granulations
tuberculeuses est toute différente.

4° La granulation morveuse est assez difficile à différencier du
tubercule, mais ceci est plutôt du domaine de la médecine vétérinaire. La morve est rare chez l'homme et présente toujours des
lésions concomitantes qui ne laissent aucun doute sur la nature de
la maladie.

5° Dans la leucémie, le typhus abdominal, les fièvres éruptives,
on trouve parfois dans le foie, la rate, les ganglions lymphatiques,
des productions nodulaires assez semblables à première vue aux
produits tuberculeux. Mais ces productions sont molles, friables et

surtout vasculaires. Foërster les a nommées *néoplasies lymphatiques.*

Il est évident que maintenant la constatation du bacille pathogène lève tous les doutes et facilite beaucoup ce diagnostic différentiel. C'est ainsi que pour la morve et la lèpre, le diagnostic est très facile, grâce à la présence des organismes particuliers de chacune de ces maladies.

INFILTRATION TUBERCULEUSE DE LAENNEC. — Nous venons de voir que la lésion tuberculeuse est essentiellement une néoplasie cellulaire. Nous avons pris comme type général la granulation tuberculeuse. Nous avons vu que cette granulation présentait un arrangement particulier de ses éléments constitutifs. Mais ce n'est pas la seule forme que peut revêtir la tuberculose. Les granulations, au lieu de rester isolées, peuvent former par leur agglomération au milieu des organes, des masses considérables pouvant atteindre dans le poumon, par exemple, un lobe tout entier; ou si elles se développent sur des séreuses, former des plaques plus ou moins étendues.

Ces tubercules infiltrés sont formés d'une grande quantité de granulations tuberculeuses, réunies entre elles par une gangue embryonnaire dont la destinée est la même que celle de la granulation: la mortification. Chaque granulation présente la dégénérescence caséeuse habituelle, et le tissu embryonnaire interposé, privé, lui aussi, de ses nourriciers, par l'oblitération rapide des vaisseaux, forme ou la granulation nue, mais anémique, ou il devient impossible de reconnaître la granulation primitive. Bientôt toute la masse devient uniformément opaque et se ramollit.

Telle est la composition de l'infiltration caséeuse dont Laënnec avait déjà reconnu la nature tuberculeuse.

Cette idée juste de la nature spécifique de l'infiltration tuberculeuse, établie par Laënnec, n'a point été admise immédiatement. L'école allemande, avec Virchow, a nié longtemps la nature spécifique de cette forme de tuberculisation. La découverte de Koch a levé enfin tous les doutes. Mais avant cette découverte nous devons dire que la question avait été résolue anatomiquement en France, par Grancher, en 1872.

NATURE ET ÉVOLUTION ANATOMIQUE DU TUBERCULE. — Qu'est-ce que le tubercule? Ce n'est pas, comme le pensait Laënnec, un néoplasme, c'est-à-dire une production étrangère à l'organisme vivant d'une vie propre au sein des tissus. On ne peut plus admettre, avec Broussais, qu'il est le produit d'une irritation longtemps prolongée sur des tissus prédisposés. La granulation, ou mieux le tubercule, n'a rien de spécifique en lui-même, rien d'étranger à l'organisme. Ce qui est spécifique, c'est le bacille qui, agissant sur le tissu, y détermine des néoformations de nature inflammatoire. Le tubercule est donc un produit inflammatoire de l'irritation produite dans un organe par la présence d'un microbe particulier.

Cherchons maintenant quelle est la règle d'évolution du tubercule. Laënnec disait : « Malheur à celui qui est tuberculeux. » Pour lui cette lésion n'avait aucune tendance à la guérison. Virchow répéta plus tard : « Le tubercule est une néoplasie misérable, incapable d'organisation. » Grancher, étudiant avec soin la nature des éléments du tubercule et leur évolution, est arrivé à dire, avec juste raison, que le tubercule est curable, qu'il peut guérir spontanément, qu'il possède en lui tout ce qu'il faut pour s'acheminer naturellement vers la guérison. Cet auteur a défini le tubercule, une néoformation fibro-caséeuse, voulant montrer par ces mots que tout tubercule contient en soi, dès l'origine, le germe d'une évolution, soit fibreuse, soit caséeuse. La sclérose, étant le mode naturel de guérison du tubercule, il a démontré que tout tubercule, quelle que soit sa forme anatomique, contient dans sa structure même des éléments, dont la tendance naturelle est la transformation fibreuse, c'est-à-dire la guérison.

Prenons un tubercule quelconque, nous le voyons formé de deux zones concentriques de cellules, une centrale dont la destinée est la mortification, la caséification : nous verrons bientôt la cause de cette évolution fatale ; et une deuxième zone périphérique cellulo-embryonnaire. Suivant que l'une ou l'autre zone se développera plus vite, le tubercule marchera naturellement à la sclérose ou à la caséification : « Donc le tubercule porte en soi le germe de sa guérison. »

Dès que le follicule tuberculeux est constitué, la dégénérescence de ses éléments centraux commence. C'est d'abord le protoplasma qui subit la dégénérescence vitreuse. Puis les cellules se gonflent, se soudent entre elles, perdent leurs noyaux, deviennent transparentes ; elles prennent l'aspect de cellules épithéliales : ce sont les cellules épithélioïdes de Friedlander.

Les cellules de la deuxième zone subissent la même évolution caséeuse, jusqu'à ce que la conglomération des follicules soit complète. Alors les cellules, soudées et confondues, privées de noyaux et de sucs nourriciers, forment un bloc sec qui se désagrégera, et entraînera dans sa destruction le parenchyme qui le porte. Mais si la zone embryonnaire est caséifiée entre les nodules élémentaires, elle reste intacte à la périphérie du bloc tuberculeux, et alors, si elle a une tendance rapide à l'organisation, elle peut étouffer le tubercule, l'anéantir avant sa désagrégation, et la guérison est obtenue sans perte de substance, la partie centrale se résorbant peu à peu. Mais si l'évolution fibro-plastique a été moins rapide, il peut y avoir formation d'une petite caverne ; néanmoins la zone embryonnaire peut encore réparer les dégâts.

« Les deux processus qui se disputent l'avenir du tubercule sont ainsi toujours présents et toujours combattant l'un pour la destruction, l'autre pour la réparation. »

Le tubercule a la propriété particulière de se caséifier. C'est un caractère essentiel qui ne permet pas de douter de la nature d'une lésion qui le représente. Bien que cette transformation puisse se retrouver au sein de toutes les vieilles tumeurs, elle n'est pas moins le caractère primordial du tubercule. A quoi est-elle due? On l'a attribuée à l'oblitération des vaisseaux, mais si ce mode est admissible pour les gros tubercules, comment l'expliquer pour le follicule élémentaire isolé ?

Ce dernier n'est point aussi éloigné des vaisseaux que certains points d'un cartilage articulaire, qui cependant vivent bien par inhibition, et ces nodules tuberculeux ne sont pas plus loin des vaisseaux que l'ovule ne l'est de la paroi des vésicules de Graff. Doit-on admettre, avec Virchow, que les éléments du tubercule portent en eux-mêmes le germe d'une mort certaine ? Cette explication n'en est pas une. Il est probable que cette évolution tient à la sécrétion d'une ptomaïne quelconque, fournie par les bacilles qui sont enfermés dans les cellules.

Une fois caséifié, le tubercule meurt et se ramollit. Rindfleisch admet que ce ramollissement, cette fonte du tubercule, sont dus à une modification des éléments albuminoïdes par une fermentation spéciale qui les rend solubles. Quoi qu'il en soit, la matière caséeuse d'origine tuberculeuse renferme des bacilles virulents.

Examinons maintenant la dernière tendance générale des tubercules : la tendance à l'évolution fibreuse. Dans le cas où le tubercule évolue dans ce sens, il forme de petits nodules divers, constitués par du tissu fibreux homogène et contenant de petites cellules rondes, atrophiées en petit nombre ; ils ne possèdent pas de vaisseaux. On a alors le tubercule de guérison de Cruveilhier. En quoi ce tubercule pendant son évolution vers la guérison, diffère-t-il de la granulation miliaire? La zone embryonnaire plus large, plus développée, a subi l'évolution fibreuse, les éléments cellulaires ont disparu en grande partie, pour faire place à du tissu fibreux. Ces parties dès lors ne sont plus aptes à subir la caséification qui est confinée dans la partie centrale. Des vaisseaux se développent dans cette zone embryonnaire, la matière caséeuse est enkystée, elle subit alors une évolution spéciale, tantôt elle est complètement résorbée, ce qui est rare, tantôt elle durcit et forme un véritable mastic, quelquefois même elle se charge de sels calcaires et forme un véritable calcul.

V

BACTÉRIOLOGIE

A. — Historique

En 1866, Villemin a démontré par ses expériences la nature infec-tieuse de la tuberculose. A partir de ce moment de nombreux expérimentateurs, parmi lesquels nous citerons H. Martin, Toussaint, Schuller, Chauveau, Ekland, Baumgarten, ont cherché l'élément pathogène de cette affection. C'est à Robert Koch que revient le grand honneur d'avoir découvert le premier le bacille de la tuberculose. Il ne s'arrêta pas là : il réussit à l'isoler, à le cultiver à l'état de pureté et ces cultures pures ont toujours reproduit la tuberculose sous toutes ses formes. Les résultats ont été confirmés depuis par tous les expérimentateurs. La communication de Robert Koch fut faite le 10 avril 1882, à la Société de Physiologie de Berlin.

Voyons comment Koch est arrivé à ces résultats.

Sa première découverte fut celle d'un procédé de coloration particulière et en quelque sorte pathognomonique du microbe de la tuberculose.

Dans des crachats de phtisiques et sur des coupes d'organes tuberculeux, il réussit à mettre en évidence un microbe spécial en forme de bâtonnet très ténu. Son procédé était le suivant. Il plaçait la coupe pendant vingt-quatre heures dans une solution forte de bleu de méthylène (couleur d'anhiline mélangée à une solution de potasse caustique à 10 p. 100). Le bleu de méthylène se fixait sur les bacilles, puis il transportait la coupe dans une solution de vésuvine qui colorait le fond de la préparation en brun. Il éclaircissait à l'essence de girofle et montait dans le baume de Canada.

Ce procédé assez long, d'un emploi difficile, et souvent incertain, fut bientôt supplanté par un nouveau mode de préparation plus rapide et plus fidèle, que Koch adopta du reste immédiatement. C'est le procédé d'Ehrlich sur lequel nous reviendrons longuement plus tard. Il repose sur le principe suivant : résistance très forte que présente le bacille de Koch coloré par les couleurs alcalines de fuschine, à l'action des acides forts, nitrique, sulfurique ou acétique.

On était en possession d'un moyen pratique de déceler la présence du bacille particulier de la tuberculose ; Koch et les auteurs qui s'occupèrent de cette question retrouvèrent ce microbe dans toutes les lésions reconnues comme tuberculeuses. Ils arrivèrent ainsi à faire rentrer dans le cadre de la tuberculose nombre de lésions dont la nature n'était pas soupçonnée : le lupus, par exemple.

Restait à prouver encore, et c'était le point capital, que ce microorganisme constant et toujours semblable à lui-même est capable de provoquer la tuberculose et de reproduire les lésions de cette maladie. C'est encore Robert Koch qui trouva la solution de ce problème. Il lui fallut pour cela isoler ce microorganisme, l'obtenir à l'état de pureté. Il réussit à faire des cultures pures de bacilles tuberculeux sur du sérum gélatinisé. Le produit de ces cultures inoculé à des animaux reproduisait toujours des lésions tuberculeuses dans lesquelles la présence des bacilles était constante, et qui, inoculées de nouveau, reproduisaient encore la tuberculose de toutes pièces.

B. — LE BACILLE DE LA TUBERCULOSE

C'est un bâtonnet de 3 à 6μ de longueur en moyenne, pouvant atteindre 7 et même 8μ et de 3 à 5 dixièmes de μ de diamètre. Son diamètre est invariable dans toute sa longueur, il n'est ni étranglé à sa partie moyenne, ni renflé à ses extrémités : celles-ci au contraire paraissent très souvent acuminées légèrement. Une fois coloré par les procédés que nous étudierons bientôt, il se présente sous l'aspect d'un bâtonnet homogène, uniformément coloré. Quelquefois à un grossissement très fort, 800 à 1 000 D., il semble constitué par un chapelet de petits grains fortement colorés. Ces bacilles sont en général recourbés, souvent en S, quelquefois en crochet à l'une des extrémités, toujours isolés les uns des autres. Il est presque impossible de les voir sans coloration préalable ; cependant au moyen d'une solution faible de potasse répandue sur la préparation, on les fait apparaître sous la forme de bâtonnets hyalins, incolores, toujours immobiles; leur diamètre dans ce cas est supérieur à celui qu'ils possèdent quand ils ont été desséchés et colorés. Ce microorganisme est aérobie, c'est-à-dire qu'il vit et ne peut vivre qu'en présence de l'oxygène, contrairement aux microbes anaérobies qui ne peuvent se développer qu'à l'abri de ce gaz. Cette nature aérobie des bacilles de Koch explique sa prédilection pour le tissu pulmonaire.

C. — Culture du bacille de la tuberculose

La culture de ce bacille est très délicate. Il se développe avec lenteur, et surtout il est très difficile à isoler à l'état de pureté. On peut le cultiver sur différents milieux nutritifs, mais de préférence sur des milieux de nature animale. Il se développe difficilement sur les milieux végétaux tels que la pomme de terre par exemple.

Avant de parler des différents milieux qui ont été employés par les différents auteurs, voyons comment on peut arriver à se procurer des bacilles à l'état de pureté. Le meilleur moyen et le plus expéditif consiste à provoquer chez un animal, de préférence chez le cobaye, une tuberculose péritonéale en lui injectant dans la cavité abdominale un crachat bacillaire dilué dans de l'eau distillée. On charge une seringue de Pravaz de ce mélange, puis, après avoir rasé les poils de l'animal et soigneusement aseptisé l'instrument et la zone opératoire, on pince la paroi abdominale entre deux doigts en ayant soin de saisir toute l'épaisseur, puis on enfonce l'aiguille dans le pli ainsi formé. On pénètre de cette façon dans la cavité péritonéale sans craindre de blesser les organes sous-jacents. Au bout de huit à quinze jours, vingt jours au maximum, le cobaye succombe et, à l'ouverture du ventre, on trouve le péritoine couvert de granulations miliaires jeunes, transparentes et dures, très nettes. Il est entendu que l'asepsie la plus parfaite est nécessaire. On détache une granulation que l'on porte dans un récipient très propre, godet en porcelaine ou verre de montre, puis on l'écrase avec une baguette de verre ou une lame de platine.

Cette manœuvre est assez difficile, car la granulation grise est très dure. On ajoute quelques gouttes d'eau distillée et stérile et on obtient ainsi un liquide qui tient en suspension des parcelles de granulation tuberculeuse et des bacilles à l'état de pureté. Avec une pointe de platine on portera ainsi à la surface du milieu nutritif une semence suffisamment virulente et ne contenant que le microorganisme que l'on veut cultiver. Ce procédé est le seul employé maintenant dans les laboratoires.

MILIEUX NUTRITIFS. — Sur quel milieu nutritif allons-nous transporter ce liquide chargé de bacilles ? Il y a deux grandes sortes de milieux : des milieux de nature animale et des milieux végétaux. Je laisserai de côté les milieux végétaux, tels que la pomme de terre, la carotte, sur lesquels le bacille de Koch se développe mal et très difficilement, pour ne m'occuper que des milieux animaux et principalement de celui de Nocard et Roux seul employé maintenant.

Klebs qui tenta le premier cette culture se servit de l'albumine de l'œuf contenue dans des tubes aseptiques et à l'abri des poussières de l'air. Il se servit de fragments de matières caséeuses comme semence. Ses résultats n'ont pas été bons et cela tenait sans doute à la graine dont il se servait.

Toussaint qui cherchait aussi de son côté à cultiver et à isoler ce microbe encore inconnu, se servit comme milieu nutritif de bouillons faits avec de la viande de chat, de porc ou de lapin. Il recueillit ensuite du sang de vache tuberculeuse dans un récipient parfaitement aseptique, puis transporta le sérum formé après coagulation dans les tubes contenant les bouillons ci-dessus. Il se servit dans d'autres expériences de parcelles de poumon et de ganglions recueillis sur une vache morte tuberculeuse. Les bouillons se troublaient très rapidement et il ne parvint pas à obtenir une culture pure. Il lui manquait du reste le moyen qui a permis à Koch de faire sa belle découverte : le procédé de coloration spécial au bacille de la tuberculose.

Koch qui réussit le premier cette culture, s'est servi comme milieu nutritif du sérum de sang de bœuf gélatinisé. On employa ensuite la gélatine peptonisée, des bouillons de viande rendus solides au moyen de l'agar-agar ou de la gélatine, les œufs cuits durs et partagés par le milieu. Enfin Nocard et Roux ont donné la formule d'un milieu nutritif sur lequel le bacille se développe avec une facilité et une rapidité remarquables. Nous allons passer en revue ces différents milieux.

Ces milieux sont solides ou liquides. On emploie de préférence les milieux solides à la température de 38°. Voici les milieux en usage dans les laboratoires :

Le sérum gélatinisé ;

La gélatine peptonisée ;

La gélose ou agar-agar peptonisée ;

Les œufs durs coupés par le milieu.

Enfin, le milieu par excellence, seul employé aujourd'hui, dit milieu de Nocard et Roux : l'agar-agar peptonisé, salé et glycériné.

Ensemencement. — Les bouillons, une fois préparés, doivent être ensemencés. On prend pour cela une tige de platine fixée à l'extrémité d'une baguette de verre. Le tout est stérilisé à l'étuve et le platine flambé préalablement. On charge la pointe de liquide tenant en suspension des bacilles et on étale ce liquide à la surface du bouillon. On peut faire des stries ou des piqûres isolées. Il est inutile de pénétrer profondément dans l'épaisseur du milieu, les colonies ne se développent en effet qu'à la surface du bouillon et jamais dans la profondeur. On peut aussi porter sur la surface nutritive un fragment de matière tuberculeuse ou d'un organe tuberculeux. Nous avons étudié au début de cet article le meilleur procédé pour se procurer des bacilles purs.

On peut, ai-je dit, ensemencer un bouillon avec un fragment de granulation ou d'organe tuberculeux. Dans ce cas on voit se développer tout autour de ce fragment une zone opalescente en auréole qui s'étend très lentement. On recueille avec tous les soins voulus au moyen de la tige de platine, des parcelles de cette auréole qui est formée par une colonie de bacilles de Koch et on les transporte sur la surface de nouveaux tubes préparés. On assiste alors à un développement beaucoup plus rapide et plus régulier des colonies du bacille de la tuberculose. Ce n'est donc qu'après une deuxième transplantation que l'on peut obtenir une belle culture.

Marche de la culture. — Les cultures, les premiers jours, ne présentent aucun changement, s'il ne s'y trouve aucun microbe étranger. Les bouillons doivent rester clairs, et les cultures de Toussaint, qui se troublaient dès le lendemain de l'ensemencement, étaient certainement impures.

Avec le sérum gélatinisé ou la gélatine peptonisée, le développement ne commence que vers le dixième jour, et même le quinzième jour. On voit apparaître à ce moment de petites taches blanchâtres ou grisâtres formant des pellicules minces ou des grains séparés. Ces premiers îlots, transportés sur d'autres tubes et étalés sur une large surface, donnent alors de belles cultures, très riches. On voit, après ce nouvel ensemencement, se développer des îlots nombreux, séparés les uns des autres, grisâtres ou blanc jaunâtre, qui ne tardent pas à se réunir et à former, au bout de trois à quatre semaines, des membranes plus denses, plus épaisses, formées de colonies pures de bacilles de Koch. Ces membranes sont toujours superficielles et adhèrent très peu au milieu nutritif sous-jacent. Elles ne liquéfient pas la gélatine. Elles ne pénètrent pas dans le liquide qui s'accumule à la partie inférieure du tube. Dans les bouillons ordinaires, non glycérinés, les cultures forment des plaques sèches, écailleuses, nacrées, qui se brisent très facilement et n'adhèrent pas. Quand on emploie la gélose glycérinée de Nocard et Roux, le développement est plus rapide et plus intense. Dès le quatrième jour, la colonie apparaît, et au bout de douze jours on a obtenu des plaques beaucoup plus épaisses, mamelonnées, d'apparence grasses, plus foncées en couleur, d'un gris jaune plus accentué. Elles n'ont plus leur aspect nacré, et sont moins fragiles.

La culture atteint son maximum de développement au bout de quatre semaines et ne change plus. La température à laquelle les cultures se développent le mieux est 37,5 à 38° ; au-dessous, le développement est moins rapide, et à 30°, la marche de la culture s'arrête. De même une température de 42° empêche la pullulation sur les milieux nutritifs. La culture, une fois arrivée à son complet développement, peut être conservée pendant plusieurs mois sans perdre de virulence. On peut se servir de cultures déjà développées pour ensemencer de nouveaux bouillons, mais, au bout de la quatrième génération, la virulence diminue considérablement ; il suffit alors de refaire passer ces bacilles atténués par des cultures successives, dans le corps d'un animal, pour leur rendre toute leur virulence primitive.

Le bacille de Koch présente ceci de particulier que la puissance de son activité est comprise entre quelques degrés centigrades, entre 35 et 42°.

L'homme est donc un milieu très favorable à son développement. Par contre, nous verrons bientôt combien sa virulence est persistante et combien il résiste aux agents extérieurs.

A un faible grossissement, 50 diamètres, on voit que les colonies de bacilles qui composent les membranes superficielles de la culture se montrent sous la forme de lignes fines, ondulées, contournées en zigzag ou en S, formant quelquefois de véritables paraphes. Pour examiner une de ces colonies, il suffit de recouvrir d'une lamelle la surface du milieu nutritif où elle s'est développée et de colorer par les procédés ordinaires. On voit alors que ces lignes ondulées, ces sortes de serpents, plus larges à leur partie moyenne, sont constitués par une infinité de bacilles de Koch, plus larges et plus longs que dans les crachats et se présentant tous avec leur grand axe parallèle à celui de la colonie. Ils sont placés les uns devant les autres, sans cependant se confondre par leurs extrémités. Ils ne sont pas non plus accolés, mais séparés par une substance agglutinante indéterminée. Sur les cultures anciennes, et à un fort grossissement, on trouve de nombreux bacilles présentant soit à leurs extrémités, soit en leur partie moyenne, des grains plus volumineux et plus fortement colorés qui, pour Koch, seraient des spores.

D. — CULTURE EXPÉRIMENTALE SUR LES ANIMAUX

Le bacille de Koch se cultive et se développe très bien sur des milieux nutritifs artificiels de nature animale. Avec des précautions énormes, Pawlowski est arrivé à cultiver ce bacille sur la pomme de terre, mais il dut employer, comme semence, pour réussir, le produit de cultures développées sur des bouillons ordinaires. Quoi qu'il en soit, ce moyen n'est pas pratique et n'est pas employé. L'expérience de Pawlowski a cependant fait connaître une propriété nouvelle du bacille de Koch : celle de pouvoir vivre sur des milieux végétaux, propriété que, jusqu'alors, on n'admettait pas.

Un autre procédé de culture du bacille est la culture sur les animaux.

L'inoculation de produits tuberculenx à un animal quelconque n'est, en réalité, qu'une culture expérimentale. Baumgarten, dans cet ordre d'idées, a trouvé un procédé très curieux et très ingénieux, qui permet d'assister sur l'animal au développement d'une colonie tuberculeuse, comme dans un tube de verre. Ce procédé consiste à introduire des bacilles à l'état de pureté dans la chambre antérieure de l'œil d'un lapin. Si l'on a le soin de s'entourer de toutes les précautions nécessaires pour opérer d'une façon parfaitement aseptique, on ne voit aucune trace d'inflammation de la plaie cornéenne produite par l'introduction dans la chambre antérieure de l'œil de l'instrument porteur de la semence virulente. Cette plaie se referme très vite et, à travers la cornée restée transparente et normale, on assiste, comme sous un verre de montre, à la pullulation des bacilles, au développement d'une culture dont on peut suivre toutes les phases.

E. — VITALITÉ ET VIRULENCE DU BACILLE

Le bacille de Koch ne vit, ou mieux ne se développe — nous le savons — qu'à une température très voisine de 37°. Au contraire, sa virulence se conserve presque indéfiniment, et il est très résistant aux agents extérieurs physiques ou chimiques.

Nous savons déjà que des cultures arrivées au summum de leur développement, peuvent être conservées de longs mois sans que les colonies perdent de leur virulence.

En dehors de l'organisme et des milieux nutritifs artificiels, le bacille de Koch est aussi très résistant. La virulence persiste pendant quarante jours dans un crachat en putréfaction, et d'après les expérimentateurs Cornil, Malassez, Schüller, on a pu reproduire la tuberculose en inoculant à des animaux des crachats conservés pendant six mois.

Ce bacille résiste à la dessiccation, et une fois desséché et mélangé aux poussières de l'air, il peut conserver indéfiniment sa virulence. Il est évident que cette propriété explique pourquoi la contagion de la tuberculose est si facile, et par l'inhalation et par l'introduction dans l'organisme de poussières bacillaires. On voit quelle est la nécessité de supprimer autant que possible les produits d'expectoration des phtisiques. Les crachats répandus sur le sol et dans les appartements, laissent libres une quantité de bacilles qui sont tout prêts à reproduire la tuberculose. L'inhalation des bacilles est évidemment la cause de contagion la plus fréquente. Il n'est même pas nécessaire, pour que le microbe inhalé se greffe sur le poumon, que le revêtement épithélial ait perdu son intégrité, comme le soutient Koch, à la suite d'une bronchite, par exemple.

Galtier a établi que la matière tuberculeuse, chauffée pendant vingt minutes à 60° et pendant dix minutes à 70°, pouvait encore infecter des cobayes. Par des expériences analogues, en desséchant complètement des crachats par un long séjour à l'étuve à 30°, il a établi la résistance des bacilles à la dessiccation. La macération dans l'eau et la putréfaction laissent persister longtemps la virulence. La congélation à — 8° permet encore au liquide après dégel de reproduire des tubercules par inoculation.

Le meilleur moyen de détruire les bacilles de Koch dans les sécrétions pathologiques, crachats, pus, urine, selles diarrhéiques et sur les linges souillés par ces sécrétions, est le feu ou l'ébullition. Les linges et les crachoirs devront donc toujours être soumis à l'ébullition pendant un quart d'heure au moins. C'est le seul moyen qui permette de détruire sûrement les bacilles de la tuberculose. On voit aussi quel est le danger de boire du lait non bouilli de vaches tuberculeuses ou de manger des viandes tuberculeuses insuffisamment stérilisées par la cuisson, et à plus forte raison des viandes crues.

On a essayé l'action des divers antiseptiques connus sur le bacille de Koch. Schüller et Fischer ont rendu inactifs des bacilles de la tuberculose après un séjour de quelques heures dans l'alcool absolu, l'ammoniaque, l'acide salicylique. Le sublimé corrosif en liqueur de Van Swieten et même plus concentré est incapable de détruire le bacille. L'acide phénique à 5 p. 100 ne rend un crachat stérile qu'après vingt-quatre heures de contact.

Villemin, dans sa thèse de doctorat, a étudié l'action des divers antiseptiques connus sur le bacille Koch. Il a étudié en même temps l'action d'une quantité de corps chimiques sur les cultures de ce bacille. Nous allons prendre ses résultats pour quelques corps employés en thérapeutique.

Les vapeurs d'acide sulfureux ont une action marquée sur le développement des cultures. Quand on instille dans un tube plus d'une goutte d'acide sulfureux en solution aqueuse saturée, il y a arrêt complet de développement.

L'acide hydrofluosilicique a donné des résultats remarquables, jamais cet auteur n'a vu la culture se développer avec des doses de 1 p. 1,000 et même de 1 p. 5,000.

L'acide borique semble nuire au développement du bacille, mais à des doses élevées. L'iodure mercurique à saturation dans les milieux nutritifs, c'est-à-dire en solution maxima à 1 pour 150 d'eau, n'a nullement entravé la marche de la pullulation.

Le chloroforme, l'éther, ralentissent le développement, mais permettent cependant d'obtenir de bonnes cultures.

L'iodoforme seul ou mélangé en poudre fine à l'agar-agar, ou simplement répandu à la surface, a toujours produit un léger retard dans le développement, mais la culture n'en était pas moins évidente.

La créosote en vapeurs n'entrave en aucune façon la marche des cultures. Le salol n'entrave légèrement la culture qu'à 1 p. 1,000.

L'essence d'eucalyptus n'a aucune action sur la culture, même en vapeurs saturées ; le développement est parfait.

Parmi les substances vraiment actives et entravant absolument la culture, Villemin cite : l'acide hydrofluosilicique, l'ammoniaque, le fluosilicate de fer ou de potasse, le polysulfure de potassium, le silicate de soude. Un seul de ces corps a été employé en thérapeutique, c'est l'acide fluorhydrique, et il n'a point, en clinique, donné les résultats que l'expérimentation pouvait faire espérer. En résumé, le bacille de Koch est d'une résistance remarquable à tous les agents. Les quelques corps qui peuvent le détruire ou nuire à son développement, sont ou des poisons violents pour l'organisme ou demandent des doses trop élevées pour être employés sans danger en thérapeutique.

F. — RECHERCHE DU BACILLE

RECHERCHE DES BACILLES DANS LES ORGANES TUBERCULEUX ET LES SÉCRÉTIONS PATHOLOGIQUES. — PROCÉDÉS DE COLORATION. — Le bacille de la tuberculose ne se voit pas sans coloration préalable, c'est à peine si on peut le rendre évident au moyen de la potasse caustique, suivant le procédé de Baumgarten. En tout cas, la coloration par les procédés classiques est en même temps un caractère distinctif de première importance du bacille de Koch. Sa forme, en effet, ne lui est pas absolument spéciale, d'autres bacilles pourraient être confondus avec lui, celui de la lèpre, par exemple. Mais à sa forme déjà assez caractéristique (le bacille de la lèpre pouvant être considéré comme une rareté) vient se joindre un caractère histochimique primordial qui lève tous les doutes, c'est la coloration lente, mais persistante, par les couleurs alcalines d'aniline et sa non-décoloration par les acides azotique ou sulfurique. Lorsqu'on obtient ce caractère, on est bien en présence du bacille de Koch.

Procédé de Koch. — Le liquide colorant dont Koch s'est servi en premier lieu est composé de 200 centimètres cubes d'eau distillée, additionnée de 1 centimètre cube d'une solution alcaline concentrée de violet de méthyle et de 2 centimètres cubes de solution à 10 p. 100 de potasse caustique. Il ne s'en servait qu'après s'être assuré, au bout de quelques jours, de la persistance parfaite de la limpidité. Il y laissait vingt-quatre heures les coupes à examiner à froid, et douze heures en chauffant à 40° centigrades.

La coupe, retirée et lavée pour enlever l'excès de matière colorante, est placée sur la lame porte-objet, recouverte d'une lamelle sous laquelle on fait glisser une goutte de solution aqueuse concentrée de vésuvine préalablement filtrée. La préparation paraît complètement brune à l'œil nu, mais au microscope les bacilles apparaissent fortement colorés en violet sur un fond brun.

J'ai rappelé ce procédé parce qu'il est le premier en date et a été imaginé par Robert Koch. Il n'a plus qu'une importance historique, Koch lui-même l'ayant abandonné dès qu'Ehrlich eut fait connaître le procédé qui porte son nom et qui est devenu classique.

Procédé d'Ehrlich. — Voici comment Ehrlich décrit sa méthode : on place entre deux lamelles de verre très minces et très planes, une petite quantité de matière tuberculeuse et on les fait glisser l'une sur l'autre de façon à l'écraser et à l'étendre uniformément sur toute la surface. On les sépare ensuite, quand la préparation est devenue opalescente, en les faisant glisser l'une sur l'autre. Ces lamelles sont laissées à l'air jusqu'à dessiccation, puis passées rapidement dans la flamme pour fixer l'albumine.

Le liquide colorant est obtenu de la façon suivante : on sature d'aniline une certaine quantité d'eau en secouant celle-ci dans un flacon avec de l'huile d'aniline en excès; puis on filtre. On a ainsi un liquide clair auquel on ajoute goutte à goutte une solution alcoolique saturée de fuschine ou de violet de méthyle jusqu'à ce qu'il devienne opalescent. On filtre ce liquide, et c'est à la surface de ce liquide qu'on déposera les lamelles qui doivent surnager. On les laisse vingt-quatre heures à froid ou cinq à six heures seulement, si on a soin de porter la lamelle à 40° centigrades.

Après ce laps de temps, on retire les lamelles, et pour enlever l'excès de matière colorante sans diminuer la coloration des bacilles, on lave pendant quelques instants les lamelles sous un filet d'eau distillée, puis on les plonge dans un mélange de 1 volume d'acide nitrique pour 2 volumes d'eau, jusqu'à décoloration complète de la préparation. Le temps nécessaire à cette manœuvre est variable et l'on peut la recommencer plusieurs fois s'il y a lieu.

Les lamelles sont déshydratées par l'alcool absolu, éclaircies à l'essence de girofle et montées soit dans le baume de Canada soit dans un mélange à parties égales de gomme et de glycérine.

On voit que dans ce procédé l'alcalinité du bain colorant est donnée par de l'anhiline au lieu de potasse. L'anhiline altère moins les éléments anatomiques, et les bacilles sont plus fortement colorés avec ce procédé plus rapide et plus sûr.

Tel est le principe que nous retrouverons dans tous les procédés que nous exposerons plus tard; coloration avec des couleurs d'anhi-

line alcalines, décoloration par les acides forts. On peut ensuite reco-
lorer les parties décolorées de la préparation avec une nouvelle
teinte : bleue, verte ou brune, qui fait ressortir davantage les
bacilles rouges, si on a employé la fuschine; violette si on s'est servi
de violet de méthyle.

Nous étudierons quelques autres procédés à propos de la recherche
des bacilles dans les crachats.

BACILLES DANS LES CRACHATS. — Le bacille de Koch, cause unique
et nécessaire de toute lésion tuberculeuse, doit se trouver dans
tous les produits tuberculeux. Il se trouvera aussi dans tous les
produits de sécrétion provenant d'un organe atteint de tuberculose:
dans les crachats quand les voies aériennes seront atteintes de
lésions bacillaires, dans le lait quand ce sera la mamelle, dans
l'urine quand les organes urinaires seront malades, dans le pus qui
s'écoule d'un trajet fistuleux partant d'un foyer osseux ou ganglionnaire.

Cette loi doit être admise, mais ainsi exposée elle est trop rigoureuse.

Il arrive que des crachats de phtisiques avérés ne contiennent
pas de bacilles, du moins au moment où on les examine et dans le
point examiné. Il faut, en effet, que le tubercule se désagrège, se
fonde, s'élimine pour qu'on rencontre des bacilles dans les sécrétions.

La présence de bacilles de Koch dans les crachats est un signe
de certitude absolu d'une phtisie pulmonaire quelle qu'en soit la
forme, ou d'une tuberculose des voies aériennes. En un mot, la présence des bacilles entraîne la certitude sur la nature d'une lésion
jusque-là douteuse. C'est donc un procédé précieux de diagnostic
dont tous les praticiens doivent pouvoir se servir. Cependant la
réciproque n'est pas vraie et l'on ne peut pas dire par exemple : Pas
de bacilles sous le champ du microscope, donc pas de tuberculose.
Ainsi donc ce signe précieux n'est pas absolument constant et chose
plus importante encore, c'est un signe en général tardif. Il ne vient
surtout pour le poumon qu'au moment où les tubercules se désa-
grègent, s'ulcèrent, alors qu'il est trop tard pour intervenir, alors
que la lésion le plus souvent est trop avancée pour pouvoir rétrocé-
der ou guérir.

Dans les formes aiguës de la tuberculose pulmonaire, la recherche
des bacilles est d'un grand secours. Ils existent dès le début en
grande abondance et dans tous les cas. Il n'en est pas de même de

la phtisie chronique. Il est de règle en effet que les bacilles n'apparaissent dans les crachats qu'au moment du ramollissement des tubercules, au moment de la formation des excavations pulmonaires. Or, à ce moment, il est souvent trop tard pour intervenir. Il ne faut donc pas compter exclusivement sur les bacilles pour faire un diagnostic. Se fier à ce signe pour établir son pronostic, attendre la découverte d'un bacille pour commencer un traitement, serait se laisser bercer par une fausse sécurité, et n'intervenir qu'au moment où l'organisme nous apprend qu'il n'y a plus rien ou peu à faire.

Cependant tout ce que je viens de dire n'enlève rien à l'importance de la recherche du bacille qui est toujours d'un grand secours. On a vu souvent dès le début de la tuberculose, des bacilles dans les produits d'expectoration. On en trouve souvent dans le sang des hémoptysies ou mieux dans les crachats sanguinolents rendus à la suite des hémorragies pulmonaires. Il faut donc rechercher toujours les bacilles dans les cas douteux, sans négliger toutefois les renseignements que peuvent donner l'auscultation et l'expérimentation.

Préparation d'un crachat. — On place, entre deux lamelles, un fragment de crachat, on l'écrase, puis on sépare les deux lamelles en les faisant glisser. Une fois sèches, on passe ces lamelles à la flamme pour fixer l'albumine et on n'a plus qu'à colorer. Nous connaissons déjà le procédé classique d'Ehrlich, je n'y reviendrai pas; mais je veux donner ici quelques procédés rapides et très usuels à la portée de tous.

1° *Procédé de Ziehl.* — Le liquide tinctorial est le suivant :

Fuchsine cristallisée . . . .   1 gramme
Alcool absolu.   10   —
Acide phénique   5   —
Eau distillée q. s. pour 100 grammes de solu-
    tion . . . .   —

On chauffe à 40 degrés cette solution placée dans un godet et on place à la surface les lamelles pendant cinq à dix minutes au plus. On retire les lamelles, on les lave à l'eau distillée pour enlever l'excès de matière colorante, puis on les plonge pendant quelques secondes dans cette deuxième solution :

Acide sulfurique . . . .   10 grammes
Eau distillée   30   —

Ou :

Acide azotique	10 grammes	
Eau distillée	30 —	

On laisse les lamelles jusqu'à décoloration complète, on les lave à l'eau distillée, on les déshydrate à l'alcool absolu, puis on les monte au baume de Canada, après éclaircissement à l'essence de girofle.

Au microscope on voit alors tous les éléments anatomiques clairs et décolorés, les bacilles seuls se détachent en rouge et sont très faciles à reconnaître.

Ce procédé, on le voit, est à coloration unique. On peut aussi colorer les bacilles par le même procédé en substituant à la fuchsine le violet de méthyle ou le bleu de méthylène.

A côté de ces procédés à simple coloration, il en existe d'autres un peu plus compliqués, mais plus élégants; ce sont les procédés à double coloration.

Ils consistent tout simplement en ceci : Une fois la décoloration obtenue avec l'acide azotique au tiers dans le procédé d'Ehrlich, on replace la préparation dans un nouveau bain colorant contenant une couleur différente de la première employée : le bleu de méthylène ou la vésuvine. Les bacilles colorés ne fixent pas de nouvelle couleur et restent rouges, le fond de la préparation fixe cette nouvelle matière colorante; on a alors des bacilles rouges par exemple ou détachant sur un fond bleu, vert ou brun.

Parmi ces procédés à double coloration, je décrirai le procédé de Fraënkel, tout entier. Dans ce procédé, on simplifie les manœuvres en combinant les deux dernières phases de l'opération, décoloration et recoloration.

2° *Procédé rapide de coloration; décoloration et recoloration ou procédé de Fraënkel.* — On fait bouillir dans un tube de verre, 4 à 5 centimètres cubes de cette solution :

Eau distillée	100 grammes	
Huile d'aniline	3 —	
Alcool pur	5 —	

On verse cette solution dans un godet et on ajoute 5 grammes de solution très concentrée de fuchsine, ou mieux de rubine; 5 à 6 minutes suffisent pour colorer à chaud. On retire la lamelle, on la lave et on la plonge pendant une minute, dans cette deuxième solution froide et contenue dans un godet :

Huile d'aniline	30 grammes
Acide nitrique pur.	20 —
Alcool pur.	50 —
Bleu de méthylène à saturation	10 —

La lamelle est lavée, déshydratée à l'alcool absolu, éclaircie à l'essence, et montée au baume de Canada. Les bacilles sont colorés en rouge sur un fond bleu.

BACILLES DANS LES URINES. — Quand les voies urinaires sont atteintes de tuberculose, reins, uretères, vessie, prostate, on retrouve en général des bacilles dans l'urine. La découverte de ces bacilles est souvent d'un grand secours pour déterminer la nature d'une lésion de cet appareil.

On emploie les mêmes procédés de coloration que pour les crachats et le même manuel opératoire. Il est inutile de dire que les bacilles se présentent, comme dans les crachats, ou libres ou inclus dans les cellules de pus ou quelquefois dans des cellules épithéliales.

AUTRES LOCALISATIONS DE LA TUBERCULOSE. — On retrouve des bacilles et on peut les rechercher dans une foule d'autres lésions tuberculeuses : selles diarrhéiques, écoulement utérin ou vaginal, pus d'une fistule, à la surface des ulcérations tuberculeuses de la langue, des amygdales, du larynx, de la peau. Il est à remarquer que les bacilles sont beaucoup plus rares dans les tuberculoses chirurgicales. Il est très difficile d'en trouver dans les fongosités articulaires des tumeurs blanches, par exemple.

G. — DIFFÉRENTS ÉTATS DU BACILLE DE KOCH

SPORES. — Si on laisse, comme le fit Cornil, des crachats dans un tube fermé pendant trois semaines, ces crachats se putréfient et perdent leur consistance muqueuse. Si on examine alors ces crachats après coloration suivant les procédés connus, on trouve à un grossissement de 800 diamètres que les bacilles qui s'y rencontrent sont formés d'un chapelet de petits grains colorés, bien distincts. Il est probable que cette apparence est due à la coloration du protoplasma du bacille qui s'est fragmenté ou à des spores.

Babés est arrivé à démontrer l'existence des spores du bacille de Koch. Il a fortement coloré des cultures pures de bacilles par un séjour prolongé dans la solution d'Ehrlich, puis il les a décolorées et recolorées fortement par du bleu de méthylène. Il a ainsi obtenu des bacilles colorés en bleu dans lesquels un ou deux grains restaient colorés en rouge, les grains en général terminaux situés aux extrémités sont arrondis et d'un volume un peu plus considérable que le bâtonnet. Babès croit que ce sont des spores. Il faut admettre cette opinion, car ces grains présentent la réaction caractéristique des spores indiqués par Bienstock, Neisser, Hueppe. Ils ne se décolorent pas par l'action prolongée du sulfate de sodium.

Mais il semble que la forme bacillaire n'est pas la seule que puisse revêtir le bacille de Koch. Ce bacille ne serait qu'un état particulier d'un même microorganisme, et ceci résulte des expériences et des recherches de MM. Vignal et Malassez. Ces auteurs, en étudiant des tuberculoses manifestes, furent frappés de n'y rencontrer aucun bacille. Ils arrivèrent alors à déceler dans ces produits d'apparence tuberculeuse des zooglées, des microcoques qu'ils colorèrent assez difficilement par le procédé suivant : Ils employaient le bleu de méthylène, ils plaçaient pendant un jour les coupes dans un bain ainsi préparé :

Eau distillée . . . .   9 centimètres cubes
Solution concentrée de bleu dans l'alcool à 90°.   1   —

Ils décoloraient ensuite par cette solution :

Solution aqueuse de carbonate de soude à 2 p. 100. .   2 volumes
Alcool absolu.   1   —

Ces tuberculoses à zooglées inoculées reproduisirent des tuberculoses zoogléiques toujours sans bacilles. Il faudrait donc admettre que ces zooglées de microcoques ne sont qu'un état particulier d'un même microbe, pouvant se présenter tantôt sous la forme bacillaire, tantôt, mais plus rarement, sous la forme de zooglées, de microcoques.

Ces recherches ont encore besoin d'être approfondies pour être définitivement admises et classées dans la science.

II. — TUBERCULOSES SPONTANÉES DES ANIMAUX ET LEURS BACILLES

Aucun animal à sang chaud, dit Koch, ne s'est jusqu'à présent montré complètement réfractaire à l'infection tuberculeuse. Nous verrons dans le cours de cet article quelles restrictions doivent être apportées à cette opinion au point de vue du bacille pathogène et de son évolution dans les différentes espèces animales. Chez les animaux, le bacille de Koch peut se développer, mais à des degrés divers : nous retrouvons là l'influence du terrain. D'autre part, dans les tuberculoses spontanées des animaux, notamment celle des oiseaux, il y a lieu, nous le verrons, de faire une différence capitale entre le bacille de ces lésions et celui des lésions de l'homme et des mammifères en général.

La tuberculose spontanée des animaux, la plus intéressante au point de vue des considérations étiologiques de la tuberculose humaine qui en découlent, est évidemment celle des bovidés.

La phtisie des vaches ou pommelière est très commune. Sa marche est généralement lente et insidieuse; la santé, pendant de longs mois, peut paraître parfaite chez une vache atteinte de pommelière. Les lésions sont identiques à celles de l'homme et le bacille est le même. La transformation calcaire des tubercules est cependant plus fréquente. Les lésions de la mamelle sont aussi une localisation fréquente de la pommelière et cela, sans que la mamelle ou le lait présentent pendant six mois, et même davantage, des lésions ou des modifications appréciables.

De là, l'importance capitale de n'user que de lait bouilli, c'est-à-dire stérilisé. L'ébullition suffit, en effet, à détruire absolument les bacilles que peut contenir le lait. L'usage de la viande crue doit être autant que possible prohibé surtout quand on n'en connaît pas la provenance.

Koch a étudié les lésions de la pommelière et leur bacille pathogène et il arrive à ces conclusions, admises aujourd'hui par tous les auteurs, que la tuberculose des mammifères et son bacille pathogène sont absolument identiques et à la tuberculose humaine et au bacille qui la détermine. Koch fait aussi remarquer que les bacilles sont en général assez rares dans les lésions de la tuberculose bovine : mais la culture de ces germes se présente sous les mêmes aspects et, inoculés à des animaux, reproduisent exactement les mêmes lésions que les cultures de tuberculose humaine. Donc, il y a identité absolue entre les deux maladies.

I. — TUBERCULOSE DES GALLINACÉS

Longtemps méconnue et confondue avec la diphtérie, la tuberculose aviaire est maintenant bien établie. Un seul point reste encore à l'étude, c'est de savoir si le bacille de ces tuberculoses est le même que celui de la tuberculose humaine ou s'il n'est qu'une variété d'une même espèce. Les derniers travaux semblent prouver que cette dernière opinion est la bonne.

C'est à Koch que l'on doit la connaissance de la tuberculose aviaire et la démonstration de la nature bacillaire de cette maladie. Rivolta, Maffucei et Koch nièrent l'identité du bacille aviaire et du bacille de la tuberculose humaine.

Les lésions anatomo-pathologiques des deux tuberculoses sont absolument identiques au point de vue de leur structure histologique. La question de l'identité des deux bacilles a été l'objet au Congrès de la tuberculose (1891) de nombreuses et importantes communications que nous allons résumer.

MM. Straus et Gamaleia soutiennent l'opinion de la non-identité des deux bacilles. Le bacille aviaire serait une espèce voisine, mais différente du bacille de la tuberculose humaine. Leur opinion est basée sur les considérations suivantes :

1° *Différences des cultures.*

2° *Différence dans les effets pathogènes.*

3° *Impossibilité de transformer le bacille aviaire en bacille de Koch et réciproquement.*

Cette doctrine, encore admise, en 1891, a été complètement renversée depuis cette époque. Bien entendu nous ne parlerons pas des nombreuses études contradictoires qui ont paru depuis 1890 jusqu'à nos jours. Arrêtons-nous à des études plus précises qui ont été publiées récemment.

Babès, Richet et Héricourt, Courmont ont démontré qu'il était possible de conférer l'immunité aux animaux mammifères en leur inoculant des bacilles aviaires. L'inoculation de ces microorganismes est très dangereuse, mais lorsqu'elle est faite graduellement et suivant une méthode rigoureuse, elle procure à l'animal expérimenté une immunité absolue. Nous parlerons de cet état réfractaire dans un autre chapitre. Mais disons de suite que les nombreuses hypothèses émises sur les propriétés du bacille aviaire sont erronées et qu'il faut définitivement se rallier à l'opinion que nous avons exprimée il y a longtemps, c'est que « les bacilles aviaires et humains sont deux espèces de microorganismes appartenant à la même classe ».

J. — Groupe d'expériences

Le milieu qui a servi à cultiver le bacille de Koch peut-il servir à la culture d'autres bactéries?

Le staphylococcus aureus, le bacille pyogène fétide, le bacille virgule de Koch, celui de Fraënkel, celui du charbon, du pus bleu, le microbe tétragène, celui de Friedlander se développent bien, même en présence d'une culture vivante du bacille de Koch.

Les bactéries du choléra des poules, le streptococcus du pus, le microbe lancéolé de la pneumonie s'accroissent à peine sur la gélose qui a été occupée par une culture de bacille de Koch, puis stérilisée. Si on laisse les bacilles de Koch sur le milieu nutritif où l'on ensemence ces bactéries, elles ne se développent plus du tout.

Ces expériences, nous allons le voir, concordent parfaitement avec les faits d'associations bactériennes de la tuberculose spécialement étudiées par Babès.

En effet, les microbes le plus souvent associés au bacille de Koch sont :

Le streptococcus du pus;
Le microbe lancéolé de la pneumonie.

Viennent ensuite moins fréquemment :

Le microbe du pus bleu ;
Le streptococcus albus;
Le micrococcus tetragenus de Gaffky (Cornil et Babès).

K. — Le bacille de Koch est-il l'unique agent capable de produire la tuberculose?

Le bacille de Koch a été considéré par nous jusqu'à présent, comme l'élément pathogène unique de toute tuberculose. C'est l'opinion admise par le plus grand nombre et c'est la nôtre. Nous avons vu que le bacille de Koch est souvent associé à d'autres bactéries qui modifient ainsi son action pathogène, donnant aux lésions qu'il a fait naître une allure et une marche différente. Nous avons exposé déjà les recherches de Malassez et Vignal sur une tuberculose zoo-gléique absolument analogue comme lésions anatomiques à la tuberculose bacillaire, mais en différant par le micro-organisme pathogène.

Dans ces dernières années on a fait de nombreuses recherches pour savoir si le bacille de Koch est la cause unique de toute tuber-culose et si d'autres bactéries ne peuvent pas produire des lésions tuberculeuses et même des tuberculoses cliniques absolument sem-blables à celles produites par le bacille de Koch. Je vais résumer les différentes recherches qui ont été faites à ce sujet.

Toussaint avait, en 1881, reconnu et isolé un microorganisme qui a reproduit chez les animaux des lésions tuberculeuses typiques, et qui a donné des inoculations positives en série. Le microorganisme trouvé par cet auteur, nous l'avons décrit dans l'historique de la découverte du bacille de Koch.

Reprenons les expériences de Toussaint. Dans son ouvrage : *Le parasitisme de la tuberculose* présenté par Toussaint, en 1881, à l'Académie des Sciences, ce savant rend compte de ses expériences. Il avait pu cultiver dans du bouillon un microbe découvert dans le sang d'une vache tuberculeuse. Ces premières cultures inoculées à des animaux donnèrent dix résultats négatifs et un seul positif.

Il avait aussi, avec des fragments de poumon de vache tuber-culeuse, ensemencé treize ballons. Les treize ballons furent fertiles et donnèrent naissance à des cultures pures d'un microorganisme toujours le même et semblable à celui qu'il avait trouvé dans le sang.

Une troisième expérience fut la suivante : Une truie qui avait été nourrie pendant quatre mois avec des morceaux de poumons et de ganglions de vaches tuberculeuses, donna à l'autopsie des lésions manifestement tuberculeuses. Il ensemença des bouillons avec des fragments de ganglions caséeux et du sang pris sur cet animal. Dès le lendemain, il obtenait des cultures d'un coccus qui, inoculées à des chats dans le péritoine, provoquèrent, chez ces animaux, le développement de ganglions caséeux du mésentère. Ces ganglions inoculés à des lapins les rendirent tous tuberculeux. Des lapins ino-culés avec la première et la deuxième culture ne furent pas infectés; mais avec une troisième culture, les lapins moururent tuberculeux.

Tels sont les résultats de Toussaint. Son microorganisme n'était pas du tout celui que décrivit Koch plus tard, et des organes tuberculeux provenant des animaux inoculés par Toussaint, furent trouvés porteurs de bacilles. Pendant ce temps Koch découvrit son bacille et Toussaint, mis au courant des procédés nouveaux de coloration, ne put découvrir le bacille de Koch, dans ces lésions provoquées, pas plus que M. Renaut, de Lyon, à qui Toussaint soumit ses cultures. Ces deux auteurs auraient certainement reconnu le bacille de Koch ; ils ne le découvrirent pas et cependant les inoculations étaient positives. Toussaint admet alors, pour expliquer ces résultats discordants, que son microorganisme n'est qu'une forme du bacille de Koch. Il dit lui-même : « Quant au bacille de Koch, comme « le professeur Renaut ne l'a pas retrouvé dans mes cultures, qui « ont cependant donné la maladie à des animaux, je suis porté à « croire à un polymorphisme (13 mars 1884). Le bacille de Koch « ne résiste pas à une température de 40° et on rencontre le mien « dans des produits chauffés à 55°. Il me semble qu'il y a là deux « formes : l'une qu'on obtient avec des cultures prises dans le sang, « l'autre, celle de Koch, que l'on trouve dans les crachats et les « produits tuberculeux. »

En 1883, Malassez et Vignal décrivent leur tuberculose zoogléique. N'ayant pas rencontré le bacille de Koch dans un nodule tuberculeux qu'un enfant de quatre ans portait à l'avant-bras, lequel enfant était mort de méningite tuberculeuse, ces auteurs inoculèrent ce nodule tuberculeux à des cobayes, dans le péritoine. Ces animaux moururent de tuberculose généralisée même aux poumons.

Plusieurs séries de cobayes donnèrent le même résultat. Le bacille de Koch était toujours introuvable et, au centre du nodule tuberculeux, ils découvrirent des amas de micrococques en zooglées qu'ils parvinrent à colorer, comme nous l'avons vu, par le bleu de méthylène.

Des cultures prises de ce microorganisme et des inoculations positives avec le produit de ces cultures en série, confirmèrent ces recherches. Au cinquième passage de cette tuberculose zoogléique on trouva des bacilles de Koch. Malassez et Vignal admirent tout d'abord qu'ils étaient en présence d'une forme du bacille de Koch. En 1884, ils revinrent sur leur opinion et affirmèrent qu'ils étaient en présence d'un microorganisme spécial capable de provoquer la tuberculose. Ils admettaient la plupart des microbes de la tuberculose. La présence du bacille de Koch était due alors à une infection secondaire.

En 1885, Nocard signale un nouveau fait de tuberculose zoogléique chez les poules avec lésions du poumon. On sait, en effet, que, chez ces animaux, les tubercules sont localisés au péritoine et aux organes abdominaux.

Eberth, en 1885, donne la description d'un microbe différent de celui de Koch et capable de produire des lésions tuberculeuses. Sur des cobayes présentant des granulations tuberculeuses miliaires des organes abdominaux et des poumons, il ne put pas déceler la pré-sence du bacille de Koch, mais il trouva un microcoque, difficile-ment colorable par la couleur d'aniline, ce qui le distingue des mi-croorganismes du pus. Dans son ouvrage *Der bacillus der pseudo-tuberculose des Kanenchins*, il décrit ce microorganisme et les lésions qu'il provoque.

Les nodules tuberculeux trouvés chez un lapin ne présentaient pas de cellules géantes et étaient tous, même jeunes, nécrosés à leur centre. L'absence de cellules géantes, nous le savons, n'exclut pas l'idée de tubercule. Le microbe pathogène, dans ce cas, était un bacille situé dans les parties centrales des tubercules jeunes et à la périphérie des plus âgés. « Ce bacille deux fois plus long que large « et d'une largeur double de celui de Koch, présentait deux extré-« mités arrondies et des noyaux protoplasmiques. Il formait quel-« quefois des chaînettes et même des amas simulant des zooglées. »

M. Chantemesse qui, de son côté, a découvert des tuberculoses zoogléiques, dit : « Il existe une maladie infectieuse, susceptible de « se reproduire par inoculations en séries, offrant l'image de la gra-« nulation tuberculeuse, et qui n'est pas la tuberculose. Malassez et « Vignal l'appellent tuberculose zoogléique, et Eberth pseudo-« tuberculose. »

Dans l'état actuel de la science on ne peut avoir une opinion défini-tive sur ces différentes expériences. Sans vouloir les infirmer ou les diminuer, nous croyons, pour notre compte, qu'aucune lésion tuber-culeuse ne peut être causée sans bacille de Koch.

VI

TOXINES

Les microbes, dans l'organisme ou dans les milieux artificiels de culture, secrètent des produits variables que l'on a appelés produits solubles, albumine toxique, toxalbumines, toxines. Ces substances sont les substances actives de l'infection microbienne. Introduites artificiellement et privées de microbes, c'est-à-dire stérilisées, elles reproduisent les symptômes généraux de la maladie, tuent même les animaux, mais ne reproduisent pas la maladie de toutes pièces. C'est ainsi que les produits solubles extraits des cultures stérilisées du microbe de la diphtérie, tuent les animaux, produisent même des paralysies, mais ne donnent jamais naissance à de fausses membranes. Un microbe est pathogène surtout par les sécrétions, les toxines qu'il verse dans l'organisme.

Ainsi, pour continuer le même exemple, le microbe de la diphtérie qui reste toujours cantonné dans la fausse membrane, sans jamais pénétrer dans le sang, produit une toxine, qui est absorbée, circule dans les humeurs, et empoisonne le malade, provoquant chez lui les symptômes généraux graves de la maladie. Cette substance extraite des cultures, par les procédés que nous étudierons, peut reproduire les symptômes généraux de la maladie, tuer des animaux auxquels on l'injecte sans qu'elle renferme un seul microorganisme.

Il y a des microbes qui sécrètent aussi des substances solubles qui sont nuisibles à leur propre développement. Les microbes des maladies qui ne récidivent pas sont dans ce cas. Ils sécrètent des produits qui restent dans l'organisme ou y provoquent des modifications encore inconnues, qui font que cet organisme n'est plus réceptible pour ces microbes. D'autres microbes, par ces substances vaccinantes, rendent l'organisme réfractaire, mais seulement pour un temps plus ou moins long. Par exemple, le microbe du charbon, le bacillus anthracis, produit dans l'organisme ou dans les bouillons de culture des substances vaccinantes qui rendent au bout d'un certain temps le milieu impropre à son développement. Si une culture de bacillus anthracis est stérilisée, et que, sur ce milieu ainsi préparé, on essaye d'ensemencer de nouveau ce même germe, on ne le verra pas se développer. Les microbes ont laissé, dans le milieu nutritif, une substance en présence de laquelle il ne peut vivre. Il en est de même dans l'organisme.

Nous voyons donc que certains microbes sécrètent une substance qui est leur propre poison. Ces substances, transportées artificiellement dans l'organisme, par exemple, en injectant dans le sang d'un animal une culture stérilisée de ces microbes, ou bien, produites directement dans le sang par la présence de ces microbes, ces substances, dis-je, rendent, dans le premier cas, l'animal réfractaire à la maladie, et, dans le deuxième cas, le préservent d'une nouvelle atteinte de la maladie. Mais ces microbes à substances antitoxiques ou vaccinantes, sont trop virulents et tuent en général l'animal où ils se développent, avant de l'avoir rendu réfractaire par leurs anti-toxines. Si l'on atténue la virulence de ces germes par un procédé quelconque, de façon à les rendre moins dangereux et presque inof-fensifs, tout en leur permettant de sécréter leur substance vaccinante, on pourra déterminer chez un individu une affection relativement bénigne qui lui procurera la même immunité pour ce genre de microbe, quelle qu'en soit la virulence. Le résultat sera le même, si on injecte à un animal, les produits solubles sécrétés par un tel microbe. On conférera l'immunité avec les antitoxines sans provo-quer les accidents graves dus aux toxines, puisque nous avons atténué la virulence du microbe, c'est-à-dire le danger de ses toxines.

Comme nous ne savons pas encore séparer les produits toxiques des produits vaccinants sécrétés par un microbe, le procédé de l'atténuation du virus permet de tourner la difficulté. On injectera les deux genres de substances, mais les toxines seront si peu actives que leurs effets passeront inaperçus et qu'elles seront sans danger.

Ainsi, pour la diphtérie, on est arrivé à quelques bons résultats, en employant les produits solubles tirés de cultures anciennes du microbe de Lœffler. Dans ces cultures anciennes, les produits solubles ont subi une atténuation considérable. Le bacille a perdu presque toute sa virulence, et les substances extraites de ces cultures pro-duisent, chez les animaux, un état réfractaire à la maladie. On a obtenu des résultats identiques pour la pneumonie, le choléra et la phtisie. Nous parlerons longuement de cette nouvelle vaccination antituberculeuse dans un prochain chapitre.

La découverte des produits solubles des microbes est due à Roux et à Yersin, qui découvrirent en 1887, dans des cultures pures et stérilisées du bacille de la diphtérie, des substances toxiques, les-quelles substances isolées et inoculées à des animaux, reproduisirent tous les symptômes de la maladie, sauf la lésion anatomique initiale, la fausse membrane. Ils admirent que cette substance ou ces subs-tances ne sont pas des ptomaïnes, mais plutôt des diastases. Cette voie a été suivie par de nombreux savants : de Christmas, Houkin, Kitasato, Chamberland, Chantemesse, Briéger, Frankel, etc. Cette étude est féconde en bons résultats, et il est probable que d'ici peu, ces procédés d'inoculation de substance soluble vaccinale entreront dans la thérapeutique courante. Là est l'avenir de la thérapeutique des maladies microbiennes.

A. Préparation de ces substances. — Pour préparer ces toxines, par exemple celles du bacille de Lœffler, on se procure des cultures pures de ce bacille et en assez grande quantité. On les chauffe à 105°, on détruit ainsi tous les germes, il ne reste dans les tubes que les substances nutritives et les produits solubles laissés par les microbes. Ces produits sont précipités par l'alcool, puis dyalisés, desséchés dans le vide, repris par l'eau distillée. On obtient ainsi un liquide qui tient en suspension avec d'autres matières albuminoïdes, les substances actives du microbe en expérience. Cette liqueur est absolument privée de germe et peut être injectée aux animaux; on l'injecte en général dans la cavité péritonéale.

Ce procédé est défectueux en ce sens qu'il faut atteindre la température de 105° pour stériliser la culture. Or, à cette température, les produits secrétés par les germes peuvent subir des modifications profondes. En effet, quelle est la nature de ces substances? Roux et Yersin pensent que ce sont des diastases, Houkin a reconnu la nature albumineuse des produits solubles du charbon. Briéger et Fraënkel, avec le bacille de la diphtérie, ont montré que cette substance ne peut être obtenue par les méthodes employées dans la recherche des ptomaïnes, car elle se précipite dans l'alcool et ne résiste pas à une température supérieure à 60°. Ils placèrent cette substance dans le groupe des enzymes. Briéger et Fraënkel sont arrivés à isoler complètement cette substance toxique et à pouvoir déterminer ainsi quelle est sa nature.

Le bacille de Koch a été et est encore l'objet de nombreuses recherches, au point de vue de ses produits solubles et surtout de ceux qui pourraient avoir une action vaccinante, ou qui pourraient rendre réfractaires à l'injection bacillaire.

Peut-on espérer arriver à un résultat? Nous répondons oui, car nous avons rendu réfractaires ainsi un grand nombre d'animaux à l'aide d'un procédé que nous décrirons plus loin.

De bons résultats ont déjà été obtenus par des expérimentateurs consciencieux, d'une part au moyen de cultures atténuées des bacilles de Koch, d'autre part par les produits solubles tirés de cultures du bacille humain ou aviaire.

B. TUBERCULINE DE KOCH. — Parmi ces produits solubles du bacille de la tuberculose, il en est un qui a fait beaucoup de bruit ces dernières années. C'est la tuberculine de Koch. Je crois le moment venu d'en parler, maintenant que l'on sait ce que sont les toxalbumines microbiennes, quelle est leur action, comment on peut se les procurer. — Disons de suite que la tuberculine de

Koch n'a pas été lancée par ce savant comme un vaccin de la tuberculose. — Voilà sur quel principe il se fondait. Il avait remarqué que les bacilles tuberculeux inoculés exercent sur la peau d'un cobaye sain une action toute différente de celle qu'ils produisent sur la peau d'un cobaye déjà tuberculeux. Dans le premier cas, la plaie se referme, semble guérir et, entre le dixième et le quatorzième jour, apparaît un nodule induré, qui s'ouvre, s'ulcère et persiste jusqu'à la mort de l'animal.

Dans le deuxième cas, chez un cobaye infecté quatre à six semaines auparavant, la plaie d'inoculation se ferme, il ne se forme pas de nodules ; dès le deuxième jour, apparaît une induration, puis la peau prend une coloration foncée et de caractère nécrosique, il se forme une escarre qui s'élimine ; l'ulcération guérit d'une façon rapide et durable, sans infection des ganglions lymphatiques voisins. Les cultures pures de bacilles de la tuberculose *privées de vie* et injectées sous la peau des cobayes sains ne produisent que des abcès souscutanés. Mais il existe, à côté de cette substance pyogène, une substance curative qui, injectée à dose non mortelle, nécrose la région où a porté l'inoculation bacillaire, et qui, donnée à doses minimes fréquemment répétées, améliore l'état général des animaux. D'où la théorie de Koch. Les bacilles de la tuberculose en s'accroissant produisent des substances qui influent sur les éléments vivants voisins. Une de ces substances à un degré de concentration déterminée tue le protoplasma vivant, provoque une nécrose de coagulation (Weigert) et, dans ce tissu nécrosique, les bacilles trouvent des conditions défavorables à leur nutrition et y meurent.

Koch a isolé la substance qui devait lui donner de beaux résultats. Il a pu la séparer des substances albuminoïdes qui l'accompagnent au moyen d'une solution de glycérine à 40 p. 100. Son remède est donc un extrait glycériné tiré des cultures pures du bacille de la tuberculose.

PRÉPARATION DE LA TUBERCULINE. — Il faut avoir des cultures pures de bacilles tuberculeux bien développés et nombreux. Les cultures habituelles glycérinées ne donnent pas, d'après Koch, des cultures assez belles et assez développées. Il emploie ce nouveau bouillon; bouillon de veau faiblement alcalin avec 1 p. 100 de peptones, 4 à 5 p. 100 de glycérine ; il remplit des fioles d'Erlenmayer avec 30 à 50 centimètres cubes de ce bouillon stérilisé, et il ensemence de telle façon qu'un fragment de substance tuberculeuse surnage à la surface du liquide. C'est donc un milieu liquide.

Avec l'agar glycériné, quand la culture est mûre, c'est-à-dire en six semaines, on en racle la surface et on réunit ces produits sur une plaque métallique. On arrose avec une solution de glycérine à 40 p. 100. On fait bouillir jusqu'à réduction du dixième du volume primitif, on filtre sur la porcelaine et on peut employer le produit de filtration.

Avec le bouillon de veau de Koch, on prend les cultures mûres, c'est-à-dire qui ont atteint six semaines, on le réduit au bain-marie jusqu'au dixième du volume primitif, on filtre à travers la porcelaine. Ce liquide de filtration est précipité par l'alcool absolu. On dessèche ce précipité et on obtient la substance active en lavant ce précipité avec une solution de glycérine à 40 p. 100. Cette substance ainsi obtenue n'est pas pure, elle contient des matières colorantes et des sels, mais ces substances sont sans danger pour l'organisme. La solution glycérinée protège cette substance contre les fermentations secondaires, et conserve son activité pendant très longtemps.

Tel est le remède que Koch a appelé tuberculine. Il en a confié l'analyse élémentaire à M. Briéger, qui a donné les résultats suivants :

Carbone.	47,02 à 48,17 p. 100	
Hydrogène.	7,06 à 7,55	—
Azote	14,45 à 14,75	—
Soufre.	1,14 à 1,17	—
Cendres	20 à 30	—

(ce qui prouve que cette substance n'est pas pure).

Les conclusions à tirer de cette analyse sont pour M. Koch que la tuberculine est très voisine des albuminoïdes, dont elle se distingue cependant.

Elle se sépare des toxalbumines par sa résistance à la chaleur, et de la peptone par sa précipitation en présence de l'acétate de fer. Il faut admettre plutôt que la tuberculine pure serait une toxalbumine en ce sens que, comme elle, elle est constituée par une quantité de substances albuminoïdes mélangées à une très petite quantité de substance active, spécifique, et dont la nature nous est absolument inconnue.

A mesure que sa pureté augmente, la tuberculine devient de plus en plus toxique et son pouvoir curatif diminue. On est donc autorisé à penser contrairement à M. Koch, que, quelle que soit la pureté de son produit, on ne pourra jamais en obtenir cette fameuse propriété cicatrisante, nullement nocive, que Ehrlich annonçait au Congrès de Londres de 1891. Il faut en rabattre et nous sommes bien loin encore du but à atteindre.

C. Poison tuberculeux. — A côté des substances solubles sécrétées dans les milieux nutritifs, le bacille de Koch renfermerait en outre en lui-même un poison encore indéterminé, mais qui à lui seul peut provoquer l'éruption de tubercules. Cette substance survit à la mort du microbe. Ceci résulte des recherches de MM. Straus et Gamaleia. Pour le démontrer, ils ont dilué dans l'eau distillée une grande quantité de bacilles tuberculeux portés à une température de 115 degrés, à l'autoclave pendant dix minutes. Ils injectèrent ensuite dans le sang ou dans le péritoine de cobayes, de lapins, et de chiens, une émulsion un peu épaisse de ces « cadavres de bacilles » : ils ont vu ces animaux mourir avec une éruption pulmonaire de tubercules contenant des bacilles nettement colorables par la méthode ordinaire.

L'injection sous-cutanée n'a produit qu'un abcès local. MM. Straus et Gamaleia concluent qu'une certaine substance, contenue dans le corps des bacilles morts, possède la propriété de déterminer des tubercules. Si la quantité de bacilles morts injectés est assez faible, on ne voit pas apparaître de tubercules, mais les animaux présentent une prédisposition marquée à devenir tuberculeux, une susceptibilité très grande, vis-à-vis des bacilles de Koch qu'on pourra leur injecter ultérieurement. Cette communication de MM. Straus et Gamaleia, a paru dans les *Archives de médecine expérimentale*, novembre 1891.

VII

PROPHYLAXIE

Les mesures prophylactiques, depuis que l'on connaît les causes essentielles de la tuberculose, sont devenues rationnelles et par là d'autant plus efficaces. Nous formons le vœu que l'on s'occupe à l'avenir plus encore qu'on ne l'a fait jusqu'à ce jour, de la promulgation des moyens mis à la disposition de tous dans ce but, et que chacun, mis en possession des données nouvelles de la science, apporte son contingent dans cette œuvre utilitaire.

Et quelles sont ces mesures prophylactiques?

Nous savons que dans la genèse de la tuberculose, il existe deux facteurs : d'une part le germe infectieux, cause première et nécessaire; d'autre part le terrain, c'est-à-dire les conditions spéciales de l'organisme le rendant apte à un développement du germe, ou mieux incapable de sortir vainqueur de la lutte qu'il engage contre l'invasion du bacille pathogène.

Nous connaissons les portes d'entrée du bacille, où il se trouve dans tout ce qui nous entoure, comment et par qui il est répandu tout autour de nous. Nous avons appris à connaître quelles sont les conditions qui rendent un organisme apte au développement du germe (maladies précédentes, grossesse, alcoolisme, excès de fatigue ou de plaisir, etc., etc.), une fois que ce germe pénètre dans cet organisme. Examinons donc maintenant :

1° Comment nous pouvons éviter l'introduction du germe pathogène dans notre organisme;

2° Quels sont les moyens qui rendent un organisme capable de lutter avec succès contre l'invasion du germe, capable de s'en débarrasser, de l'étouffer en un mot, quand il a déjà produit des lésions, et quelles sont les conditions qui rendent un individu réfractaire.

Il est presque impossible de détruire tous les bacilles qui sont répandus autour de nous, du moins en l'état actuel de notre société; les mesures de préservation sont trop mal connues, ou trop mal appliquées, pour que l'on puisse avoir en elles une confiance suffisante. D'un autre côté, combien voyons-nous d'individus, médecins, infirmiers, ou parents de tuberculeux, échapper à l'infection? C'est qu'en effet, ces individus sont dans de telles conditions que le microbe est impuissant contre eux, qu'il ne peut pas prendre pied dans leur organisme. Ce sont ces conditions que nous devons nous efforcer de réaliser chez tous les individus.

On peut, sinon donner à coup sûr l'immunité, du moins diminuer le nombre effrayant des tuberculisés par des mesures sages et raisonnées, et surtout exécutées, de désinfection et d'hygiène.

A. CONTRE LA CONTAMINATION PAR LE GERME INFECTIEUX. — Pour éviter la contagion, c'est-à-dire l'introduction du bacille pathogène dans l'organisme, il faut détruire ce bacille toutes les fois qu'il est mis en liberté, que sorti d'un organisme malade, il est tout prêt à en contaminer d'autres.

Pour atteindre ce but, on doit stériliser avec soin ou détruire tout ce qui peut être contaminé par les bacilles, humeurs normales ou

pathologiques, linges, ou instruments ayant servi à des tuberculeux, etc.

Nous savons que le bacille de Koch ne vit pas librement dans la
nature. Il n'est pas, comme certains microbes, capable de végéter en
dehors d'un organisme animal vivant. Il est, je crois, inutile de dire
que le bacille de Koch ne peut pas naître spontanément au dedans
ou au dehors de l'organisme, qu'il n'est pas le produit de la trans-.
formation d'un autre microbe. Donc tout bacille provient d'un
organisme atteint de tuberculose, et ces bacilles existent dans toutes
les lésions spécifiques et partant dans tous les produits de sécrétion qui proviennent de ces lésions. Il est certain aujourd'hui que
ce microorganisme existe aussi dans les produits de sécrétions
normaux de l'individu tuberculisé, même quand les organes qui les
sécrètent sont sains : ainsi le lait, la sueur, l'urine, le sperme et
avant tout les produits d'excrétions des muqueuses, surtout quand
on y rencontre des leucocytes.

Par conséquent, il faudra détruire par le feu toutes les sécrétions
ou excrétions des phtisiques et stériliser avec un soin minutieux
tout ce qui sert ou a servi à un de ces malades. On devra surtout
s'attacher à la désinfection des crachats, car c'est là certainement
la sécrétion pathologique qui contient et met en liberté le plus de
bacilles, c'est la sécrétion la plus abondante, et celle dont on se
préoccupe le moins. Et pourtant les bacilles ainsi mis en liberté se
dessèchent, et, dans cet état, conservent presque éternellement leur
virulence. Répandus sur le parquet, ils seront soulevés plus tard
avec les poussières et pourront être inhalés quelquefois en très grand
nombre. Jetés sur le sol, ils se dessèchent et, mêlés à la poussière,
ils seront soulevés dans l'atmosphère et seront une cause nouvelle
de contamination.

Recueillis dans un mouchoir, ils pourront plus tard être projetés
au moment où on le déploiera de nouveau, et les parcelles ainsi
répandues s'accrocheront partout le long des tentures, sur les
meubles, sur toutes les aspérités et répandront ainsi dans tout l'appartement des parcelles virulentes.

Cornet, en Allemagne, a fait des expériences intéressantes à ce
sujet. Il a recherché quelle était la virulence des poussières recueillies
dans les appartements et à différentes hauteurs. Il procédait de la façon
suivante : il promenait le long des murs ou sur les boiseries d'une
salle occupée jadis par les phtisiques, des tampons d'ouate stérilisée
et mouillée de façon à entraîner les poussières. Puis il inoculait ces
tampons à des cobayes. Or, il remarqua que jusqu'à deux mètres

au-dessus du sol, tous les tampons donnèrent des résultats positifs. Au-dessus, les résultats furent plus rares et à une certaine hauteur tous les résultats furent négatifs.

Comment expliquer ces résultats? Il est probable que ces bacilles avaient été portés directement dans ces endroits par les phtisiques eux-mêmes, soit par les crachats, soit en secouant les linges contaminés dont les parcelles bacillaires projetées jusqu'à cette hauteur y avaient séjourné en gardant leur virulence.

Cornet a retrouvé aussi des poussières bacillaires dans toutes les poussières recueillies sur le sol, les meubles, les tapis d'une chambre occupée par des phtisiques, et ces bacilles étaient virulents.

On voit donc quelle est l'importance qu'il faut attacher à la destruction des sécrétions des phtisiques et surtout des crachats, et dans tous les cas de phtisie on doit recevoir les crachats dans des vases spéciaux contenant un liquide antiseptique qui aurait, sinon le pouvoir de détruire le bacille, du moins en empêcherait la dessiccation. Ces vases seront brûlés directement, contenant et contenu et le plus souvent possible. Des fabricants ont mis en vente des récipients très peu coûteux et de forme ingénieuse qui, avec l'avantage d'être à la portée de tous, joignent celui d'être combustibles et par conséquent offrent toutes les garanties possibles de destruction absolue de tous les germes. On connaît du reste les dangers de ces crachoirs que l'on vide sans les stériliser ; j'ai cité des cas d'inoculation tuberculeuse par des débris provenant de tels ustensiles; en tout cas ce sont des foyers d'infection.

Rien n'est plus contraire à toutes les règles hygiéniques que l'invention de ces crachoirs contenant de la sciure de bois, et que l'on voit encore malheureusement répandus dans toutes les salles d'hôpital, pour ne citer qu'un fait. Ces crachoirs, quelle que soit leur grandeur, sont toujours entourés d'une auréole de crachats, qui se dessèchent à loisir et disséminent dans les salles des quantités innombrables de bacilles. De plus, la sciure de bois permet une dessiccation rapide et partant est très mal choisie.

Une mesure vraiment radicale serait celle qui interdirait à toute personne de cracher par terre aussi bien dans les appartements que dans les rues. C'est presque une utopie. Pour ce qui est des rues, l'importance de cette mesure serait presque nulle car on sait que la lumière du jour et surtout les rayons solaires, détruisent avec une rapidité surprenante la virulence des bacilles de Koch. Aussi je crois erronée l'opinion de Koch qui avance que la contagion par les poussières des rues est plus fréquente en été qu'en hiver à cause des conditions de température plus propices au développement de son bacille en été qu'en hiver. Je pense au contraire qu'en été les bacilles sont rapidement détruits par la lumière solaire, tandis qu'en hiver cette cause de stérilisation manquant, les bacilles restent plus virulents, car on sait que le froid est presque sans action sur eux. Quoi qu'il en soit et notamment à Vienne, en Autriche, on a pris certaines mesures pour éviter le soulèvement des poussières dans les rues.

Mais dans les appartements il est de toute nécessité de détruire, avec le soin le plus méticuleux, tout crachat de phtisique. Car si l'on se représente qu'un phtisique crache jusqu'à 400 grammes de mucosité par jour, on peut comprendre quelle quantité effrayante de bacilles peuvent ainsi être mis en liberté, et quels dangers il y aurait de négliger de détruire de pareilles quantités de germes.

Les crachats ne sont pas les seules sécrétions bacillaires qu'il faut détruire. On doit stériliser tout ce qui est souillé par un phtisique ; car, chez un tel individu, toutes les sécrétions peuvent être bacillaires, même provenant d'un organe sain, tels : la sueur, l'urine, le sperme et surtout la salive. Pour stériliser des linges ainsi souillés, le feu serait le meilleur moyen, mais comme on ne peut tout brûler, il faut stériliser ces objets dans des étuves à désinfection telles qu'il en existe déjà un certain nombre, où, à défaut d'étuves, il faut les faire bouillir pendant un temps suffisamment long. Et encore souvent l'ébullition est impuissante à détruire tous les bacilles. En effet, dans les crachats, ils sont entourés de mucine qui les englobe et leur forme un revêtement, un organe de protection qui les met à l'abri des agents extérieurs. C'est ce qui explique comment des crachats portés à 100° sont restés virulents entre les mains de certains expérimentateurs, quand Koch avait affirmé, avec juste raison du reste, qu'une température de 70 degrés stérilisait une culture. Dans ce cas les bacilles sont libres et ne possèdent pas cette enveloppe protectrice de mucine qui leur permet de résister à la température de l'ébullition de l'eau.

Aussi il serait à souhaiter que l'on mît à la disposition de tout le monde, et gratuitement, des étuves à désinfection où chacun pourrait faire stériliser les objets contaminés par des phtisiques.

Tous les ustensiles dont se sert un phtisique peuvent être porteurs de bacilles ; et il y a un vrai danger à se servir, sans stérilisation préalable, des cuillers, fourchettes, verres ou autres objets qui ont servi à un de ces malades. La façon dont ces objets sont lavés est absolument insuffisante et incapable de les stériliser; et c'est surtout dans les restaurants que ce danger est réel et imminent. Il faudrait édicter des mesures très sévères à ce sujet et je crois qu'on pourrait en retirer de grands services. Nous applaudissons à l'heureuse idée d'un coiffeur parisien qui répand des prospectus sur lesquels il annonce que tous les instruments dont il se sert baignent constamment dans un liquide antiseptique et sont flambés avant l'opération.

Je pense que le mode de propagation de la phtisie par les ustensiles dont je viens de parler est plus fréquent qu'on ne le pense, et qu'on prend trop peu de précautions dans cet ordre d'idées. Ce n'est pas seulement dans les restaurants, mais aussi dans les écoles, les casernes, les prisons, et même dans les familles qu'on néglige absolument ces précautions. Là ce ne sont pas seulement des ordonnances de police qui sont nécessaires, il faudrait que chacun fût instruit du danger, pour que chacun contribue pour sa part à cette œuvre de défense.

Même après la mort, nous pouvons être encore une cause de contagion pour nos semblables. On a constaté en effet que la décomposition cadavérique ne détruisait point les bacilles. Ceux-ci survivent, pénètrent dans l'eau et la terre, sont conservés indemnes par le ver de terre, etc. La meilleure précaution à prendre serait d'incinérer tout cadavre entaché de tuberculose. Cette mesure serait difficilement appliquée avec les préjugés dont beaucoup de nos contemporains sont encore pénétrés. Nous préférons donc nous rallier à la proposition émise par Verneuil, c'est de désinfecter avec du permanganate de potasse, de la chaux ou du sublimé, tout cadavre de tuberculeux. On pourra ainsi rendre inoffensifs ces restes, sans blesser pour cela les convictions religieuses.

Mais il n'y a pas que l'homme tuberculeux qui puisse être une cause de contagion ; il y a aussi les animaux, qu'ils soient devenus spontanément tuberculeux ou qu'ils aient gagné leur phtisie auprès de l'homme. Dans ce cas c'est d'une toute autre façon qu'ils sont dangereux. Le chien et le chat qui rentrent dans les appartements sont souvent tuberculeux et on peut bien les accuser de répandre des bacilles autour de nous, soit pendant leurs efforts de toux, soit par leur salive ou par leurs autres excrétions. On a aussi accusé avec juste raison les mouches de transporter, partout où elles se posent, sur nos aliments notamment, des bacilles qu'elles ont pris sur des substances bacillaires, crachats ou autres. Là il n'y a qu'une mesure prophylactique efficace : c'est la destruction de tous les animaux entachés de tuberculose.

Une question plus importante est celle de la tuberculose des animaux qui servent à l'alimentation. La tuberculose pommelière des bovidés est très fréquente, et, chose plus grave, elle passe souvent inaperçue, les animaux conservant un air de santé parfaite.

Les moutons, les porcs, les volailles sont aussi susceptibles de devenir tuberculeux et c'est alors l'ingestion de telles viandes qui sera dangereuse. MM. Chauveau, Nocard et beaucoup d'autres se sont spécialement attachés à l'étude de ces questions. Ils ont démontré d'abord l'identité, sinon absolue, du moins relative de la tuberculose humaine et de la tuberculose des mammifères : et partant de là, ils ont présenté au Congrès de 1888 des conclusions auxquelles nous nous associons entièrement.

Toute la viande provenant d'un bœuf atteint de tuberculose est dangereuse et capable de transmettre la maladie par la voie digestive. La chair musculaire est moins dangereuse, en ce sens que les muscles ne renferment qu'exceptionnellement des bacilles et seulement quand le sang en charrie ; mais ces parties peuvent être souillées par les humeurs qui coulent des organes malades et surtout par les doigts des bouchers à qui il ne faut pas encore demander des précautions d'antisepsie.

Les parties les plus dangereuses sont les ganglions dégénérés, les poumons, le foie, la rate et en un mot tous les organes splanchniques. Mais la chair musculaire présente aussi des dangers et par conséquent doit tomber sous le coup des mêmes prescriptions sanitaires que les organes trouvés malades à l'ouverture du corps.

La seule mesure efficace est donc la crémation de toute viande provenant d'un animal tuberculeux. Cette mesure a été adoucie beaucoup trop à notre avis : on ne détruit plus que les parties reconnues manifestement tuberculeuses. Or, c'est absolument insuffisant. Une cuisson suffisante peut bien à la rigueur détruire tous les germes. Mais est-on sûr qu'une viande ainsi vendue sera suffisamment chauffée par le consommateur pour être stérilisée ?

L'ébullition elle-même, pour être suffisante, doit être prolongée longtemps et l'on devrait ne livrer au consommateur que bouillies, les viandes provenant d'animaux malades, si on ne veut pas les détruire complètement.

A côté de cette mesure, qui est bien appliquée dans les grandes villes, une autre est nécessaire : c'est la suppression ou au moins la surveillance efficace des nombreux et petits abattoirs des campagnes et des bouchers des petites localités, qui abattent leurs animaux, et quels animaux ! le plus souvent, sans le moindre contrôle.

Il n'est pas non plus sans danger de consommer certaines volailles atteintes de tuberculose. Ces lésions sont parfaitement contagieuses. Mais quelle difficulté pratique il y aurait pour supprimer une telle cause de contagion ! Tout au plus peut-on, en répandant dans le public les découvertes nouvelles de la science, mettre en garde contre ces causes de propagation de la maladie.

A côté de la viande il est un aliment dont nous devons nous occuper spécialement, je veux parler du lait. Dans l'étiologie je l'ai étudié au point de vue des lésions bacillaires, je n'y reviendrai pas. Ce qui découle de ce que nous avons dit dans ce chapitre, c'est que le lait peut être bacillaire sans que son aspect ait changé. Il faut donc toujours faire bouillir le lait avant de le faire servir à l'alimentation et cela est surtout important pour l'alimentation des enfants. Il ne faut pas se contenter d'avoir constaté l'état de santé extérieur d'une vache laitière pour se croire autorisé à employer son lait non bouilli. Une vache peut avoir une pommelière avancée du poumon, sans avoir perdu son air de santé apparente, et de plus, d'après les expériences de Bang, le lait peut être bacillaire alors que la mamelle est absolument saine. Donc, n'employer que du lait bouilli. Dans ce cas l'ébullition est suffisante, car le bacille est libre comme dans une culture et n'a pas d'enveloppe de mucine ou d'albumine qui le protège.

Nous venons de voir de quelle façon nous pouvons théoriquement détruire tous les bacilles qui sont mis en liberté par un organisme malade. Mais étant donné que nous sommes perpétuellement sous le coup d'une invasion bacillaire, examinons comment un individu peut depuis sa naissance échapper aux nombreuses causes de contagion qui l'entourent.

B. PROTECTION DE L'ENFANT. — L'enfant peut naître tuberculeux, après contagion dans la cavité utérine elle-même par la mère phtisique. Mais cela n'est qu'une exception, comme Nocard l'a démontré pour la race bovine, où l'on rencontre très rarement des veaux tuberculeux. La plupart du temps, l'enfant de phtisique naît absolument sain et tout prêt à se développer, sans avoir plus de tendance qu'un autre à faire de la tuberculose s'il n'est pas infecté par quelque bacille. Aussi, plutôt que de chercher le remède dans la mesure absolument impraticable qui consisterait à défendre le mariage entre tuberculeux ou avec un tuberculeux, je crois qu'il est plus raisonnable de se conduire de la façon suivante :

L'enfant issu de phtisiques ne naît pas bacillisé en général, ou du moins, quand il naît porteur de bacilles, il en présente aussi les lésions caractéristiques.

Nous ne pouvons pas admettre que des bacilles puissent *dormir* pendant un temps plus ou moins long dans ces organismes si faibles, sans y déterminer aussitôt des lésions spécifiques.

En traitant l'hérédité de la tuberculose, nous avons cité la curieuse statistique fournie par M. Hutinel sur l'Assistance publique de Paris qui adopte et place un grand nombre d'enfants abandonnés ou orphelins. Parmi ceux-ci, le plus gros contingent est fourni par des familles tuberculeuses dont le père et la mère ont succombé, à l'hôpital, de la phtisie. Or, sur un chiffre respectable de dix mille enfants nés de parents tuberculeux, un nombre insignifiant, pas plus de dix enfants, sont morts d'affections tuberculeuses.

Donc, un fils de phtisique naît sain, tout au plus est-il, peut-être, un peu moins fort, un peu chétif, moins bien armé pour la lutte. Et alors, si on le soustrait immédiatement à toutes ces causes de contagion qui l'entourent, si on le place aussitôt à la campagne près d'une bonne nourrice et loin de tout bacille, cet enfant deviendra adulte et ne sera pas spontanément tuberculeux, par le fait seul qu'il aura eu pour parents des phtisiques. Il ne sera tuberculeux que s'il est contaminé, et combien il est facile de s'expliquer cette contagion pour ces enfants ! Tout ce qui les touche est bacillaire, les linges, les ustensiles, le lait de la mère, les baisers, l'air lui-même par les poussières qu'on soulève sans cesse autour de lui.

Ainsi donc, un enfant de père ou de mère phtisiques doit être immédiatement mis à la campagne chez une bonne nourrice et loin de toute cause de contamination. On aura par ce système beaucoup moins de tuberculeux qu'en supprimant le mariage entre les phtisiques.

Même si l'enfant n'est pas né de parents phtisiques, il pourra cependant être exposé à la contagion. On évitera soigneusement de le laisser entre les mains de personnes atteintes de cette maladie; les baisers sont une cause de contagion trop peu connue et trop peu évitée. On surveillera avec soin l'alimentation. Surtout on ne lui donnera jamais ni eau ni lait qui n'aient été préalablement bouillis, c'est-à-dire stérilisés par la chaleur. Il faudra surtout éviter de mettre l'enfant en rapport avec des individus tuberculeux et de les tenir dans un appartement qui aura été habité, même longtemps avant, par des phtisiques. Ces prescriptions doivent être observées aussi pour tous les individus quel que soit leur âge, je les énonce une fois pour toutes.

L'alimentation de l'enfant, en dehors de l'allaitement, a aussi besoin d'être surveillée avec soin. J'ai déjà parlé du lait; il faut savoir aussi que tous les aliments peuvent être contaminés par des poussières bacillaires, et, en étudiant l'étiologie de la tuberculose, j'ai rapporté un fait positif d'inoculation à des animaux avec de l'eau ayant servi à laver des raisins achetés à la porte d'une consultation médicale où se rendaient de nombreux tuberculeux. Je n'insisterai pas une seconde fois sur les dangers de la viande.

C. Protection de l'adolescent. — Dès que l'individu arrive à un certain âge, il se trouve placé dans de nouvelles conditions favorables à la contamination par le bacille de Koch. Je veux insister surtout sur les réunions d'enfants et notamment les écoles. Je sais bien qu'on a fait énormément de progrès au point de vue de l'hygiène des écoles. Les perfectionnements dictés par une bonne hygiène ont transformé déjà le plus grand nombre de ces établissements où sont réunis quelquefois un grand nombre d'enfants. Mais combien reste-t-il encore de salles mal aérées, mal éclairées, trop exiguës pour le nombre des élèves! Cependant, dans une salle même construite dans les meilleures conditions, il reste toujours ce fait que des enfants peuvent se trouver en contact avec des camarades tuberculeux ou des professeurs phtisiques.

Nous retrouvons dans de telles conditions le jeune élève exposé à respirer des poussières chargées de bacilles par les crachats de phtisiques qui ont pu y passer. On sait quelle est la fréquence des lésions lupeuses et autres des enfants; et le contact avec de tels malades présente les plus grands dangers.

On doit s'efforcer de réaliser le plus vite possible dans les écoles quelles qu'elles soient, les modifications exigées par les hygiénistes. Et si l'on ne peut isoler complètement les tuberculeux en les proscrivant absolument, il faut du moins faire en sorte qu'ils deviennent le moins dangereux possible pour leurs semblables. Des salles vastes, bien éclairées, très aérées et construites de telle façon qu'il y séjourne le moins de poussières possible, feront certainement diminuer les cas trop fréquents d'enfants tuberculisés dans les écoles.

Au dernier congrès de la tuberculose, on a émis le vœu de placer dans tous les établissements scolaires de nombreux crachoirs remplis de liquides antibacillaires et d'obliger les enfants à expectorer dans ces crachoirs. Ce vœu est aussi *puérile* qu'inefficace. On sait en effet que les enfants ne crachent pas, mais ravalent leur expectoration. D'autre part, c'est mal connaître le règlement des écoles pour proposer un vœu si platonique. Mais n'insistons pas, car nous avons la certitude que jamais ce vœu n'aura une application pratique et utile.

Une mesure autrement utile serait l'aération continue pratiquée dans toute salle d'école et la désinfection peu coûteuse, chaque soir, de toutes les salles à l'aide d'un liquide puissamment antiseptique.

C'est aussi à cet âge que, fatigués par les premiers travaux intellectuels et trop enfermés, trop privés de grand air, de soleil et d'exercice, les enfants présentent cet état de faiblesse générale que l'on nomme anémie. La coutume très répandue de l'alimentation de tels sujets par des *viandes saignantes*, même de l'ingestion de sang frais d'animaux, présente, nous le savons, de réels dangers. Je ne veux point dire que ces médications sont mauvaises, mais il faut, pour les employer, posséder une sécurité absolue sur la pureté des aliments ainsi employés. Cette sécurité sera donnée par les mesures les plus sévères sur la destruction des viandes reconnues ou même suspectées d'être atteintes de tuberculose.

Certains médicaments sont aussi capables de transmettre la tuberculose, et surtout les poudres de sang desséchées à l'étuve à une température trop peu élevée pour le stériliser; si l'on emploie pour de telles préparations du sang provenant d'animaux bacillisés, on se placera dans les meilleures conditions pour rendre tuberculeux, par le tube digestif, les individus qui les absorberont. Je dirai la même chose des poudres de viande et du jus de viande fraîche.

Les pensionnats exposent aussi les individus à des causes de contagion multiples par la cohabitation et l'emploi en commun de linges et d'ustensiles pour lesquels on ne prend aucune précaution de stérilisation.

D. PROTECTION DE L'ADULTE. — Toutes ces conditions se retrouvent pour l'adulte et nous en trouvons encore de nouvelles bien plus importantes à considérer. L'adulte est d'abord soumis, comme l'enfant, à toutes les causes de contagion que nous avons exposées déjà par l'alimentation et la cohabitation avec des tuberculeux. Mais ici nous trouvons des conditions nouvelles.

L'adulte est bien plus exposé encore que l'enfant à la fréquentation de sujets tuberculeux ou à se trouver dans des lieux qui ont été occupés par de tels individus. Nous diviserons ces causes de contagion en deux groupes principaux :

1° *Causes de contagion de la vie particulière ;*
2° *Causes de contagion de la vie extérieure.*

Dans le premier groupe, c'est-à-dire au sein de sa famille, l'individu peut être en contact avec des tuberculeux : parents, enfants, domestiques. Il est donc de toute importance de diminuer autant que possible ces contacts en évitant, le plus que l'on pourra, de vivre auprès de gens atteints de tuberculose, et cette mesure peut être très efficace au point de vue des domestiques. Elle est évidemment souvent impraticable entre personnes de la même famille ; mais alors on suivra tous les préceptes déjà indiqués pour rendre cette fréquentation aussi peu dangereuse que possible.

De toutes les conditions de cohabitation, il en est une qui prime toutes les autres au point de vue de ses dangers : je veux parler du mariage. La vie intime de deux conjoints les place dans les meilleures conditions pour être contagionnés l'un par l'autre. Les exemples sont rapportés en nombre incalculable de pareilles contaminations et c'est surtout la femme qui est le plus souvent atteinte. M. Chantemesse rapporte le fait d'un homme qui résista à la phtisie pendant trente-cinq ans et qui, pendant ce temps, rendit successivement tuberculeuses ses trois épouses. Il vit aussi ses enfants mourir les uns après les autres de tuberculose, contaminés par lui.

Pourquoi les exemples de femmes saines contaminées par leur mari phtisique sont-ils plus fréquents ? Cela tient évidemment à la vie plus sédentaire et plus renfermée de la femme, tandis que l'homme, par le fait de ses occupations extérieures, est moins longtemps exposé à la contagion et se trouve dans de meilleures conditions d'hygiène et de résistance à l'infection. Pour la femme, il faut faire entrer aussi en ligne de compte la grossesse, la lactation, l'accouchement, sur lesquels j'ai déjà insisté.

On pourrait croire, d'après ce que j'ai dit de l'hérédité de la tuberculose, que je ne vois aucun danger au mariage de tuberculeux. Evidemment, il me semble qu'on ne peut empêcher le mariage entre deux phtisiques, si l'on a soin de mettre leurs enfants dans les conditions que j'ai énumérées, c'est-à-dire loin de toute contagion et dans de bonnes conditions hygiéniques. Mais je crois qu'il y aurait lieu d'éviter le plus possible l'union d'un individu sain avec un phtisique avéré. Ce sont surtout ces mariages-là qu'il faut proscrire, car un phtisique ainsi uni à un individu sain deviendra non seulement une cause de contagion pour la personne qu'il épouse, mais encore pour toute la famille dans laquelle il est introduit. Il est du devoir du médecin d'user de tous les moyens mis à sa disposition pour éviter de pareilles unions. C'est une question délicate et dans laquelle la conscience est souvent liée par les conditions trop absolues du secret médical. Là encore nous retrouvons l'importance qu'il y aurait à instruire tout le monde de ces dangers, pour que, les connaissant, ils cherchent eux-mêmes à les éviter.

Dans la vie extérieure, les causes de contagion sont encore bien plus nombreuses, nous les connaissons ; ce sont : les prisons, les casernes, les hôpitaux, les salles de réunion et de spectacle, les appartements, les meubles, les voyages, les wagons, les chambres d'hôtel, les instruments de toute nature dont on peut se servir après les tuberculeux et surtout les ateliers.

Dans les prisons et dans les casernes, on a souvent assisté à de véritables épidémies de tuberculose aiguë. Il serait à souhaiter que l'on prît des précautions vraiment trop négligées pour parer à de telles éventualités. Il faudrait, puisqu'on ne peut encore supprimer les armées et partant les casernes, éviter avec le plus grand soin de recruter des tuberculeux, ou, quand un soldat est atteint de cette maladie, l'éloigner immédiatement de ses camarades.

Les mesures prophylactiques sont absolument ignorées dans certaines casernes et il suffit d'avoir vu une chambrée pour juger de l'incurie vraiment incompréhensible de certains médecins chargés du service sanitaire de l'armée.

Dans les hôpitaux, les causes de contagion sont encore plus nombreuses. Tous les malades sont mêlés. Dans une salle, les phtisiques ne sont pas isolés et si on ajoute à cela la présence de crachoirs autour desquels on crache, on voit combien les malades sont exposés à la contagion. Si l'on a vu une salle de malades avant la visite du matin, au moment du balayage, on a assisté à un spectacle vraiment terrifiant. Les poussières sont soulevées en nuage, les tapis, les rideaux contribuent pour leur part à augmenter la dissémination des germes : et l'on s'explique ainsi comment la plupart des malades qui séjournent longtemps dans une salle, tels que les chroniques, présentent tous à l'autopsie des lésions tuberculeuses du poumon.

Il faut dire cependant que les mesures de prophylaxie tendent à se répandre de plus en plus ; que les salles sont cirées et dégarnies de toute tenture, qu'il est absolument défendu aux malades de cracher par terre. Mais ces mesures sont insuffisantes et il reste encore l'usage en commun, sans stérilisation préalable, des ustensiles tels que fourchettes, verres, etc., des linges simplement blanchis et non désinfectés.

Aux enfants malades, on a vu diminuer d'une façon vraiment surprenante le nombre de phtisies consécutives aux fièvres éruptives, après la mise en exécution de la simple mesure suivante : Chaque enfant a pour lui seul tous les ustensiles nécessaires : tasse, verre, fourchette et tous ces instruments sont soigneusement stérilisés avant de resservir à un nouveau malade.

Comme je l'ai dit au Congrès de 1890, il faudrait créer sinon des hôpitaux spéciaux pour tous les tuberculeux, au moins ouvrir des salles spéciales pour les isoler. On isole bien les varioleux, pourquoi ne pas isoler les tuberculeux, qui sont, peut-être avec moins de fracas, c'est vrai, plus dangereux que tous les malades prétendus contagieux que l'on isole maintenant. Ce vœu utile a été repris par M. Petit au Congrès de 1893, qui s'est cependant bien gardé de rappeler que j'en étais le premier promoteur. Il est vrai que M. Petit a combattu ma proposition en 1880 et l'a déclarée inopportune : c'était sans doute pour mieux s'en emparer plus tard.

Nous voudrions qu'on prît aussi les plus grandes précautions pour stériliser les wagons qui sont tous plus ou moins souillés par des crachats de phtisiques et principalement les wagons capitonnés. Aucune précaution n'est prise par les Compagnies des chemins de fer dans cet ordre d'idées, et je crois au réel danger d'une telle incurie.

Un médecin allemand a cité le cas de sept voyageurs qui ont été tous contaminés après avoir passé la nuit dans un compartiment de première classe. Moi-même, étant le médecin des voyageurs de commerce, j'ai pu observer parmi eux un grand nombre de phtisiques, et cela sans pouvoir attribuer l'origine de leur mal à aucune autre cause que les fréquents voyages. Et il n'y a rien de surprenant à cela. Par la locomotion rapide, tout le wagon est vivement ébranlé et nous respirons la poussière qui voltige sans cesse autour de nous. A maintes reprises je me suis procuré de la poussière de ces wagons et j'y ai découvert des bacilles virulents. Bien plus, j'ai signalé à toutes les Compagnies de chemins de fer le triste état des compartiments qui sont un puissant foyer de contagion de phtisie et d'autres maladies contagieuses; je leur ai même signalé certains compartiments infectés. MM. les directeurs des Compagnies ne se sont pas émus de si peu! Il faudrait désinfecter tous les wagons à une époque déterminée. Cette mesure, qui est appliquée pour les wagons à bestiaux, devrait être mise en pratique pour les compartiments de voyageurs. J'ai proposé ce vœu au dernier Congrès de la Tuberculose; MM. Verneuil et Petit l'ont combattu ou plutôt l'ont fait ajourner par l'Assemblée. C'est sans doute pour bien mûrir ma proposition, et pour la présenter dans quelques années sous forme de vœu émanant de leur initiative.

Je n'insisterai pas davantage sur l'importance des mesures de désinfection à prendre pour les prisons, les appartements, les chambres d'hôtel, en un mot, pour tous les locaux où des phtisiques ont pu répandre des bacilles.

Je dois dire un mot aussi des ateliers et des magasins où sont rassemblés de nombreux ouvriers ou employés. Là, aucune précaution n'est prise ; mais surtout on y néglige absolument les conditions hygiéniques, les mesures propres à mettre un individu dans de bonnes conditions de lutte contre le bacille et à le garantir contre toutes les causes de débilitation qui peuvent le rendre tuberculisable.

E. Contre la disposition. — Nous diviserons les causes prédisposantes en deux groupes : d'une part, celles que l'individu rencontre dans sa vie personnelle ou privée, d'autre part, celles auxquelles il est exposé par le fait de ses relations.

Dans les premières nous examinerons : l'alimentation, la profession, l'habitation, le manque d'hygiène, les excès de toutes sortes, les maladies prédisposantes à la tuberculose.

Dans la deuxième nous passerons en revue d'abord l'importante question de la vie dans les villes, l'émigration des campagnes dans les grands centres de population, les agglomérations d'individus dans les ateliers, les magasins, les fatigues, l'alimentation des villes et les fréquentations de l'individu le mettant en rapport avec des tuberculeux, ou le poussant à des excès alcooliques ou autres propres à le rendre moins résistant et partant tuberculisable.

L'alimentation, nous le savons, est de la plus grande importance pour donner à l'individu une force suffisante pour réparer les pertes incessantes de son organisme. Si l'alimentation est insuffisante ou de mauvaise qualité, l'organisme sera bientôt affaibli et incapable de lutter contre toutes les causes de maladie qui l'entourent. Dans la prophylaxie de la tuberculose, une bonne alimentation est le meilleur moyen de prévenir la maladie. De même, il est à remarquer que les tuberculeux, dont les fonctions digestives conservent leur intégrité, luttent souvent avec succès contre le développement des lésions et qu'un bon estomac permet de porter le plus souvent un pronostic très favorable. On connaît le nombre considérable des tuberculoses qui débutent par des troubles dyspeptiques, et l'on sait avec quelle rapidité évolue la maladie, dès que les fonctions digestives faiblissent, dès le phtisique perd l'appétit.

Il faudra donc que chaque individu veille à la conservation la plus parfaite de ses fonctions digestives, qu'il évite toutes les causes capables de rendre ces fonctions languissantes et insuffisantes. Une alimentation abondante et de bonne qualité permettra de lutter avec un succès certain contre l'invasion du bacille de la tuberculose.

A côté de l'alimentation, il existe d'autres conditions nécessaires pour la conservation d'une santé parfaite. Je veux parler de l'habitation, de la vie au grand air, et du soleil.

L'habitation doit être, autant que le permet la situation pécuniaire de l'individu, large et spacieuse, bien aérée et propre. On comprend dans quelles mauvaises conditions se trouvent ces gens qui habitent dans des locaux étroits, mal éclairés, sans air, où toute une famille est accumulée dans une même pièce quelquefois. Il existe encore en trop grand nombre, malheureusement, de ces logements insalubres, étroits et sales que leur bon marché fait choisir par les familles peu fortunées. Il est du devoir de la Société de s'occuper de ces mauvaises conditions de vie et de faire son possible pour hâter la disparition complète de ces habitations si mal construites où toutes les lois de l'hygiène la plus élémentaire sont violées. Et c'est précisément dans de tels logis que se trouvent accumulés les infortunés qu'un salaire réduit condamne, par surcroît de malheur, à une alimentation insuffisante, et trop souvent de qualité inférieure.

La question des logements insalubres devrait être prise en plus grande considération qu'on ne le fait maintenant. C'est le rôle des municipalités de veiller à l'application des règles de l'hygiène dans la construction des nouvelles maisons. C'est aussi son devoir de faire disparaître le plus possible les habitations vieilles et mal installées où sont réalisées les meilleures conditions pour le développement de la phtisie.

La vie sédentaire dans un air confiné et à l'abri des rayons du soleil est une cause puissante d'affaiblissement. Les villes se transforment tous les jours et les larges voies, que l'on ouvre, rendent leur séjour plus salubre, c'est certain. Mais il existe encore beaucoup d'individus qui ignorent le rôle bienfaisant de l'air pur et du soleil et qui vivent enfermés chez eux, sortant le moins possible. Il en est d'autres que leurs conditions de vie privent des bienfaits de la vie, au grand air et au soleil, et ce sont ceux-là mêmes qui en auraient le plus grand besoin. Pour les individus chétifs et mal armés pour la lutte, la vie au grand air et au soleil est de toute nécessité. Combien voyons-nous de jeunes gens, élèves des écoles, jeunes ouvriers privés d'air et d'exercice, devenir tuberculeux! Il serait à souhaiter que dans les écoles on laisse une plus large part aux exercices corporels et aux promenades. Il serait utile de réformer les conditions de travail des jeunes ouvriers, surtout pour les jeunes filles, qui passent directement de l'école à l'atelier.

L'hygiène corporelle est aussi nécessaire au maintien de la santé que les aliments, et malheureusement ces règles d'hygiène sont presque absolument ignorées dans les classes pauvres de la société. Il serait à souhaiter que les villes établissent des établissements de bains, des piscines ouvertes à tous, qui permettraient aux pauvres gens de bénéficier, sans bourse délier, des bienfaits de l'hydro-thérapie. Pourquoi ne pas créer aussi des lavoirs publics et gratuits, munis d'étuves à désinfection, pour permettre à tous, même aux moins fortunés, de laver et de stériliser les objets qui leur servent?

Les excès de toutes sortes, excès de travail intellectuel ou de travail physique, excès alcooliques ou autres, sont des causes puis-santes de débilitation auxquelles chacun peut se soustraire s'il en connaît les dangers.

Enfin, il est utile d'insister sur la nécessité de soigner les maladies qui peuvent ouvrir les portes à la tuberculose. Je n'insisterai pas longuement sur ce sujet que j'ai traité dans l'étiologie. Ce sont surtout les affections de l'arbre respiratoire qu'il faudra surveiller et ne point négliger, comme on a si souvent l'habitude de le faire. Il est établi que toute maladie des voies aériennes produit une desqua-mation de l'épithélium, supprime une barrière contre l'invasion bacillaire. Metchnikoff a établi, en effet, que, parmi les cellules phagocytes de l'organisme, les cellules endothéliales des bronches et des alvéoles sont peut-être les plus actives. Si, en un point, elles sont détruites par un processus pathologique quelconque, le bacille tombant sur cette solution de continuité évoluera en toute liberté et infectera l'organisme avec la plus grande facilité.

D'après ce que nous venons de dire, nous voyons que c'est dans les villes que l'individu, surtout l'individu peu fortuné, rencontre le plus grand nombre de causes prédisposantes à la tuberculose. Il n'est donc pas étonnant de voir le nombre effrayant de tuberculeux parmi les individus qui émigrent de la campagne dans les grandes villes. Il y aurait lieu de mettre un terme à cette émigration en instruisant les habitants des campagnes de ses dangers. Un fait remarquable est la fréquence des phtisies aiguës chez ces individus; et parmi les gardes de Paris, hommes choisis forts, vigoureux, non enclins aux excès, d'une vie régulière, et, en somme logés dans de bonnes conditions, la phtisie fait des ravages effrayants. Qu'ad-viendra-t-il donc à plus forte raison de ces individus qui arrivent dans les grandes villes dans des conditions bien moins bonnes que ces gardes de Paris dont je viens de parler ? Il y a en ce moment une grande tendance à se porter vers les grands centres ; il y aurait lieu, je crois, de faire connaître les dangers d'une telle disposition, de façon à diminuer dans la mesure du possible une pareille émigration.

Je crois aussi que l'on devrait surveiller avec plus de soin l'installation des magasins et des ateliers des grandes villes. Là, aucune règle d'hygiène n'est suivie et surtout aucune attention n'est apportée à l'état de santé des employés, et M. Chantemesse rapporte un fait probant. Dans un bureau où étaient assemblés un certain nombre d'employés, entre un beau jour un phtisique qui, naturellement, répand sur le sol ses crachats. Bientôt la tuberculose se manifeste chez plusieurs des employés de ce bureau et plusieurs en moururent. Il faut voir là, non seulement un cas de contagion, mais une contagion fortement aidée par les mauvaises conditions du local où elle s'est produite. Nous sommes tous les jours exposés à respirer des bacilles et nous ne devenons pas fatalement phtisiques. Mais on comprend que ces individus enfermés dans un étroit local, sans air et sans lumière présentaient les meilleures conditions pour être contaminés. Ce sont des mesures sévères et appliquées qui seules peuvent faire disparaître les mauvaises conditions hygiéniques que l'on retrouve dans tous les ateliers, magasins ou bureaux.

Obliger à la désinfection de tout appartement qu'un phtisique vient d'habiter, où il vient de succomber, est une mesure prophylactique très utile, qui a été présentée sous forme de vœu au dernier Congrès, par MM. Olivier et Artaud, vœu auquel je souscris des deux mains.

VIII

CURABILITÉ

Il y a encore des cliniciens, peu nombreux, il est vrai, qui doutent de la curabilité de la phtisie. La lésion produite par le bacille, cette lésion que nous avons étudiée en détail au chapitre de l'anatomie pathologique, le *Nodule tuberculeux primordial*, est dans son essence une lésion curable. Qu'y voyons-nous ? Des bacilles qui se sont localisés en un point d'un organe quelconque et qui y déterminent une inflammation. Cette inflammation est constituée par l'arrivée considérable de leucocytes qui envahissent le foyer bacillaire par diapédèse. Une fois cette migration produite sur un

nodule arrivé à son développement, nous sommes en présence
d'un certain nombre de bacilles noyés dans une masse de leucocytes. Ces leucocytes ont subi diverses modifications sur lesquelles
je ne reviendrai pas, je retiendrai ce fait seul : irruption d'un
nombre considérable de phagocytes.

J'ai prononcé le nom de phagocytes ; je dois l'expliquer. Grâce
aux découvertes de Metchnikoff, nous savons maintenant ce qu'est
l'inflammation et quelle en est la nature et la raison d'être. Tous
ces leucocytes ne sont que les armes dont se sert l'organisme pour
combattre les germes qui l'envahissent et pour s'en débarrasser.

Si ces leucocytes, ou mieux phagocytes, sont assez forts pour ne
pas être tués par le bacille, ou paralysés par les toxines, ils détruiront
ces bacilles en les englobant et les digérant. Puis, une fois la cause
inflammatoire supprimée, ces cellules migratrices rentreront dans
les vaisseaux, et toute trace de l'inflammation s'effacera peu à peu.
Voilà un premier mode de guérison d'une infection bacillaire. Mais
ce n'est point la plus fréquente, surtout pour le bacille de la
tuberculose.

Les phagocytes, les leucocytes, cellules endothéiales des poumons
ou de l'endartère, etc., sont presque toujours vaincus par le bacille,
en ce sens qu'ils ne réussissent pas, après avoir englobé un bacille,
à le digérer et à le rendre inactif. Un nombre plus ou moins grand
d'entre eux succombent et subissent certaines transformations déjà
décrites : évolution en cellules géantes ou en cellules épithélioïdes.
Mais tout autour de ces premières cellules mises hors de combat, il
existe une zone inflammatoire embryonnaire, très développée et
souvent très étendue, dont les cellules n'ayant plus à jouer le
rôle phagocytaire, peuvent s'organiser en tissu fibreux et former une
coque résistante et infranchissable pour les germes qu'elles emprisonnent et réduisent à l'impuissance. C'est l'évolution fibreuse du
tubercule, mode de guérison naturel et dont tous les éléments
existent normalement dans la néoformation tuberculeuse.

Cet encapsulement des bacilles est d'autant plus efficace et durable
que cette coque fibreuse se chargera de sels calcaires pour se
crétifier. Alors c'est la guérison parfaite et pour toujours.

Ces vues sont-elles de simples conjectures ? Elles reposent sur
des faits d'observations indiscutables et que je vais retracer en peu
de mots. C'est dans la série animale que l'on trouve la confirmation
de cette théorie incontestée aujourd'hui.

Les cellules du centre du follicule, cellules géantes et épithélioïdes,
sont-elles vraiment des phagocytes? Si nous examinons ce qui se

passe chez un petit rongeur, le spermophile à qui on a inoculé la tuberculose, voici ce qu'on remarque : cet animal résiste très bien à cette infection, et dans les granulations produites on retrouve au centre des cellules géantes, cellules énormes à noyaux multiples disposés en couronnes, ces cellules ont englobé des bacilles dans leur protoplasma et ces bacilles englobés subissent, au bout d'un certain temps, des transformations remarquables. Ils sont en quelque sorte dégénérés : on les retrouve gonflés en forme de boudins larges et contournés, finissant par former des amas informes qui ne prennent plus les matières colorantes. Ces bacilles sont morts.

Donc, les bacilles de Koch peuvent être englobés et détruits par la cellule géante et un phagocyte.

La cellule géante n'est pas seule capable d'englober les bacilles. Si l'on fait une injection intra-veineuse de liquide bacillifère à un animal, et qu'on le sacrifie dès que les bacilles ont disparu de la circulation, on retrouve ces bacilles dans les petits canaux du foie. Là, les cellules endothéliales sont bourrées de bacilles; ce sont des phagocytes qui ont englobé tous les germes venus à leur contact. Les cellules des endothéliums sont donc aussi phagocytaires. Il en est de même des cellules des alvéoles pulmonaires.

Prenons un autre exemple chez les animaux. Sur un petit animal d'Algérie, le Gerbille, l'évolution phagocytaire est peu différente et très intéressante. Le bacille, enveloppé par le protoplasma des phagocytes, n'est pas digéré comme précédemment. La cellule sécrète tout autour de lui une coque calcaire, qui l'enferme, et le bacille, ainsi encapsulé, est devenu inoffensif. Cependant ce bacille ainsi englobé n'est pas mort, il a conservé sa forme et ses caractères histo-chimiques. La cellule incapable de le tuer l'enferme dans une coque résistante qu'il ne peut traverser, c'est par ce moyen qu'elle le rend inoffensif pour l'organisme.

Tel est le rôle très important des phagocytes en particulier et en général, de toutes les cellules vivantes.

On voit donc deux modes de guérison possibles de la tuberculose : 1° ou bien le germe est détruit par les phagocytes et anéanti avant d'avoir produit des lésions appréciables ; 2° ou bien la lésion est constituée, le nodule existe, et alors les leucocytes, immigrés tout autour de la lésion, peuvent s'organiser en tissu fibreux, se charger, de sels calcaires et opposer une barrière infranchissable à l'infection. Le premier mode est plutôt une prophylaxie naturelle et inhérente à la cellule vivante; le deuxième mode constitue seul à proprement parler la curabilité des lésions tuberculeuses développées.

De ces considérations découlent des remarques très importantes pour le traitement de la tuberculose et aussi pour la prophylaxie. Puisque nous ne pouvons soustraire absolument un individu à toutes les causes de contagion qui l'entourent, et que nous ne pouvons supprimer totalement tous les bacilles qui nous environnent, puisque d'autre part nous ne pouvons pas agir directement sur le bacille pour le tuer au sein même de l'organisme, on comprend tou.te l'importance de ces données de l'expérimentation. Si nos phagocytes sont suffisamment forts, ils détruiront les bacilles à mesure qu'ils nous envahiront. S'ils sont suffisamment résistants, nous assisterons à cette évolution bienfaisante de la lésion tuberculeuse : la transformation fibreuse de la zone inflammatoire péri-nodulaire et à la crétification de tout le nodule.

Nous savons la puissance phagocytaire de tout individu infecté par des microorganismes virulents. Cet affaiblissement est d'autant plus considérable que les toxines sont plus abondantes. Nous verrons dans le chapitre de la *Sérothérapie* comment on peut combattre la virulence des microbes. Mais on exerce également une action salutaire sur l'organisme par d'autres moyens. Par le traitement hygiénique nous pourrons mettre l'individu et ses cellules vivantes dans cet état de supériorité vitale qui leur permettra de lutter contre l'ennemi et de l'anéantir.

On peut aussi tirer de ces notions d'autres conclusions. La crétification de la lésion tuberculeuse est l'évolution la plus favorable, la guérison en un mot. Il faudra donc s'efforcer de donner à l'organisme et aux cellules les matériaux nécessaires à cette évolution : des sels de chaux et surtout des phosphates.

Mais il ne suffit pas d'administrer ces sels, il faut qu'ils soient assimilés et là se trouve la difficulté du problème. L'organisme du phtisique est pauvre en phosphates et, dans toute lésion tuberculeuse, il y a une grande tendance à la disparition des sels et notamment des phosphates. Le tuberculeux est toujours phosphaturique à un degré plus ou moins grand. Examinons les lésions tuberculeuses des os ; nous voyons une fonte rapide des sels de chaux et une décalcification rapide des os, c'est la caractéristique de l'évolution tuberculeuse. Il en est de même pour tous les organes : les sels de chaux diminuent rapidement chez le phtisique. Il faudra donc rendre au phtisique ses phosphates, comme aliment réparateur d'abord et ensuite pour essayer de favoriser cette évolution si désirable des lésions tuberculeuses.

Comment administrer ces phosphates, pour qu'ils soient assimi-

lables et qu'ils restent dans l'organisme? Jusqu'à présent on n'a
pas trouvé la solution de ce problème. Les phosphates ne s'assimilent
pas; même s'ils arrivent dans la circulation, ils ne sont pas absorbés
par les cellules. C'est que les phosphates ne sont pas pris tout
formés par la cellule vivante. Il est probable que ces sels sont produits
dans le sein même du protoplasma, à la suite de réactions qui se
passent dans le sein même de la cellule.

Il y a donc là un problème très important de thérapeutique et
certainement, si l'on pouvait arriver à faire absorber et assimiler aux
phtisiques une quantité de phosphate suffisante, on en retirerait les
plus grands avantages. Je reviendrai plus tard sur les préparations
de phosphates que l'on a conseillées dans le traitement de la phtisie.

En second lieu, puisque la lésion tuberculeuse peut guérir par
transformation fibreuse, on a eu l'idée de favoriser cette évolution.
De là est née la méthode sclérogène que M. le professeur Lannelongue a mise en pratique avec un certain succès dans les tuberculoses chirurgicales. Malheureusement les lésions pulmonaires n'ont
pas été améliorées par cette méthode, qui, du reste, présente des dan
gers sérieux pour l'organe respiratoire. Je me réserve de revenir sur ces
questions. Je parlerai alors de l'application de l'électricité à ces mêmes
lésions dans le but de les scléroser ou de les détruire par l'électrolyse.

Que devons-nous retenir de cette étude ? C'est que la lésion tuberculeuse est curable. Ce n'est plus, comme on le pensait, « une néoplasie misérable, incapable d'organisation, » il ne faut donc pas
désespérer d'un phtisique. La thérapeutique peut rendre les plus
grands services, mais elle doit être établie d'une façon vraiment
scientifique et non empirique. Et pour ce faire, il faut se rappeler
que la phtisie est éminemment complexe, que ses formes sont nombreuses et que tel traitement très favorable dans un cas peut avoir
les effets les plus désastreux dans un autre. Mais quelle que soit la
forme clinique de la manifestation tuberculeuse, nous devons faire
des efforts surhumains pour établir le diagnostic dès le début de la
maladie. Dans les formes aiguës comme dans les formes chroniques
de la phtisie, il y a presque toujours une période prétuberculeuse,
période d'incubation, durant laquelle le traitement peut être très efficace et salutaire. Sans doute, on a vu guérir des tuberculeux atteints
de granulations nombreuses et même de cavernes. Mais à cette
période avancée notre intervention est moins utile et moins active.
De nombreux praticiens doutent encore aujourd'hui de la curabilité
de la phtisie, parce que le plus souvent les malades viennent les
consulter à une période ultime et décourageante.

Une autre difficulté, et non la moindre, dans la curabilité de la phtisie, c'est que le dignostic, à cette période, lorsque le malade vient nous trouver dans cette phase d'incubation, est extrèmement difficile. Comment résoudre cette difficulté? C'est un point que nous avons déjà discuté au chapitre de *Séméiologie*. Ce que nous pouvons affirmer de suite, c'est qu'il faut avant tout nous attacher à donner à l'organisme des forces suffisantes pour se défendre contre l'invasion, pour lutter contre les lésions, pour résister à l'empoisonnement par les toxines sécrétées par le bacille.

Je vais passer en revue les différents médicaments préconisés dans le traitement de la tuberculose en étudiant d'une manière générale les règles qui pourront être appliquées presque dans tous les cas de tuberculose locale ou générale.

J'insisterai surtout sur la vaccination de la tuberculose qui peut faire des merveilles à elle seule, si elle est appliquée avec discernement, suivant les indications des différents cas. Quoique nous soyons dans la période d'essai, cette vaccination nous a donné des résultats si brillants que nous pouvons affirmer que c'est là l'avenir de la thérapeutique tuberculeuse.

IX

IMMUNITÉS NATURELLES OU ACQUISES

On peut observer chez les animaux comme chez certains individus une différence considérable au point de vue de la contamination d'un produit tuberculeux. Tandis que les uns vivent pendant des années au milieu et au contact de phtisiques sans éprouver la moindre atteinte, d'autres sont infectés au moindre contact. Comment expliquer ces faits ?

Nous n'insisterons pas longuement sur la question des maladies ou états diathésiques prétendus antagonistes de la tuberculose. Quelques observateurs ont avancé que certains états pathologiques donnent à l'individu qui en a été atteint, une immunité plus ou moins grande pour les lésions bacillaires.

C'est ainsi que l'on a regardé comme tels le paludisme, l'arthritisme, les cardiopathies, la scarlatine, l'emphysème pulmonaire. Mais il est démontré aujourd'hui, et les observations abondent, que ces diverses maladies ne confèrent aucune immunité réelle ou relative pour la tuberculose. Il faut cependant remarquer que le

nombre relatif des tuberculeux est moins grand parmi les individus
atteints de ces maladies, mais on en rencontre un nombre assez
considérable pour pouvoir affirmer que, si ces maladies entravent
un peu le développement du bacille de Koch, elles ne confèrent jamais
une immunité absolue.

En dehors de ces états prétendus antagonistes, il existe des individus qui se montrent absolument réfractaires à une maladie. En
quoi consiste cette immunité ou cet état de non-réceptivité d'un
organisme pour une maladie virulente ? On ne peut l'expliquer que
de deux façons : ou bien nos éléments vivants, cellules migratrices
ou cellules fixes des tissus entrent en lutte avec les microbes qui
ont envahi l'organisme, les englobent et les détruisent ; c'est la
théorie nouvelle de la phagocytose de M. Metchnikoff ; ou bien,
comme l'a pensé Chauveau, le premier, il existe dans les humeurs
de ces individus réfractaires des principes albuminoïdes qui sont
toxiques pour ces microbes pathogènes, entravent leur développement ou au moins neutralisent l'effet nocif des produits solubles de
ces germes.

Examinons d'abord la première hypothèse ; elle est tout entière
l'œuvre de M. Metchnikoff, de l'Institut Pasteur. Voici ce que dit
cet auteur :

« Le rôle des cellules pourvues de mouvements amiboïdes n'est
» nullement restreint aux phénomènes de la résorption des tissus
» affaiblis ou morts. Elles servent aussi comme moyen de lutte de
» l'organisme contre les microbes parvenus dans les tissus de l'ani-
» mal. Comme les amibes et les infusoires, ces cellules, auxquelles
» j'ai donné le nom de phagocytes, entourent par leur protoplasma
» le microbe envahisseur et le digèrent d'après le mode de la diges-
» tion intra-cellulaire.

» Pour mieux observer ce phénomène, continue le même auteur,
» j'ai choisi des animaux transparents, tels que les daphnies, petits
» crustacés d'eau douce, qui sont souvent sujets au parasitisme ;
» d'un champignon inférieur de la famille des levures (*monospora*
» *bicuspidata*). Les spores du parasite en forme de longues aiguilles
» pénètrent avec les aliments dans le canal alimentaire, d'où, en
» perforant la paroi de l'intestin, elles s'introduisent dans la cavité
» du corps de la daphnie. Mais dès que les spores paraissent au
» delà de l'intestin, il s'engage une lutte entre elles et les leuco-
» cytes qui, isolément ou à plusieurs, englobent les spores et les
» transforment en un amas de grains informes, sauvant ainsi l'ani-
» mal du danger auquel il est exposé. Tandis que pour la majorité

» (80 p. 100) des daphnies infectées, ce rôle prophylactique des leu-
» cocytes atteint son but, dans des cas plus rares (20 p. 100), les
» spores échappent à l'action et parviennent à germer en donnant
» un nombre considérable de coccidies, qui, dans un temps assez
» court, envahissent la cavité du corps entier et finissent par tuer
» l'animal. Dans ce cas, après la confirmation de la maladie les leu-
» cocytes continuent à lutter en s'incorporant une partie des cocci-
» dies ; mais comme celles-ci se multiplient rapidement et détruisent
» les phagocytes, la victoire reste longtemps au parasite. »

Chez les animaux supérieurs et chez l'homme il existe les mêmes
éléments migrateurs et pourvus de mouvements amiboïdes : ce sont
les cellules lymphatiques, pour ne citer que les plus connues. Les
éléments entrent aussi en lutte contre l'invasion des microbes, mais
ce combat est dans la plupart des cas plus compliqué que chez les
daphnies. Metchnikoff divise les phagocytes humains en deux espèces
de cellules. Les unes plus petites à noyaux lobés ou multiples. Ces
leucocytes, dans le sens le plus restreint du mot, sont dispersés
dans tous les tissus (cellules migratrices) et concentrés dans le système sanguin et lymphatique d'où ils émigrent, en cas de besoin,
dans toute partie du corps envahie par les parasites.

Metchnikoff les nomme *microphages*. Il donne par contre le nom
de *macrophages* aux cellules fixes du tissu conjonctif, aux cellules
épithéliales des alvéoles pulmonaires, aux cellules de l'endartère,
en général à toutes les sortes d'éléments capables d'englober les corps
solides et munis d'un seul grand noyau moins facile à colorer que
le noyau des microphages.

Ce n'est que dans des cas exceptionnels que l'organisme subit
l'invasion microbienne sans lui opposer aucune résistance de la part
des phagocytes. Dans ce cas, la maladie prendra une allure des plus
rapides et tuera l'animal infailliblement dans le plus bref délai.
Ainsi, les bactéries du choléra des poules se multiplient dans l'organisme de ces animaux sans que les phagocytes soient en état
d'englober ou de détruire même un seul des germes infectieux.

Chez le cobaye, ces mêmes microbes produisent une affection locale
suivie dans la plupart des cas de la guérison complète de l'animal :
on peut facilement constater le rôle thérapeutique des phagocytes.
Dans l'amas de cellules de pus qui s'accumulent autour du point où a
porté l'inoculation, on distingue des microphages remplis de bactéries.

Par un artifice de coloration Metchnikoff est arrivé à démontrer
que les microbes englobés sont morts, tandis que le microphage,
au contraire, est vivant et a conservé ses mouvements amiboïdes. Il

a employé pour cela une vieille solution aqueuse de vésuvine, qui a
la propriété de colorer en brun les organismes, microbes ou leucocytes morts, et reste sans action sur ces mêmes éléments quand ils
sont vivants. Les recherches ont été faites avec la bactéridie charbonneuse. En ajoutant quelques gouttes de cette solution à des préparations d'exsudation leucocytaire accumulée autour des bactéridies
charbonneuses injectées, il constate que la plupart des bâtonnets
englobés dans le protoplasma des microphages prenaient la coloration jaune, tandis que les cellules phagocytaires restaient incolores
et gardaient leurs mouvements amiboïdes. Après un séjour prolongé
dans le protoplasma des phagocytes, les microbes changent tellement
d'aspect que souvent leurs fragments sont à peine reconnaissables
comme tels.

M. Metchnikoff a encore établi que la lymphe dépourvue de ses
éléments cellulaires est incapable d'être bactéricide et que chez la
grenouille, animal réfractaire au charbon, si l'on introduit des spores
charbonneuses en ayant soin de les mettre à l'abri du contact des
leucocytes et des autres phagocytes, en les enveloppant, par exemple,
dans un sac de moelle de roseau, on voit ces spores donner rapidement des bactéries, tandis que, introduits directement sous la peau
du même animal, c'est-à-dire en contact direct avec les cellules
vivantes phagocytaires, les spores sont englobées et détruites avant
d'avoir germé et donné des bactéries.

L'action phagocytaire des leucocytes chez l'homme est la même.
Cet auteur a observé ce qui se passe dans l'érysipèle. Il a vu que les
microbes de Felheissen, introduits dans le tissu cellulaire, y provoquent un apport considérable de phagocytes, lesquels peu à peu les
englobent, les détruisent en les transformant en débris incapables de
reproduire la maladie. Les microphages de leur côté, incapables de
prendre les parasites, englobent les microphages affaiblis, chargés
de germes morts, et résorbent ainsi les épanchements cellulaires et
les détritus des cellules mortifiées.

« Les faits prouvent, dit Metchnikoff, que le rôle prophylactique
» des phagocytes, au lieu d'être un phénomène exceptionnel, se
» manifeste au contraire comme une règle générale pour tout le
» règne animal. On peut ainsi s'expliquer l'essence des phénomènes
» de l'inflammation. La présence d'un microbe ou d'un corps
» étranger quelconque provoque un appel de leucocytes qui enva-
» hissent par diapédèse le point où se trouve ce corps étranger ou
» ce germe. Si ce corps étranger est petit, comme des grains de
» carmin par exemple, on le retrouve englobé par le leucocyte. Les

» corps plus volumineux sont entourés par un amas de phagocytes
» qui peuvent arriver à former une membrane conjonctive. Le phé-
» nomène le plus général de l'inflammation consiste donc en une
» apparition de phagocytes contre l'agression, n'importe que ces
» phagocites proviennent des tissus environnants ou des vaisseaux
» sanguins, d'où ils sortent par voie d'émigration à travers la paroi.
» L'accumulation de phagocytes est le phénomène le plus essentiel
» de l'inflammation ; mais à côté de ce phénomène il faut ajouter
» le rôle nouveau des phagocytes, celui de digérer les microor-
» ganismes englobés.

» Cette propriété de la cellule lymphatique se retrouve dans toute
» la série animale, depuis les animaux les plus simples jusqu'à
» l'homme. Cette analogie de cellules lymphatiques de la série ani-
» male nous explique les faits de digestion intra-leucocytaire des
» éléments enfermés dans le protoplasma de ces cellules. Hoffmeister
» a prouvé l'existence de peptone dans les leucocytes du pus, et
» Ronback l'existence d'un principe diastasique dans les leucocytes
» des amygdales.

» Le rôle de ces phagocytes, comme éléments de lutte contre les
» agents infectieux, nous explique suffisamment non seulement l'ac-
» cumulation par voie d'émigration inflammatoire de ces cellules
» dans les lieux d'invasion, mais aussi le phénomène général
» d'hypertrophie de ces organes phagocytaires (rate, ganglions, ton-
» silles), dans le cours des infections. »

Cette étude de la phagocytose nous amène à comprendre le phénomène de l'immunité naturelle ou acquise.

Chez certains individus les phagocytes ont la propriété d'englober certaines espèces de microbes : cette propriété peut être commune à toute une classe d'animaux pour un microbe donné. Certains
microbes sont peu englobés par les leucocytes de certains individus,
d'autres microbes ne le sont pas du tout et restent absolument
indemnes. On retrouve ce phénomène non seulement chez certains
individus, mais dans une espèce tout entière comme pour le premier
cas. Les individus indiqués dans la première proposition sont en
état d'immunité pour un certain nombre de maladies parasitaires.
Les individus visés dans la deuxième proposition se laisseront
envahir avec la plus grande facilité par certains germes infectieux,
et ceci d'une façon toute spontanée sans que l'on sache encore exactement pourquoi. C'est en cela que consiste l'*immunité* ou *la réceptivité naturelles.*

Mais ces leucocytes qui ne peuvent englober certains microbes chez certains individus peuvent arriver à s'habituer graduellement à dévorer ces microbes qu'ils évitaient au commencement. Ils peuvent acquérir lentement la propriété de digérer ces microbes. On voit là une analogie avec l'accoutumance de certains animaux à une nourriture qui leur était impropre tout d'abord. C'est quand les phagocytes d'un individu sont devenus graduellement capables de détruire ces microbes que l'individu est en état d'*immunité acquise*.

Metchnikoff dit : « L'infection se déclare à la suite d'une sorte de
» *refus* des phagocytes contre une espèce déterminée de microbes,
» ou d'une sorte de *dyspepsie* de ces cellules dans les maladies telles
» que la tuberculose où les microbes sont englobés mais non
» détruits. Dans les cas d'immunité acquise, produite artificiellement
» à l'aide d'inoculations préventives, il s'agit, comme nous l'avons
» vu pour le charbon, d'habituer les microphages à dévorer une
» espèce de bacilles qui étaient évités par ces cellules dans leur état
» naturel. Dans d'autres exemples de prophylaxie, il se peut bien que
» les phagocytes étant capables d'englober les microbes pathogènes
» ne soient pas toujours en état de les digérer, ce qui provoque
» alors la manifestation de la maladie. »

A côté de l'action phagocytaire des cellules vivantes de l'organisme, il existe d'autres causes pouvant rendre certains individus ou certains animaux réfractaires à une maladie parasitaire. Il y a donc à considérer dans cet ordre d'idées, des causes physiques, chimiques et biologiques qui en somme peuvent bien n'être qu'un adjuvant de la phagocytose.

On trouve des animaux réfractaires à cause de leur température trop basse ou trop élevée. Ainsi les animaux à sang froid sont indemnes de tuberculose. M. Behring cite des rats blancs qui sont réfractaires contre le charbon à cause de l'alcalinité très prononcée de leur sérum.

Donc, pour M. Metchnikoff, l'immunité naturelle est due à un état particulier des cellules de l'organisme, qui sont capables de digérer et de détruire les germes infectieux et l'immunité acquise est l'effet d'une accoutumance qui s'opère dans les cellules des tissus, soit dans tout l'organisme, soit au point de l'inoculation seulement, ce qui rend ces cellules capables de jouer le rôle des phagocytes.

A côté de cette théorie de M. Metchnikoff, établie sur des bases solides, d'une observation rigoureuse de faits et d'expériences bien suivies, existe une autre théorie à laquelle M. Chauveau a pensé le premier. L'immunité, suivant lui, serait due à la présence dans l'organisme de quelque substance bactéricide inconnue. On sait aujourd'hui qu'il existe dans les humeurs de certains animaux des produits bactéricides qui les rendent réfractaires à certaines maladies, c'est-à-dire à la pullulation de certains microbes.

Rutall découvre, en 1888, que certaines bactéries sont détruites par du sang frais ou du sérum et que cette destruction se fait en dehors de toute action phagocytaire, par le fait seul du liquide contenu dans les humeurs.

Büchner et Nissen trouvent dans la présence de ces produits toxiques pour certains microbes un puissant facteur dans la lutte engagée par l'organisme contre les microbes qui l'envahissent. Tout le monde connaît aujourd'hui les recherches de Bouchard qui sont la preuve de cette théorie. Cet auteur a montré que du sérum de lapin rendu réfractaire à la maladie pyocyanique, peut servir quelquefois à cultiver ce microbe, mais en l'atténuant, et que le plus souvent ce microbe meurt sur ce milieu de culture. Cette expérience montre que le sérum peut posséder et acquérir une action bactéricide très manifeste et par lui seul conférer l'immunité.

Emmerich et Mathbaum ont fait des expériences avec la fièvre typhoïde du cochon et sont arrivés à montrer que les microorganismes de cette maladie sont détruits par le sérum d'animaux rendus réfractaires, et que ce sérum injecté à des animaux peut leur conférer l'immunité.

Dans le même ordre d'idées, les travaux de Behring et Kitasato ont montré pour la diphtérie que l'immunité peut être conférée à des animaux d'une autre façon. Ils ont rendu des animaux réfractaires à la maladie non plus en leur injectant des produits solubles capables de détruire le bacille de Löffler, mais en leur inoculant des substances sécrétées par ce microbe, qui neutralisent dans l'organisme l'action du poison diphtéritique, cause essentielle de la gravité de cette maladie. Cette substance antitoxique est contenue dans le sang de lapins rendus réfractaires à la diphtérie.

Cette action *bactéricide* ou *antitoxique* du sérum d'animaux réfractaires à certaines maladies nous conduit à une autre définition de l'immunité : « L'immunité naturelle ou acquise est due à la présence dans les humeurs de substances produites plutôt par le métabolisme des animaux, que par celui des microbes, substances qui sont capables ou de détruire le germe infectieux ou de neutraliser l'action toxique de leurs produits solubles. »

Quelles sont les substances dont dépend cette action bactéricide ou antitoxique des humeurs?

Ce sont des albuminoïdes encore mal déterminés, et non des pep-

tones ou des diastases. M. Hankin de Cambridge les divise en deu x
catégories : 1° celles qui existent normalement dans le sang et produisent l'immunité spontanée ou naturelle ; 2° celles qui s'y formen t
artificiellement chez les animaux rendus réfractaires expérimentale -
ment. Il appelle les premières sozines, et les secondes phylaxines. Il
différencie aussi les substances qui agissent sur le microbe de celles
qui agissent sur les produits toxiques ; et nomme les premières
myco-sozines et myco-phylaxines ; et les secondes toxo-sozines et
toxophylaxines.

Cette théorie n'exclut pas celle de Metchnikoff ; elle n'en est en
somme que le complément.

Ces deux théories sont vraies et l'organisme est réfractaire et
par ses cellules vivantes et par des produites albuminoïdes bactéricides ou antitoxiques. Il est probable même que ces dernières
substances ne sont que les armes dont se servent les phagocytes
pour détruire et digérer les microbes. Ce ne serait qu'après la mort
de ces phagocytes que ces substances seraient mises en liberté dans
les humeurs.

Que pouvons-nous tirer de cette étude au point de vue de la tuberculose et spécialement au point de vue du traitement de la tuberculose? Peut-on espérer que l'on arrivera par cette voie à trouver le
moyen de rendre un organisme réfractaire à cette terrible maladie ?

Koch a fait supposer un instant qu'il possédait la solution de ce
problème quand il a dit au Congrès de Berlin, le 4 août 1890 : « Mes
recherches ne sont pas terminées, mais je puis dire que des cobayes,
qui sont extraordinairement prédisposés à la tuberculose, grâce à
cette substance (tuberculine), résistent à l'inoculation du virus tuberculeux, et que ceux qui en sont déjà atteints peuvent en être guéris
sans que cette substance ait une influence sur l'organisme. »

Malheureusement les faits ne sont pas venus confirmer cette espérance. De nombreux savants se sont attachés à cette étude et nous
devons citer les résultats obtenus par MM. Grancher et Martin avec
les produits solubles de culture atténuées. Voici la conclusion de ces
auteurs : « Nous n'avons pas réussi à conférer l'immunité complète
par une méthode inoffensive. Mais nous avons fait un premier p as
qui n'est pas, croyons-nous, sans importance, en démontrant l'act ion
vaccinale du virus tuberculeux lui-même. La vaccination tuberculeuse est imparfaite, mais elle existe. Le virus tuberculeux atténué
employé renferme vraisemblablement deux substances : l'une vac -
cinale, l'autre toxique. Celle-ci serait la cause des néphrites et por a-
pligres si fréquente chez nos animaux ; celle-là produirait par un

mécanisme que nous ignorons une immunité plus ou moins prolongée, plus ou moins parfaite selon les circonstances. »

Au dernier Congrès de la tuberculose, j'ai démontré qu'on pouvait conférer l'immunité tuberculeuse en injectant aux animaux des bouillons riches en bacilles, chauffés à 80° pendant une heure et demie et filtrés. Ces injections doivent être faites avec le plus grand soin d'asepsie et l'inoculation doit être intravasculaire. Cette immunisation donne des résultats précis, comme je le démontrerai en décrivant la sérothérapie.

MM. Babès, Richet et Héricourt, Courmont ont obtenu ce même état réfractaire de la tuberculose en injectant des cultures vieilles et atténuées par l'âge ou bien encore des bacilles aviaires. Ces injections, faites avec des doses graduellement augmentées, ont procuré à certains animaux et particulièrement au chien une immunité absolue.

Il est certain que ces diverses expériences sont trop récentes pour les appliquer à l'homme. Mais on en a tiré un profit immédiat en se servant du sérum de ces animaux immunisés pour traiter les phtisiques, traitement qui a donné, comme nous le verrons, des résultats inespérés.

X

THÉRAPEUTIQUE

Il est difficile de faire le traitement vague et général de la tuberculose. Cette maladie se traduit par des manifestations si variables, suivant les différents organes atteints, qu'il faudra écrire un chapitre spécial pour chaque état morbide. Il existe cependant des médications générales qui pourront s'appliquer à tous les cas. Quelle que soit la manifestation de la tuberculose, cette affection est toujours causée par le même microorganisme : le bacille. Ce microbe entraîne toujours les mêmes accidents, tant par les nouveaux bacilles qu'il engendre que par les produits solubles qu'il sécrète. De plus il faut tenir compte de l'état personnel, c'est-à-dire du terrain sur lequel la bacillose est greffée. C'est donc pour parler de la lutte que nous devons engager avec les bacilles et ses toxines, pour décrire aussi le traitement hygiénique et alimentaire, que nous rédigeons ces règles thérapeutiques. L'enseignement que nous allons formuler pourra trouver son application dans la plupart des formes de la tuberculose.

Il est impossible et même inutile d'examiner toutes les données thérapeutiques qui ont été prônées d'une façon éphémère et qui sont abandonnées depuis longtemps. Nous ne devons citer que les médications sérieuses qui ont une origine scientifique expliquée et qui possèdent une autorité par les résultats qu'elles nous ont donnés. Nous diviserons ce chapitre thérapeutique en trois parties : 1° le traitement hygiénique du tuberculeux; 2° la vaccination antituberculeuse ou bactériothérapique; 3° la médication antiseptique ou antibacillaire.

A. — TRAITEMENT HYGIÉNIQUE

En décrivant la curabilité, nous avons déjà parlé de l'importance de l'hygiène des tuberculeux. Mais on ne saurait assez insister sur ce point : un tuberculeux doit toujours respirer de l'air pur, être exposé, le plus souvent possible, au soleil, se nourrir d'aliments fortifiants et inaltérés. Quelle que soit la puissance d'un traitement antibacillaire, son efficacité serait paralysée si vous ne mettez point le malade dans un milieu hygiénique indispensable.

HABITATION. — SÉJOUR A LA CAMPAGNE. — AÉRATION CONTINUE. — VÊTEMENTS. — EMPLOI DE LA JOURNÉE D'UN PHTISIQUE. — EXERCICES CORPORELS. — HYDROTHÉRAPIE. — ALIMENTATION. — SURALIMENTATION. — MAISONS DE SANTÉ ET HÔPITAUX DE PHTISIQUES. — CURE D'AIR. — A dessein nous plaçons en tête du traitement de la tuberculose la cure hygiénique. Non pas que nous désespérons des nombreux médicaments que nous avons déjà passés en revue. Heureusement pour nous, et pour nos malades, nous ne faisons pas partie de ce cortège de médecins sceptiques qui doutent de l'efficacité des médicaments antiseptiques administrés avec discernement et tact : ces derniers trouvent leur emploi utile dans les différentes phases de la maladie et rendent des services incontestables. Grâce à eux, je ne compte plus aujourd'hui le nombre de phtisiques guéris, dont la santé fort compromise, lorsqu'ils ont commencé leur traitement, est aujourd'hui très satisfaisante. Je sais fort bien qu'il ne faut pas se renfermer dans une confiance aveugle et abandonner définitivement le malade avec la mention : guérison. De temps à autre, il est utile de revoir et d'examiner un phtisique qui peut avoir de nouvelles poussées granuleuses, mais qui ne les a pas fatalement.

Habitation. — Cette confiance, qui m'est inspirée par la puissance de ces médicaments, ne me fait jamais négliger les règles hygiéniques de toutes sortes. En étudiant la prophylaxie de la tuberculose, nous avons déjà insisté sur l'importance de l'habitation. Cette mesure acquiert une importance plus considérable encore lorsque l'individu est devenu tuberculeux. On a beau soigner un phtisique de la façon la plus énergique lorsqu'il est logé d'une façon défectueuse, comme on a beau arroser et soigner une plante souffrante lorsqu'elle est privée d'air et de lumière. La maison d'un phtisique ne devra pas être humide. Elle doit être située sur un lieu élevé, exposée au Midi et à l'abri des vents dominants, surtout du vent du nord. Dans cette demeure on choisira pour lui la chambre la plus vaste qu'il habitera tout seul et qu'il occupera la nuit seulement. Cette chambre, que le malade ne fréquentera que pour se reposer pendant la nuit, sera largement aérée toute la journée.

Il sera même bon de permettre à l'atmosphère de se renouveler constamment, soit par des prises d'air, soit en établissant un courant inverse en laissant ouvertes portes et fenêtres. La crainte de trop refroidir cette chambre est superflue : il est inutile et même dangereux de maintenir dans une chambre de phtisique une température supérieure à 15°, et les basses températures sont plus avantageuses que la chaleur pour ce genre de malades. Dans les saisons froides et rigoureuses, et surtout pendant les saisons humides, je conseille une bonne flambée de bois sec, non seulement pour réchauffer cette chambre, qui a été aérée toute la journée, mais surtout pour faire disparaître l'excès d'humidité qui est nuisible au phtisique. Cette chambre, bien éclairée, profondément aérée durant la journée et bien disposée pour recevoir le malade, ne restera pas close pendant la nuit : deux ou trois heures de séjour suffiraient pour détruire les bonnes qualités de cette atmosphère. Aussi, faut-il laisser pénétrer dans cette chambre de l'air, par des petits vasistas placés au-dessous du plafond, ou bien mieux encore en laissant la fenêtre entr'ouverte. Point n'est à craindre de refroidir le malade qui se couvrira graduellement suivant la rigueur de la saison. Le phtisique, placé ainsi dans une chambre où l'air se renouvelle sans cesse, ne s'infectera pas lui-même, et respirera aussi bien le matin que le soir. Il n'éprouvera pas ce malaise que ressentent la plupart des malades à la fin de leur nuit.

Durant toute la journée le malade se tiendra, suivant les saisons, dans un appartement spacieux, et à fenêtres entr'ouvertes, et de préférence encore, lorsque le temps le permettra, dans la rue ou dans les champs. Autant que possible il ne devra pas séjourner avec plusieurs personnes et surtout éviter de se rendre à des réunions nombreuses telles que théâtre, conférences ou bals : ces milieux sont très dangereux pour lui non seulement à cause de l'atmosphère corrompue, mais aussi à cause du soulèvement fatal de la poussière chargée de millions de microorganismes, poussière qui irrite la respiration.

Séjour. — Chez la plupart des malades, le médecin aura suffisamment d'influence pour les décider à choisir un appartement dans une maison bien achalandée. Mais nous ne réussissons pas aussi facilement lorsque nous voulons désigner au malade la localité qu'il doit habiter. Non pas que nous ordonnions de grands et coûteux déplacements. En étudiant la climatologie, nous avons affirmé que nous attachons moins d'importance à l'efficacité du climat lui-même qu'au séjour à la campagne, au grand air, qui dans la plupart des cas est la cause des bons résultats thérapeutiques obtenus. Au dernier Congrès de la tuberculose, M. Verneuil a montré, avec juste raison, combien l'immigration rurale vers la grande ville était dangereuse pour la plupart des phtisiques latents. Ces derniers, qui offrent très souvent l'apparence d'une bonne santé et chez lesquels on ne soupçonnait pas le mal, reçoivent un véritable coup de fouet dès qu'ils séjournent dans un grand centre. A eux, comme à nos phtisiques des villes, nous devons interdire le séjour d'une grande cité. A toutes les périodes de la maladie, au premier, au deuxième ou au troisième degré, le tuberculeux retirera le plus grand fruit d'un séjour à la campagne et de préférence dans une vaste ferme isolée de toute autre habitation. Cette maison placée au milieu des champs, éloignée de toute agglomération, est la vraie demeure du phtisique. Là, il respirera à l'aise, ne sera pas gêné par l'air corrompu par ses voisins, et qu'il le veuille ou non, il fera de véritables cures d'air. Que de malades ai-je ainsi renvoyés dans de bonnes fermes du centre de la France, qui, partis dans un piteux état, sont revenus améliorés à ce point que d'autres médecins ont douté de l'existence de la tuberculose ! Ces malades, que je surveille, sont renvoyés à la campagne dès qu'ils présentent la moindre poussée granuleuse, et ils habitent leur ferme non seulement en été, mais encore en hiver. Les saisons froides sont moins dangereuses à la campagne qu'à la ville, et l'air y est plus pur.

Ascensions. — Faut-il conseiller aux phtisiques des ascensions dans les montagnes ? Malgré l'avis de la plupart des cliniciens qui pensent ces excursions utiles à leurs malades, je les proscris de la façon la plus absolue. Quel effet veut-on, en effet, obtenir de ces ascensions? On espère ainsi faire pénétrer, par la violence et la profondeur de l'aspiration, l'air jusque dans les dernières alvéoles : sous l'influence de l'effort la cage se dilate plus largement et l'hématose est ainsi favorisée. Or voici ce que j'ai observé chez la plupart de mes tuberculeux qui se sont livrés à ce genre de cure. En gravissant les montagnes lentement ou rapidement, les phtisiques augmentent la vitesse et l'ampleur des inspirations. L'air en pénétrant dans la cage thoracique dilate toutes les bronches, les bronchioles et arrive violemment jusqu'aux alvéoles : il déplisse ainsi non seulement les alvéoles saines, mais encore les anfractuosités des alvéoles et bronchioles autour desquelles sont placées de préférence les granulations. Le résultat de cette pénétration violente n'est pas une augmentation de l'hématose, mais généralement une déchirure de ces surfaces malades. Ces ascensions provoquent donc une congestion active au niveau des régions malades et causent trop souvent une hémoptisie dangereuse. En outre de ce trouble local et direct, le malade s'échauffe par la marche et transpire. Comme il lui est impossible, dans le courant de ces promenades longues et pénibles, de changer de linge, il porte sur lui des vêtements mouillés par la sueur qui le refroidissent.

Tout autre est l'effet d'un séjour sur un plateau élevé où le phtisique peut sans fatigue profiter de l'air pur de ces régions en faisant de longues promenades sur un terrain uni et plat. Comme je le dirai dans un chapitre suivant, je conseille cette cure d'air, très utile, lorsque l'altitude de la montagne bien protégée contre les vents violents est bien choisie.

J'ai dit tout à l'heure que j'attachais plus d'importance au séjour à la campagne qu'au choix d'une station antituberculeuse. Cependant lorsque le malade a les ressources de se payer le luxe d'un déplacement, je lui conseille chaque année deux stations différentes : 1° en été, il se portera de préférence dans les montagnes boisées et un peu abritées des vents; 2° en hiver, il séjournera dans le midi de la France, en Algérie ou en Italie, en un mot, dans les pays chauds. Avec intention, je ne désigne pas les différentes stations que j'ai cependant étudiées. J'ai, en effet, en horreur la plupart des localités où séjournent un grand nombre de phtisiques qui sont les uns pour les autres une cause incessante de contagiosité mutuelle. Dans toutes ces contrées le malade trouvera facilement un endroit isolé où il passera l'été ou l'hiver.

Vêtements. — Si le phtisique doit vivre continuellement au grand air, s'il doit prendre des bains de lumière et de soleil, il n'évitera pas moins les brises de l'intempérie. Coiffé d'un large chapeau, qui lui permettra d'affronter le soleil, il sera couvert de vêtements chauds et légers qui empêchent le refroidissement du corps. Il se couvrira de préférence d'habits en flanelle qui ont l'avantage de maintenir la chaleur du corps sans être trop lourds ; il augmentera l'épaisseur de ce costume suivant la saison, mais ne se vêtira jamais avec excès.

Après avoir pris huit ou neuf heures de repos et de sommeil, le phtisique devra se lever de bonne heure, dès l'aube, prendre un premier déjeuner et faire immédiatement une promenade de une ou deux heures à travers les champs. Qu'il habite la plaine ou la montagne, il fera des marches graduelles de durée et de vitesse. Commençant par une promenade matinale d'une heure, il pourra ainsi faire à pied sans fatigue, plusieurs kilomètres. En rentrant chez lui, il prendra une tasse de lait, se reposera pendant deux heures et fera ensuite son premier grand repas.

A certaines saisons rigoureuses de l'année, il sera impossible au malade de se livrer à ces promenades. Il fera alors, dès son lever, dans une chambre bien aérée ou dans un gymnase approprié, de l'exercice corporel d'assouplissement, des mouvements brusques des bras qui élargissent la cage thoracique et qui augmentent la puissance de l'inspiration. Cet effet est également obtenu à l'aide d'haltères, qui sont portés en haut en bas, en avant et en arrière. Un certain nombre de mouvements, ainsi exécutés avec méthode, donnent aux muscles une grande puissance dynamique, et favorisent la marche des fonctions respiratoires et de l'hématose. Tout excès doit être évité dans ces promenades, et tout exercice violent doit être interdit. Je défends à la plupart de mes phtisiques l'équitation, dont l'effet est trop violent et trop brutal.

Après le déjeuner de midi, le malade se reposera, fera une sieste pendant une heure sans toutefois s'endormir, le sommeil ralentit, en effet, les fonctions digestives. Il fera une nouvelle promenade de quelques kilomètres à travers les champs, prendra une tasse de lait à quatre heures, se livrera à quelques divertissements ou jeux non fatigants. Nouvelle promenade une heure avant le dîner. Cette course sera coupée en deux, et dans l'intervalle le malade prendra soit une lotion fraîche à l'alcool, ou bien encore de préférence une douche écossaise, c'est-à-dire une douche d'eau chaude de deux minutes et de vingt secondes d'eau froide, le tout à jet finement brisé sur tout le corps. Cette douche ou cette lotion sera terminée par une friction sèche au gant de crin et suivie immédiatement d'une course pour que la réaction se produise instantanément. Beaucoup de malades se soumettront volontiers à cette lotion hygiénique et sédative, car, leur peau fonctionnant mieux, leur appétit augmentera et les forces doubleront. Il existe cependant une catégorie de malades qui sont trop pusillanimes, dont le derme est trop sensible, ou chez lesquels la réaction cutanée ne se produit pas : chez ces malades, il faudra renoncer au bénéfice de l'hydrothérapie.

En dehors de la thérapeutique proprement dite, le médecin doit guider son malade dans les moindres détails de l'existence qui, bien exécutés, ont une importance capitale. Il doit lui dire où il peut habiter, comment il peut se vêtir ; comment, quand et où il doit se promener, lui fixer ses repas et lui indiquer la nature de ses aliments. La nourriture surtout joue un rôle capital dans la marche de la maladie. Un phtisique, qui se nourrit copieusement, et qui digère bien, est un malade qui a de nombreuses chances d'amélioration et même de guérison. C'est pourquoi dans l'emploi d'une journée d'un malade, nous avons indiqué de fréquentes heures de repas.

Avant tout, il faut éveiller ou entretenir l'appétit du malade. On y arrive assez facilement par le séjour au grand air et l'hydrothérapie, qui donnent un coup de fouet à la faim, et par les promenades qui facilitent la digestion et l'assimilation. Au besoin, on y ajoute les apéritifs artificiels, tels que la gentiane, le quassia amara ou la teinture de Beaumé, prise à petite dose, quelques minutes avant le repas.

L'alimentation du phtisique doit être aussi substantielle que répétée. Le malade peut faire jusqu'à quatre et même cinq repas par jour. Je conseille même une alimentation puissante aux malades atteints de fièvre. Le tuberculeux a tant de causes de déperdition, par l'expectoration, les sueurs, la fièvre, l'excès d'élimination de phosphates, etc., qu'il doit chercher à rétablir sans cesse cet excès de dépenses personnelles. Il arrivera à rétablir l'équilibre par une vie hygiénique que nous avons déjà indiquée et surtout par une nourriture appropriée et abondante. La plupart des phtisiques sont de petits mangeurs et il faut entraîner progressivement leur appétit, comme on augmente chez eux graduellement l'exercice corporel et les longues promenades au grand air : leur estomac est, du reste, sain généralement et ne demande qu'à fonctionner ; s'ils refusent de prendre des aliments, c'est plutôt par inertie et par dégoût. Il

faut secouer chez eux cette paresse et surmonter ce dégoût. On y
arrivera facilement en conseillant d'abord des repas modérés, répétés
toutes les deux ou trois heures, comme chez les enfants, et aussi en
variant le nombre de plats qu'on cherche à leur rendre agréables
par de nombreux assaisonnements. Il faut se multiplier en subter-
fuges, en rechercher pour faire accepter le plus d'aliments possible.
Et si j'ai des préférences pour certains aliments, parce qu'ils renferment une grande quantité de carbone et d'azote et qu'ils sont
ainsi plus utiles à l'assimilation, je dois avouer cependant que je
n'impose d'une façon spéciale aucune nourriture au phtisique.
Pourvu qu'il mange, que ce soit des viandes, du poisson, des
légumes, des fruits, du lait, du fromage, des aliments gras ou
maigres, je suis satisfait, car j'ai la certitude qu'il répare ses forces,
qu'il assimile et qu'il lutte ainsi avantageusement contre les bacilles.

Viandes. — Lorsque l'appétit du malade est ainsi réveillé, lorsque
le phtisique est convaincu qu'il peut manger beaucoup et souvent,
on arrive presque toujours à lui faire accepter les aliments les plus
substantiels et les plus utiles. A ce moment je conseille certains
mets de préférence à d'autres, en choisissant ceux qui renferment le
plus d'azote et le plus de carbone, éléments très utiles à la nutrition
et à la bonne réfection du malade. Parmi eux, je place en première
ligne les viandes. On peut les conseiller sous toutes les formes et
avec tous les condiments pourvu qu'elles soient absorbées en quantité suffisante. Grillées, rôties ou sautées, que les viandes soient
prises en sauces, en daube ou en boulettes enfarinées, elles relèvent
les forces du malade et sont ainsi un puissant facteur de lutte contre
le bacille et les lésions pérituberculeuses qu'il produit. Pour ne pas
fatiguer l'appétit du phtisique et le dégoûter des viandes, il faut
alterner avec des poissons d'eau douce ou de mer qui renferment
également une grande quantité d'azote. Ces viandes, qui doivent être
servies aux repas de midi et du soir, atteindront par jour la dose
minima de 300 grammes : on peut facilement dépasser cette dose.
Sous quelque forme qu'elles soient absorbées, ces viandes doivent
toujours être pénétrées d'une puissante chaleur avant de servir à
l'alimentation. Malgré la vogue dont jouit la viande crue chez la
plupart des praticiens, j'ai renoncé depuis plusieurs années à cet
aliment pour différents motifs. La viande crue, prise avec dégoût
par les malades, est la cause fréquente de diarrhées rebelles ou du
tœnia. On sait, en outre, combien fréquente est la tuberculose chez
la plupart des animaux qui servent à la viande de boucherie. S'il

est difficile de découvrir le bacille au sein du tissu musculaire, il n'est pas moins facile de provoquer la phtisie chez le lapin ou le cobaye en leur injectant de la pulpe musculaire provenant d'animaux tuberculeux. Pour toutes ces raisons, je considère l'absorption de la viande crue comme dangereuse.

Les repas des malades ne doivent pas être composés essentiellement de viandes et de poissons. On y ajoutera avec avantage les nombreux mets ordinaires : légumes verts, plats farineux, salades ou fruits cuits, non pas que ces aliments renferment autant d'azote que les viandes, non pas que je compte sur l'assimilation de la cellulose, mais parce que ces plats ont toujours fait partie d'intégrante de la nourriture de l'homme. D'une façon générale les légumes sont un moindre appoint pour la nutrition du phtisique, mais ils le préservent d'un dégoût fatal.

Aliments gras. — Dès le commencement de la phtisie, le malade commence à maigrir, à perdre de ses forces et de son poids, sous l'influence de l'inappétence et plus souvent encore des bacilles qui troublent les fonctions nutritives de l'assimilation. L'un des moyens les plus puissants de rétablir ces pertes de substance est l'absorption des matières grasses. Nous pouvons affirmer qu'on obtient d'excellents résultats avec de l'huile d'olives, de l'huile de faînes pure prise à la dose de deux à six cuillères à soupe chaque matin. Mais ce que le phtisique acceptera plus volontiers encore, ce sont les aliments gras employés couramment, tels que le beurre, la graisse de bœuf ou de mouton, la moelle, les pâtés de foie gras bien frais, les sardines à l'huile, les jaunes d'œuf, la cervelle de mouton, aliments tous très riches en carbone et dont l'assimilation est très rapide. Cette assimilation si facile presque aussi prompte que celle de l'eau distillée, est aujourd'hui largement exploitée : l'huile sert de véhicule à la plupart des solutions antiseptiques injectées sous la peau.

Le phtisique devra donc prendre à chacun de ses repas des cellules graisseuses sous une forme quelconque. Pour éviter le dégoût et la fatigue, il est bon d'interrompre de temps à autre l'usage de ces corps gras qui n'ont aucune puissance bactéricide, mais dont l'absorption rétablit vite le poids normal du corps.

Boissons alcooliques. — Il est toujours utile de recommander au malade de boire à table le moins possible. Le liquide, sous toutes ses formes, ballonne l'estomac, est une cause d'anorexie et de cette dyspepsie flatulente si fréquente chez le phtisique. Il faut donc conseiller au malade de ne jamais boire plus d'une demi-bouteille de liquide à chaque repas.

Le choix de la boisson a également son importance. En France, nous avons l'habitude de prendre à table du vin que nous considérons avec juste raison comme un aliment d'épargne, mais qui malheureusement ne favorise pas l'appétence. Comme il est impossible de changer du jour au lendemain les habitudes d'un malade, je l'engage de prendre à table du vieux vin de Bordeaux, coupé en parties égales avec de l'eau de Bussang, ou bien encore du vin blanc de Bourgogne étendu d'eau de Renlaigue. Mais je préfère de beaucoup, aux différents vins, l'usage des bières de Strasbourg et de Munich qui constituent un aliment nutritif et qui réveillent l'appétit.

Lait. — Beaucoup de phtisiques ne supportent aucune boisson alcoolique, ni bière, ni cidre, ni vin, ni grogs. On les engage alors à boire, à table, du lait. Le lait constitue un aliment complet, très facile à digérer. Qu'il soit absorbé aux repas ou dans leur intervalle, il doit toujours être pris en certaine quantité et de préférence au moment de la traite de la vache. Comme il renferme trop fréquemment des bacilles, il doit être bouilli préalablement. Le lait stérilisé que M. Budin a si bien étudié dans une récente communication faite à l'Académie de médecine, est très bien toléré et a toutes nos préférences.

Le lait agit là comme aliment et comme diurétique. Il a même, d'après M. Jaccoud, une action bienfaisante en calmant l'excitabilité nerveuse et en diminuant la toux. Il doit donc être considéré comme un agent indispensable dans l'alimentation des phtisiques. Il est non seulement un aliment précieux, mais encore il possède une action certaine et favorable sur la nutrition et la sécrétion urinaire. Son action sédative, locale et générale, doit être considérée et mise à profit toutes les fois qu'on aura à sa disposition du lait de bonne qualité.

Koumys. — Si le lait ne peut être pris ou toléré par le phtisique, si on ne peut se procurer du lait de bonne qualité, enfin si l'on veut arriver à donner en même temps qu'un aliment une certaine dose d'alcool, le koumys est indiqué. Le koumys est originaire de la Tartarie; c'est le lait fermenté des juments qui vivent librement dans les steppes des Kirghisses. En Russie, en l'emploie beaucoup dans le traitement de la phtisie et plusieurs établissements ont été installés dans ce but. Le lait des juments de la Tartarie est recommandé et à juste titre, car, chez ces animaux à l'état de liberté et ne travaillant pas, la constitution du lait est légèrement différente, donne à ce produit des propriétés particulières très remarquables. Bill, qui a fait ces recherches, rapporte que la caséine est très analogue à celle du lait de femme. Cette particularité ne tient pas à la race, mais au genre de vie de ces animaux. Dès que les juments sont à l'état de domesticité et fournissent un travail quelconque, le lait perd toutes ses qualités.

On peut préparer du koumys avec du lait de vache, à la condition de mettre ces animaux en liberté dans des pâturages et de ne les soumettre à aucun travail. De cette façon on obtient un produit assez analogue au koumys de Tartarie. On peut donc ainsi instituer partout la cure du koumys et cela permet d'éviter un déplacement considérable le plus souvent irréalisable. Le lait d'ânesse donne un koumis excellent, même meilleur que celui du lait de vache, car il contient moins de caséine et plus de lactose. Mais par des artifices de préparation on peut arriver à obtenir un koumys analogue et aussi actif que celui des juments de Tartarie. Le lait de vache sert aujourd'hui à fabriquer du koumis dans toutes les grandes villes, et le médecin possède ainsi toujours sous la main un agent thérapeutique qui a une réelle valeur.

Le koumys a un goût acidulé et une saveur alcoolique toute spéciale qui ne rappelle pas du tout le lait naturel. Ce produit est agréable à boire et les malades s'y habituent très vite. La digestion est plus facile que celle du lait; il ne produit pas de météorisme et de flatulence. On l'administre à la dose de deux à *dix* verres par jour en dehors du repas. Il a une action favorable eupeptique par l'alcool et l'acide carbonique qu'il contient : il stimule l'appétit et les fonctions de l'estomac; il a une action excitante générale assez marquée. C'est un aliment réparateur excellent; il a plus encore que le lait une action sur la miction. Il modifie les urines en augmentant la quantité d'urée excrétée. Il active donc la nutrition en général : l'acide urique est notablement diminué et les urines possèdent un coefficient de tonicité supérieur à celui qu'elles possédaient avant.

Le koumys est donc indiqué et rend de vrais services dans la période avancée de la phtisie, alors qu'il existe déjà de la fièvre de résorption. Il faut dans ce cas le traitement exclusif par le koumys.

On fera absorber par le malade cinq à six litres de ce produit par jour et pendant cinq à six semaines. La dyspepsie aura alors disparu, la fièvre aura beaucoup diminué ou complètement cessé : le poids du corps aura augmenté et on peut même compter sur une amélioration appréciable de l'état local.

En somme, la cure exclusive du koumys est indiquée dans les cas où les lésions sont à la période de ramollissement et d'élimination, où il y a de la fièvre de résorption non continue et où la dyspepsie est inquiétante. Quand la dyspepsie n'existe pas, on peut continuer l'alimentation ordinaire et le traitement exclusif par le koumys perd sa raison d'être. Le régime mixte alors sera prescrit; le malade prendra quatre à six verres par jour de koumys et se trouvera très bien de l'action stimulante et eutrophique de cette substance. Le koumys ne doit pas être pris à jeun à cause de l'alcool qu'il contient.

Lavements nutritifs. — Le médecin doit se renouveler d'ingéniosité, se multiplier pour trouver, découvrir sans cesse des plats agréables à son malade, dont il devient pour ainsi dire le maître d'hôtel. Mais on n'arrive pas toujours à faire manger un pléthorique. Certains tuberculeux se refusent à prendre des aliments soit par caprice, soit parce qu'ils ont un spasme du pharynx ou de l'œsophage, soit enfin parce qu'ils ne digèrent pas les aliments rendus en vomissements. On sait ce que deviennent ces malades qui ne se nourrissent pas. Dévorés par les bacilles qui continuent leurs ravages et par les produits solubles de ces microorganismes qui les intoxiquent, ces phtisiques dépérissent rapidement et quelquefois même succombent avec des lésions qui ne sont pas en rapport avec la mort rapide. Lorsqu'on est en présence d'un de ces malades qui ne se nourrissent pas, il ne faut pas encore désarmer. On peut les soutenir durant plusieurs jours et même quelquefois plusieurs semaines avec des lavements alimentaires. Voici comment je procède : toutes les trois heures, je fais administrer, d'abord pour laver le rectum, un premier lavement d'eau tiède, suivi immédiatement d'un lavement alimentaire varié :

1° Lait.	300 grammes
Jaune d'œuf.	N° 2
Vieux rhum	15 grammes
2° Bouillon concentré	300 grammes
Pulpe de viande cuite	50 —
Malaga . . . ·	20 —
3° Thé de viande à la marmite	300 grammes
Poudre de viande	40 —
Jaune d'œuf.	N° 1

4° Bouillon concentré. . . . .   300 grammes
   Peptone.   10   —
   Vieux cognac   15   —

Ces lavements, renouvelés toutes les trois heures, donnés à l'aide d'une vulgaire et antique seringue en étain, et non pas d'un irrigateur brutal, constituent ainsi pour les vingt-quatre heures une dose alimentaire considérable. Lorsqu'ils causent la diarrhée ou la douleur, ce qui est assez rare, on arrête pendant quelques jours, pour recommencer ensuite. Tout en administrant ces nombreux lavements, on arrive à faire accepter par la voie buccale, en agissant de douceur et de persuasion, quelques aliments tels que : des gelées, du bouillon froid, du lait glacé, des petits sorbets, etc. Lorsque le malade a la conviction de pouvoir manger et digérer convenablement, on abandonne ces moyens.

Ces lavements m'ont rendu maintes fois des services, et, grâce à eux, j'ai pour ainsi dire ressuscité de véritables moribonds qui succombaient fatalement par le jeûne et l'épuisement. On gagne du temps, et le phtisique ne maigrit pas. Parmi les nombreux tuberculeux que j'ai nourris de cette façon, je me rappelle particulièrement le cas d'un jeune avocat dont les lésions des sommets étaient relativement limitées, mais qui se refusait d'accepter toute nourriture, dont il avait une véritable horreur. Malgré l'état restreint des lésions, le malade dépérissait à vue d'œil. Je lui conseillai alors des lavements alimentaires, qu'il accepta et toléra pendant six semaines. Dans l'intervalle, l'appétit revint. Je traitai alors plus activement ce tuberculeux, qui est, aujourd'hui, l'un des plus brillants représentants d'une assemblée législative.

Suralimentation. — Il ne faut pas seulement nourrir un phtisique, mais il faut encore le suralimenter. Cette idée de gaver les malades, soit en entraînant graduellement leur appétit, soit en employant des moyens artificiels, a été émise autrefois par Dettweiler et reprise depuis par M. Debove. Ce dernier ne se contente pas de la persuasion et de l'entraînement, il nourrit les phtisiques à l'aide d'une sonde œsophagienne ; il les gave et il arrive d'emblée à la suralimentation. Pour arriver plus rapidement au résultat qu'il veut atteindre, il a fait réduire en poudre la pulpe musculaire de la viande, poudre qu'il introduit, avec du lait ou du bouillon, à travers le tube de Faucher, dans l'estomac. Ces poudres, qui représentent la partie substantielle de la viande, sont mieux préparées aujourd'hui qu'autrefois. Après dessiccation, elles sont chauffées à une température de 105°; elles ne sont pas dangereuses, même lorsqu'elles sont conservées pendant plusieurs semaines. Elles sont assez agréables au goût et facilement acceptées par les malades. On peut les absorber dans du lait, dans du bouillon ou encore réduites en boulettes.

Le gavage par la sonde œsophagienne est indiqué surtout chez les malades rebelles à toute alimentation, ou qui sont atteints de vomissements incoercibles. Il faut l'abandonner dès que le phtisique accepte et conserve la nourriture, dont on augmente progressivement la quantité pour atteindre des doses considérables. On arrive ainsi à un gavage naturel et une suralimentation excessive.

Si j'ai tant insisté sur cette cure alimentaire, c'est qu'elle a une importance capitale. Aucun aliment, ni végétal ni animal, n'a, malheureusement, la faculté de guérir la tuberculose ou même de modifier l'évolution morbide. Il y a autant de phtisiques parmi les animaux herbivores que parmi les carnivores. Une bonne alimentation et une suralimentation augmentent la force du malade et préparent un bon terrain de résistance dans la lutte contre la phtisie. Elles nous laissent aussi le temps d'employer les médicaments précieux que nous possédons aujourd'hui, médicaments qui ne sont pas tolérés par un malade affaibli, sur lequel ils n'agissent plus.

Hôpitaux de phtisiques. — Au dernier Congrès de la tuberculose, j'ai émis le vœu d'isoler les phtisiques des autres malades, de reléguer les tuberculeux dans des pavillons spéciaux jusqu'au jour où les ressources de nos villes et de l'Etat nous permettraient de faire construire en dehors, et à une certaine distance des grandes cités, des hôpitaux de phtisiques. Cette mesure est urgente et éviterait de nombreuses complications. En effet, si le bacille est la cause première de la tuberculose, cette dernière maladie reçoit un véritable coup de fouet, lorsque le patient est contaminé par d'autres microorganismes de mauvaise nature. Or, nous savons tous combien nos salles d'hôpitaux renferment de microbes de toute nature et de toute espèce. Quel que soit le zèle de nos administrateurs, quelle que prévoyante que soit la surveillance de nos chefs de service, l'atmosphère de nos milieux hospitaliers reste corrompue et viciée sans cesse. Le tuberculeux se trouve ainsi dans de mauvaises conditions d'hygiène, et il est lui-même un danger pour ses voisins. Prenez une salle quelconque de nos hôpitaux et examinez les éléments qui y sont renfermés. Parmi les nombreux malades que vous rencontrez, la plupart sont des terrains faciles à l'ensemencement du bacille. Atteints d'une maladie aiguë, ils ont des desquamations de leur muqueuse buccale, du larynx ou des bronches ; en convalescence, ils n'ont pas la résistance indispensable pour triompher du microorganisme de la tuberculose. Or, ce dernier est récolté dans toute salle d'hospice. Lancé dans l'air, au moment du balayage, il est respiré par les différents malades et les contamine. En étudiant la prophylaxie de la tuberculose, j'ai déclaré que le contact d'un tuberculeux est plus'dangereux pour un autre malade que la présence d'un varioleux; la plupart de nos malades sont vaccinés contre la variole ; aucun d'entre eux n'est sauvegardé de la phtisie.

En isolant donc cette espèce de malades des autres, on circonscrirait déjà en partie l'extension si dangereuse de la tuberculose. Bien plus, on pourrait donner aux phtisiques des soins particuliers si utiles à leur état. Sans nuire à la situation d'autres malades, on mettrait les tuberculeux dans les meilleures conditions d'hygiène, d'asepsie et d'alimentation. Sans doute, il vaudrait mieux ne pas réunir dans un même bâtiment trop de phtisiques, qui seraient gênés mutuellement par leur présence. La chose serait d'autant plus facile qu'il n'existe encore aujourd'hui que très peu d'hôpitaux de phtisiques. Les essais qui ont été faits à l'hôpital d'enfants d'Ormesson et de Berck-sur-Mer sont très encourageants par les résultats obtenus.

L'emplacement et la construction des hôpitaux de phtisiques ont une grande importance. Autant que possible, il faut rechercher un endroit bien isolé de toute construction, et surtout assez éloigné des grandes villes. Lorsqu'on aura le droit de choisir, on désignera le plateau boisé d'une montagne abritée des vents. La construction ne doit pas être luxueuse; celle que je préfère est la bâtisse en bois de chêne ou de sapin, des petits pavillons ressemblant aux chalets suisses, bien éclairés, et où l'aération est très facile. Aucun de ces pavillons ne doit renfermer plus de dix malades, et ses faces doivent être bien isolées d'autres pavillons semblables. Comme il est impossible, malgré les mesures d'asepsie les plus rigoureuses, de sauvegarder les murs de l'hôpital de l'imprégnation des germes virulents, on brûlera tous les cinq ans ces pavillons, et on détruira ainsi toute cause de contagion.

Le nombre des phtisiques est si considérable en France, qu'on est en droit d'être effrayé des dépenses énormes qu'une pareille innovation entraînerait. Mais les pouvoirs publics gagneraient encore en faisant cette grosse avance : d'abord parce que la France conserverait les nombreux phtisiques guéris, et ces derniers ne contamineraient plus leurs autres concitoyens. Enfin, les tuberculeux n'encombreront plus, comme cela se passe aujourd'hui, où nos pauvres malades atteints d'affections aiguës ne trouvent jamais de place et meurent faute de soins.

Cure d'air. — Il existe déjà de nombreuses maisons de santé pour les gens fortunés. Ces derniers ne craignent pas de se mettre en contact avec d'autres phtisiques, quoiqu'ils puissent s'isoler. Ils savent, en effet, que le régime auquel ils vont se soumettre, la discipline sévère qu'ils vont accepter, leur sont de la plus haute utilité. Entourés de leurs proches parents, ils subissent toute espèce d'influences, très sentimentales sans doute, mais aussi très nuisibles. Dans la maison de Santé, au contraire, ils reçoivent moins de caresses, mais suivent un régime sévère et utile. Surveillés par des médecins spécialistes et par des infirmiers bien dressés, ces phtisiques prennent des repas à des heures régulières, se reposent convenablement soit dans des chambres aérées, et surtout au grand air, suivant la température ambiante et l'entraînement du malade.

Presque toutes les maisons de phtisiques qui ont été créées jusqu'à ce jour ont été installées en vue d'une cure d'air. Grâce à une direction bien comprise, les améliorations — et même les guérisons — sont si nombreuses qu'elles ne se comptent plus. Je suis convaincu qu'on obtiendrait un résultat plus satisfaisant encore, si l'on voulait adjoindre à l'action salutaire du grand air les nombreux agents antiseptiques si bien étudiés et dont nous disposons aujourd'hui.

La thérapeutique par la cure d'air est de date récente. Quoique défendue par la médecine de l'antiquité, elle n'entra dans la pratique que vers 1850. Son triomphe est dû à une simple infirmière, miss Nightingale, qui, fatiguée des nombreux médicaments n'agissant pas sur sa phtisie pulmonaire, se décida à vivre au grand air, à la campagne, jour et nuit, mangea bien, et qui, grâce à ce régime hygiénique, vit bientôt ses forces revenir et sa tuberculose s'enrayer. Un médecin de Londres, M. Bennet, phtisique lui-même, qui avait connu l'état grave de cette infirmière, imita son exemple, alla faire une cure d'air dans le midi de la France et s'en trouva fort bien. Il publia l'observation de miss Nightingale et la sienne propre, donna quelques interprétations de cette nouvelle thérapeutique, qui trouva de chauds partisans dans tous les pays. Brehmer, médecin de Gœbesdorf, en Sibérie, appliqua le premier cette méthode, en fondant un sanatorium qui servit de modèle à la plupart des maisons de santé fondées depuis. La phtisie est soignée aujourd'hui par la cure d'air dans des établissements spéciaux, à Gœbesdorf, à Davos, à Legrin, à Ganigou, à Falkenstein.

Quoique je considère la direction médicale comme très important, on peut faire des cures d'air dans les nombreuses pensions installées aujourd'hui sur nos collines d'Auvergne, des Vosges, des Pyrénées et des Alpes, sur les montagnes boisées de la Suisse, à Akoenberg près de Brunnen, à l'Abendberg près d'Interlaken, à Andernatt près d'Uri, etc., etc. J'ai soigné fréquemment des phtisiques qui se sont réfugiés sur des montagnes de 4 à 500 mètres d'altitude, sur de vastes plateaux couverts de forêts où la promenade leur était facile. Lorsque ces malades suivaient intelligemment les conseils qui leur étaient donnés, ils revenaient dans un état très satisfaisant.

Voyons comment on pratique la cure d'air au sanatorium de Gœbersdorf. On commence par habituer les malades à supporter l'air frais et pur. On les entraîne progressivement en commençant par les exposer quelques heures par jour seulement au grand air. Ils sont enveloppés dans de bonnes couvertures de laine, avec briques chaudes aux pieds, sont étendus sur une chaise longue qui peut être roulée et abritée du soleil et des vents sous des kiosques installés à cet effet. On commence par laisser le phtisique au grand air pendant trois à quatre heures par jour. On l'acclimate graduellement en augmentant la durée et on arrive à laisser le malade exposé à l'air pendant des journées entières de sept heures du matin à six heures du soir. Il est bon de rentrer le malade au moment du crépuscule et de lui défendre toute sortie pendant les jours de pluie. Durant la nuit la cure d'air est encore poursuivie dans l'appartement qui est continuellement aéré par des prises d'air placées sous le plafond, par des vasistas ou directement par les fenêtres, tout en garantissant le malade contre les refroidissements brusques, en le couvrant de laine, suivant la température extérieure et en le protégeant par des paravents.

Cette méthode a trouvé en France des apôtres très enthousiastes en MM. Peter, Debove, Bouchard, Dujardin-Beaumetz, Constantin Paul. Malheureusement peu d'établissements ont encore été fondés chez nous pour effectuer cette cure d'air, et cependant les sites favorables ne manquent pas dans notre beau pays, et c'est pourquoi nous sommes obligés d'envoyer nos malades à l'étranger.

Voici comment M. Daremberg raconte sa propre cure : « En 1876, après avoir passé plusieurs mois entre les quatre murs d'un appartement de Paris, j'arrivai sur la côte française de la Méditerranée, et d'après les conseils d'Henri Bennet, je m'étendis tout le jour au soleil : la nuit, je laissai ma fenêtre entr'ouverte ; je m'alimentai bien, je bus beaucoup d'huile de foie de morue. Je commençai à ne plus désespérer et j'aperçus ces lueurs d'espoir qui réchauffent le cœur du malade comme le font les feux fugitifs du soleil couchant. Et comme le dit Voltaire : « L'espérance de guérir est déjà la moitié « de la guérison. » Puis les forces revinrent, je pus marcher, faire quelques petites promenades, passer de bonnes nuits, reprendre un peu de goût à l'existence. Je ne trouvais déjà plus que le soleil de ma vie se couchait ; je le voyais se lever chaque matin avec bonheur et chaque jour luire trop peu de temps pour me permettre de jouir à loisir de l'air pur, de la vive lumière, de la mer bleue, du ciel, de la terre, de tout. C'est si bon de se sentir renaître ! Il semble qu'on n'a jamais vécu. Cette vie dans l'air pur, nuit et jour, réveille l'appétit, améliore la digestion, supprime les quintes de toux, facilite l'expectoration et les mouvements respiratoires, invite au sommeil calme. Le plus souvent la fièvre et les sueurs disparaissent peu à peu. »

Il ne faut pas croire qu'on peut remplacer cette cure d'air par des moyens chimiques, en chargeant l'atmosphère d'une chambre avec de l'oxygène ou de l'ozone, ou en enlevant à l'air confiné l'excès d'acide carbonique. L'air confiné est moins troublé dans ses éléments constituants et propres que chargé de principes vicieux. Depuis longtemps Gavarret, Pettenkofer et Voit ont prouvé que l'air respiré par un malade est saturé de principes vicieux et toxiques qui, injectés sous la peau d'un animal, peuvent causer des troubles mortels.

Une seule cure d'air est insuffisante pour guérir un phtisique. Ce dernier devra se soumettre à ce traitement pendant deux, trois, quatre ou cinq années consécutives. Chaque cure devra durer un minimum de trois mois. Après avoir subi cette cure, le phtisique devra continuer à habiter la campagne et vivre autant que possible au grand air.

Toutes les formes de la tuberculose sont susceptibles d'être soumises à ce traitement. Les malades atteints d'une forme chronique, à marche lente, en tirent les plus grands bénéfices. Les malades atteints d'une phtisie aiguë ou subaiguë ou locale, peuvent encore en profiter lorsqu'on agit avec prudence. Les tuberculeux qui ne peuvent pas voyager doivent habiter dans une grande chambre, dont l'air est renouvelé fréquemment : il finissent par tolérer une aération continuelle, et lorsque leur état est amélioré, on les fait porter à la campagne où ils poursuivent une cure sévère et complète.

Je suis un très chaud partisan des cures d'air bien dirigées et bien appliquées. Mais je ne crois pas avec les chauvins à outrance que la vie au grand air est capable d'amender tous les accidents et d'en-

rayer la phtisie. Dès que la méthode a été connue, un certain nombre
de praticiens l'ont conseillée, et ayant obtenu des insuccès, y ont
renoncé. Je n'ai pas suivi leur exemple. La tuberculose est une
maladie complexe, à formes et à accidents multiples. Chaque forme
demande une direction particulière, chaque symptôme un médicament spécial. Lorsqu'on sait tirer profit de tous les avantages que
nous donnent la nature et la science, on peut être très utile à son
malade et obtenir sa guérison.

B. — Vaccination anti-tuberculeuse — Sérothérapie

Les remarquables découvertes de l'atténuation du virus et de la
vaccination préventive des malades par l'inoculation successive de
ces virus, a conduit les expérimentateurs à rechercher le moyen
d'employer cette méthode dans le traitement de la tuberculose. Examinons si nous pouvons, avec nos connaissances actuelles, espérer
qu'on arrivera à la prophylaxie certaine de la tuberculose ou à la
guérison de cette maladie par cette méthode.

Il n'y a pas de meilleure vaccination pour une maladie qui ne
récidive pas, qu'une première atteinte de cette maladie. Or, pour
la tuberculose, une première atteinte confère-t-elle l'immunité?
Non, la tuberculose doit être rangée dans le groupe des maladies qui
peuvent récidiver ou mieux dont une première atteinte ne confère
pas l'immunité. Marfan a été seul à soutenir l'opinion contraire.
Bien plus, nous sommes forcés de reconnaître qu'une première
lésion tuberculeuse augmente la réceptivité de l'organisme et le
rend plus apte encore à faire du tubercule. Une première inoculation non mortelle rend un animal très susceptible à une nouvelle
inoculation, et cet animal, qui aurait résisté à une dose donnée de
virus, succombera cette fois et avec des lésions beaucoup plus étendues. Les attaques de tuberculose locale, qui passent pour des
tuberculoses atténuées, ne confèrent pas plus l'immunité. Le lupus,
les arthrites, les adénites, la scrofule donnent au contraire à l'organisme une réceptivité remarquable et non douteuse. Et cette augmentation de la susceptibilité peut se maintenir pendant un temps
très long, jusqu'à quinze et vingt ans.

Il est établi, cliniquement et expérimentalement, que la tuberculose ne peut pas être rangée dans la catégorie des maladies non
récidivantes, et dont une première atteinte confère l'immunité.

Il est établi aussi qu'une affection étrangère (le rhumatisme, l'asthme, la fièvre typhoïde, la malaria) ne sauvegarde pas de la phtisie. Comme M. Babès l'a démontré, les bactéries peuvent s'associer, se succéder et en tout cas elles ne neutralisent pas leur action mutuelle, elles ne sont pas antagonistes.

On a fait des expériences dans un autre ordre d'idées. Etant donné qu'il y a des animaux chez lesquels la tuberculose se développe moins facilement et exceptionnellement, on s'est demandé si les tubercules développés chez ces animaux dans de mauvaises conditions auraient leur virulence amoindrie et si, transportées dans l'organisme d'un animal très sujet à la tuberculose, ils ne provoqueraient pas alors des lésions atténuées et cette fois vaccinantes.

Enfin, on a tenté d'exercer une action directe sur le bacille et la lésion tuberculeuse à l'aide du produit soluble au microorganisme de la phtisie. Ces différents essais, ayant déjà donné des résultats acquis, méritent une description détaillée.

Vaccination tuberculeuse des animaux. — Il est inutile, je crois, de revenir sur les recherches poursuivies par Robert Koch à l'aide de la tuberculine, dont j'ai décrit la composition dans le chapitre de la bactériologie. Comme cette tuberculine exerce une action élective sur les lésions tuberculeuses, Koch a cru avoir découvert enfin le virus antitoxique de la phtisie. Malheureusement, les recherches de Koch n'étaient pas assez anciennes d'une part, et d'autre part le savant bactériologiste a eu le tort profond d'essayer trop tôt sur la race humaine sa tuberculine, dont l'action est si puissante et si dangereuse.

Quoi qu'il en soit, la découverte de Koch reste tout entière, du moins au point de vue scientifique. A l'aide de cet extrait soluble, on peut déceler la présence de la tuberculose chez les animaux et ainsi éviter l'extension de cette affection contagieuse en prenant les mesures prophylactiques indiquées dans ce cas. Les travaux de Koch ont aussi facilité d'autres recherches comme nous le verrons dans un instant.

Peu de temps après la découverte de Koch, j'ai annoncé moi-même mes travaux sur le sang de chèvre. Mes recherches n'avaient rien de commun avec celles de Richet, Héricourt et Picq, qui faisaient des injections sous-cutanées avec du sérum provenant du chien; moi, je pratiquai la véritable transfusion directe de l'artère animale à la veine de l'homme. Mais au fond notre point de départ était identique. Nous avons cru que nous pouvions conférer l'immunité tuberculeuse avec le sang d'animaux peu disposés à con-

tracter la phtisie. Depuis cette époque, de nombreux médecins et
vétérinaires, des observateurs dilettantes, plutôt que des chercheurs,
se sont donné la tâche de prouver que la chèvre et le chien pouvaient contracter la tuberculose. Nous le savons aussi bien que ces
amateurs, mais ce qui est certain, c'est que la phtisie est rare chez
ces animaux. Evitant toute espèce de polémique, nous répétons ce
que nous avons déjà dit à plusieurs reprises : c'est que la transfusion de sang pratiquée de la chèvre à l'homme est moins dangereuse et plus facile que celle qui est pratiquée d'homme à homme ;
ce premier résultat est déjà une belle récompense pour nos efforts.
Cette méthode a été appliquée très fréquemment par de nombreux
cliniciens français et étrangers et a donné ses preuves.

Depuis qu'on a pu conférer un état réfractaire de la tuberculose,
on a constaté que cette immunité s'obtenait plus facilement chez les
chiens et les chèvres que dans d'autres espèces animales. C'est ce qui
ressort des dernières recherches de Babès, de Richet et Héricourt,
de Courmont et de mes propres expériences. Au surplus, résumons
ces travaux importants communiqués récemment au Congrès de la
tuberculose.

M. Babès dit que, depuis longtemps déjà, on a essayé la vaccination contre la tuberculose. Dès 1883, MM. Cornil, Leloir et lui-même
ont essayé des vaccinations avec la tuberculose atténuée du lapin.
En même temps que Koch, Grancher, s'inspirant des travaux de
Pasteur, avait essayé l'action de cultures de tuberculose atténuées
par l'âge ; plus tard, Richet et Héricourt ont montré que le chien peut
être rendu réfractaire à la tuberculose humaine par les injections
préventives de cultures de tuberculose aviaire.

En ce qui le concerne, il a pu obtenir des chiens ayant acquis l'immunité absolue contre l'inoculation de grandes quantités de virus.
Son procédé d'immunisation consiste dans l'usage de cultures très
anciennes, à des doses considérables, puis il fait usage périodiquement
de grandes quantités de cultures virulentes pour fortifier l'immunité.

Voici l'échelle des substances avec lesquelles il a obtenu une immunisation absolue : 1° tuberculine aviaire ; — 2° culture atténuée
de un an, de tuberculose ; — 3° 1 gramme de culture de un mois de
tuberculose aviaire après huit jours ; — 4° 3 grammes de cette culture ; — 5° huit jours après, 5 grammes de cette culture ; — 6° tuberculine humaine ; — 7° culture ancienne humaine ; — 8° 0^{gr},5 de culture fraîche humaine ; — 9° vingt jours après, 1 gramme de culture
humaine ; — 10° après vingt jours, 2 grammes, etc.

Tous ces essais sont très dangereux et, sur 20 chiens, 50 lapins,

2 cobayes, il n'a plus eu au bout de un an que 4 chiens, 2 lapins et un cobaye immunisés.

Cet effet désastreux est probablement dû aux associations microbiennes, et la cause immédiate de mort est le plus souvent une néphrite parenchymateuse.

Chose intéressante, quelques-uns de ces animaux sont morts alors que l'immunité était déjà considérable.

Au commencement de cette année, M. Babès a songé à employer le sang de ses animaux immunisés pour le traitement de la tuberculose humaine et animale, et pour le traitement de la lèpre.

En ce qui concerne l'homme, comme le sérum de chien inoculé sous la peau n'est pas toxique, même à dose de 10 grammes, et comme les chiens vaccinés ont été parfaitement sains, il a fait des inoculations à la dose de 3 à 6 grammes de sérum mêlé de 1 p. 100 d'acide phénique par jour, chez des tuberculeux et des lépreux. Comme il n'y a que trois mois que ces expériences sont commencées, il ne peut encore donner des résultats précis, mais d'ores et déjà on a pu constater que des malades, à tous les degrés de la tuberculose, des fébricitants, des malades tuberculeux localement, de même que les lépreux tuberculeux, ressentent une amélioration prononcée.

Presque tous les malades ont augmenté de poids ; leur force, leur appétit se sont accrus ; les symptômes caverneux s'atténuent, la toux diminue, l'expectoration de même ; dans deux cas on a même noté la disparition des bacilles des crachats. Chez les lépreux, ces inoculations ont une influence tonique indéniable, et les lépromes diminuent. Cependant, l'effet sur les lépreux est moins évident que sur les tuberculeux.

On a toujours, en utilisant le sang de nos animaux immunisés, vacciné une vache et une chèvre dont le lait montre déjà un commencement de pouvoir vaccinatoire.

Comme le pouvoir vaccinatoire du sang paraît, d'après les expériences de M. Babès, supérieur à son pouvoir thérapeutique, rien ne s'oppose à la vaccination, sur une grande échelle des enfants de parents tuberculeux, pour les fortifier contre la tuberculose qui les menace dans leur famille.

Les expériences de MM. Héricourt et Richet, dont nous donnons les résultats, ont porté sur seize singes, nombre assez considérable. Le premier fait certain qu'ils veulent mettre en lumière, c'est d'abord l'innocuité de la tuberculose aviaire chez le singe, quand elle est inoculée par la voie sous-cutanée et à doses modérées, 1 à 2 cen-

timètres cubes, même à plusieurs reprises. A peine s'il se produit
une petite réaction locale, et en tout cas pas de réaction générale.

Mais si on injecte au singe la tuberculose aviaire par la voie intra-
veineuse, il n'en est plus de même, ces animaux inoculés dans les
veines, même avec de petites doses, meurent.

Chose singulière, les singes qui d'abord ont reçu sous la peau de
la tuberculose aviaire ne meurent pas quand on leur injecte cette
tuberculose dans les veines, tandis que les animaux, inoculés dans
les veines tout d'abord, succombent.

Il semble donc admissible que l'inoculation aviaire préalable sert
de vaccine à l'inoculation par les veines.

Ils ont vu que les singes inoculés au préalable par la voie sous-
cutanée et ensuite veineuse de tuberculose aviaire, meurent aussi
quand on les inocule ensuite de tuberculose humaine, mais avec un
retard sensible, qui atteint jusqu'à 50 p. 100 de la durée de la vie
des animaux inoculés de tuberculose humaine seule. La tuberculose
aviaire ralentit donc l'évolution de la tuberculose humaine ; par conséquent, c'est là un acheminement vers la vaccination de la tuberculose.

M. Courmont (de Lyon) a fait dissoudre dans l'eau des bouillies
de poumons phymiques au 3e degré, hachés et pressés. Le liquide
était ensuite filtré au filtre Chamberland. Le produit de la filtration
était alors introduit dans la veine jugulaire du chien jusqu'à des
doses atteignant 1 centigramme par 35 grammes d'animal. La respiration, la pression sanguine, le pouls étaient enregistrés par la
méthode graphique pendant toute la durée de l'expérience. Les
substances ont présenté une toxicité à peu près nulle ; on a noté
seulement de l'accélération cardiaque. Les chiens ont été sacrifiés
beaucoup plus tard en bonne santé.

TRAITEMENT DE LA TUBERCULOSE PAR LE SÉRUM IMMUNISÉ. — Les remarquables découvertes de l'atténuation du virus et de la vaccination préventive des maladies par l'inoculation successive de ce virus
a conduit les expérimentateurs à rechercher le moyen d'employer
cette méthode dans le traitement de la tuberculose. Examinons si
nous pouvons, avec nos connaissances actuelles, espérer qu'on arrivera à la prophylaxie certaine ou à la guérison de cette maladie par
cette méthode.

Plus récemment M. le Dr Maurice Bloch, de Paris, reprenant une
idée ancienne que nous avons émise autrefois à propos des animaux
rarement tuberculeux, a fait l'hérédo-sérothérapie. Emettant en
principe que les phtisiques transmettaient héréditairement la bacil-

lose ou bien l'immunité tuberculeuse, il pratiquait la sérothérapie avec du sang passant du frère sain au frère tuberculeux. Cette nouvelle opinion est aussi erronée au point de vue de l'immunité qu'au point de vue de l'hérédité. Quoique le Dr Bloch ait obtenu des résultats satisfaisants avec sa méthode thérapeutique (les cas cliniques cités restent cependant peu nombreux), nous pouvons affirmer qu'il ne suffit pas d'être soi-même relativement réfractaire à une maladie pour avoir la puissance de transmettre l'immunité thérapeutique à un sujet malade.

C'est pour ce motif que la plupart des expérimentateurs ont repris l'idée déjà un peu ancienne de Grancher et Martin, c'est-à-dire la vaccination préalable d'un animal, par atténuation du virus infectieux, pour atteindre un degré maximum d'immunité qu'on transmettra ensuite à la race humaine saine ou malade.

De mon côté j'ai fait depuis trois ans différentes tentatives pour conférer l'immunité tuberculeuse à des animaux. Je leur ai inoculé alternativement des cultures anciennes de bacilles de Koch affaiblis par l'âge, des bouillons riches en bacilles morts par suite d'une ébullition prolongée, des bouillons atténués par un mélange d'une solution antiseptique de mercure, d'acide phénique ou d'acide salicylique. Enfin j'ai inoculé des bacilles aviaires à des animaux mammifères, espérant une atténuation de la tuberculose ou une immunité à cause de la diversité de races. Tous ces essais, sauf le dernier, sont restés absolument infructueux. Les animaux soumis à ces expériences et bacillés ultérieurement mouraient de tuberculose commune, dont l'évolution et l'issue n'étaient pas autrement influencées par cette inoculation pseudo-préservatrice. Enfin, j'ai eu recours à une autre méthode que je désire exposer en détails puisqu'elle m'a donné des résultats très satisfaisants.

Prenant un bouillon très riche en bacilles fraîchement cultivés, j'ai porté ce bouillon à une température de 80° pendant une heure et demie. J'ai fait passer ensuite ce bouillon au filtre Chamberland et j'ai injecté, avec les plus grandes mesures d'asepsie, ce liquide dans les proportions suivantes : environ 1 centimètre cube pour le poids de 5 kilos de l'animal. Toutes ces injections préventives ont été intrapéritonéales ou de préférence intravasculaires : cette dernière méthode est plus efficace et la plus inoffensive. Cinq jours, huit jours ou quinze jours après cette vaccination intravasculaire, j'inoculai, par voie hypodermique ou sous-péritonéale, des bacilles virulents à ces animaux, qui ne sont jamais devenus tuberculeux. Il ne faut pas tuberculiser les animaux immédiatement après l'injection du liquide préventif. En effet, l'injection intravasculaire impressionne fortement l'organisme du sujet expérimenté qui est abattu trois à quatre jours et reste sans prendre beaucoup d'aliments et maigrit un peu : au bout de cinq jours tous les troubles disparaissent et l'animal revient à la santé. A certains animaux ainsi immunisés j'ai renouvelé deux et trois fois l'inoculation bacillaire sans provoquer de tuberculose. Lorsque la dose de bacilles était massive, les animaux succombèrent au bout de vingt-quatre ou quarante-huit heures de véritables phénomènes d'intoxication suraiguë, et, à leur autopsie, on trouvait de la congestion des reins, du foie et de l'endocarde; quelquefois même des abcès sous-cutanés, mais non pas au niveau de l'inoculation, se produisaient; ces abcès ne renfermaient pas de bacilles.

Opérant sur un grand nombre d'animaux d'espèces différentes (lapins, cobayes, chiens, moutons, chats, chèvres), je les ai surveillés pendant dix-huit mois : inutile de vous dire que chaque série d'expériences était accompagnée d'animaux témoins. De temps à autre, et à des distances déterminées, je sacrifiai l'un ou l'autre de ces animaux immunisés pour m'assurer de leur état réfractaire et lorsque je fus certain d'avoir acquis cette immunité je me suis livré à la sérothérapie.

Pour traiter mes animaux tuberculisés, comme pour soigner des phtisiques ordinaires, je me suis toujours servi de préférence de sérum artériel provenant d'animaux doués naturellement d'un certain degré d'immunité : je veux parler de la chèvre et du chien, dont l'immunité définitive a cependant été assurée par la méthode que je viens de décrire. Tantôt j'ai fait des injections de sérum immunisé aux animaux avant de les tuberculiser; tantôt cette sérothérapie a été pratiquée immédiatement après la tuberculisation; tantôt j'ai injecté plus tard du sérum à des animaux dont la tuberculose assez avancée n'était plus douteuse. Dans les première et deuxième séries d'expériences aucun de mes animaux tuberculisés n'est mort de phtisie. Dans la troisième série d'expériences, où la sérothérapie a été commencée longtemps après l'inoculation tuberculeuse, une bonne moitié des animaux a succombé de phtisie, mais sont morts beaucoup plus tard que les animaux témoins : chez ces animaux, qui ont succombé malgré la sérothérapie, j'ai trouvé à l'autopsie des granulations si multiples, localisées en tant d'organes importants que la vie s'accommodait difficilement avec l'étendue de ces lésions. Chez les animaux de cette troisième série qui avaient la chance de survivre, j'ai pu constater en les abattant des lésions tuberculenses nettement sclérosées. Enfin, chez les animaux soumis à la sérothérapie avant ou immédiatement après la tuberculisation, aucune lésion bacillaire ne se manifestait.

Ces expériences satisfaisantes et inoffensives m'ont encouragé à les renouveler sur le terrain clinique. J'ai soigné plus de quatre cents malades atteints de phtisie par cette méthode. Tous ces patients n'ont pas guéri, mais ils ont été tous favorablement impressionnés par cette intervention, même ceux que j'ai entrepris et soignés dans les plus mauvaises conditions, à la période ultime de la maladie. Les phtisiques dont l'état général était encore passable, et chez lesquels les destructions organiques n'étaient pas trop profondes, ont vu leur mal enrayé en partie, en ce sens que les forces revenaient avec l'appétit, que la fièvre s'abaissait, que la toux et l'expectoration disparaissaient. Enfin, un bon tiers d'entre eux peuvent être considérés comme guéris, du moins provisoirement, et j'affirme cette guérison non seulement parce que les bacilles ont disparu des sécrétions bronchiques, mais encore parce que les signes de percussion et d'auscultation ont été considérablement amendés : nous devons tenir compte de cette modification qui en dit aussi long au clinicien que la disparition des bacilles ; enfin un troisième point qui ne doit pas être négligé, c'est l'état général du malade. Tous les phtisiques pulmonaires ou autres que je classe dans la catégorie des malades guéris, ont réuni trois conditions : suppression des bacilles, que j'ai recherchés vainement à différentes reprises ; augmentation du poids du corps et retour des forces, et enfin disparition des signes morbides et pathognomoniques.

Les malades que j'ai ainsi soignés ne sont pas seulement des phtisiques, mais des tuberculeux de toutes espèces (ganglionnaires, osseuses, corticulaires, intestinales, etc.) ; la plupart d'entre eux ont été soignés vainement par d'autres médications. Moi-même j'avais traité auparavant certains d'entre eux par des injections sous-cutanées d'antiseptiques très puissants. A ce propos, je tiens à dire cependant que, de tous les médicaments antibacillaires, deux sont doués d'une grande activité : c'est l'acide phénique et l'acide salicylique. Or, là où ces médicaments ont complètement échoué, j'ai presque toujours obtenu de bons résultats avec la sérothérapie, c'est ce qui justifie encore mieux la puissance du sérum immunisé. Cette action ne peut, du reste, être contestée, si vous voulez me permettre de rappeler les deux faits suivants. A deux reprises différentes, j'ai eu des accidents d'urémie chez des phtisiques traités par cette méthode. Ces deux tuberculeux avaient depuis longtemps de l'albumine concomitante avec la phtisie. A ces mêmes malades, j'ai fait plusieurs injections avec du sérum ordinaire sans accident. Il est donc prudent d'examiner toujours préalablement les urines de nos phtisiques avant de les soumettre à la sérothérapie.

Le praticien doit savoir que l'injection de sérum immunisé provoque une réaction, deux ou trois heures après la piqûre, surtout chez les malades atteints de fièvre tuberculeuse, c'est-à-dire chez ceux qui charrient dans leur circulation une grande quantité de toxines : on dirait qu'il se produit un véritable antagonisme entre ces toxines et le sérum injecté. Cette réaction, qui se traduit par une agitation du malade, une augmentation légère de température, est de peu de durée : elle ne laisse derrière elle aucune lassitude. Elle ne se produit plus après un certain nombre d'injections, et elle fait complètement défaut chez les malades atteints de tuberculose chirurgicale ou de phtisie pulmonaire au premier degré.

Je ne chercherai pas à interpréter la méthode d'immunisation que j'ai décrite plus haut, qui n'est du reste pour la tuberculose qu'une imitation des procédés déjà employés par MM. Behring, Kitasato. Gamaléia, Charrin, Straus et de Christmas, à l'effet d'obtenir l'immunisation d'autres affections virulentes. J'insisterai un instant pour m'expliquer sur les effets d'un sérum emprunté à un animal immunisé préalablement.

Disons d'abord qu'il ne s'agit pas là d'injections sédatives, toniques ou fortifiantes. Déjà, au Congrès international de Rome, j'ai déclaré que les injections de sérum provenant d'animaux rarement tuberculeux n'avaient qu'une action médiocre sur l'évolution de la phtisie. J'ai pu constater depuis l'exactitude de cette doctrine en faisant de nouvelles expériences très concluantes. C'est également l'opinion de M. Gamaléia qui déclare : « Cette propriété antitoxique du sérum ne peut être la cause de la résistance des animaux aux poisons microbiens, elle en est plutôt la conséquence. Car les animaux naturellement réfractaires ne possèdent pas ordinairement cette propriété antitoxique du sérum ; ils ne l'acquièrent qu'après avoir détruit dans leurs corps les poisons ; l'immunité ne peut être caractérisée que par la possibilité d'acquérir ce pouvoir antitoxique à la suite d'introduction du poison. »

Ce premier point acquis, que notre sérum immunisé exerce une action spéciale toute particulière sur l'évolution tuberculeuse, voyons comment cette action se traduit. Pour expliquer la lutte de l'organisme avec les bactéries, deux grandes théories sont en présence : 1° celle de Chauveau, qui pense qu'il existe dans nos humeurs des principes albuminoïdes toxiques pour les microbes pathogènes ; 2° la théorie phagocytaire de Metchnikoff, sur laquelle il serait inutile de revenir. A laquelle de ces grandes doctrines rattacher la sérothérapie ?

Le thérapeute doit définitivement renoncer à cette prétention fallacieuse de vouloir maîtriser à tout prix le bacille et atteindre directement la lésion. Chez le tuberculeux, comme chez tous les autres malades, le poison microbien joue un très grand rôle. Fréquemment, le clinicien a l'occasion d'observer des malades atteints de lésions tuberculeuses restreintes et succombant rapidement avec des phénomènes d'intoxication suraiguë. Cela tient à la virulence de leurs bacilles qui saturent la circulation de produits solubles et empoisonnent l'organisme. Il faut donc, avant de chercher vainement à atteindre l'élément pathogène de la phtisie, il faut, dis-je, combattre cette intoxication générale.

La sérothérapie produit le double effet de combattre les toxines répandues dans l'organisme (Chauveau) et d'augmenter la puissance leucocytaire des microphages : c'est imiter la guérison spontanée produite par la nature. On sait, en effet, que les leucocytes qui ne peuvent englober certains microbes chez tels individus peuvent arriver, en s'habituant graduellement, à dévorer des microbes qu'ils évitaient au commencement : ils peuvent acquérir lentement la propriété de digérer ces microbes. On voit là une analogie avec l'accoutumance de certains animaux à la nourriture qui leur était impropre d'abord ; cette accoutumance, nous l'obtenons avec notre méthode. Le sérum immunisé n'atteint pas directement les bacilles de Koch qu'aucun agent ne peut tuer sur l'organisme même ; il neutralise d'abord les produits solubles entraînés dans la circulation, et, lorsqu'il a détruit l'effet nocif de ces toxines, il vient renforcer les propriétés leucocytaires de nos macrophages et de nos microphages, et, par cette voie détournée, il atteint les bacilles. En un mot, comme dit M. Metchnikoff : « Dans le cas d'immunité acquise, produite artificiellement à l'aide d'inoculation préventive, il s'agit, comme nous l'avons vu pour le charbon, d'habituer les microphages à dévorer une espèce de bacilles qui étaient évités par les cellules dans leur état naturel. »

Ajoutons que, lorsque nous avons employé le sérum immunisé chez les animaux tuberculisés comme chez les phtisiques vulgaires, nous n'avons jamais eu recours à aucune autre médication. Nous avons tout simplement conseillé à nos malades de se placer dans les meilleures conditions d'hygiène possibles, ce qu'un praticien ne doit jamais négliger.

On pourrait faire un grave reproche à la méthode, jeune encore, que nous venons de décrire et sur laquelle nous reviendrons. C'est d'abord la difficulté de rendre immunisés les animaux. Sans vouloir prêcher pour mon église, je crois mon procédé préférable aux autres, d'abord, parce qu'il est plus certain pour conférer l'état réfractaire, ensuite, parce qu'on n'injecte jamais des microorganimes vivants aux animaux dont l'immunité est atteinte par l'inoculation des produits solubles sans infection bacillaire. Néanmoins la difficulté existe et je ne réussis pas chez tous les sujets : fréquemment les animaux inoculés succombent de néphrite ou de septicémie aiguë.

Un autre point délicat, c'est la conservation du sérum provenant d'animaux immunisés. Quelle que soit l'asepsie et l'adresse de l'expérimentateur, le sérum ne se conserve pas facilement : c'est un écueil fâcheux. M. Bouty, directeur du Laboratoire des Sciences médicales de Paris, a bien voulu me seconder pour la conservation de ce précieux médicament. Après avoir chauffé à l'autoclave tous les instruments, M. Bouty stérilise le sérum immunisé par une pression considérable d'acide carbonique, et il enferme ce sérum vaccin dans une ampoule hermétiquement close. Par ce moyen, on peut conserver très longtemps le sérum.

Mais en somme les deux difficultés que je viens de signaler ne sont que des obstacles de laboratoire dont on a toujours raison.

Que faut-il penser de la sérothérapie comme méthode vaccinale pour sauvegarder les descendants de parents phtisiques? C'est un point d'interrogation fort intéressant que M. Babès a posé au dernier Congrès de la tuberculose de Paris. Par tous les travaux sérieux qui ont paru récemment, il est démontré que la phtisie héréditaire est exceptionnelle et ne peut être démontrée scientifiquement : c'est la doctrine que je défends depuis plusieurs années devant les assemblées savantes. C'est pourquoi je ne suis pas d'avis de vacciner plus particulièrement les enfants de phtisiques que d'autres sujets qui ont pu être contaminés. On peut songer à appliquer cette méthode à tout sujet, qui soupçonne ou qui est certain d'avoir ingéré des bacilles. C'est dans ce sens que j'ai appliqué fréquemment l'idée émise par notre distingué confrère de Bucharest. Depuis 8 mois, j'ai trouvé de nombreuses circonstances de cohabitation de personnes saines avec des phtisiques (dans les familles entre époux, entre proches parents, dans les casernes, dans les lycées, les pensionnats, etc., etc.), et où, par conséquent, j'étais en droit de soupçonner une contamination tuberculeuse. Dans la plupart des cas, j'ai proposé de faire une vaccination antibacillaire qui fut acceptée fréquemment. J'ai injecté à chacun de ces sujets 3 centimètres de sérum immunisé tous les trois jours, et cela une quinzaine de fois à chaque. Ai-je conféré ainsi une immunité absolue à tous les sujets que j'ai inoculés? On comprend bien que mes observations sont trop récentes pour que je puisse conclure. Ce que je puis affirmer, c'est qu'aucun de mes vaccinés ne s'est ressenti le moins du monde de cette inoculation : aucun d'entre eux n'est devenu non plus tuberculeux.

C. — TRAITEMENT PAR LES MÉDICAMENTS

Après l'étude de la thérapeutique hygiénique et bactériologique de la tuberculose, on peut se figurer qu'on peut faire bon marché des nombreux médicaments employés jusqu'à ce jour avec enthousiasme par beaucoup de praticiens. Et cependant nous ne devons pas biffer complètement de ce chapitre l'étude de ces médicaments qui ont rendu et rendent encore de nombreux services. Des cas de guérison ont été obtenus par leur intervention et les observations ont été relatées par des cliniciens consciencieux. Et puis si tout le monde connaît les règles hygiéniques dans lesquelles on doit faire vivre un phtisique, il n'en est pas de même de la sérothérapie. La difficulté d'immuniser les animaux et de conserver longtemps le sérum provenant de ces animaux est une grande difficulté.

Donc dans les cas où la sérothérapie ne pourrait être appliquée, on pourra encore avoir recours à certains médicaments. Bien entendu il faut faire bon marché de toute cette médication antique, surannée et néfaste, qui est sans aucune action sur la phtisie, et qui complique généralement l'état du malade plutôt que de lui être utile : je veux parler des opiacés, des antimoniaux, des sulfureux, du fluor, des ferrugineux, de l'huile de foie de morue, des sirops d'escargots, etc., etc. Hayem a déclaré avec raison qu'une grande partie des phtisiques mangeraient avec appétit, si on ne les gavait de drogues qui entraînent la dyspepsie médicamenteuse.

Avant tout, il faut préserver le bon fonctionnement des organes de la digestion. Aussi doit-on donner le moins possible de médicaments aux tuberculeux et surtout ne pas les administrer par la voie stomacale. Le tissu cellulaire sous-cutané est si tolérant qu'on serait vraiment coupable de ne pas avoir recours à la méthode hypodermique. Pour ma part c'est par cette voie que j'administre tous les médicaments aux phtisiques.

Il est vrai que la liste de ces médicaments est vraiment très limitée. Rarement j'emploie la créosote, qui a eu cependant tant d'apôtres et tant d'admirateurs. Suivant mes expériences personnelles la puissance antibacillaire de la créosote est peu considérable, et ce médicament agit surtout comme expectorant. On l'administre par voie hypodermique et avec des appareils à écoulement lent (appareils du Dᵣ Burluraux, du Dᵣ Bernheim) à des doses fort élevées. On injecte jusqu'à 5 et même 10 grammes par jour. Avouons que ces doses sont excessives. On a signalé certains cas d'empoisonnement bien dus à ces doses énormes de créosote.

Le gaïacol, l'eucalyptus, l'aristol, le tannin, n'ont aucune action directe sur la tuberculose.

Il n'en est pas de même de l'acide phénique et de l'acide salicylique. Ces deux médicaments bien maniés peuvent rendre de très grands services. Voici comment j'administre l'acide phénique :

| Huile d'olives stérilisée. . . . . | 100 grammes |
| Acide phénique neigeux. . . . . | 5 — |

Injecter sous la peau 9 à 10 centimètres cubes par jour.

L'acide salicylique se dissout difficilement dans l'huile. Il faut le dissoudre d'abord dans une petite quantité d'éther sulfureux et étendre ensuite avec une grande quantité d'huile. On peut également injecter 50 centigrammes par jour d'acide salicylique.

L'action bienfaisante de l'acide phénique et de l'acide salicylique peut être souvent associée, surtout chez les tuberculeux dévorés par une température élevée. Le matin on fait une injection d'huile phéniquée et le soir on injecte avec une seringue de Pravaz 10 ou 20 centigrammes d'acide salicylique : l'association de ces deux antiseptiques est plus puissante que l'administration de tous les antiseptiques : presque toujours la fièvre la plus ardente cède au bout de peu de jours et l'intoxication bacillaire est combattue et même enrayée.

Dans certaines formes chirurgicales de la tuberculose, l'iodoforme est administré avec succès. Quoique la puissance antimicrobienne de ce médicament soit fort minime, beaucoup moins forte que son odeur, il existe de nombreux cas où son emploi a été utile : c'est encore un des bons médicaments auxquels on peut avoir recours.

S. BERNHEIM, de Paris.

CHAPITRE XV

ACTINOMYCOSE

C'est à titre de curiosité scientifique, plutôt que dans un intérêt pratique, que nous décrivons l'actinomycose, affection extrêmement rare en France, peu commune même en Autriche, en Allemagne, en Russie et en Amérique. On ne peut du reste en donner une définition absolue, car elle ne se traduit pas par des caractères précis, et elle ne se localise pas toujours sur la même région ou sur le même organe. Comme lésion et comme allure, elle ressemble à de la tuberculose ou à du carcinone; comme bactériologie, elle se caractérise par du pus renfermant de petits grains jaunes, opaques, qu'on écrase facilement sous le doigt, et au centre desquelles on observerait, d'après Harz, des microcoques.

Étiologie. — L'actinomycose est une maladie contagieuse qui nous est communiquée par les animaux. Cette affection, très répandue dans la race bovidée, nous est transmise surtout par les herbivores qui contractent le mal en mastiquant les graminées dont les épis renferment le microorganisme spécifique. L'homme peut lui-même être gagné de la même façon, directement par les graminées ou bien par le contact des animaux malades : c'est en pratiquant l'autopsie de ces bêtes qu'on s'inocule encore facilement. Leur viande est prohibée et cependant il est douteux que la consommation de cette viande bien *cuite* soit dangereuse.

Symptomatologie. — La lésion peut se localiser sur différentes régions : sur la bouche et sur la face, sur les organes thoraciques; sur les organes abdominaux, quelquefois sur la peau, rarement dans le cerveau. Cette variété de localisation a entraîné la description de différentes formes cliniques. Nous ne suivrons pas cette division et nous ne décrirons que la marche générale de l'actinomycose.

Cette affection peut évoluer lentement comme le carcinome, ou rapidement comme un phlegmon. Mais le plus souvent elle revêt l'al. lure d'une inflammation torpide et chronique. Qu'elle se localise sur un viscère important ou au niveau des parotides ou de l'arrière-gorge, elle se révèle par un gonflement douloureux rouge et empâté, qui finit par s'étendre au dehors pour gagner les parties superficielles. La peau, fortement tendue et œdématiée, s'ulcère sur plusieurs points et laisse échapper un pus mal lié au milieu duquel on trouve des fongosités et ces grains jaunes dont nous avons parlé. Des fistules multiples et profondes s'établissent depuis les parties profondes envahies primitivement jusqu'à la superficie.

Les parties voisines sont envahies et la lésion, qui siégeait par exemple d'abord au niveau de l'angle du maxillaire inférieur, s'étend en haut vers l'occiput, en bas vers la colonne vertébrale, en disséquant les muscles, aponévroses, nerfs et même quelquefois de gros vaisseaux. La bouche et la langue peuvent aussi être gagnées par cette ulcération suppurante. D'autres fois le mal se propage vers les bronches et les poumons. Il peut également partir de ces régions, gagner à travers la plèvre la surface cutanée du thorax. Dans ce cas la lésion simulera la pneumonie chronique ou la phtisie pulmonaire. Enfin l'actinomycose peut avoir son point de départ au niveau du cæcum et simuler alors une typhlite ou une pérityphlite, ou bien encore envahir la partie superficielle des lobes cérébraux et simuler une méningite tuberculeuse.

Quels que soient la localisation et le point de départ de la maladie, elle est accompagnée de phénomènes généraux d'infection et le sujet est bientôt atteint de tous les symptômes d'une cachexie profonde.

Pronostic. — Il est extrêmement grave, surtout si la lésion siège au niveau d'un viscère. L'actinomycose de la surface cutanée, d'une portion musculaire ou d'une articulation est moins dangereuse, car on peut intervenir chirurgicalement : sur douze cas traités ainsi par Moosbrugger, neuf malades ont guéri. Avec la grande asepsie qui dirige la chirurgie actuelle, on a même le droit d'intervenir dans le cas d'actinomycose profonde du poumon, de la plèvre, du péritoine ou du foie, car il est certain que la maladie abandonnée à elle-même tuera le patient.

Diagnostic. — L'actinomycose étant une maladie relativement fréquente chez les animaux, les vétérinaires en connaissent bien les caractères, et dans un cas douteux je n'hésiterais pas un seul instant à soumettre un malade à un médecin d'animaux. En effet, il est certain qu'un grand nombre de cas de ce genre ont été confondus avec la tuberculose et le cancer. On a sans doute la faculté d'examiner à l'œil nu ou au microscope le pus qui s'écoule et d'y chercher les grains jaunes si caractéristiques dont nous avons parlé. Mais souvent ces grains sont rares, et, lorsqu'ils apparaissent, la situation du malade est déjà fort compromise.

Traitement. — Il est utile de faire connaître les caractères de cette maladie à toutes les personnes qui font le commerce d'animaux, car de cette façon elles se préserveront de cette affection si redoutable. Il est prudent aussi de proscrire la consommation de viande provenant d'animaux affectés de ce genre de maladie, et dans l'espèce, les pouvoirs publics devront surveiller un peu plus qu'il ne le font les viandes de porcs originaires d'Amérique.

De nombreux praticiens ont cherché à dominer le mal par la puissance des médicaments antiseptiques. Leur médication sera utile surtout s'ils ont le courage d'intervenir audacieusement même pour les foyers profonds à l'aide du bistouri. Nous croyons, en effet, peu à l'efficacité des injections d'acide phénique, d'iode, de chlorure de zinc ou de sels de mercure. Ce qu'il faut, c'est ouvrir une porte large, chasser l'ennemi de sa forteresse et produire ensuite la cicatrisation par de l'asepsie et des médicaments antiseptiques.

C'est à titre de curiosité scientifique que nous devons citer l'action de la tuberculose sur l'actinomycose. Billroth a observé que le produit soluble du bacille exerçait ici une réaction analogue à celle qu'on obtient chez les tuberculeux.

S. BERNHEIM, *de Paris.*

CHAPITRE XVI

SCROFULE

Aperçu général. — De toutes les maladies qui frappent l'humanité, il n'en est pas de plus redoutable dans ses atteintes et de plus inexorable dans ses coups que la scrofule. Connue dès la plus haute antiquité, la scrofule a pu traverser les siècles, défiant les efforts de la médecine impuissante à enrayer cette hideuse dystrophie dans sa marche imperturbable et meurtrière. Aussi le tribut que la scrofule a prélevé, depuis sa sinistre apparition, est-il autrement lourd que celui des plus grandes épidémies. La peste, le choléra passent; la scrofule reste. La phtisie pulmonaire est susceptible de guérison par l'air ou par la force médicatrice de la nature (évolution fibreuse avec crétification); la scrofule, plus forte que l'art et la nature, aboutit fatalement à la destruction histologique, qui est son signe caractéristique et différentiel.

La scrofule débute presque toujours par les téguments et les ganglions lymphatiques; les muqueuses et le tissu conjonctif arrivent en second lieu; puis c'est le tour des lésions ostéo-fibreuses, finalement des lésions viscérales.

Une fois engagé dans son impitoyable engrenage, le corps de la victime y passe tout entier. Non satisfaite d'avoir ruiné le scrofuleux dans sa constitution, la scrofule le frappe dans sa descendance, en vertu du caractère héréditaire que ce fléau possède au plus haut degré. Des parents scrofuleux engendrent des enfants scrofuleux; il suffit même qu'un des parents soit scrofuleux, pour que les enfants le soient à leur tour.

Si la scrofule est transmissible par voie d'hérédité, elle ne l'est pas par le contact. Nous ne sommes plus au temps où Arétée, Pujol, Lalouette, Charmettes, Bowen et Bauwes prétendaient qu'on ne pouvait, *sans danger*, converser avec un scrofuleux. La scrofule atteint indistinctement les deux sexes, mais de préférence, dit-on, le sexe féminin. C'est là une erreur que la statistique dément (Lebert). Il est également admis par la majorité des auteurs que le tempérament lymphatique plus que tout autre, prédispose à la scrofule. Ainsi posée, la donnée est trop absolue. Tant que le tempérament lymphatique se maintient dans les limites physiologiques, il constitue un tempérament, qui est celui de l'enfance. Il n'expose pas plus l'individu qui en est porteur à la scrofule que le tempérament sanguin ou nerveux. Mais si l'hypertrophie du système lymphatique avec la bouffissure cellulaire et l'engorgement ganglionnaire qui en dérivent, persistent au delà des premières années de la vie, le tempérament cesse d'être un état normal et fait place à un état pathologique. C'est le lymphatisme. Nous sommes alors en plein scrofulisme (Villemin).

La position sociale qu'occupe l'individu, quelle qu'elle soit, ne le soustrait en aucune façon aux atteintes de la scrofule, qui va frapper également le riche en sa somptueuse demeure comme le pauvre sous le chaume.

La scrofule occupe en Europe une vaste surface territoriale; elle semble avoir pourtant une prédilection marquée pour la Pologne, les Pays-Bas et l'Angleterre. En France, elle sévit plus particulièrement dans le Vivarais, les Cévennes, les Alpes, dans les vallées et les gorges resserrées des Pyrénées. Le choix de ces cantonnements trouve sa raison d'être dans les conditions atmosphériques et telluriques qui régissent ces régions basses et marécageuses. Nous verrons dans un instant qu'au nombre des causes de la scrofule figure l'habitation des localités basses et humides, où le soleil et la lumière pénètrent difficilement.

Ce coup d'œil préalable donne déjà une idée première et générale du génie morbide de la scrofule et nous laisse pressentir le formidable appoint que cette dystrophie doit apporter à l'abâtardissement de la race humaine en général et à la dépopulation de notre pays en particulier. L'étude détaillée qui va suivre, en précisant tout spécialement la symptomatologie et le diagnostic de la scrofule, fournira aux praticiens des données cliniques et des médications thérapeutiques suffisantes pour combattre un ennemi mieux connu dans sa pathogénie et sa nature.

Après l'expérience plusieurs fois séculaire que la médecine a acquise de la scrofule, en présence du nombre prodigieux de travaux dont cette maladie banale, à force d'être commune, a été l'objet, on pourrait croire que la science est définitivement fixée sur la pathogénie du processus et que l'accord règne parmi les nosographes. Ce serait une grande erreur. Comme toutes les dystrophies constitutionnelles et diathésiques, la scrofule a subi et subit encore les oscillations que lui ont successivement imprimées les grands courants dont le champ de la médecine a été tour à tour traversé.

Un mot sur son histoire.

Historique. — Depuis Hippocrate jusqu'au commencement du XVIIe siècle, l'humorisme domine la pathogénie de la scrofule ; les altérations de la pituite, de la lymphe et du sang en sont la base originelle. Ebranlée dans ses fondements, cette doctrine disparaît, remplacée par l'école anatomo-pathologique dont Bichat, Bayle et Laënnec furent les illustres représentants. Je passerai sous silence les divagations théoriques qui marquèrent la transition entre les deux doctrines. Portés par principe à rechercher dans les lésions cadavériques l'explication des phénomènes biologiques, les organitiens ne tendent à rien moins qu'à dénier à la scrofule son autonomie et à la confondre avec la phtisie pulmonaire. Sauvée par les démonstrations histologiques de Virchow, l'entité scrofule trouve de chauds partisans dans les travaux de Lugol, Monneret et Fleury, Milcent, Boyer, Bazin, Danjois, Pidoux en France, sans parler d'Hufeland en Allemagne. Enfin, dans ces dernières années, les unicistes Grancher, Thaon, Quinquaud et tout récemment Leloir reprennent les hostilités contre le dualisme. Dans son dernier ouvrage Leloir[1] se montre plus radical encore dans ses conclusions unicistes. Après tant de mutilations et tant de démembrements successifs de l'antique et vaste domaine de la scrofule, il ne restait plus debout que les écrouelles et le lupus. Leloir ne recule pas devant cette dernière amputation pour en faire hommage à la tuberculose et cela au nom d'un critérium né d'hier et qui vacille encore sur ses bases. Le Dr S. Bernheim, dans son remarquable ouvrage récemment paru (*Traité clinique et thérapeutique de la tuberculose pulmonaire*, Paris, 1893), voit dans la scrofule, non plus un terrain favorable à l'éclosion de la tuberculose, mais « une lésion tuberculeuse à allures spéciales, peut-être une tuberculose atténuée ».

Prodromes. — La scrofule ne débute pas d'emblée ; sa symptomatologie est précédée d'une période prodromique que Bazin, un des

---

[1] *Traité pratique, théorique et thérapeutique de la scrofulo-tuberculeuse.* II. Leloir, Paris, 1892.

premiers, a signalée aux cliniciens et qui marque la phase de germination du processus. Cette période est même un des traits caractéristiques de cette dystrophie. Dans cet état précurseur, tout est opposition, tout est contraste. A côté d'un candidat à la scrofule, d'une taille gigantesque, somatiquement déséquilibré, aux grosses articulations, à la musculature noyée dans la graisse, nous voyons un petit être chétif, malingre, au teint hâve et terreux, à la tête volumineuse, aux cheveux rares, la poitrine aplatie en arrière, le sternum courbé en carène, les membres grêles, les ongles courts, recourbés en baguettes de tambour, quand ils ne sont pas exagérés en longueur, et accusant la moitié de son âge. Egalement prédisposée à la scrofule, cette belle jeune fille qui nous charme par la régularité et la délicatesse de ses traits, sa peau fine et rosée, son regard expressif, sa chevelure généralement blonde et luxuriante, sa taille élancée, ses formes harmonieusement arrondies mais un peu bouffie, qui nous séduit par sa beauté plastique, mais dont les apparences de santé ne trompent point l'œil clairvoyant du médecin. Les individus prédisposés à la scrofule sont généralement sujets aux coryzas, aux angines, en particulier à l'angine catarrhale d'Hamilton, et à l'angine mûriforme, aux blépharites, aux affections superficielles de la cornée, aux éruptions herpétiques de la face et à la frilosité. Ils sont nonchalants, sans initiative musculaire; la jeune fille est tardivement réglée et, devenue femme, elle avorte avec une grande facilité. Le contraste ne se borne pas à l'habitus, l'intelligence souvent très développée se rencontre avec la stupidité et même l'idiotie; un scrofuleux au caractère prompt et irascible en coudoie un autre doux et patient. Il y a ralentissement de la nutrition (Bouchard). Même opposition dans les aptitudes vénériennes.

La notion des prodromes de la scrofule offre aux praticiens une source de diagnostic précoce, d'autant plus précieuse qu'une fois déclarée, la maladie est difficile, pour ne pas dire impossible à enrayer.

Le goître fait-il partie du syndrome scrofuleux? Les avis sont partagés. Dans les vallées et les gorges des Pyrénées où la scrofule est endémique, les goîtreux sont très nombreux. Y a-t-il simple coïncidence? C'est peu probable : l'hypertrophie de la glande thyroïde appartient indubitablement à la constitution écrouelleuse (Bazin).

Nature de la scrofule. — Dans l'état actuel de nos connaissances anatomiques, physiologiques et expérimentales, nous définirons la scrofule une dystrophie ou une bradytrophie (Bouchard) constitutionnelle, diathésique (diathèse polygénique de Gintrac), héréditaire,

non contagieuse, à marche ordinairement chronique, rarement
rapide, ayant pour point de départ pathogénique le système lymphatique, organe formateur immédiat de la nutrition, et pour effets une
série d'affections variables dans leur siège et leur modalité, mais
constantes dans leur fixité, leur tendance hypertrophique et leur
caractère toujours destructif, avec une affinité élective pour le système tégumentaire et ostéo-fibreux.

Symptomatologie. — Pour plus de clarté j'adopterai dans cette
étude analytique les quatre périodes établies par mon ancien maître
Bazin, et généralement acceptées par la plupart des auteurs.

La première étape de la scrofule est marquée par les lésions du
système tégumentaire externe et interne qui s'affirment sous forme
de plaques, d'eczémas, d'impétigo de la tête et de la face (scrofulide cutanée bénigne), érythème boutonneux exsudatif; elles s'accompagnent de blépharites chroniques, de suintement du nez, d'en-
gorgements ganglionnaires, d'engelures promptes à s'ulcérer. Ces
lésions anatomiques se montrent aux environs de la première dentition. Le système muqueux ne tarde pas à prendre part à l'évolution
morbifique. Comme phénomène transitoire de la première à la
seconde période apparaît vers la deuxième dentition l'engorgement
des ganglions cervicaux. Cette prédilection de la scrofule pour les
ganglions du cou est tellement accentuée que la dystrophie lui doit
son nom *struma* des Latins, *scrofula* des Arabes. Stalh, s'appuyant
sur les observations embryologiques de Malpighi, attribue cette affinité élective de la scrofule à la tendance qu'ont les humeurs à se
porter avec plus d'abondance et de force vers la tête et la face pendant l'enfance qu'à l'âge viril. L'adénite scrofuleuse se développe
sous la mâchoire inférieure et sous les parties latérales du cou où
elle prend parfois des proportions énormes. J'ai soigné l'été dernier
à Bondonneau (Drôme) dont les eaux bromo-iodurées sont tout spécialement indiquées dans la scrofule, un enfant de six ans porteur
d'un engorgement ganglionnaire bilatéral du cou, mesurant en
pourtour 33 centimètres, c'est-à-dire 7 à 8 centimètres de plus qu'à
l'état normal. L'adénite procède généralement par poussées et peut
gagner en profondeur jusqu'aux ganglions sous-claviculaires, axillaires, médiastins et déterminer l'adénopathie bronchique. Elle se
présente sous forme de petites tumeurs ovalaires mobiles, indo-
lentes, d'abord isolées, plus tard groupées, se terminant le plus souvent par suppuration, laissant après elle des cicatrices indélébiles
et dégradantes que Beaudelocque a parfaitement décrites.

A la deuxième période, les scrofulides, de superficielles qu'elles étaient, gagnent en profondeur et revêtent le caractère malin. (Scrofulides cutanées, malignes, lupus, scrofulides ulcéro-crétacées, scrofulides des membranes muqueuses, écrouelles.)

LUPUS. — Confondu pendant plusieurs siècles avec les différents processus destructifs de la peau, tels que l'épithéliome, le carcinome, la lèpre, la syphilis et la morve, le lupus ne prend place parmi les affections autonomes, qu'à dater du XIX° siècle, époque où Willan et Batmann nous en donnent les premiers une définition précise, en lui conservant sa dénomination latine. Malgré son archaïsme, le mot lupus a du moins l'avantage de ne préjuger en rien sa nature sur laquelle les dermatologistes, depuis Alibert Biet et Cazenave jusqu'à nos jours, sont divisés d'opinions. Le lupus appartient-il à la scrofule ou à la tuberculose? Telle est la question encore pendante à laquelle le professeur Leloir (de Lille) vient de consacrer un volume in-quarto avec planches explicatives.

Dans ce beau travail, l'auteur, s'appuyant sur la clinique, la pathologie expérimentale, l'histologie pathologique et la bactériologie, affirme nettement la nature tuberculeuse du lupus vulgaire et range cette affection parmi les tuberculoses tégumentaires, les gommes scrofulo-tuberculeuses. Au début de mes études, dans le service du Dr Cazenave à Saint-Louis, plus tard, dans ma pratique, j'ai vu bon nombre de lupus sous leurs différentes modalités et je les ai suivis dans les diverses phases de leur maladie; tous sans exception sont morts phtisiques; à telles enseignes que je me demande si le lupus ne joue pas, dans la prolifération tuberculeuse, le rôle de porte d'entrée ou de sortie.

Dans la troisième période, les lésions ostéo-fibreuses entrent en scène. La tumeur blanche figure au premier plan; les articulations et les os sont tour à tour envahis dans leur continuité et leur partie centrale, les abcès froids, les périostites, les ostéites, les caries simples ou tuberculeuses, les hyperostoses avec ou sans carie, le spinaventosa et les nécroses terminent la série morbide.

Enfin, c'est le tour des lésions viscérales. A cette phase ultime s'affirme plus nettement la jonction de la scrofule et de la tuberculose qui, localisée dans le lupus, se généralise. Les affections qui caractérisent la scrofule quaternaire sont la phtisie bronchique, pulmonaire ou pleurale, la phtisie abdominale (carreau), la scrofule cérébrale et génito-urinaire. L'ulcération est le dernier stade de la plupart des lésions scrofuleuses, elle constitue, comme je le disais

plus haut, le signe le plus caractéristique de la scrofule. C'est à
cette période que viennent aboutir les abcès profonds froids ou
ossifluents, les tumeurs blanches avec caries osseuses, la fonte tuberculeuse génitale. C'est la déchéance de l'organisme qui se montre,
l'épilogue de ce long drame qui se termine par la mort.

Tel est l'ordre établi par Bazin et qui présiderait à la succession des
manifestations pathologiques de la scrofule régulière. Mais cette division comporte de nombreuses exceptions. Il n'entre guère dans les
habitudes de la nature de se prêter aussi docilement à nos classifications nosologiques, comme en témoignent la scrofule incomplète à
forme bénigne, maligne fixe primitive, la scrofule ulcérative et enfin
la scrofule larvée qui masque souvent une diathèse tuberculeuse.

Diagnostic. — Il ne saurait être évidemment question dans cet
article que du diagnostic de la scrofule en tant qu'entité pathologique. Le diagnostic des affections et des symptômes de la scrofule
a sa place marquée dans un traité spécial de cette dystrophie. La
scrofule peut être confondue : 1° avec la dartre; 2° le rachitisme;
3° la phtisie essentielle. En dehors de cette trilogie morbide, la
méprise n'est guère possible.

DARTRE. — Et d'abord la dartre. La constitution du scrofuleux ne
rappelle en rien celle du dartreux. L'engorgement ganglionnaire du
cou et sous-maxillaire procède spontanément et lentement chez le scrofuleux, avec persistance et sans douleur. Chez le dartreux au contraire,
il est douloureux et toujours symptomatique d'une irritation de voisinage (angine ou dentition difficile) et disparaît avec elle. Les scrofulides cutanées se montrent de préférence à la tête et au cuir chevelu, et déterminent infailliblement une adénopathie au siège voisin
de la dermatose. Il n'en est pas de même de la dartre. Celle-ci s'accompagne de prurit qu'exaspère la chaleur du lit et affecte un caractère ambulatoire. La scrofulide au contraire, parvenue à la deuxième
période plus particulièrement, est remarquable par sa fixité, son
opiniâtreté et son absence de démangeaison.

RACHITISME. — Nous nous souvenons encore de l'énergie avec
laquelle Trousseau s'élevait dans ses cliniques contre la similitude
admise par quelques auteurs entre la scrofule et le rachitisme. Rufz
le premier et après lui Trousseau et Jules Guérin ont posé en règle
générale que le rachitisme et la scrofule ne procédaient pas, sauf de
rares exceptions, d'une même diathèse, et que les deux maladies s'ex-

cluaient l'une l'autre. Le rachitisme ne se montre que dans la première enfance et la scrofule dans la seconde. Le scrofuleux, loin d'être petit comme le rachitique, est généralement plus grand que son âge, ses membres sont robustes, résistants, les articulations sont fermes. Le ramollissement des os est la caractéristique du rachitisme. Enfin, selon la loi établie par Jules Guérin, le rachitisme procède de bas en haut du corps avec une régularité que l'on n'observe pas dans la scrofule. Et comme dernier trait distinctif, le processus scrofuleux procède par carie et nécrose tandis que les déviations et les incurvations caractérisent le rachitisme.

PHTISIE ESSENTIELLE. — En ce qui touche le diagnostic de la scrofule et de la phtisie essentielle, la question à résoudre devient plus délicate. Bien que la scrofulose pulmonaire et la phtisie essentielle dérivent à notre avis d'un vice constitutionnel identique, les deux diathèses offrent dans leur évolution ultérieure des différences notables. Dans la phtisie scrofuleuse si bien décrite par Richard Marton (*Phtisiological*, lib. III), le tubercule est plus volumineux que celui de la phtisie essentielle, il forme des conglomérats considérables qui se ramollissent beaucoup plus tardivement ; ils peuvent même rester plusieurs années à l'état latent et stationnaire sans provoquer ni inflammation au sein du parenchyme périphérique, ni fièvre. Ils se localisent plus particulièrement sur les parois pleurales et n'affectent généralement qu'un seul poumon. Les tubercules scrofuleux coexistent presque toujours avec une tuberculisation des ganglions bronchiques, cervicaux et mésentériques ; tandis que dans la phtisie essentielle, les ulcérations laryngées et trachéales lui font cortège. La phtisie scrofuleuse débute d'une manière plus lente. La caséification est un des traits caractéristiques du tubercule scrofuleux. Elle apparaît en même temps que les tumeurs blanches et les caries. Un des signes différentiels qui nous a le plus frappé dans notre longue pratique des phtisiques, c'est la compatibilité de grandes cavernes pulmonaires avec les apparences de la plus parfaite santé. Il est en outre un signe différentiel autrement significatif que le critérium anatomo-pathologique, microbique et expérimental ; il repose sur le contrôle exclusivement clinique.

Dans la phtisie essentielle, la dyspnée est plus intense, la fièvre vespérale plus forte, les sueurs nocturnes plus localisées, la diarrhée plus fréquente que dans la phtisie scrofuleuse. L'amaigrissement de la phtisie essentielle ne s'observe pas chez le scrofulo-tuberculeux. Il est remplacé par l'hydropisie et l'anasarque ; ce qui explique la prédominance du sérum dans le sang des scrofuleux. Bazin relate à ce propos le cas d'une jeune personne qu'il m'avait adressée aux Eaux-Bonnes et dont le poumon droit présentait (région sous-claviculaire) une vaste caverne, avec les apparences d'une belle santé. Il n'existait ni fièvre, ni sueurs; l'appétit était excellent. Cette jeune fille montait à cheval, faisant sans fatigue de longues excursions dans la montagne. Mes notes cliniques constatent une cicatrisation complète de la caverne après deux saisons d'Eaux-Bonnes.

Etiologie. — Les causes de la scrofule sont prédisposantes ou occasionnelles. Prédisposantes : en première ligne s'inscrit l'hérédité, c'est-à-dire la transmission de la scrofule par des parents scrofuleux, c'est l'hérédité proprement dite ; 2° l'hérédité de la scrofule transmise par des parents non scrofuleux, mais à constitution usée, ruinée et dégénérée par des maladies antérieures, notamment par la syphilis au moment de la conception; 3° la disproportion d'âge entre les parents, mais surtout la disproportion de forces en raison de l'âge.

Causes occasionnelles. — L'air ambiant, qui, depuis Hippocrate, joue un rôle étiologique considérable. Un air confiné non renouvelé, humide, chargé de gaz délétères comme l'air des grandes cités, aux rues étroites non ensoleillées, aux maisons à plusieurs étages, aux chambres trop exiguës, en un mot aux logements insalubres. J'en dirai de même de l'atmosphère qu'on respire dans les vallées fermées par de hautes montagnes où le soleil et la lumière ne pénètrent jamais.

Les brusques transitions de température contribuent beaucoup à l'évolution scrofuleuse. La nourriture exclusivement végétale, la mauvaise qualité du pain, tel que le pain noir de farine de seigle, d'orge ou de blé sarrasin, l'usage des vins trop acides, l'eau provenant de la fonte des neiges, sont de nature à exercer une influence notable sur le développement de la dystrophie strumeuse.

Pronostic. — On peut dire d'une façon générale que le pronostic de la scrofule est toujours grave et reste subordonné à la période du processus strumeux, au siège et aux modalités des lésions organiques et enfin au mode de traitement adopté.

Pathogénie. — Aujourd'hui suffisamment éclairés sur la symptomatologie, les caractères distinctifs et la marche de la scrofule, renseignés sur ses causes, sa nature et son pronostic, il nous reste à rechercher sa véritable origine dont la notion seule peut nous fournir les indications d'un traitement rationnel, et non empirique.

La pathogénie de la scrofule est un des problèmes les plus controversés de la pathologie générale. Sa solution a de tout temps préoccupé les nosographes, et, chose triste à dire, après plusieurs siècles, la question est loin d'être tranchée aujourd'hui.

L'humorisme et le solidisme comptent l'un et l'autre des partisans qui ne sont pas à la veille de désarmer :

1° L'humorisme, basé sur les altérations de la lymphe seule, aujourd'hui détachée de la pituite hippocratique dont Robin et Sappey ont fait justice par leurs recherches histologiques sur le système lymphatique ;

2° Le solidisme qui attribue l'origine scrofuleuse à la débilité exclusive du système lymphatique (Lepelletier) [1] ;

3° Enfin il est une autre doctrine que nous appellerons éclectique qui, confondant les deux précédentes en une seule, voit le point de départ de la dystrophie dans les altérations des solides organiques et du sang (Kortum). Nous ne partagerons pas en ce qui touche cette dernière opinion l'éloignement de Bazin qui préfère s'abstenir ; si cette réserve n'est pas compromettante, elle n'est guère utile à la science.

Du choc des opinions jaillit la vérité. Quoi qu'il en soit, elle a pour elle l'histologie et la physiologie expérimentale. Ne nous démontrent-elles pas l'une et l'autre le rôle considérable que le tissu plasmatique joue dans la nutrition? Ce tissu plasmatique ou conjonctif pourvu d'un système vasculaire (vaisseaux lymphatiques) qui lui est spécial et qui a ses racines en lui, a pour mandat fonctionnel de porter conjointement avec les vaisseaux chylifères tous les matériaux nutritifs de l'économie, dans le grand torrent circulatoire. Or, si ce tissu plasmatique, base fondamentale de l'appareil lymphatique et formateur, est frappé de débilité dans sa substance même, il ne proliférera qu'une lymphe pauvre et misérable dont l'état dyscrasique du sang est le témoignage final et éloquent. Les analyses d'Andral, Becquerel et Rodier ne nous prouvent-elles pas que le sang des scrofuleux est pauvre en fibrine et en globules ?

Le tissu plasmatique peut donc être logiquement regardé comme

[1] Commentarius de vitio scrofuloso. Lemgovice, 1789-90.

le terrain primordial originaire de la scrofule. Les unicistes qui ne voient dans la scrofule et la phtisie qu'une seule et même dystrophie, pourraient au besoin trouver dans cette dernière opinion un argument en faveur de leur doctrine.

Anatomie pathologique. — Nous venons d'étudier les désordres causés par la scrofule pendant la vie : examinons les lésions qu'elle laisse après la mort.

La première altération qui frappe l'attention, c'est l'hypertrophie plus ou moins intense des ganglions cervicaux et sous-maxillaires. L'engorgement s'étend souvent jusqu'aux ganglions bronchiques mésentériques, plus rarement inguinaux. C'est le système osseux principalement sur lequel porte l'action destructive de la scrofule : sur les os spongieux et des extrémités (carpe, métacarpe, tarse, métatarse, phalange, doigts et orteils). Les os longs sont tellement évidés, creusés de cavités si grandes qu'ils offrent la légèreté d'un os cribriforme. Chez les scrofuleux morts à une période avancée de la maladie, on trouve des tubercules disséminés dans plusieurs organes.

Le contrôle anatomo-pathologique, pratiqué à l'œil nu ou avec le microscope, est-il de nature à éclairer d'un nouveau jour le diagnostic différentiel de la scrofule et de la phtisie? Qu'on en juge. On rencontre dans les deux dystrophies la cellule géante coexistant avec un système de petites cellules qui gravitent autour d'elle; à cette différence près que dans la scrofule la cellule géante marche plus lentement et affecte une tendance plus marquée pour la sclérose. La cellule géante se retrouve non seulement dans les lésions scrofuleuses, mais dans les bourgeons des plaies et des ulcères chroniques, dans les fistules cutanées succédant à des nécroses, en un mot dans toute inflammation du tissu conjonctif (Cornil).

Cette cellule coexiste avec le follicule tuberculeux et se retrouve en très grande abondance dans le lupus. Schuppel est plus affirmatif encore, il déclare que la cellule géante est la caractéristique du tubercule.

On le voit donc, la cellule géante n'est en somme qu'une banalité histologique qui se rencontre dans des tissus pathologiques variés et qui n'appartient pas en propre à la scrofule.

Le critérium microbique sera-t-il plus concluant? Il résulte des recherches faites par les bactériologistes de premier rang que la scrofule ne possède pas jusqu'à présent du moins un microbe spécial. Robert Koch, auquel on ne saurait refuser la prééminence

comme bactériologiste, a trouvé le bacille tuberculeux simultanément dans un grand nombre de lésions scrofuleuses. L'examen
microbique nous laisse donc dans la même incertitude.

Contrôle expérimental. — La grande découverte de Villemin, dont
la technique expérimentale doit être soumise aux lois si difficul-
tueuses du déterminisme, ne me paraît pas encore assez solide sur
ses fondements pour servir de critérium infaillible entre une lésion
scrofuleuse ou tuberculeuse. On le voit, la question est loin d'être
jugée, *adhuc sub judice lis est.* Aussi répéterai-je textuellement le
passage où le professeur Cornil dit avec un grand sens : « Lorsque
« tous ces critériums auront été consultés, il faudra en appeler
« au tribunal suprême du critérium clinique, à la médecine tradi-
« tionnelle, fondée sur l'observation des malades qui, malgré toutes
« ses défectuosités et toutes ses inconnues, est encore la meilleure
« base des recherches positives que poursuit notre génération[1]. »

Prophylaxie. — La notion étiologique de la scrofule fait aisément pressentir sa prophylaxie, c'est-à-dire l'ensemble des mesures
capables de garantir le sujet plus ou moins prédisposé contre le
développement de la scrofule, en augmentant sa force de résistance
et en diminuant sa réceptivité.

En tête des moyens prophylactiques s'inscrit l'hygiène privée et
publique ; l'air pur et oxygéné des champs ou des montagnes alterné
avec l'atmosphère tonique et stimulante de la mer, l'habitation des
maisons largement ventilées ; l'hivernation dans les stations chaudes
et sèches du littoral (Menton, Cannes, San-Remo). Une alimentation
surtout azotée (viandes noires et blanches, grillées ou rôties, mais
non saignantes, stérilisées par la cuisson) ; lait bouilli, légumes verts
crucifères, surtout cresson, précieux par la myronate de potasse
qu'ils contiennent. En fait de boisson, eau de source ou de pluie
associée à du vin vieux. L'hygiène corporelle ne doit pas être négligée : vêtements légers et chauds, linge souvent renouvelé en vue
d'entretenir l'imperméabilité de la peau, chemises de flanelle de
nature à stimuler le système lymphatique, combinées avec frictions
sèches ou avec gants de flanelle mouillés d'eau de mer. Je ne saurais trop insister sur ce dernier moyen hygiénique dont j'ai recueilli
d'excellents résultats. Exercice modéré, mais quotidien, à l'air libre :
rien ne favorisant davantage l'évolution de la scrofule, comme le

[1] Cornil. *Discussion soc. méd. des hôpitaux,* 1880.

repos et l'inaction. Dix à douze heures de sommeil pour les enfants, sept à huit pour les adultes. S'abstenir de lits de plume, éviter le surmenage intellectuel ou physique ; réforme radicale dans les jeux scolaires ; aération plus large dans les salles d'étude et les dortoirs des collèges. Malheureusement les favorisés de la fortune, seuls, pourront mettre en pratique ces mesures hygiéniques ; les classes pauvres, dans les rangs desquels la scrofule comme la tuberculose fauchent chaque année tant de victimes, seraient dans l'impossibilité d'en recueillir les avantages. Pour obvier à cette difficulté, une seule solution possible : la création des *sanatoria*. Ce mode d'hospitalisation, dont j'ai proposé l'installation dans les Pyrénées, n'est pas une idée nouvelle ; il constitue à mes yeux le plus puissant remède à opposer à la dépopulation qui dévore notre pays. Les merveilleux résultats obtenus à Berck-sur-Mer, à Pen-Brone (Loire-Inférieure)[1], au sanatorium Renée de Sabran, Hyères-Giens (Var), à Dax (Landes), sans parler de Villepinte et d'Ormesson pour les phtisiques en témoignent : enfin, comme dans la phtisie, les cures préventives d'eaux minérales et les bains de mer.

Traitement curatif. — Pour procéder méthodiquement dans la thérapeutique de la scrofule, il faut subordonner les médicaments aux différentes lésions de la maladie. Laissant de côté comme trop naïve la pharmacopée ancienne exclusivement composée de simples, je conseillerai comme traitement reconstituant, le seul réellement logique et efficace, l'iode, l'huile de foie de morue, l'iodoforme, les arséniaux, la créosote, le chlorure de sodium et le soufre. Dès l'instant que la scrofule a été reconnue par grand nombre de nosographes de nature tuberculeuse, la dystrophie devait inévitablement payer son tribut à l'affolement dont la majorité du corps médical fut un moment atteinte pour la lymphe de Koch. Les injections de tuberculine furent pratiquées dans le lupus, les tuberculoses osseuses, les abcès ossifiants, en un mot dans toutes les tuberculoses localisées ; elles se montrèrent, comme dans la tuberculose pulmonaire, aussi « insuffisantes que dangereuses ». (Besnier, 1891.) — Dans le traitement prophylactique de la scrofulo-tuberculose tégumentaire, l'antisepsie a sa place tout indiquée pour éviter l'inoculation secondaire d'un foyer tuberculeux. On aseptisera donc avec la plus grande attention les téguments des sujets atteints de lupus et d'écrouelles.

---

[1] Communicatoin Congrès avanc. sci. Sorbonne, avril 1875.

Eaux minérales. — Sans infirmer la valeur relative des médicaments qui précèdent, une longue expérience personnelle m'autorise à réserver le premier rang aux eaux minérales dans le traitement de la scrofule. Aussi ne puis-je me défendre d'une pénible surprise en voyant la place secondaire que la plupart des auteurs accordent à cette puissante médication. Je considère donc comme un devoir d'indiquer les sources minérales adaptées à la thérapie de la scrofule. Selon leur ordre d'activité médicatrice, je signalerai les sources minérales suivantes : Salies-de-Béarn (salines froides), Bondonneau (Drôme) (bromo-iodurées), Salins (Jura) (salines chlorurées froides), Salins-Moustiers (salines chlorurées chaudes) (Savoie), Dax (Landes) (sources et boues alcalines), Bagnères-de-Luchon (Haute-Garonne) (sulfureuses chaudes), Barèges et Cauterets (Hautes-Pyrénées) (sulfureuses chaudes), Saint-Christau (Basses-Pyrénées) (ferro-cuivreuses). A l'étranger : Kreutznach, source iodée froide, Nauheim, sources salines chlorurées chaudes, et Ischel (salines chlorurées froides). Telles sont les sources minérales dont la scrofule constitue la spécialisation thérapeutique.

Je regrette de ne pouvoir, vu l'exiguïté de mon cadre, donner plus de développements à l'histoire médicale de la scrofule, aussi intéressante au point de vue scientifique qu'humanitaire. Quoique partisan, jusqu'à plus ample informé, de l'autonomie de la scrofule, j'ai tenu à ne point paraître un esprit rétrograde en passant sous silence les arguments contradictoires fournis par la doctrine opposée, et à rendre ainsi justice à l'appoint de lumière que la pathologie et le déterminisme expérimental moderne ont projeté dans la litigieuse question relative aux rapports de la scrofule avec la phtisie. A l'appui de mon opinion personnelle, qu'il me soit permis de rappeler que, né dans les Pyrénées où la scrofule est endémique, et médecin pendant de longues années aux Eaux-Bonnes où pullule la tuberculose, j'ai été à même d'apprécier la différence qui existe entre les deux dystrophies.

CAZENAVE DE LA ROCHE, *de Menton.*

CHAPITRE XVII

GRIPPE-INFLUENZA

On a longtemps rangé la grippe dans les maladies des bronches ; le caractère d'épidémicité franche qu'elle a pris depuis ces dernières années, la diffusion de ses localisations morbides, la marche de la maladie, sa gravité même ne permettent plus aujourd'hui aucun doute et nous obligent à la classer parmi les maladies générales infectieuses. S'attaquant, en effet, tantôt à l'appareil pulmonaire, tantôt à l'appareil digestif, tantôt à l'appareil cérébro-spinal, la grippe ou influenza cesse d'être la phlegmasie catarrhale des voies aériennes, la phlegmasie saisonnière, la bronchite épidémique, pour devenir une entité morbide au même titre que la fièvre typhoïde ou le typhus exanthématique.

Historique. — La variété de ses formes explique pourquoi elle a changé de nom à chaque épidémie ; elle s'est appelée : grippette, follette, coqueluche, coquette générale, baraguette, petite poste, horion, tac, dando, ladendo, petit courrier, cocote, rhume épidémique, fièvre catarrhale, fièvre catarrhale épidémique, synoque catarrhale, bronchite épidémique, influenza.

En 1580, Salus Diversus décrit déjà la grippe, et, en 1643, elle était signalée par Etienne Pasquier qui dit avoir vu « un reume s'élever, qui fut commun à tous, par le moyen duquel le nez distillait sans cesse comme une fontaine avecques un grand mal de testes et une fièvre qui durait aux uns douze, aux autres quinze heures que plus, que moins, puis soudain sans œuvre de médecin on était guéry ».

En 1669, Saillant observait la toux, l'enchifrènement, les maux de tête, des os, des membres ; dans cette maladie, Ettmüller insistait sur les caractères de la toux et sur les frissons, et Wepfer, en 1691, indiquait le caractère protéiforme de la maladie et quelquefois sa gravité.

En 1729, toute l'Europe était envahie par une épidémie catarrhale (HOFFMANN, BECCARIA, MORGAGNI) dont les caractères étaient les douleurs dans les membres, l'enchifrènement, l'oppression de poitrine, d'enrouement et la toux, çà et là quelques symptômes cérébraux (rêvasseries, délires). A Vienne, 60.000 personnes furent atteintes (SCHÜRRER).

De 1731 à 1737, la grippe visita l'Europe entière, en se promenant du nord-est au sud-ouest, et frappa les faibles. En 1775, en 1802, en 1803 elle récidiva, et en 1830 fit le tour du globe (RICHELOT). Enfin, dès 1833, elle avait les caractères de la grippe d'aujourd'hui (frissons, céphalalgie, étourdissements, douleurs dans les membres et dans les lombes). Depuis ce moment, la grippe fait de fréquentes apparitions (1847, 1860, 1870, 1886, 1893).

Étiologie. — La grippe est essentiellement d'humeur vagabonde, s'abat comme une avalanche sur une population entière, mais n'a pas de pays d'origine et ne possède point de région endémique. Les *conditions météorologiques* paraissent avoir peu d'influence sur elle; on l'a observée en été comme en hiver. Elle semble pourtant avoir suivi une marche spéciale du nord au sud, et de l'est à l'ouest.

Gravema, en 1858, à Gênes, avait constaté, lors des épidémies, l'*augmentation du taux de l'ozone dans l'air*. Mais Spengler et Baldwin (1874), Bœckel ont obtenu des résultats tellement contradictoires en poursuivant les mêmes analyses que, vraiment, l'on ne peut tirer de conclusions de l'ensemble de leurs travaux.

Les *vents* pourraient peut-être influer sur la marche de l'épidémie.

D'autre part, Fauconnet, de Lyon, attribue la grippe, qui règne presque tous les hivers à Lyon, aux mouvements de terrain qui ont lieu dans cette ville. Les *fouilles pratiquées dans les terrains* donneraient lieu aux miasmes producteurs de la maladie.

Quoi qu'il en soit, on ne connaît donc point encore les facteurs principaux des épidémies grippales. En nos temps de microbes, on a pourtant, à juste titre, essayé de rechercher si quelque microorganisme spécial n'intervenait point dans les épidémies. Seifert, en 1890, avait découvert un *microbe ponctiforme*, qu'il accusait d'être la cause de la contagion. Mais déjà Peter, dans une éloquente clinique, faisait remarquer qu'un microcoque, identique toujours à lui-même, explique difficilement les formes extrêmement variables d'une même maladie comme la grippe.

Et, en effet, les nouvelles recherches de l'école du Val-de-Grâce, avec Vaillard, Laveran, Duponchel, les recherches faites dans les différents hôpitaux au moment de l'épidémie de 1889, par Chantemesse, Ménétrier, Netter, Ribbert, de Bonn, ne tardaient pas à établir qu'on retrouve dans l'infection grippale les microbes de toutes les infections : le *pneumocoque*, le *streptocoque* et le *staphylocoque blanc*, conception qui nous paraît, en effet, bien mieux répondre à la clinique.

La grippe n'a donc, jusqu'à présent, point de microbe spécial. C'est ce qui explique que la grippe frappe toutes les constitutions et toutes les classes.

Fréquente chez les adultes, on la retrouve chez l'enfant et chez le vieillard — même beaucoup plus grave. Elle atteint les hommes et les femmes dans la même proportion.

Les causes des cas individuels dans l'épidémie sont réellement insaisissables ; le refroidissement ne les explique pas, car on prend la grippe même à la chambre.

Anatomie pathologique. — Si la grippe n'a pas de microorganisme propre, on conçoit aisément qu'elle ne puisse, au point de vue de l'anatomie pathologique, être distinguée. Les altérations des organes, très fréquentes du reste, seront à mettre sur le compte des complications.

Les lésions anatomiques ne consistent, en effet, que dans la *rougeur diffuse des fosses nasales, du larynx, de la trachée et des bronches*. Des mucosités spumeuses peuvent s'écouler du poumon considérablement hyperhémié.

Jaccoud signale une congestion pulmonaire qui ne doit pas être confondue avec la pneumonie, il insiste sur la coloration rouge sombre ou violet du poumon, qui crépite peu, mais surnage, cependant ; le parenchyme présenterait en outre une augmentation séreuse analogue à celle du catarrhe rubéolique ou typhoïde.

Dans l'estomac, on retrouvera les signes du catarrhe gastro-intestinal.

Mais en réalité, la mort est causée par une pneumonie, par une bronchite capillaire, par une pleurésie purulente, par une péricardite, par une syncope, par une néphrite consécutive, et chacune de ces affections a sa lésion propre et caractéristique.

Symptômes. — « La grippe, dit M. Potain, est une maladie fébrile, épidémique, caractérisée par un catarrhe des voies digestives et présentant des phénomènes généraux et des troubles nerveux hors de proportion avec la gravité réelle de cette affection. »

a. *Prodromes.* — La grippe, en effet, s'annonce par une perturbation nerveuse profonde et un mouvement fébrile.

La personne atteinte de grippe est brusquement prise de petits frissons courts et répétés ; elle éprouve une sensation de lassitude, d'accablement extrême, en même temps qu'apparaissent des douleurs lombaires, articulaires, ou périarticulaires, une courbature généralisée et une céphalalgie intense. Cette période peut durer un ou deux jours.

La céphalalgie peut siéger sur la totalité du crâne, ou occuper seulement la région frontale et orbitaire. Elle s'accompagne généralement d'hyperesthésie cutanée.

D'autres fois, c'est une migraine véritable, déterminant des vertiges, des lypothymies et des syncopes, des nausées, des vomissements.

D'autres névralgies se manifestent sur les points les plus différents : dans la région intercostale, dans la région sciatique. Les myosalgies sont communes et on a observé, dans des cas graves, des crampes, des contractions douloureuses des muscles, des contractures, du tremblement et des soubresauts des tendons.

La fièvre éclate à ce moment, elle dépasse rarement 39°. Mais elle n'est pas la règle absolue, souvent la grippe évolue apyrétique.

Ces caractères de brusquerie, de rapidité d'invasion, ont fait donner à la grippe, par les Allemands, le nom de Blitzcatarrh (catarrhe foudroyant).

b. *Période d'état.* — A cette période prodromique succède une période d'état. Les phénomènes initiaux persistent, mais s'accompagnent des catarrhes des différentes muqueuses. Le coryza s'annonce par des picotements dans les narines, des éternûments répétés et très violents, et un écoulement muqueux limpide d'abord, puis verdâtre, glaireux. Le malade tousse, la toux est sèche, la voix devient rauque, disparaît quelquefois. On peut voir souvent même une dyspnée hors de proportion avec l'inflammation de la muqueuse aérienne. Et si l'on *percute*, on ne peut trouver de localisation véritable ; l'*auscultation* permet d'entendre quelques râles sibilants et ronflants, qui ne sont pas en rapport avec les phénomènes généraux.

Du côté des voies digestives, il faut signaler l'anorexie accompagnée de soif vive ; la langue est blanche et pâteuse, la bouche mauvaise, la déglutition difficile. Certains malades vomissent ou bien se plaignent de nausées.

Le ventre est ballonné, on sent même des gargouillements dans la fosse iliaque droite et la diarrhée n'est pas rare, mais la constipation est habituelle au début.

Les urines généralement sont peu abondantes, rouges, laissent un dépôt le long des bords du vase et peuvent même parfois renfermer de l'albumine.

La fièvre peut atteindre 38 et 40 degrés, même 41 degrés ; elle monte en général très rapidement, mais peut varier beaucoup, avoir de subits abaissements. Il existe une rémission matinale. En résumé, la fièvre présente une courbe ressemblant assez bien à celle de la fièvre typhoïde, mais moins régulière.

Le pouls est fréquent, irrégulier et intermittent.

c. *Période de déclin de la maladie.* — Au bout de quatre à cinq jours, tous ces phénomènes s'amendent, le coryza diminue, la toux devient grasse, la voix revient, les vomissements disparaissent. La fièvre tombe, l'appétit reparaît.

d. *Convalescence.* — Le malade entre en convalescence, mais il faut noter ici que les convalescences sont parfois extrêmement longues, qu'à tous les accidents nerveux signalés plus haut succède un abattement dont le médecin a beaucoup de peine à triompher ; on a signalé même de la dépression intellectuelle et l'inaptitude au travail suivi, capables de persister pendant deux ou trois mois.

Formes de la grippe. — Il est très rare d'observer chez les malades le tableau clinique complet décrit ci-dessus.

La grippe, en effet, attaque plus particulièrement soit l'appareil respiratoire, soit l'appareil gastrique, soit l'appareil nerveux.

Nous distinguerons donc, avec la plupart des auteurs, *une forme pulmonaire de la grippe, une forme gastro-intestinale, une forme nerveuse.*

a. *Forme pulmonaire.* — Le coryza s'accompagne d'éternuements et même d'épistaxis ; il y a diminution ou perte complète de l'odorat. Il se fait par le nez un écoulement purulent. M. Cartay a même décrit un érythème pharyngé, et une laryngite catarrhale aiguë grippale.

Duflocq a vu des accidents laryngés simulant l'œdème de la glotte. Il peut y avoir aphonie complète.

La bronchite s'établit avec une rapidité extrême, et elle est purulente d'emblée (Peter). Dans la poitrine, résonnent les gros râles muqueux, les ronchus sibilants et sonores. La dypsnée peut devenir extrême. Les complications sont très communes dans cette forme de la grippe.

b. *Forme gastro-intestinale.* — La grippe intestinale s'annonce par de l'anorexie complète ; la langue du malade est couverte d'un enduit blanchâtre, la soif est ardente, la déglutition difficile. Les nausées se succèdent et donnent lieu à des vomissements.

On a signalé l'augmentation de volume du foie, la teinte subictérique des téguments et des conjonctives. La rate est grosse et peut être aisément mesurée.

Le creux épigastrique est douloureux et la diarrhée alterne avec la constipation (Vigla, Graves). Les urines sont rouges, sédimenteuses, et Hayem insiste sur l'urobilinurie des malades atteints de grippe gastro-intestinale.

c. *Forme nerveuse.* — Ici la fièvre et le catarrhe sont absolument secondaires, mais la dépression des malades, l'état d'asthénie profonde où ils se trouvent dominent l'ensemble des phénomènes morbides.

La céphalalgie est tenace, les paupières sont lourdes, les idées tristes, l'inaptitude au travail est complète, la prostration accable les malades. Ils ne peuvent plus lire leur journal, se lever de leur fauteuil, les réflexes patellaires peuvent être presque abolis.

En même temps, il convient d'insister sur la courbature généralisée des malades, les douleurs aiguës dans la région des reins, des mollets, sur les névralgies intercostales habituelles à la grippe nerveuse, sur les névralgies du nerf cubital et du nerf sciatique (Katicheff).

Le professeur Peter a décrit une forme syncopale de la grippe nerveuse, avec arrêt du cœur, pâleur et mort apparente, retour à la vie et nouvelles syncopes.

Certains autres malades ont même du tremblement et un délire à gros fracas avec ou sans fièvre.

Mais chez tous l'appétit a complètement disparu et met au minimum une quinzaine de jours à reparaître ; l'amaigrissement est toujours considérable.

Complications. — La grippe n'est bien souvent qu'un prétexte à complications.

L'érythème primordial du larynx ne tarde pas souvent à présenter les caractères de l'*œdème de la glotte*.

Les annexes du larynx et du pharynx se prennent à leur tour, le catarrhe gagne la trompe d'Eustache et même la caisse du tympan. Lœwenberg a l'un des premiers signalé les otites suppurées de la grippe, *otites* avec douleurs intenses, avec perforation du tympan et écoulement de pus. Schwabach a observé, ainsi que Dreyfus (de Berlin), des foyers *hémorragiques* dans l'épaisseur du tympan.

Du *côté des yeux*, des complications ont été décrites par M. Gillet de Grandmont : fatigue des muscles moteurs de l'œil, phosphènes lumineux et points scintillants, et plus tard de l'hyaloïdite avec corps flottants ou des petites hémorragies de la rétine. Enfin l'accommodation elle-même peut se modifier. Landolt a vu de l'œdème et des abcès des paupières.

L'appareil respiratoire est le plus souvent intéressé dans les complications de la grippe.

La *bronchite purulente d'emblée* de Peter, les *crachats accompagnant les congestions intenses* du poumon ne sont que menue monnaie à côté de la *pneumonie grippale* (Ménétrier-Jaccoud) qui survient tantôt vers le deuxième, tantôt vers le sixième jour de la maladie, sans point de côté intense, sans râles crépitants, mais avec matité, souffle tubaire, frisson et redoublement de la fièvre. Les crachats sont semblables à ceux de la bronchite.

A côté de la *broncho-pneumonie*, qui s'établit à peu près vers la même époque ou survient au déclin de la maladie, on peut noter la *bronchite capillaire*, qui peut emporter le malade en quelques jours.

La plèvre elle-même peut être intéressée dans la grippe, et la *pleurésie*, avec peu de liquide, accompagnant une congestion intense du poumon, est citée par les auteurs ; parfois le liquide devient louche et même purulent.

L'*appareil circulatoire* n'est pas plus épargné que le reste. Raynaud insiste sur les *épistaxis* de la grippe et Brochin a décrit des *entorrhagies*, des *hématuries*, des *métrorrhagies* dans la grippe. Les *hémoptysies* sont très fréquentes, surtout chez les tuberculeux atteints d'influenza.

Le cœur lui-même défaille (Potain, Huchard) et le pouls peut devenir filiforme, après avoir été accéléré, et la mort survenir par syncope. Huchard voulait même dénommer *grippe cardiaque* cette forme, caractérisée par des lypothymies, un état syncopal, la lenteur du pouls, par des accès d'arythmie ou d'intermittences cardiaques et même des accidents douloureux ressemblant à de l'angine de poitrine.

Ferrand, Potain, Vaquez ont signalé des *phlébites* consécutives à l'influenza.

L'appareil digestif réagit non moins bien sous l'influence de la grippe : on voit dans ces cas des *vomissements très abondants* et une *diarrhée persistante*, qui simulent l'entérite cholériforme, et Holz de Berlin a perdu l'un de ses malades à la suite de ces complications.

Les *urines* renferment très fréquemment de l'albumine rétractile (Hayem), de la biliverdine ou de l'urobiline, elles sont d'autres fois rouges et chargées d'urates.

Au point de vue de l'appareil nerveux, M. Bilhaut a rapporté des observations de grippe compliquées de lésions cérébro-spinales survenant au début, au cours ou au déclin de la maladie (*paraplégie, paralysie vésicale, zona*). Laveran, Féréol ont observé la *myélite ascendante aiguë*.

Enfin, sur la peau même, on a décrit des lésions suppuratives. Leloir, de Lille, a été frappé de la fréquence des furoncles et des anthrax chez les gens grippés.

Marche de la maladie. — L'influenza peut durer deux jours à peine et accomplir en cette période son évolution complète.

D'autres fois elle peut persister pendant cinq ou six jours, ou même plusieurs septénaires dans les cas compliqués. La guérison survient après la cessation des symptômes douloureux et elle s'annonce par des sueurs abondantes, parfois même par de la diarrhée, ou une copieuse diurée, ou plus simplement par une éruption d'herpès labial.

La mort est l'effet d'une des complications.

Lorsque le malade entre en convalescence, il retrouve péniblement ses forces, et pendant quelquefois plusieurs mois, il ne peut se livrer aux travaux intellectuels ou physiques dont il était coutumier.

La *faiblesse musculaire*, les *céphalalgies*, la *toux* persistent et empêchent longtemps le rétablissement des malades.

Enfin, les *rechutes* sont fréquentes dans la convalescence de la grippe. *La grippe est une maladie à reprises* (Jaccoud) et la reprise a lieu lorsque les accidents s'amendent ou même après qu'ils ont disparu. La reprise a *parfois un caractère essentiellement différent de la première forme.* A une forme nerveuse peut succéder une forme catarrhale. Enfin, MM. Voisin et Pétrequin ont prouvé qu'une première récidive ne mettait pas à l'abri d'une seconde, ni d'une troisième.

Diagnostic et pronostic. — En présence des variétés de forme de la grippe, on conçoit aisément qu'il ne soit pas toujours commode, même pour un clinicien habile, de différencier celle-ci de multiples affections. Il est vrai qu'en cas d'épidémie l'attention du médecin étant naturellement attirée vers cette affection, celle-ci sera facilement reconnue.

Mais en temps ordinaire, l'enchifrènement, le catarrhe oculonasal, la trachéite et la rougeur diffuse de la gorge, surtout chez les enfants, doivent faire penser à la *rougeole*.

Les rougeurs, les érythèmes, les angines du début, d'autre part, peuvent faire diagnostiquer une *fièvre scarlatine*.

Les douleurs de reins, le brisement de tout le corps, la fièvre intense, permettent même de songer à la *variole*.

D'autres fois, les douleurs musculaires et articulaires évoquent l'idée du *rhumatisme aigu;* les maux de tête persistants, les vomissements, le délire, celle d'une *méningite aiguë chez les enfants.*

La forme gastro-intestinale de la grippe est souvent confondue avec la *fièvre typhoïde;* mais le manque de taches rosées, la chute rapide de la température n'autorisent pas longtemps le doute.

La forme pulmonaire de la grippe en impose parfois pour la *granulie;* la prédominance des phénomènes thoraciques, la dyspnée, l'abattement extrême du malade autorisent une semblable supposition : mais l'examen des antécédents du malade et une observation de quelques jours feront rejeter rapidement ce diagnostic.

Enfin, l'influenza a souvent été rapprochée ou différenciée de la *fièvre dengue.* Mais ici le doute est bien permis ; la dengue est une maladie des pays chauds, inobservée parmi nous et très dissemblable d'elle-même suivant les endroits où elle éclate (dengue de Saïgon, dengue de Beyrouth, dengue d'Egypte). Elle se manifeste par une fièvre brusque, par des troubles gastriques intenses, de la fétidité de l'haleine et une éruption qui ressemble à celle de la rougeole. M. Tessier, de Lyon, qui a fort bien étudié la fièvre dengue, prétend que celle-ci se crée des foyers d'endémicité, tandis que la grippe est au contraire une maladie épidémique, « disparaissant pour un temps indéterminé, souvent pour de longue années, aussi brusquement qu'elle est venue ». MM. Le Roy de Méricourt et Rochard se sont prononcés pour la différence des deux maladies en s'appuyant sur l'absence de l'état saburral de la langue, des desquamations et des démangeaisons dans la grippe.

M. Proust, au contraire, reconnaît qu'il y a beaucoup de points de ressemblance entre les deux maladies : « Les analogies sont si prononcées que certains épidémiologistes pensent que la dengue est l'influenza des pays chauds. » Enfin M. Netter, après un voyage en Syrie pour observer la dengue, a déclaré qu'il appellerait grippe à Paris ce qu'il nommait dengue en Syrie. Nous laisserons donc la question en suspens, attendant que des faits nouveaux viennent éclairer le diagnostic.

Le *pronostic* de la grippe est très variable.

Bénin en général, quand l'influenza s'adresse aux gens valides, il s'assombrit s'il existe une tare organique quelconque.

C'est ainsi que les enfants sont en général épargnés et que les formes observées chez eux se terminent presque toujours par la guérison.

Mais les vieillards, atteints de la maladie, ont beaucoup de peine à résister, même lorsqu'ils ne sont pas dans des conditions de sénilité ou de débilité profondes. *La grippe élève la mortalité des vieillards du simple au double.*

Les femmes semblent aussi ne point être épargnées par l'influenza. La grippe détermine chez elle des métrorrhagies, et on a noté chez elle la tuméfaction de l'utérus, le ramollissement des parois utérines et la sensibilité au toucher. Quand elles sont enceintes, la grippe peut amener l'avortement ou provoquer prématurément le travail. On a observé dans les dernières épidémies des avortements au deuxième, troisième mois, et l'accouchement véritable à une période plus avancée.

En résumé, la grippe augmente notablement le taux de la mortalité, surtout quand elle attaque les gens qui présentent déjà quelque tare. En particulier, elle paraît offrir des dangers d'autant plus graves que le poumon est moins sain (tuberculose pulmonaire, emphysème, etc.), que le cœur fonctionne avec moins d'énergie (lésions valvulaires du cœur), que l'état général est moins bon (surmenés, scrofuleux, femmes enceintes). La convalescence de la

grippe est longue et souvent traversée de rechutes et pendant plusieurs mois, les grippés sont encore des malades.

Traitement. — On comprend donc l'importance du traitement.
Il faut suivre avec soin toutes les phases de la maladie et surveiller attentivement tous les organes.

Avant d'indiquer les traitements propres à chaque forme, qu'il
nous soit permis d'insister sur l'heureux emploi du sulfate ou du
bromhydrate de quinine ou de l'antipyrine dans toutes les variétés
de la grippe. Ces deux médicaments, soit associés, soit donnés
séparément, paraissent en effet avoir la meilleure influence sur
les phénomènes fébriles et douloureux de la grippe. Employés à
doses de 50 centigrammes à 1 gramme (sulfate de quinine), à doses
de 1 à 2 grammes par jour (antipyrine), ils ont permis d'apaiser
les premières souffrances des malades et de relever bien des déprimés.

On peut donc, et nous le conseillons, les prescrire avant tout dans
toutes les formes.

Forme pulmonaire. — Dans la variété pulmonaire les préparations opiacées, associées aux alcoolatures de racines d'aconit, même
à de l'eau de laurier-cerise, amendent singulièrement les accidents
pulmonaires. Les quintes de toux sèches, si douloureuses, diminuent avec la potion suivante que nous avons souvent employée :

Sirop de codéine.	30 grammes
Alcoolature de racines d'aconit	XV gouttes
Julep gommeux	90 grammes

1 cuillerée à soupe d'heure en heure pour un adulte.

Les vésicatoires, les cataplasmes sinapisés, les ventouses nous ont
rendu de grands services.

Enfin, dans les cas de dépression profonde, suivant la méthode
de M. le professeur Peter, surtout dans les cas de collapsus cardiaques, nous avons eu recours aux injections d'éther, faites dans
la profondeur des muscles, et souvent répétées. D'autres fois, nous
nous sommes trouvés bien d'avoir usé des injections de caféine suivant la formule de M. Dujardin-Beaumetz :

Eau distillée	20 grammes
Caféine . . . . (aā.	
Benjoate de soude. (.	2 —

2 à 3 injections sous-cutanées par jour.

Les préparations toniques à l'extrait mou de quinquina (2 à 5 grammes d'extrait par jour) nous ont permis de lutter victorieusement contre l'affaissement des malades.

Forme gastro-intestinale. — Dans la forme gastro-intestinale, nous avons fait usage des purgatifs légers (purgatifs salins, eaux minérales purgatives, Rubinat, Carabana, etc.), et nous avons surtout recouru aux antiseptiques intestinaux, aux naphtols ou benzonaphtols, associés au salicylate de bismuth dans le cas de flux intestinal, à la dose suivante :

> Naphtol β . . . . } āā . . . . 50 centigrammes
> Salicylate de bismuth . }
> Pour un cachet; de deux à quatre cachets par jour.

ou encore :

> Benzonaphtol. . . . . . } āā. . . . 50 centigrammes
> Salicylate de bismuth . }
> Pour un cachet; de deux à quatre par jour.

Dans les cas de constipation, au contraire, nous avons donné toujours du naphtol, ou du salol, associés à la magnésie et au bicarbonate de soude.

> Naphtol ou salol . . . . 40 centigrammes
> Magnésie anglaise. . . } āā. . . . 30 —
> Bicarbonate de soude. }
> Pour un cachet; de deux à quatre par jour.

Nous avons conseillé le régime lacté de préférence, et les boissons stimulantes, grogs, café, champagne.

Lorsque les fonctions digestives tendent à se rétablir, les préparations de strychnine (teinture de noix vomique), excitent l'appétit et favorisent la tolérance stomacale.

Forme nerveuse. — Ici l'antipyrine à dose de 2 grammes à la fois, la phénacétine à la dose de 2 grammes en deux fois, d'aconitine cristallisée en granules d'un quart de milligramme (1 à 3 granules par jour) nous ont donné quelques succès; nous sommes redevables de quelques autres à l'exalgine suivant la formule de M. Dujardin-Beaumetz :

> Exalgine. . . . . 1 gramme
> Alcool à 90° . . . . 5 —
> Sirop d'oranges . . . . 20 —
> Eau distillée.. . . . . 40 —
> 1 cuillerée à soupe une ou deux fois par jour.

D'autres fois nous avons usé des injections morphinées : les vési-catoires placés à la nuque ou sur l'endroit douloureux amènent en même temps une sédation des accidents.

Convalescence. — Les convalescences ont spécialement besoin d'être surveillées, elles sont longues et pénibles et on a préconisé avec avantage dans ces cas l'usage des vins de quinquina, des vins de Kola, les frictions stimulantes. M. Legendre a conseillé la stry-chnine à dose de 6 milligrammes par jour et M. Huchard l'a donnée en injections sous-cutanées sous la forme suivante :

> Sulfate de strychnine. . . . . 50 centigrammes
> Eau distillée . . . . 100 grammes
> Injecter de cinq à vingt gouttes par jour.

D'autres fois il a guéri ses malades avec des granules de phos-phure de zinc.

En résumé, surveiller attentivement la marche de la maladie, ne laisser passer aucun accident sans intervenir, relever les forces du malade, tel doit être le rôle du médecin lorsqu'il est appelé dans un cas de grippe.

BLOCH, *de Paris.*

CHAPITRE XVIII

FIÈVRE TYPHOÏDE

Définition. — La *fièvre typhoïde* est une maladie générale qui n'est point produite par une simple déviation des fonctions physiologiques; c'est une maladie spécifique, typique, autonome, infectieuse, transmissible et contagieuse, de nature microbienne et qui peut prendre sa source au dedans de l'organisme, mais le plus généralement au dehors.

Historique. — Nous ne savons si l'école grecque, dans les multiples dénominations qui lui servaient à qualifier les fièvres, l'a connue ou décrite.

Nous la découvrons à peine dans les fièvres continues ou les synoques continentes de Galien, elle se trouve enfouie dans la pyrétologie aux doctrines si variées du moyen âge, puis plus tard dans les divisions sans nombre, dans la multiplicité des groupes et les classifications bizarres, quelquefois appelées naturelles, qui étonnent encore de nos jours.

Et cependant la fièvre typhoïde a été de tout temps la grande maladie. Elle était donc chez les anciens, on peut même dire qu'elle s'y trouvait partout mais divisée, morcelée par la spécialisation à l'infini de ses symptômes, de ses formes et de ses altérations fonctionnelles, subissant les fluctuations et la diversité des méthodes et des théories, le critérium causal et anatomique manquant.

Morgagni, par ses études anatomiques, Rœderer et Wagler (*de morbo mucoso*) avec le concours de plusieurs épidémiologistes de leur temps, ouvrent une voie nouvelle par laquelle les travaux de Pinel, la nosologie moderne et l'école anatomo-pathologique viennent la dégager du chaos où elle est enfermée.

Broussais, fondant l'école du Val-de-Grâce, en fait une inflammation de l'estomac et de l'intestin (*gastro-entérite*). Bretonneau, la symptomatise dans des études cliniques de la *dothiénentérie*. Enfin, Louis, par ses recherches pratiques et consciencieuses, établit son unicité.

Le concours des branches nouvelles de la science moderne, qui vient éclairer d'un jour lumineux la nature des fièvres et réduit leur nombre à quelques unités, ouvre la porte à l'école contemporaine qui se préoccupe presque uniquement de la cause.

La fièvre typhoïde est ainsi l'une des individualités les plus nettement accentuées ; elle domine presque toute la pyrétologie, sa nature étant par la science définitivement constituée.

Anatomie pathologique. — Le poison typhique, introduit dans l'économie, altère le sang et par le sang tous les tissus sont impressionnés ; s'il a pénétré par les voies respiratoires, son action est plus prompte, moins prodromique et moins incubante ; si c'est par les voies digestives, l'intoxication est plus lente, moins rapidement phénoménalisée, et la certitude diagnostique ne s'obtient pas immédiatement.

Ce poison a ses localisations privilégiées, les lymphatiques et leurs ganglions, et parmi eux il en est de plus favorisés encore : les glandes hémopoiétiques, les glandes étalées et agglomérées intestinales, les mésentériques, la rate, le foie.

Cette première prise de possession de l'organisme peut avoir deux processus distincts : ou le germe s'est arrêté dans son évolution qui reste imparfaite ; dans ce cas les organes envahis n'ont été qu'hyperémiés, gonflés, infiltrés et non détruits, la maladie ne sera qu'une fièvre *atténuée* et la réparation s'annoncera promptement, ou le germe putride a procédé à son évolution complète, et alors les organes qui le recèlent deviennent chacun de petits foyers processifs, d'où part la généralisation à tous les éléments de l'économie. Le tout de ces foyers constitue le grand tout de la maladie, le grand composé, la fièvre typhoïde totale, *morbus totius substantiæ*.

Dans la fièvre typhoïde, les liquides sont altérés, mais les solides de l'organisme offrent, à l'œil nu, des altérations qui lui sont propres, qui en sont la caractéristique obligée et qui se présentent à des degrés et en nombre variable selon l'époque, l'intensité, la marche et la forme de la maladie.

Nous nous contenterons, pour ce chapitre tout pratique, de récapituler ce que tout praticien peut observer et ce qui est acquis définitivement à la science anatomo-pathologique.

1° Le *sang*, primitivement sans altération saisissable, devient fluide par déperdition de sa fibrine, des globules rouges, de l'albumine, des matières solides, de l'urée et même de l'oxygène. Au contraire, les globules blancs augmentent, ainsi que le sucre (selon Feltz) et l'acide carbonique ; le microscope y rencontre des bacilles rares, le *typhosus* dans la période d'état, divers micrococues et les bactéries décrites par Tigri, Hallier, etc. Ainsi appauvri, le sang, devenu déliquescent, imbibe les tuniques des vaisseaux, puis les tissus.

2° Les vaisseaux charrient, les glandes lymphatiques recueillent, les germes y font élection de domicile.

Les glandes étalées ou isolées (*plaques de Peyer, glandes de Brunner*), grâce au réseau lymphatique sous-muqueux, sont occupées les premières, constituant des plaques dans la dernière portion de l'iléum, d'autant plus marquées qu'elles se rapprochent davantage de la valvule iléo-cæcale ; formées rapidement en bloc ou par poussées, de nombre très variable, ces plaques sont saillantes, d'un rose pâle, grenues, aréolaires, inégales, infiltrées de matière typhique condensée, en régression ou en élimination partielle ou totale (*plaques dures de Louis*) ; d'autres fois, peu saillantes, d'un rouge violet, humides, épaisses, réticulées, présentant les orifices béants de cryptes, véritables stomates d'absorption, infiltrées du dépôt typhique gris jaunâtre (*plaques molles*). Dans les deux cas, la muqueuse intestinale est rouge, hypérémiée, ramollie, décollée, infiltrée ; il en est souvent de même du tissu sous-muqueux et quelquefois de la couche musculaire.

Les *ulcérations* des plaques proviennent de l'élimination du dépôt typhique bactérien et des parties nécrobiées de la glande et des tissus qui se trouvent détruits en partie ou en totalité, en surface ou en profondeur, destruction évoluant individuellement et présentant ainsi tous les degrés, ce qui ne permet pas de fixer un temps déterminé à la période ulcérative, quoique l'on puisse faire correspondre l'élimination des eschares à peu près au troisième septénaire et au commencement de la période de réparation vers la quatrième ou la cinquième semaine.

Le *gros intestin*, le fauteur du météorisme, n'est que très rarement altéré dans ses cryptes isolées et dans sa muqueuse.

3° Les *glandes mésentériques* sont toujours volumineuses, tuméfiées, de couleur rose tendre, puis d'un rouge foncé bleuâtre, infiltrées, ramollies jusqu'à l'écrasement et en relation assez exacte avec la progression ulcérative de l'intestin. Les ganglions mésentériques envahis marquent le début de la généralisation. Ils suppurent rarement dans la période d'état, nous n'avons trouvé de suppuration que lorsque les ulcérations se prolongent indéfiniment dans la convalescence, à ce moment où d'ordinaire on les trouve ratatinés et probablement sclérosés.

4° La *rate*, glande hémopoïétique par excellence, est augmentée de trois à cinq fois son volume, d'un violet noir, ses enveloppes sont intactes ; elle offre un ramollissement qui va jusqu'à la diffluence d'une bouillie noire, mêlée de points blancs. Cette hypertrophie offre cela de remarquable qu'elle débute avec la maladie et ne paraît pas toujours en relation exacte avec l'altération de l'intestin.

5° Le *foie* a perdu de sa consistance, soit par place, soit en totalité, pâle, friable, il paraît moins humide ; la *bile* est liquide, rousse, abondante dans le commencement, puis épaisse, visqueuse, noirâtre ; vers la fin, ce n'est plus qu'un liquide aqueux, diaphane.

6° Les *ganglions bronchiques*, à l'exemple de ceux du mésentère, sont tuméfiés, injectés, infiltrés, mais à un bien moindre degré. Au reste, on peut rencontrer dans toute glande et dans tout parenchyme, reins, poumons, vessie même, de ces petits foyers cellulo-nucléolaires et bacillaires typhiques, qui passent d'ordinaire inaperçus.

Les autres altérations cadavériques observées dans le cours de la fièvre typhoïde, ne sont plus pathognomoniques, mais bien des altérations contingentes, des conséquences. Ainsi :

Les *bronches*, d'un rouge sombre, sont constamment hypérémiées dans une étendue variable et remplies de mucosités qui en rendent une partie imperméable à l'air.

Les *poumons*, congestionnés, présentent dans leur déclivité les signes de collapsus, les hypostases, les engouements lobaires ou lobulaires ; quant aux vraies pneumonies, on ne les rencontre pas ; on observe la splénisation sanguine, mais rarement l'hépatisation vraie. Le poumon peut être atteint dès le début, le pneumotyphode précède alors les lésions intestinales ; cette localisation primitive est un indice de l'introduction du germe par les voies pulmonaires.

Le *cœur*, mou, flasque, rouge sale, décoloré (feuille morte), inconsistant avec dégénérescence graisseuse.

Le *pharynx* peut offrir des ulcérations, tardives d'ordinaire.

Le *larynx* est presque toujours atteint de petites ulcérations épiglottiques.

Le ramollissement simple ou avec amincissement et ulcérations miliaires de l'*estomac*, les rares injections du duodénum et du jéjunum ne sont que des épiphénomènes.

Les *centres nerveux*, si compromis en apparence par leurs manifestations morbides, sont le plus souvent intacts ; les méninges seulement injectées, le liquide céphalo-rachidien augmenté. Voilà ce qu'on observe et ce qui n'a rien de spécial à la fièvre typhoïde. Quant à l'étude des cellules et des fibres nerveuses, c'est le microscope de l'avenir qui nous renseignera.

Les muscles, amaigris, atrophiés, décolorés, si la maladie a été longue, peuvent présenter les lésions de dénutrition, la dégénérescence graisseuse, et, ce qui est plus grave, la dégénérescence cireuse.

Les éliminations se font à la fin de la période d'état, c'est au moment des crises que se produisent les décharges toxiniques et bacillaires ; le *rein* est l'organe qui y prend la plus grande part ; aussi peut-il s'altérer, ce qui n'est point de règle. Il peut être affecté de néphrite infectieuse et même, sans cette atteinte, présenter tous les caractères d'une néphrite parenchymateuse généralisée et plus souvent d'une néphrite mixte, à la fois parenchymateuse et interstitielle ; alors les urines renferment des bacilles, de l'albumine rétractile, des cylindres granuleux et des cylindres colloïdes.

En résumé, les lésions intestinales et mésentériques sont les seules lésions dites pathognomoniques de la fièvre typhoïde. Elles sont constantes. Si Guyot, Moore, du Cazar (*J. des pratic.*, 1893), d'autres praticiens, et nous-même plusieurs fois, avons rencontré des fièvres sans lésion apparente, au fort d'une épidémie sévère, c'est que le malade avait succombé, à un moment peu éloigné du début, à l'intoxication du sang par une voie pulmonaire produisant d'emblée les accidents nerveux, et que la localisation sur l'intestin se trouvait retardée.

Étiologie. — BACILLUS TYPHOSUS. — S'il y a une unité de lésion, il y a aussi une unité de cause obligée, unique, caractéristique et spécifique : l'agent infectieux bacillaire.

La découverte du *bacille d'Eberth* (1880) est actuellement à l'abri de toute contestation : microbe virulent engendré en nous par transformation ou introduit en notre organisme à l'état parfait par diverses voies ; c'est à lui seul, par ses sécrétions ou toxines, auquel il faut rapporter l'infection typhoïde au caractère spécifique, puisqu'il fournit toujours la même unité morbide.

Le bacille typhoïde est un bâtonnet court, de 2 μ. de longueur et de 0,08 µ d'épaisseur, doué d'un mouvement propre, arrondi à ses extrémités, donnant des spores terminales et des filaments, polymorphe aérobie et anaérobie. On le cultive sur la gélatine peptonisée, l'agar-agar et la pomme de terre ; son développement y est déjà sensible à 4°, la meilleure température pour lui est 25 à 35° ; à 46° la culture s'arrête ; sa vitalité est très longue, des cultures ont pu rester fertiles après six mois ; il supporte une dessiccation prolongée, ce qui est dû à la présence des spores ; il résiste aussi facilement à la congélation ; le sublimé, la quinine, les acides phénique et chlorhydrique le chlorure de chaux sont les substances qui s'opposent à la culture de ce bacille ; il se reproduit ou se multiplie par scission transversale ou par sporulation ; l'inoculation pratiquée sur les animaux (Galfky, Chantemesse et Widal) n'a donné jusqu'ici que des résultats négatifs ou équivoques. Les colonies microbiennes typhoïdes se rencontrent en abondance dans les plaques de Peyer, les ganglions, la rate ; c'est là qu'on les trouve dégagées et accompagnées de globes ou microcoques hyalins ou colorés, puis dans le foie ; les poumons congestionnés n'en renferment que de rares et de très isolés ; ce sont les vaisseaux des premiers organes cités qui en offrent le plus ; dans le sang, le bacille est rare et on le perçoit difficilement entre les globules rouges ; sur l'intestin il se trouve mêlé à des bactéries de mille sortes, produits des lésions multiples et de différentes natures observées dans le cours de la fièvre typhoïde et des complications amenées par la nécrose et l'ulcération des plaques.

MM. Grancher et Richard nous donnent sur les mœurs du bacille typhique les renseignements suivants : comme tous les *pathogènes*, ce bacille, avec le concours d'une certaine humidité, prospère dans les terres riches en matières organiques, mais dans le sol, il ne rencontre pas rien que des conditions de vie, il y trouve aussi des causes de mort ; la dessiccation, une température trop basse dans certaines profondeurs ou trop haute à la surface, l'oxygène des couches supérieures fatal aux aérobies, la concurrence redoutable des *saprophytes* qui lui disputent l'espace et la nourriture, enfin la lumière solaire, qui lui est d'autant plus préjudiciable qu'elle est plus intense ; aussi est-elle l'agent d'assainissement le plus universel, en même temps que le plus économique et le plus actif.

MM. Grancher et Deschamps nous apprennent en plus comment les germes pathogènes se comportent avec le sol ; répandus à la surface, ces germes le traversent avec l'eau de filtration ; retenus dans les couches superficielles et ne pénétrant qu'à 40 ou 50 centimètres de profondeur, où ils gardent longtemps leur vitalité. La zone bactérienne n'est donc pas profonde, et la nappe souterraine située au-dessous ne renferme pas plus de microorganismes que l'eau de source. Dans cette zone, les bactéries dorment jusqu'à ce qu'un bouleversement du terrain les exhume et en opère la reviviscence.

Comment se fait la contagion par cet agent organisé, vivant et passant d'un organisme malade à un organisme sain, où il incube jusqu'à ce qu'il soit devenu actif? Organisme végétal inférieur, le microcoque, d'abord sphérique, brillant, réfringent, puis filament avec mycélium, enfin bâtonnet, se divise formant des espèces de zooglées ; absorbés à la surface de l'intestin, ces ferments figurés se développent, colonisent sur les plaques de Peyer et les follicules clos ; absorbés par les lymphatiques et les radicules de la veine porte, ils sont entraînés dans les ganglions mésentériques et dans le foie, et pénètrent ainsi dans la ciculation générale, d'où ils vont imprégner les différents viscères.

Nous qui sommes partisan de l'infection typhoïde par les produits de la fermentation putride, par ses nombreuses bactéries aérobies ou anaérobies, le *bacterium termo*, et, mieux, le *bacterium coli*, produits qui, introduits dans l'organisme par les voies d'absorption, y trouvent des conditions biologiques propices, nous pensons que *la fièvre typhoïde est toujours due au bacille d'Eberth, mais aussi à d'autres microorganismes devenus typhosi dans des conditions encore inconnues?*

MM. Rodet et Roux ont fourni des expériences et des observations qui présentent, à ce sujet, un bien grand intérêt. Ils ont constaté que le *bacillus coli communis* n'est pas absolument saprophyte, qu'il peut devenir pathogène, et ils ont trouvé une relation entre ce bacille et celui de la fièvre typhoïde.

Le bacille d'Eberth et le bacille coli ne sont-ils donc que deux variétés d'une même espèce? Sont-ce deux espèces distinctes?

On sait déjà qu'un même microbe peut présenter des différences, suivant le milieu nutritif dans lequel il se développe, que des générations successives de microbes subissent des changements dans la forme et leurs propriétés (augmentation ou diminution, acquisition ou perte de la virulence); dans leur mode reproducteur (spores ou scissiparité); dans leurs fonctions nutritives (aérobies ou anaérobies), et réciproquement. De toutes ces transformations résultent des séries de microbes qui, par des changements de milieux, constituent — de génération en génération — en réalité des espèces nouvelles.

Maintenant, comment s'opèrent et comment expliquer le mode d'action de ces microorganismes, leur modification, leur dédoublement, leur sécrétion, aussi leur introduction, leur reproduction, leur élimination ; comment ils font élection dans certains tissus ou organes et y produisent les lésions pathologiques ? Tout est encore incertitude ; la seule action peut-être connue du microbe, plus importante que sa présence et sa multiplication, serait, soit par sécrétion, soit par par désassimilation du microbe lui-même ou décomposition des éléments de l'organisme sous l'influence de la vie du microbe, la formation d'un produit infectant, toxique, *alcaloïde* ou *ptomaïne* (Gauthier, Lefort, Colin, Béchamp, Peter) ; les maladies microbiennes tiendraient alors autant de l'intoxication, et peut-être plus encore, que du parasitisme, cause unique pour les auteurs de la doctrine microbienne (A. Guerrin, Cornil, Verneuil, Charpentier, Guenot, Vuillemin, etc.).

TRANSMISSION DU CONTAGE. — Les miasmes putrides et le germe typhique infectant pénètrent dans l'économie par deux portes : la voie respiratoire avec l'air et la vapeur qu'il contient ; la voie digestive avec les *ingesta* solides ou liquides.

L'*air* est le plus simple et le plus inévitable véhicule de l'agent infectieux, sans être le plus efficace ; il tient en suspension les poussières nuisibles émanant du malade, poussières des vêtements, des linges, des pièces de literie, mais aussi les émanations putrides des fosses d'aisance et des égouts.

La transmission du germe typhique régénéré par le malade lui-même et contenu dans ses déjections, effectuée par l'air ou par l'eau, est rigoureusement établie aujourd'hui, et, pour beaucoup, cette origine fécale du poison est exclusivement admise : les selles des typhoïdés, les regards d'égouts, les fosses sans soupape ou mal installées, celles servant à tout le monde, comme dans les pensions et les casernes, les vidanges transportées ou répandues, et les dépotoirs, sont les réservoirs qui fournissent à l'air la matière infectante.

Les *selles* diarrhéiques renferment donc le contage ; il semble même prouvé que la contagion commence avec la diarrhée et persiste pendant toute sa durée.

La transmission du germe typhique par l'*eau* et les boissons a une importance bien plus grande ; elle est mise en lumière par les enquêtes magistrales de M. Brouardel qui, pour toutes les épidémies typhoïdées, accuse l'eau de charrier le bacille d'Eberth.

L'eau est effectivement le vecteur le plus habituel, comme le plus redoutable et le plus efficace du bacille d'abord, puis des souillures animales ou putrides.

La *théorie fécale* trouve ici, chaque jour, son application. Il est hors de doute que les filtrations des fosses qui renferment, avec des produits putrides, le poison à l'état parfait (le bacille) occasionnent de très nombreuses épidémies ou endémies circonscrites et cantonnées dans une maison, un établissement, une caserne ou un quartier. Les égouts, qui reçoivent si souvent des déjections humaines ou animales, constituent pour les microbes pathogènes un milieu très favorable à leur développement. Aussi les égouts des grandes villes sont-ils justement accusés de contribuer puissamment à produire ou à multiplier les germes de la fièvre typhoïde. Les vidanges répandue sur un sol en culture sont toujours un grand danger pour la santé publique, et l'on devrait restreindre l'épandage des champs à ceux destinés aux légumes devant être cuits, et jamais à ceux mangés crus.

Cette doctrine de la transmission par l'eau et de l'origine hydrique des maladies microbiennes compte de nombreux enthousiastes qui se refusent à admettre la transmission par l'air; mais l'observation et le bon sens sont là pour l'affirmer.

Causes favorisantes. — Le contage, pour se développer, a besoin d'un terrain propice. Toute altération de santé favorise l'éclosion de la maladie. Il en est de même pour l'encombrement, le surmenage, les fatigues, le refroidissement, l'inacclimatation, la jeunesse et l'âge adulte, les privations, la faim, tout ce qu'on est convenu d'appeler *misère physiologique.*

Le moral avec ses inquiétudes, ses passions, ses émotions, ses chagrins en un mot, en déprimant les forces, deviennent cause occasionnelle. Enfin les tempéraments, les idiosyncrasies, les prédispositions morbides entrent aussi en ligne.

Les conditions météorologiques elles-mêmes ne sont pas indifférentes; la maladie semblerait favorisée par le retour de certaines saisons. Une localité depuis longtemps préservée devient un terrain neuf où elle se développe en faisant plus de ravages. Les circonstances extérieures, sécheresse, humidité, électricité, lumière, chaleur, les vents, l'état du ciel, bien des conditions banales abaissent ou exaltent la pullulation microbienne.

La gravité et la bénignité de, l'affection tiennent à la fois aux germes et au terrain : aux germes par leur quantité et par leur qualité; leur virulence se trouvant accrue par une influence mauvaise de l'économie.

La porte d'entrée n'est pas indifférente non plus; la voie digestive est la plus sûre pour la contagion, puis l'infection; les vaisseaux possèdent un degré d'absorption bien moindre. Mais le facteur de gravité le plus puissant et le plus habituel est le pouvoir *récepteur particulier* de l'individu, uni à l'intensité de la virulence du germe typhique. A toutes ces causes favorables déjà si nombreuses de gravité et de léthalité, à l'exemple de M. le Dr Vincent, nous y ajouterons les associations bactériennes surajoutées, sources obscures de symptômes imprévus, de complications septicémiques polymicrobiennes (Ac. de méd., 1893).

CAUSES RÉSISTANTES. — Pourquoi tant d'individus, au milieu d'un foyer morbide, résistent-ils à la contagion et à l'infection?

« L'observation nous enseigne que l'organisme vivant tend à se débarrasser spontanément des agents infectieux et cela par ses émonctoires naturels. » (Peter.) Cette tendance naturelle à guérir s'opère par les selles, les urines, la peau, etc.

L'organisme s'efforce donc à repousser, à paralyser et annihiler toute action infectieuse par ses forces naturelles; c'est pourquoi la première condition de résistance est l'équilibre parfait de la santé. Tout sujet dont toutes les fonctions ont le *tonus* et l'harmonie physiologique, quoiqu'en contact et en absorption infectieuse, s'il n'est pas infecté, c'est qu'il détruit les germes au fur et à mesure de leur introduction.

Le mécanisme de cette destruction appartient aux sécrétions microbiennes normales, qui viennent en aide à l'économie et lui permettent de résister. Les *leucocytes* absorbent et dévorent, pour ainsi dire, les bactéries pathogènes ou étrangères, et c'est ainsi que le *phagocytisme* se trouve être le moyen de défense naturel le plus efficace. Comme renfort, nous citerons la lutte des microbes antagonistes; l'atténuation d'un microbe par un autre.

Enfin il arrive un moment où l'évolution bactérienne cesse par épuisement du milieu, par le jeu des réactions organiques, l'abaissement de la vitalité des parasites, leur usure par le fait de l'hyperthermie, et la maladie s'éteint lentement, laissant à réparer les désastres d'une longue et meurtrière lutte.

L'immunité est d'ordinaire acquise à la suite d'une première atteinte, comme pour la rougeole et la scarlatine, mais comme pour elles cette loi souffre des exceptions. L'immunité par assuétude, ou par le séjour prolongé dans un milieu typhogène, ne serait-elle pas l'habitude à un contage qui s'opère insensiblement et que les moyens de défense de l'organisme détruisent de même?

Spontanéité. — La spontanéité morbide est un des problèmes les plus ardus des connaissances médicales; elle reste cependant debout malgré les découvertes récentes.

La microbiologie veut soumettre la pathologie impérieusement à ses lois; elle ne connaît que la genèse extérieure de la maladie et rejette l'action génératrice des anciennes causes somatiques et cosmiques. L'étiologie ordinaire est supprimée, le microbe est le tout causal. Toujours semblables à eux-mêmes et absolument spécifiques, les microbes ne doivent donner ou reproduire qu'un type morbide toujours le même, refusant à l'organisme tout pouvoir modificateur.

M. le professeur Jaccoud, dans une magistrale leçon (1886), traite de la spontanéité morbide et conclut que ce qui rend les bactéries infectantes c'est leur provenance et non leur nature, que leurs propriétés pathogènes ne sont que des propriétés d'emprunt qu'elles conservent dans leurs générations successives et dans leurs cultures, et que les agents somatiques ou cosmiques transforment en actes morbides les conditions créées par la présence des microbes.

Les recherches des microbiologistes eux-mêmes viennent à l'appui de notre thèse; n'ont-ils pas démontré que des microbes pathogènes pouvaient vivre habituellement dans certains milieux de l'économie? Pour un assez grand nombre de ces savants, les microbes pathogènes sont sujets au polymorphisme, au transformisme même, et l'on a vu même un microbe donné pouvoir correspondre à plusieurs maladies.

Ces résultats sont en faveur de la spontanéité; ils prouvent que sous les influences somatiques ou cosmiques, les conditions microbiennes sont modifiées, leur inertie se change en activité et que ces influences peuvent devenir les facteurs d'une genèse morbide.

Reviennent ainsi en ligne la constitution, les tempéraments, les idiosyncrasies, les opportunités morbides, les causes extérieures, etc.

Si la microbiologie a eu pour la médecine un immense résultat, c'est qu'elle lui a fourni les notions si importantes de transmissibilité et de spécificité morbides sans pouvoir prétendre effacer la genèse intérieure par la genèse extérieure et la transmissibilité.

Nous concluons donc qu'à la suite de modifications de l'organisme, il est des microbes qui, quoique y résidant à l'état physiologique, sans déterminer aucun trouble dans la santé, peuvent contracter des propriétés pathogènes; parmi eux le bacterium coli peut donner naissance à la fièvre typhoïde.

L'*autotyphisation* est ainsi l'action du germe typhique prenant naissance au dedans de nous et empoisonnant l'économie par voie d'infection; c'est la doctrine de Murchison, de l'éminent clinicien Peter, encore combattue par les bactériologistes purs, mais confirmée par des observations rigoureuses cliniques.

Les nombreuses circonstances éloignées ou prochaines qui altèrent l'intimité des fonctions digestives, qui troublent la vie régulière et fonctionnelle des innombrables microbes préposés aux actions digestives, les fermentations intestinales, les leucomaïnes et les ptomaïnes, leur virulence acquise ou augmentée, leur passage de la condition physiologique à la condition morbide. donnent l'explication de ces cas de fièvre typhoïde spontanée, à la vérité desquels nous ne pouvons par expérience nous refuser.

Un jeune homme de quinze à vingt-cinq ans, à un moment donné et sans cause externe connue, de constitution saine, vigoureuse même, placé dans des conditions hygiéniques excellentes, éprouve, on ne sait pourquoi, un sentiment de malaise général et defaiblesse ; il perd l'appétit, dort mal, rêvasse, est impropre à toute action ; il n'a pourtant ni fièvre ni affection locale déterminée ; cet état dure sept à huit jours ; cependant, quelques frissons vagues et un peu de diarrhée surviennent, puis un plus grand frisson ; la fièvre s'allume, devient accablante, il y a stupeur, anorexie absolue, le ventre se météorise, puis se déroule tout le cortège de la fièvre typhoïde.

Ne sommes-nous pas en face d'une naissance spontanée par l'évolution interne d'éléments morbides spéciaux, qui ne sont autres que nos propres éléments organiques malades, les actions morbides l'emportant sur les saines, et l'homme devenant tout malade par la dissolution et l'anarchie de ses fonctions ?

SPÉCIFICITÉ. — En présence de la doctrine de la *spontanéité*, il semble que celle de la *spécificité* doit s'incliner. Il n'en est rien.

Dans tout cas spontané, lorsque la maladie n'est plus douteuse c'est qu'elle est typhoïde et si elle est typhoïde, c'est qu'elle recèle le bacillus typhosus né du transformisme bactérien physiologique. Donc, que le germe typhosus prenne naissance au dedans de nous, ou qu'il nous vienne du dehors, il est toujours l'unique cause de la fièvre typhoïde, seul il lui donne son caractère de spécificité. Vouloir battre en brèche cette spécificité bacilaire est une attaque inadmissible et illogique en présence de l'unité de la lésion, de l'unité de la cause, du fait de la contagion par le bacille et du fait de l'infection par ses sécrétions.

Incubation. — Le principe infectieux *introduit* dans l'organisme y

séjourne d'une manière latente pendant un temps qu'il est difficile
de déterminer. Cette période latente peut durer de huit. à quinze
jours, elle peut être moindre, elle peut aussi se prolonger ; d'ordinaire silencieuse, elle n'est pas toujours exempte de manifestations
morbides.

La maladie débute ensuite rapidement ou s'annonce plus lentement par des phénomènes progressivement indicateurs.

Début brusque. — Le début *brusque* est le plus rare ; il atteste
une réceptivité plus grande et une faible résistance individuelle de
la part du sujet; la quantité de l'agent infectieux peut être plus forte,
sa qualité virulente plus puissante ; dans ce cas particulier il provient
toujours du dehors.

Le frisson est rare et de peu d'importance, mais la céphalalgie est
violente et constante, les troubles digestifs ressemblent à ceux de
l'indigestion avec des vomissements quelquefois réitérés, la peau est
très chaude et sèche, le pouls fréquent, une insomnie tenace ou une
somnolence avec subdélire fatigue le malade. L'épistaxis est précoce,
il y a de la diarrhée ou de la constipation. Ce début brusque est l'invasion d'un mal dont la cause virulente n'a dû incuber dans l'économie que deux à cinq jours.

Début lent. — Le début *lent* fait suite à une incubation variable,
le plus souvent prolongée, l'intoxication moins virulente se manifeste
lentement.

Des lassitudes, des douleurs musculaires, un accablement
inexpliqué sont, avec les forces déprimées, les premiers symptômes
d'invasion.

La céphalalgie est plus ou moins accentuée, quelquefois ce n'est
qu'un endolorissement vague et profond, souvent avec douleur de
nuque. Le malade se plaint d'une insomnie opiniâtre, de vertiges au
moindre mouvement, plus rarement c'est une somnolence avec rêvasseries. En même temps apparaissent quelques troubles digestifs, des
vomissements ou des nausées avec une anorexie complète, la langue
pâteuse, la soif vive, rarement de la constipation, plus souvent une
tendance à la diarrhée qui précède d'ordinaire de quelques jours
l'apparition de la fièvre ; il en est de même de l'épistaxis, l'un des
signes précurseurs.

L'état fébrile s'établit plus ou moins tôt, il devient continu avec
exaspération du soir, la peau se sèche, le pouls s'accélère. La température s'élève graduellement et régulièrement chaque jour d'un demi-

degré, de sorte qu'au cinquième ou sixième jour elle a atteint le maximum (40°) qu'elle ne doit pas dépasser (périodes, oscillations ascendantes). La maladie est à son premier stade.

Evolution. PREMIER STADE. — Le premier stade (*période d'augment*), de la maladie se confond nécessairement avec les symptômes du début qui se continuent en s'accentuant davantage pendant une période de six à sept jours environ, ce qui représente le premier septénaire des anciens. L'exagération des symptômes se produit surtout du côté des phénomènes nerveux, notamment la céphalalgie devenue intense, les vertiges, l'insomnie ; l'épistaxis plus réitérée et plus abondante, le ventre se sensibilise en s'élevant, la diarrhée est quotidienne avec gargouillement cæcal et la résolution des forces s'annonce par un certain degré de stupeur. La température est élevée et le pouls plus fréquent.

Quand le premier septénaire aura donné son dernier jour, le médecin sera à même d'assurer le diagnostic, d'entrevoir la marche, la forme de la maladie, peut-être un peu sa gravité et répondre à la question : la fièvre sera-t-elle une typhoïde atténuée ? sera-t-elle une typhoïde complète ? quelle en sera la forme probable?

C'est ici que les dispositions individuelles constitutionnelles ou acquises, les idiosyncrasies, les conditions vitales déduites de l'âge, de l'état social, des coutumes hygiéniques, des habitudes morales, ajoutées à l'action des milieux, à l'intensité et à l'abondance du poison, à la sévérité d'une constitution médicale endémique ou épidémique vont se révéler et imprimer à la maladie sa forme, sa marche et son intensité.

C'est alors que l'obosrvateur médecin doit s'appliquer à prévoir à et saisir la signification du moindre des symptômes seul ou combiné à d'autres, à comprendre les efforts d'une nature qui lutte, craindre de l'entraver ou reconnaître au contraire son impuissance, interpréter ses crises, savoir les ménager, les réprimer ou les favoriser.

Avant d'entrer dans le plein de la fièvre typhoïde, disons notre sentiment sur l'identité des synoques et des fièvres muqueuses avec la fièvre typhoïde. Nous pouvons croire que l'empoisonnement typhique peut avorter et ne laisser qu'à peine trace de son passage (*fébricule typhoïde, fièvre abortive*).

Nous croyons que les fièvres muqueuses peuvent être des fièvres typhoïdes atténuées ; mais nous ne rangerons jamais les synoques de sept à quatorze jours dans la classe des maladies infectieuses typhiques. Ces fièvres à détermination gastrique, catarrhale, rhumatismale, etc., sont des fièvres cycliques à lésions fonctionnelles qui sont thérapeutiquement jugées par les médications qui s'adressent aux fonctions engagées.

Quant à la *fièvre typhoïde abortive (typhoïdette)*, elle existe certainement : infection très légère, résistance individuelle puissante, telles sont ses causes : absence de prodromes, brusquerie d'invasion, symptômes ébauchés, défervescence rapide, durée de sept à douze jours environ, tels sont ses phénomènes.

Avant d'aborder la description de la grande fièvre, nous avons une variété bénigne : la *fièvre typhoïde atténuée*.

Pour elle, la température fébrile sera modérée (39°,5 au plus avec rémission à 38°), ayant bien ses trois périodes d'oscillations, ascendantes, stationnaires, descendantes, mais courtes ; et l'une d'elles, la première, pourra presque manquer ; les taches rosées abdominales très discrètes (une ou deux) seront là pour affirmer la nature de la maladie. Cependant la céphalalgie pourra rester encore violente, puis elle quittera au dixième jour, elle pourra s'accompagner de vertiges avec des nuits agitées, rêvassantes quoique sans délire : les épistaxis seront exceptionnelles et insignifiantes ; le malade abattu, fatigué, étonné sans stupeur, sans le masque typhoïdique, se plaindra de douleurs musculaires ou arthritiques : tout se concentrera ensuite dans l'appareil digestif ; inappétence absolue, soif modérée, langue blanche ou jaunâtre, rares nausées au début, vomissements plus rares encore ; le ventre moins souple ; légèrement douloureux dans la fosse iliaque droite, où l'on perçoit un léger gargouillement avec la diarrhée, qui est de règle, mais très modérée.

En résumé, fièvre très mesurée, d'une durée variant de trois à quatre septénaires, sans complication réelle ; fièvre peu sujette à récidiver et d'un pronostic toujours favorable. On peut donc définir cette fièvre typhoïde atténuée : une fièvre typhoïde amoindrie et abrégée dans ses symptômes ainsi que dans ses lésions.

DEUXIÈME STADE. PÉRIODE D'ÉTAT. — Tous les symptômes précédents vont s'aggravant, variant selon la condition du terrain, l'intensité du virus et aussi sa localisation élective.

La diffusion du virus et la généralisation de l'infection s'opèrent. L'un des signes qui les caractérisent est l'apparition des *taches rosées*, éruption lenticulaire, arrondie, à peine saillante, disparaissant sous le doigt pour reparaître ensuite ; ces taches sont de nombre très variable, depuis deux à dix jusqu'à vingt à trente, disséminées sur l'abdomen et la poitrine, la durée de chacune d'elles n'est que de deux à quatre jours. Elles sont presque constantes.

C'est à ce moment que la fièvre typhoïde revêt une des formes que nous allons décrire :

Fièvre ataxique;

Fièvre adynamique;

Fièvre ataxo-adynamique, forme mixte composée du plus ou moins des deux formes précédentes, et qui, elle-même, comporte deux variétés :

La fièvre typhoïde ataxo-adynamique *abdominale;*

La fièvre typhoïde ataxo-adynamique *pectorale.*

Cette classification quelque peu artificielle, ne peut être fondée sur un seul ordre de caractères, mais sur un ensemble de prédominances symptomatiques et de manifestations locales qui donnent à la maladie une physionomie particulière et qui oblige en pratique à une intervention spéciale.

1° Fièvre typhoïde ataxique. (*Fièvre maligne, frénésie.*) — Elle s'établit quelquefois d'emblée, sans signes précurseurs bien marqués, elle est la plus hâtive, la plus grave et trop souvent la plus courte; il suffit d'une douzaine de jours pour en voir la terminaison funeste. Toute d'excitation, malgré l'absence de prostration, elle repose néanmoins sur un fonds d'adynamie. Ce qui domine c'est l'exaltation des phénomènes nerveux, c'est aussi sa marche suraiguë.

Le facies est animé, alternativement rouge et pâle, l'œil brillant, les lèvres sèches, la physionomie est égarée. Décubitus instable, oscillations de la tête, raideur du cou et du tronc contracturé quelquefois jusqu'à l'opisthotonos; membres agités, soubresauts des tendons, contracture fibrillaire à la pression des muscles; dans les formes les plus graves, accès et crises tétaniques avec trismus, état convulsif éclamptiforme : la *carphologie* est son symptôme ordinaire, elle est seule ou mêlée à des mouvements automatiques variés. La céphalalgie peut être violente; elle est sus-orbitaire, gravative, elle dure de cinq à sept jours ou cède la place au délire.

Le trouble des facultés intellectuelles s'annonce par des rêvasseries avec hallucinations, le malade interrogé répond brièvement mais justement, puis il divague; le délire apparaît, d'abord tranquille, rémittent, rarement à idées fixes ; il devient violent, sans lueur de raison et à paroxysmes nocturnes. On est souvent obligé de contenir et de fixer le malade avec des liens. La loquacité diminue avec l'affaissement du malade, ce n'est plus que la mussitation, et le délire cesse avant la terminaison; quelquefois une éclaircie d'intelligence trompeuse et inexpliquée termine la scène.

Les autres symptômes propres à la fièvre typhoïde sont tellement masqués par les symptômes nerveux, qu'il est facile de s'abuser et de la méconnaître, surtout pendant les premiers jours, et de les rapporter à une maladie de l'encéphale. Langue sèche, visqueuse, dure, âpre, rouge écarlate; soif, inappétence absolue, déglutition difficile, ni nausée, ni vomissement, épigastre quelquefois douloureux, abdomen indolent, gargouillement peu perceptible, constipation, selles naturelles, urines foncées devenant plus tard involontaires.

Apogée de la fièvre, haute température, hyperthermie même; peau sèche et chaude; les extrémités souvent refroidies; le pouls primitivement développé devient vif, serré, de 120 à 140; la respiration est inégale, irrégulière, mais malgré quelques sibilances, il n'y a ni toux ni expectoration.

Si le malade ne succombe pas dans les douze premiers jours à la violence du mal, au délire succède le *coma vigil* et la prostration, la maladie se déroule ensuite avec la forme ataxo-adynamique et même adynamique.

2° FIÈVRE ADYNAMIQUE. (*Fièvre putride.*) — Forme dépressive par excellence.

Après la première phase de la maladie, courte ou prolongée, parcourue en cinq à dix jours environ, nous trouvons le malade couché sur le dos comme une masse inerte, les membres sans mouvement spontané, d'autres fois agités de légers soubresauts ou contracturés partiellement; la dépression des forces parvient progressivement au plus haut degré.

Le facies indique d'abord l'indifférence, puis l'hébétude, enfin la stupeur; yeux cernés, regard inexpressif ou fixe, conjonctives injectées, joues livides, narines sèches et pulvérulentes. La parole d'abord lente et fatiguée, mi-raisonnable, reste incertaine et vague; la volonté et la conscience s'obscurcissent, les rêvasseries accompagnent ou interrompent une somnolence ou un demi-coma, elles se changent en subdelirium, puis en un délire d'abord nocturne, puis diurne. La peau est chaude, haliteuse quelquefois, plus souvent sèche; les extrémités tendent à se refroidir pendant que le tronc reste brûlant. La température donne la course de l'acmé avec des rémissions de cinq à huit dixièmes au plus. Le pouls dépressible, fréquent, quelquefois rare, allongé, d'autres fois dicrote, coulant, petit et peu récurrent, le cœur est faible, les épistaxis peuvent être abondantes.

Le malade ne demande que peu ou point à boire, la bouche sèche devient fuligineuse. La langue encore humide, dentelée, tremblotante, lente à sortir et souvent oubliée au dehors, prend bientôt l'aspect poisseux, rougit à la pointe et sur les bords, se couvre d'un enduit médian jaunâtre et de fuliginosités, enfin elle devient dure, fendillée, racornie, fissurée et saignante. — L'abdomen, avec ses taches rosées en nombre indéterminé, est élevé, météorisé, avec immobilité de l'intestin, indolore, excepté quelquefois à l'épigastre, mais presque toujours la pression dans la fosse iliaque droite fait grimacer le malade, les doigts et l'oreille y perçoivent soit la sensation, soit le bruit d'un gargouillement. L'hypocondre droit, légèrement sensible et résistant sous le rebord des côtes, le gauche l'étant presque toujours par une pression qui décèle une augmentation de la rate. La constipation est rare, la diarrhée plus fréquente, les selles et les urines involontaires.

La respiration, d'abord fréquente, peut devenir inégale, plaintive, des râles sibilants variés et généralisés sont perçus par l'auscultation et produisent une dyspnée avec toux rare et expectoration très difficile.

3° FIÈVRE ATAXO-ADYNAMIQUE. — Cette forme mixte est l'une des plus fréquentes et fait partie de la classe des fièvres graves. Elle ne s'exprime nettement qu'après le premier septénaire; d'abord adynamique, ce n'est guère qu'à cette époque qu'elle se complique d'ataxie.

Il nous semble inutile d'exposer et d'énumérer les symptômes mixtes de cette fièvre qui renferme les phénomènes d'adynamie et d'ataxie en combinaisons variables et dont le mélange peut présenter un ensemble assez régulier pour que l'on puisse encore la dénommer simple, malgré sa sévérité; mais elle se complique presque toujours et s'exagère dans le sens pectoral ou abdominal, fournissant deux variétés qui emportent avec elles un caractère de plus haute gravité.

a. FIÈVRE ATAXO-ADYNAMIQUE PECTORALE. — Les voies respiratoires sont prises de bonne heure, ou pendant la période d'état, d'autres fois dans les derniers temps seulement, précipitant le malade vers l'issue fatale.

Les bronches sont d'abord légèrement engouées par la présence de mucosités visqueuses, filantes, difficiles à rejeter. La respiration est fréquente, courte, à type costal supérieur, plus tard, inégale, suspirieuse, sifflante et plaintive; la toux est relativement rare, imparfaite, inefficace et fatigante, l'expectoration difficile, presque impossible, muqueuse, visqueuse, croûteuse même, striée de sang ; les efforts de toux causent souvent des vomissements et des évacuations intestinales involontaires.

La face est injectée sur l'une ou l'autre des pommettes, les narines rouges, sèches, pulvérulentes ou remplies de mucus concret ; les ailes du nez en s'agitant donnent la mesure de la brièveté de la respiration ; les épistaxis nocturnes sont fréquentes.

A la percussion, résonance partout d'abord ; à l'oreille, murmure respiratoire diminué en généralité ou par place, faible, imperceptible, d'autres fois rude ; sibilance généralisée ou limitée, permanente ou stable, très variée de tons et d'intensité ; à la base, râles muqueux plus ou moins fixes. Cependant la percussion devient obscure, une submatité est perçue en arrière et en bas sur l'un des côtés, le droit le plus souvent, ou sur tous les deux à la fois ; en même temps les râles passent à la sous-crépitance, à la crépitance même, râles fins, abondants dans l'inspiration forcée, puis une sorte de silence respiratoire s'établit. Le souffle respiratoire ou tubaire n'existe pas, ou du moins il est très rare, et ce n'est que par le retentissement bronchophonique des plaintes du malade et par une légère vibration thoracique qu'on est averti de la compacité du poumon, *hépatisation* ou engouement par *hypostase*, imperméabilité pulmonaire par parésie vaso-parenchymateuse et non par inflammation malgré sa dénomination vulgaire de pneumonie typhoïde. Cet état de la respiration est d'une gravité qui laisse peu d'espoir. (Voir les complications.)

b. FIÈVRE ATAXO-ADYNAMIQUE ABDOMINALE (*Typhus abdominal.*)—Au syndrome ataxo-adynamique s'ajoutent les phénomènes abdominaux. Cette forme typhoïde se dessine déjà dès le premier septénaire, s'accentue ensuite et devient complète dans le deuxième ou troisième, pour se prolonger en un grand nombre de jours, car c'est la fièvre aux plus longues périodes.

Arrivée au stade d'état, la maladie présente tout le cortège de l'adynamie jointe à l'ataxie comme substratum ; on y remarque davantage l'abattement et la stupeur ; peau livide, violacée, très chaude au tronc, froide aux extrémités, humide, et dans les cas très prononcés, peau pétéchiale avec tendance aux eschares. Le malade a peu d'agitation, peu de contracture, mais du tremblement des muscles, l'appareil semble frappé de parésie.

Somnolence, subdélire, obnubilation des sens et de l'intelligence,

sensibilité émoussée, inappétence et soif, langue blanche ou jaunâtre, puis demi-sèche et visqueuse, l'enduit une fois détaché laisse
la muqueuse rouge, dépouillée, lisse, fendillée, saignante, plus rarement fuligineuse; les dents participent aux mêmes altérations, —
au pharynx, très petites ulcérations qui gênent la déglutition, —
épigastre et abdomen douloureux ou insensibles. Vomissements
bilieux, visqueux, verdâtres, ou simples vomituritions, ventre toujours élevé, rénitent, sensible, météorisé jusqu'à la tympanite, diarrhée habituelle, plus fréquente la nuit que le jour, selles en nombre
variable de quatre à dix dans les vingt-quatre heures, d'ordinaire
involontaires, d'un jaune d'ocre, tachant le linge d'une manière
caractéristique, puis grisâtres à fond poussiéreux et très fétides, il
en est de noires et de sanguinolentes, — urines rares, involontaires,
brunes ou sanguinolentes, troubles, très putrescibles, albumineuses.

La température toujours très élevée, à rémissions matinales
minimes, mais éprouvant de grandes irrégularités (*amphibole*), la
défervescence s'accomplit très lentement, mêlée d'incidents, de sac-
cades, lors même qu'il n'y a pas de rechute. Le pouls correspond
assez bien aux tracés thermométriques, de 100 il arrive rapidement
à 120, ne s'abaisse pas vite, et quand il dépasse 130, le pronostic
est des plus sombres; quelquefois lent, il a de l'ampleur dans le commencement et arrive très vite à être dépressible, puis ondulant
avec une sorte de dicrotisme qui paraît en être la règle commune.

La plus redoutable et la plus constante complication du typhus
abdominal, à ses diverses périodes, mais surtout à la période ultime
et qui en marque la terminaison fatale, est la complication thoracique, l'état hypostatique des poumons. (Voir les complications.)

TROISIÈME STADE. CONVALESCENCE. — Le *stade* de *déclin* présage la
convalescence, c'est la période d'élimination du virus typhique et des
divers produits toxiques devenus hors d'usage dans la maladie.

Du vingtième au vingt-cinquième jour pour les cas les plus simples,
la défervescence s'annonce par des rémissions thermiques matinales plus marquées, les oscillations descendantes sont plus profondes et s'abaissent jusqu'à la normale, tous les symptômes s'amendent ensemble et progressivement et l'on atteint cette nouvelle maladie: la convalescence, qui est d'autant plus longue et difficile que la
fièvre a été plus grave, elle n'est pas même exempte de complications.

Toute maladie finie laisse des traces de son passage: plus les
lésions ont été graves ou profondes, plus la convalescence est pénible

et longue, suivant l'intensité et la prédominance des lésions, la réparation des appareils et des fonctions est inégale et leur rétablissement irrégulier est un des caractères saillants de la convalescence de la fièvre typhoïde.

Le convalescent est amaigri à l'excès, souvent anémié, pâle, profondément débilité, sa température abaissée au-dessous de la normale. Son pouls petit, mou, très vacillant au moindre mouvement, le cœur s'émeut à toute action physiologique. Les muscles amaigris sont douloureux à tous mouvements, la marche difficile avec une extrême fatigue.

L'intellect est fort languissant, la mémoire reparaît lentement, un délire léger s'observe souvent, on a rencontré quelquefois une sorte de manie. Cependant l'appétit renaît, devient vif, vorace même et difficile à réprimer — c'est un des dangers de la convalescence qui a ses surprises, ses accidents, ses intolérances. Les écarts de régime occasionnent des dyspepsies, des diarrhées et des retours fébriles. Les sueurs nocturnes et les urines abondantes (diurèse et polyurie), aident à la dépuration par leurs décharges critiques.

La durée de la convalescence, même sans accident, est toujours longue, de quatre à six et même huit semaines. L'émaciation peut être telle que le convalescent ayant perdu de son poids total le chiffre signalé par Chassat dans l'inanition, ne peut plus le retrouver (4/10 du poids primitif), la fièvre consomptive achève alors de détruire ce qui reste de vie.

Analyse et symptômes importants. a. *Fièvre.* — La fièvre est l'élément fondamental de la maladie, son importance est grande ; dans aucune maladie aiguë elle n'est aussi longtemps continue que dans la fièvre typhoïde.

C'est par l'observation thermométrique que l'on doit suivre le mouvement fébrile. Le tracé thermographique de la fièvre typhoïde, lorsqu'il est typique et non troublé par l'intervention de l'art, comprend trois stades : le premier, marqué par une ligne oblique d'ascension (*augment*) ; un second, par une ligne horizontale ou *fastigium* (période *d'état*) ; le dernier, par une ligne oblique descendante (période de *déclin*).

Dans le stade d'augment ou d'*oscillations ascendantes*, le thermomètre monte en trois ou quatre jours par degré et en échelons de 1° à 1°,5 par jour, avec un abaissement matinal de 0°,5 seulement, et atteint 40° et plus. Cette loi de Wunderlich, réputée fidèle, ne nous a pas paru constante et souffre beaucoup de variétés individuelles. Ce qui est vrai, c'est que l'ascension n'est jamais brusque et que jamais l'abaissement matinal ne se rapproche de la normale. Un maximum (40°) dans les deux premiers jours de la fièvre est irrégulier et comporte un pronostic grave. Dans les fièvres abortives ou chez les enfants, les oscillations initiales sont irrégulières. Généralement les rémissions matinales fortes sont un signe favorable.

La période d'état commence dans la seconde moitié du premier septénaire, du quatrième au sixième ou septième jour; elle est formée d'oscillations courtes à rémission matinale de 0°,5 à 0°,8, figurant une ligne horizontale brisée (*oscillations stationnaires*). Sa durée est de quinze à vingt-cinq jours. L'oscillation se traduit par un maximum (40°) correspondant à l'exacerbation vespérale et une rémission matinale (39°,5). Plus ce dernier chiffre s'abaisse, mieux l'exacerbation est supportée. Le chiffre maximum du soir a moins d'importance que le niveau moyen auquel la chaleur se maintient. Cependant 41°, 41°,5 sont très sérieux, 42° est mortel. Le *plateau* ou ligne brisée à peine apparente appartient aux formes les plus graves : le tracé *amphibole* ou irrégulier, à perturbations imprévues, indique des phénomènes latents souvent menaçants.

Dans le stade de déclin ou de défervescence, la température du soir restant d'abord élevée, les abaissements matinaux deviennent de plus en plus marqués, jusqu'au jour où la normale se trouve rétablie le matin et le soir (*oscillations descendantes*). Cette période s'exécute en six à dix jours, jamais la défervescence n'est brusque malgré des écarts excessifs de 2 à 3°.

Les grandes chutes thermométriques impressionnent fort justement le médecin praticien, qui devra toujours en rechercher la raison. — Il est des abaissements normaux qui sont favorables; celui qui se présente du septième au dixième jour chez les sujets jeunes légèrement atteints, ou du quinzième au dix-huitième jour, avec cessation des symptômes d'état, indique une guérison prématurée ; — l'abaissement permanent au-dessous de la normale à une période avancée, annonce une convalescence marquée par la faiblesse et l'épuisement.

Un chute profonde ou brusque accompagne aussi un accident ou une complication : une diarrhée excessive, cholériforme, spontanée ou provoquée : la perforation intestinale avec le froid de glace aux extrémités ; une hémorragie profuse intestinale; les épistaxis surabondantes, nasales ou utérines; un avortement.

Une médication perturbatrice peut faire naître un abaissement inquiétant; le tartre stibié, la quinine et l'acide phénique à dose exagérée, l'acide salicylique lui-même peuvent conduire au collapsus.

Un accès pernicieux survenant par sidération du système nerveux revêt d'ordinaire le caractère d'algidité.

b. *Pouls.* — En thèse générale, pendant toute la durée de la fièvre, le pouls est accéléré, quelque peu en relation avec l'ascension thermique ; de 80 à 90 le matin, il s'élève communément de 100 à 110 le soir, se maintient de 100 à 115 pendant la période d'état ; à la défervescence, il ne s'abaisse pas aussi brusquement que le calorique, et pendant la convalescence, sa fréquence est très variable, lent ou accéléré, suivant l'impressionnabilité spéciale de chaque malade, toujours plus fréquent chez la femme et l'enfant que chez l'homme ; 120 pulsations plusieurs jours de suite sont d'un pronostic sérieux. Cette fréquence continue annonce la faiblesse du cœur, et sa signification a plus de valeur que celle que nous fournit la température.

Le pouls n'est pas toujours fréquent, il est des cas particuliers et même des épidémies où il reste toujours lent ; de 60 à 80 et 90 pulsations au plus, et en complet désaccord avec la température, qui conserve son élévation accoutumée. Cette lenteur que nous avons souvent observée n'est pas de mauvais augure, nous la retrouvons toujours avec satisfaction.

On s'accorde à régarder le *dicrotisme* comme un caractère du pouls typhoïde, sans toutefois être pathognomonique, car il appartient à d'autres fièvres et aux états morbides frappés par l'adynamie artérielle ou cardiaque ; la parésie de la tunique musculaire des artères unie à une faible tension de l'ondée sanguine est sa raison physiologique. Le dicrotisme donne au doigt la sensation d'une pulsation redondante, qui se traduit au sphygmographe par une ligne d'ascension abrupte, un sommet aigu, une ligne de descente proche de la verticale, avec un ressaut au bas de cette ligne ; c'est particulièrement au deuxième et au troisième septénaire que le pouls dicrote apparaît ; la lenteur des pulsations y dispose davantage.

Au début de la maladie, le pouls est ample, plein, vibrant, le cœur ayant conservé toute sa force. Cette force du pouls diminuant insensiblement par l'abaissement de la pression sanguine, il devient mou, dépressible, ondulant ; pour obtenir la différence de sa force apparente avec sa force réelle, on recherche le pouls récurrent.

Apanages des formes graves, l'irrégularité, l'arythmie, l'inégalité, attestent une ataxie du cœur, l'infection typhique de l'organe (forme cardiaque) ou une grande faiblesse, plus rarement elles sont un signe de complication nerveuse. Un pouls fréquent, inégal et irrégulier dans les deux premiers septénaires est un pronostic fâcheux. Un pouls dicrote ne signifie guère par lui-même, mais s'il devient polycrote, trémulent, petit et très fréquent, la situation est des plus graves.

c. *Troubles nerveux.* — Les troubles nerveux de la fièvre typhoïde ont une intensité et une modalité variables, ils lui donnent sa physionomie propre. Si on les considère en relation avec le mouvement fébrile, ils ne sont pas absolument subordonnés à l'hyperthermie et l'agent infectieux par ses réactions en prend une part.

Tous les symptômes de la fièvre typhoïde sont des phénomènes cérébro-spinaux d'excitation (*hyperesthénie, ataxie*), de dépression (*hyposthénie, adynamie*) ou des deux à la fois (*ataxo-adynamie*); ils tirent leur origine des altérations fonctionnelles de l'intelligence, de la sensibilité générale et sensorielle et de la locomotion; ils se traduisent par les troubles les plus variés, dont les principaux sont:

La *céphalalgie*, premier phénomène nerveux, puisqu'il apparaît d'ordinaire dans les prodromes : il marque le début du mal et ne manque presque jamais; frontale, sus-orbitaire, temporo-faciale, occipitale (douleur de nuque), ou généralisée à toute la tête, la douleur est gravative, lancinante, modérée, ou violente et exaspérée par le mouvement; continue avec quelques rémissions, elle est toujours plus marquée le soir au moment du paroxysme fébrile. Sa durée est de deux, huit ou neuf jours. Au deuxième septénaire, elle cesse ou s'affaiblit et ne disparaît subitement que pour faire place au délire. On peut la rencontrer dans tout le cours de la fièvre, prenant la marche intermittente et nocturne, l'affection typhoïde est dans ce cas une maladie fort douloureuse. Quand elle reparaît à son décours, il y a lieu de craindre une complication. Une épistaxis, un vomitif souvent semblent la faire disparaître, mais ce n'est jamais que momentanément.

L'*insomnie*, presque constante dans les prodromes et le premier septénaire, fatigue, épuise le malade, et devient un danger en excitant le cerveau et favorisant l'apparition du délire.

Le *délire*, au début et dans les formes bénignes, s'observe d'abord au réveil, léger après un sommeil agité de rêvasseries, puis nocturne, par petites crises le soir et la nuit. Pendant le jour, il y a abattement, somnolence, parole embarrassée, mémoire troublée, le malade assure qu'il va bien, on le réveille assez facilement et ses réponses sont encore précises.

Le délire augmente, mais il est encore tranquille; le malade divague sur des sujets tirés de ses occupations, de ses habitudes ; il devient ensuite continu, la raison disparaît, on ne la ramène par aucune question; pendant la nuit il est plus violent, bruyant, loquace, agité avec impulsion et tentative pour se lever, puis se déroulent tous les symptômes observés dans la manie délirante et le delirium tremens. On est forcé de fixer le malade sur son lit, les actes inconscients s'accompagnent de cris, de paroles incohérentes ou de marmottements, de mussitation avec carphologie. Cet état violent alterne d'ordinaire avec l'abattement, la stupeur et le coma.

On comprend la gravité d'un pareil état. Le délire précoce est un signe défavorable, excepté chez les enfants, qu'un peu de fièvre porte volontiers au délire, et les nerveux, que toute chose peut troubler.

Il est des malades qui n'ont eu du délire qu'avant la mort, d'autres au début de la guérison, il peut donc être passager ou de durée variable; d'autres fois, quoique d'aspect tranquille, il est d'une opiniâtreté désolante. Le délire nocturne ou qui dans le jour succède au sommeil n'est pas défavorable, celui qui est continu, inintelligent, marmottant, est fort grave. Le délire optimiste est mortel.

La *carphologie* n'est autre que le délire des mains; le malade tremble, cherche à saisir des objets imaginaires, les ramasse sur sa couche, tire ses couvertures; ses pieds tendent sans cesse à s'échapper du lit, symptôme d'une signification grave, qui appartient à la dernière phase de la maladie, prélude de l'agonie.

Les *contractures* sont une tétanie des muscles. Les bras du malade sont collés au tronc, on les écarte avec peine, on défléchit difficilement l'avant-bras ployé sur le bras. La contracture s'observe aussi à la nuque, au dos avec ou sans douleurs rachialgiques, aux mains, aux extrémités. Le torticolis, le trismus et l'opisthotonos sont plus rares. Le toucher provoque souvent un spasme dans les faisceaux musculaires, et les fait saillir sous les téguments. On doit ranger dans le même ordre de symptômes : les soubresauts des tendons, les oscillations de la tête, les mouvements convulsifs des paupières, des globes oculaires, les grimaces, les mâchonnements, la dysphagie, l'œsophagisme, le spasme laryngé avec sifflement dyspnéique. Quant à l'éclampsie, elle est fort rare et toujours mortelle. Les réflexes tendineux consultés attestent l'excitabilité de la moelle dans la majorité des cas soit ataxiques, soit adynamiques.

Les phénomènes nerveux de dépression ou d'hyposthénie (adynamie) sont :

La *stupeur* avec son immobilité corporelle et mentale, avec l'hébétude, l'inertie et l'affaissement des traits, des gestes, de tout acte expressif ; la torpeur psychique est à des degrés variables le caractère constant de la fièvre typhoïde.

La *prostration* des forces c'est l'immobilité corporelle, l'inertie et même l'impuissance musculaire marchant de front avec la stupeur. Au deuxième et surtout au troisième septénaire, la dépression des forces a acquis un haut degré, le malade, pesant, s'enfonce et s'imprime dans le lit comme une masse lourde et inerte, les mouvements spontanés sont presque nuls, ceux que l'on provoque paraissent douloureux ; plus tard l'inertie est telle qu'il n'y a plus de mouvement, le moindre déplacement peut faire naître une syncope, c'est la dépression extrême. La réapparition des forces ne se fait que très lentement et lorsqu'elles semblent se relever quelque peu, lors même qu'aucune réparation alimentaire ait pu se produire, c'est un signe des plus favorables.

La *somnolence* est la première manifestation dépressive du cerveau ; légère tout d'abord, elle arrive progressivement jusqu'à devenir coma, alternant avec un délire fugace puis continu. Quand la somnolence se montre d'emblée, c'est un signe d'une grande sévérité pour le cours de la maladie.

Le *coma* est l'expression ultime des troubles adynamiques du cerveau ; il alterne d'ordinaire avec les phénomènes d'excitation (ataxo-adynamie), passager quelquefois, plusieurs jours d'état comateux peuvent encore laisser prise à la guérison ; mais lorsqu'il est profond et prolongé, la situation est fort grave. Le coma vigil est souvent mortel ; enfin quand le collapsus nerveux (encéphalo-rachidien) est à son apogée, le sommeil est léthargique (carus), alors une respiration haute, suspirieuse, stertoreuse, annonce la mort.

d. *Troubles intestinaux.* — La *diarrhée* est l'un des symptômes constants de la maladie, on la trouve à toutes les périodes. — Son abondance et sa fréquence varient ; 2 à 4 garde-robes en vingt-quatre heures sont de règle, 12 à 15 selles par jour sont un symptôme inquiétant très difficile à réprimer et quand ce flux persiste malgré les moyens, c'est un signe mortel ; alors les forces sont totalement épuisées. Aussi a-t-on remarqué justement qu'il y a corrélation étroite entre la gravité de la maladie et la fréquence ou l'abondance de la diarrhée.

Les selles soumises au pouvoir de la volonté, fussent-elles fréquentes, n'emportent qu'une signification ordinaire ; mais toute selle involontaire, fût-elle rare, est d'un signe fâcheux. Toujours

fluides, jaunes ou brunes, ni visqueuses, ni glaireuses, ni mous-
seuses, ces évacuations d'une fétidité spéciale, de réaction alcaline,
contiennent des flocons et précipitent une couche sablonneuse renfermant beaucoup de matières salines et une foule microbienne
variée qui sont les agents de la fermentation putride. — Proche de
la convalescence, les selles commencent à changer d'aspect, elles
sont liées et de quelque consistance ; la diarrhée incoercible dans la
convalescence est une grave complication, indice d'une rechute.

La *constipation* n'est pas le fait accoutumé de la fièvre typhoïde.
A-t-elle une signification défavorable ? Nous ne le pensons pas, il
est toujours facile de la lever.

Le *gargouillement* limité à la région cæcale est un phénomène
banal de la fièvre typhoïde ; il a une valeur diagnostique véritable,
une sensibilité circonscrite à cette région accompagne d'ordinaire le
gargouillement, les douleurs abdominales généralisées n'étant
qu'exceptionnelles.

Le *météorisme* par parésie de la tunique musculeuse de l'intestin
fait rarement défaut ; poussé aux dernières limites, il devient le
symptôme très redoutable qui fait craindre la perforation.

Les troubles exagérés de la respiration appartiennent aux complications.

e. *Urines*. — L'urine, ce miroir des échanges organiques, traduit une
dénutrition et une désassimilation qui quoique active est néanmoins
irrégulière et anormale. Pendant les périodes de progrès, elle
diminue, est d'ordinaire plus dense, très acide, souvent louche, sa
couleur varie entre le brun et la couleur de bouillon de bœuf. Son
odeur rappelle celle de la marée ; à la défervescence la quantité
augmente et la densité diminue.

L'*urée* varie, augmentée au début, elle reste ensuite proche de son
chiffre normal (28) pour s'abaisser dans la convalescence, elle
diminue cependant aussi dans les jours de plus grande gravité de la
fièvre, l'acide urique subit à peu près les mêmes phases.

Les *matières extractives*, ces produits mal élaborés, sont manifestement augmentées et au point d'atteindre quelquefois le chiffre
de l'urée. On comprend l'importance de leur rétention et de leur
excrétion.

Les substances salines diminuent beaucoup dans le cours aigu de
la maladie, augmentent ensuite dans la convalescence, surtout les
chlorures, dont l'abondance est un signe très favorable.

L'*albumine* est constante dans l'urine, on l'observe dans les

5/6 des cas, elle est pour Gübler un symptôme obligé. En forte proportion, elle a une connexion certaine avec la gravité de la maladie. A la convalescence, sa qualité rétractile ferait craindre la néphrite parenchymateuse, une conséquence rénale des désordres typhiques. Mais existe-t-il, comme on l'annonce, une forme rénale de la fièvre typhoïde? (Berhneim, de Nancy, D' Guillaume.)

Diagnostic. — Tout au début, le diagnostic de la fièvre typhoïde est fort difficile et l'on en est, le plus souvent réduit à des présomptions, les éléments de diagnostic étant fort restreints, les signes de la maladie n'apparaissant que successivement.

Au cours d'une épidémie, l'hésitation est moins permise, quand il s'agit d'un sujet jeune, indemne de toute atteinte antérieure, surtout inacclimaté. L'indécision est de règle pour un cas isolé, sans aucune des circonstances environnantes pouvant faire craindre l'existence d'une cause infectieuse; l'invasion étant très rarement brusque, on est réduit à attendre, tout en observant les oscillations ascendantes de température, l'apparition de la stupeur, du gonflement de rate et en dernier lieu des taches rosées avec quelques manifestations viscérales.

Nous savons que toute maladie fébrile qui débute subitement par un frisson et une température de 40 degrés n'est pas une fièvre typhoïde; que si dans les cinq ou six jours d'un mouvement fébrile, la température tombe à la normale, ce n'est pas une fièvre typhoïde.

L'*embarras gastrique fébrile* et les *synoques* ont tant d'analogies avec les débuts typhiques que l'on peut hésiter, mais le vomitif et les purgatifs tranchent d'ordinaire la question.

Les *fièvres éruptives* s'annoncent brusquement, ont des phénomènes qui sont propres à chacune d'elles; la température primitivement exaltée et les éruptions d'ordinaire précoces lèvent les doutes.

La *méningite tuberculeuse aiguë* ne présente aucun phénomène abdominal, mais de la constipation, des vomissements et par-dessus tout des troubles aigus cérébro-spinaux : céphalalgie atroce, quelquefois rachialgie, opisthotonos cervical, convulsions même, respiration inégale, la température n'est pas élevée, les commémoratifs peuvent être d'un bon renseignement.

La *tuberculose aiguë miliaire à forme typhoïde* est l'une des affections fébriles dont le diagnostic différentiel est le plus difficile à établir, même pendant bien des jours. Secondaire, il serait facile avec les antécédents de la reconnaître ; mais primitive et à marche progressive, la difficulté est très grande. En effet, les prodromes ne manquent pas : abattement, céphalalgie, douleur de nuque, épistaxis, bronchite sèche ; il est vrai que la céphalalgie est plutôt une céphalée, que l'adynamie, la stupeur, la prostration sont toujours moindres, le délire très doux, on peut rencontrer des symptômes gastro-intestinaux assez semblables à ceux de la fièvre typhoïde, le ballonnement, le gargouillement et l'hypertrophie de la rate et du foie ; tous ces signes sont toutefois diminués avec l'absence de la diarrhée. La respiration est partout rude, des sibilances de toutes sortes remplissent la poitrine, la dyspnée augmente rapidement jusqu'à un degré d'asphyxie ; des douleurs pleurales avec une toux peu fréquente et une expectoration muqueuse, sanguinolente, mais rare fatiguent le malade. La température des premiers jours ne répond pas à la loi de Wunderlich, le tracé est continu, sans rémission notable, avec des élévations de 41° et 41°,5, ou des accès irréguliers suivis de sueurs profuses ; par cet exposé, le praticien peut différencier les deux maladies.

Les *inflammations viscérales* (typhlite, entérite, péritonite) ont des symptômes locaux prédominants.

La *manie aiguë* malgré son délire violent, n'offre que très peu ou point de fièvre.

L'*état typhoïde*, physionomie symptomatique de certaine septicémies puerpérales, chirurgicales, d'endocardites et de néphrites infectieuses d'ostéo-myélite aiguë, ne peut être confondu avec la fièvre typhoïde.

Prophylaxie. — On a toujours dit que pour se garantir d'un mal régnant, il fallait se conserver en un parfait état de santé et maintenir intacte l'harmonie des fonctions ; c'est le moyen de lutter soi-même et par ses forces seules contre l'infection et la contagion.

L'individu exposé à la contagion ou à l'infection suivra un régime raisonné, il évitera les fatigues physiques et morales, toutes causes de surmenage et sera assez fort pour n'être point accessible à la crainte. Ses aliments seront choisis frais, sains, toujours très cuits, son eau potable sera filtrée ou bouillie, il usera volontiers d'une eau minérale naturelle. Le régime raisonnable et raisonné est donc un des premiers préservatifs du mal capable de rendre réfractaire. Il faut admettre aussi qu'à côté de ces réfractaires naturels, il y a des réfractaires pathologiques ; les cardiaques-mitraux, les tuberculeux, les cancéreux, on dit même les syphilitiques, enfin les sujets d'une première atteinte, la fièvre typhoïde étant une des maladies vaccinantes, procure l'immunité comme la variole, la rougeole, etc.

Les mesures rigoureuses à prendre auprès des malades atteints de fièvre typhoïde consistent surtout dans la désinfection des selles. Ce sont les selles et les matières fécales, réceptacles du contage, qu'il faut désinfecter au plus tôt, quoiqu'elles ne soient pas infectieuses de suite : il en est de même des autres excrétions, urines, expectorations, sueurs, qu'il est préférable de retenir humides, leur poussière étant très dangereuse. Les selles reçues dans des vases à eau phéniquée, soit dans une solution de sulfate de cuivre ou de chlorure de zinc, seront rapidement enlevées.

D'après MM. Richard et Chantemesse, la chaux détruit sûrement le bacille et le lait de chaux stérilise très bien les selles typhiques et dysentériques. Les fèces seront donc jetées dans les fosses que l'on doit désinfecter chaque fois, lavant à grande eau la cuvette et le tuyau de chute en employant l'acide phénique, le chlorure de chaux, le sel de cuivre ou le sublimé en solution. A la campagne, les selles seront enfouies et non jetées sur le sol ou sur les fumiers.

Enlever rapidement les draps, linges souillés et humides, les immerger immédiatement dans un baquet d'eau très chaude, savonneuse, ou cuivreuse ou saturée de sel marin. On les désinfectera ensuite soit à l'étuve, soit en les faisant bouillir dans une lessive de soude.

La propreté la plus minutieuse entourera le malade. Les médecins, infirmiers, internes, gardes-malades, etc., seront aussi tenus à des précautions particulières : lotions de la face, des mains, de la bouche. Après les autopsies, tout médecin renoncera au toucher et à la visite des femmes en couche.

Enfin, la chambre du typhoïdé, souvent méthodiquement aérée et quotidiennement désinfectée par des vaporisations antiseptiques, sera, après évacuation, passée à l'acide sulfureux, les planchers seront lessivés et les papiers ou tentures remplacés. Si le malade meurt, le cadavre sera mis très tôt en bière sur la sciure de bois arrosée de solution phéniquée et entouré de linges saturés de solution savonneuse ou cuprique.

Les mesures d'*hygiène publique* sont destinées à empêcher le développement ou la dissémination de la fièvre typhoïde.

L'*isolement* est le préservatif radical; il n'est pas toujours possible, préférable à la libre pratique, il est cependant moins nécessaire lorsqu'on sait s'entourer de toutes les précautions recommandées. Il faut d'abord éloigner les personnes chez lesquelles on peut craindre une condition de réceptivité, les jeunes gens, les sujets qui n'ont jamais été touchés, les individus fatigués, surmenés ou privés du nécessaire, ceux habitués aux excès, même intellectuels, enfin, toute personne chez laquelle on soupçonne un degré d'épuisement nerveux ou toute autre cause ayant déprimé la vitalité. Dans les hôpitaux, seront évacués les malades capables de contracter la maladie.

L'*encombrement* dans les casernes, dans les dortoirs, dans les lycées, dans les groupes militaires ou industriels, est un fauteur de réceptivité. S'il y a foyer morbide, évacuation d'abord, puis les locaux seront grattés, lavés, repeints, blanchis et au besoin passés à l'acide sulfureux ; le blanchiment des murs par le lait de chaux à 50 p. 100 peut être considéré suffisant pour désinfecter les locaux où auront stationné les typhiques.

L'*eau de boisson* est le principal véhicule des germes morbides, d'où la nécessité pour une ville facilement endémiée d'avoir une distribution d'eau pure. Rien ne vaut la bonne eau de source naturelle. L'eau de rivière filtrée, quoique peu nocive, ne peut en tenir lieu. Aucun procédé de purification ne peut donc suppléer à l'eau de source, malgré les grands progrès réalisés dans la technique de la filtration des eaux. Dans l'impossibilité de se procurer des eaux de source, des eaux minérales ou des eaux filtrées, on aura recours à l'eau bouillie, beaucoup moins indigeste qu'on ne le suppose et dont l'ébullition a détruit à la fois les microbes et les toxines.

Après avoir pris soin de la bonne qualité de l'eau potable, les autorités locales devront surveiller les canalisations, les infiltrations à craindre, les égouts et leur curage, la décharge des eaux ménagères. Leur attention se fixera sur l'aménagement des fosses d'aisance, leur mode de videment, l'interdiction de l'épandage, la surveillance des abattoirs, des dépotoirs et des cimetières, enfin sur les circonstances attenant au sol, à l'air même, aux marchés, aux habitations, aux approvisionnements. Il serait à désirer que les villes fussent en outre pourvues d'appareils à désinfecter sous pression pour les objets mobiliers et les linges de typhoïdés, appareils transportables en tous lieux.

Traitement. — Le traitement de la cause bacillaire est cherché et n'est pas trouvé, nous ne pouvons rien contre le microbe d'Eberth ; donc, pas de médication bacillaire.

Il n'y a donc pas de traitement spécifique de la fièvre typhoïde, mais seulement un traitement des *typhoïdés*, autrement dit des organismes infectés qui réagissent par leur .propre force contre l'infection ou le mal réalisé (Peter).

N'ayant pas de traitement spécifique, nous ne pouvons adopter aucune de ces médications exclusives qui se chargent de combattre la fièvre typhoïde par une méthode unique, fût-elle la plus rationnelle et la plus scientifique ; n'ayant à traiter que l'individu, nous nous armerons à l'occasion des divers moyens que nous offre chacune d'elles pour remplir les *indications générales* et *particulières* d'une maladie aux formes et aux symptômes si multiples et si dissemblables.

Si la *fièvre* est *atténuée*, très légère, presque abortive et semble évoluer régulièrement, en douceur, l'*expectation* est de règle; pas d'intervention, une hygiène rigoureuse, des boissons délayantes ou rafraîchissantes, une alimentation très légère, des laxatifs si on observe une sorte d'embarras gastro-intestinal, une antisepsie intestinale diminuée et un usage très modéré de la quinine.

Le diagnostic étant fixé, la thérapeutique de la maladie confirmée doit satisfaire à quatre *indications générales, majeures* et *permanentes.*

1° *Modérer l'évolution infectieuse* en s'opposant à la trop grande généralisation de virus et en entravant les causes d'infection secondaire par les antiseptiques généraux et intestinaux ;

2° *Contenir le fond adynamique de la maladie* (toniques) ;

3° *Réprimer les réactions exagérées de l'économie* dans l'un ou l'autre de ses symptômes.

4° *Combattre les complications.*

1° *Pour modérer l'évolution infectieuse* et aider la nature en lutte avec le poison typhique nous avons :

La *quinine*, la ressource suprême de toute fièvre, un antiseptique diffusible sans être bactéricide, elle est de plus antithermique par sa qualité névrosthénique peut-être ou parce qu'elle agit sur la diffusion des toxines, la plupart des médecins qui en usent à dose médiocre s'en louent très justement. Comme antipériodique, la quinine tempère les paroxysmes vespéraux. Son administration peut être prolongée ; elle n'a pour contre-indication que les très hautes doses (3 à 5 grammes) qui doivent être prohibées.

L'acide *phénique*, qui abaisse la température jusqu'à l'hypothermie, est un médicament désinfectant, à action plus locale que générale ;

son action interne peu connue n'est pas sans danger; c'est à petites doses qu'on l'emploie et fractionnées dans la crainte d'accumulation et de complication sur le système nerveux. Il est bon de s'en défier, de ne le donner qu'en lavement et ne le jamais prescrire chez les enfants.

L'acide *salicylique* (les salicylates) est utilisé comme antifermentescible et surtout comme un antipyrétique de valeur, sans toutefois qu'il puisse modifier la durée de la fièvre. Il a cela de remarquable qu'il n'abaisse la température que chez le fébricitant, on l'administre à la dose de 2 à 3 grammes dans les vingt-quatre heures sans trop le fractionner et l'associant à d'autres médicaments, à dose plus élevée il peut produire des désordres (dyspnée, hémorragie, accidents cérébraux). Il est contre-indiqué chez les alcooliques, les cardiaques, les rénaux et dans la faiblesse du cœur.

L'*antisepsie des voies digestives* s'impose dans tous les cas. L'antisepsie de la bouche par les lavages pratiqués plusieurs fois par jour avec des liquides antiseptiques, par des gargarismes, le nettoiement des dents, de la langue, et même des narines.

Puisque l'antisepsie générale n'est encore qu'à l'état d'ébauche, force nous reste de nous rejeter sur l'antisepsie locale. Pour la fièvre typhoïde, nous connaissons le foyer d'élaboration des éléments morbides, c'est l'intestin ; le problème thérapeutique se résume donc en une *antisepsie intestinale* pratiquée à temps, avant la résorption des produits d'intoxication, et, s'il est possible, avant les infiltrations interstitielles de ces innombrables agents dans la muqueuse, les ganglions, la rate, le sang même, et avant les ulcérations qui ouvrent une si large voie aux si nombreux microbes.

Le premier moyen réside dans l'usage des *évacuants*, érigé en méthode assez heureuse, par le docteur Laroque. Chaque jour le malade doit donner deux selles, au début. Cette pratique, qui a encore ses partisans de nos jours, assure l'évacuation incessante du contenu intestinal et de ses putridités, en en empêchant l'absorption.

Le *charbon* a été naturellement le premier signalé comme diminuant la toxicité des ferments et de leur sécrétion alcaloïde. Mais, n'étant qu'un simple désinfectant, il a fallu lui adjoindre l'élément antiseptique. On l'associe alors à l'*iodoforme ;* avec cette association, les selles deviennent inodores et, dit-on, perdent aussi leur toxicité.

Le *naphtol*, actuellement, est réputé l'antiseptique tout particulier de l'intestin. On le doit à M. Bouchard, qui a eu alors l'heureuse inspiration d'associer la naphtol et le salicylate de bismuth, préparation doublement antiseptique, et en outre, antidiarrhéique. Son défaut serait même de disposer à la constipation, inconvénient dans le traitement de la fièvre typhoïde, mais facile à lever en l'associant à la magnésie. Il est préféré à tous les antiseptiques internes proposés ; il est inoffensif et semble n'agir que sur les sécrétions et produits intestinaux, en neutralisant leur action nocive, ce que l'on peut constater par la désinfection des fèces qui accompagne son usage. Le *salol* a été présenté comme succédané du naphtol, à la dose de 1 à 4 grammes par jour, il serait antiseptique au même titre.

A l'antisepsie interne se rapporte l'administration de l'acide phénique, les préparations salicylées. On peut même dire que la plupart des antithermiques sont des antiseptiques. Enfin, les préparations mercurielles.

Le *calomel*, ce remède par excellence des Anglais, qu'ils emploient aussi dans la fièvre typhoïde, a été repris magistralement par M. Hallopeau, dans une formule récente composée de calomel, de salicylate de soude et de sulfate de quinine, traitement qui se recommande à l'attention des praticiens. On pourrait, dans certains cas, tenter l'emploi du sublimé, d'après la méthode du docteur Loranchet ; de l'acide borique, d'après celle de Tortchinsky.

A ce chapitre doit se rattacher la recommandation d'employer le lavage du gros intestin par des lavements biquotidiens simples ou médicamenteux, de faire boire le plus possible les typhiques, à la façon des anciens, renouvelée très justement par Landouzy et M. Debove.

Les médications réfrigérantes, et en particulier les bains froids, ont une action manifeste sur l'évolution infectieuse, en en limitant la propagation, quoique n'ayant, comme les autres méthodes, aucune prise sur la durée de la maladie.

2° *Combattre le fond adynamique de la maladie.* — Quelle que soit la forme ou l'intensité de la fièvre, elle a toujours pour base la débilité, la dépression des forces, un degré d'adynamie, d'ordinaire latent. Le dynamisme vital en prostration et la résistance organique amoindrie exigent un soutien permanent, variable selon les cas, selon la dépression nerveuse ou la tolérance des organes. Par son observation, son expérience et son tact, le médecin saura puiser dans la médication tonique qui offre au praticien :

Les toniques *analeptiques* dont font partie les aliments, l'usage des vins et celui de certains médicaments, les phosphates, le fer, etc.

Les toniques *névrosthéniques* appelés à soutenir la force nerveuse et à régler le *tonus* vaso-moteur et cardiaque si essentiel à toutes les fonctions, les vins généreux, le quinquina, et surtout la quinine.

Les toniques *stimulants*, nécessaires quand tout s'affaiblit et s'affaisse, réveillent tous les éléments vitaux. Précieux, mais dangereux, ils demandent dans leur maniement autant de prudence que d'attention soutenue. Le coup de fouet enlève mais abat aussi. L'*alcool* est en tête, antidéperditeur peut-être, mais principalement stimulant du système nerveux et de la circulation capillaire et releveur des forces, à dose assez élevée pour obtenir un effet prompt (60 à 100 grammes), et n'en pas prolonger l'usage sans nécessité ; c'est le médicament de l'adynamie générale et de la faiblesse du cœur. Les autres stimulants toniques sont : les *cordiaux*, les vins, l'extrait de quinquina, l'esprit de Minderer, le musc, le thé, le café, les injections sous-cutanées de caféine et d'éther, la kola, le camphre, et en dernier lieu, les épispastiques.

3° *Réprimer l'exaltation des symptômes.* — La plupart des hauts phénomènes de la fièvre sont des efforts réactionnels de l'économie contre le mal qui l'enserre, ou l'expression symptomatique obligée des altérations que la maladie lui imprime. Si leur exagération tend à rompre la mesure que l'on cherche à leur maintenir, il y a lieu d'intervenir.

Les perturbations de la *température*, les ascensions brusques ou les chutes profondes, quand elles sont passagères, ne sont souvent point des anomalies inquiétantes. L'interversion des *maxima* du soir et des *minima* du matin ne sont pas toujours défavorables, mais l'hyperthermie continue, les rémissions à peine sensibles, autrement dit le fastigium à ligne horizontale, sont l'annonce d'un danger réel ; il en est de même du stade amphibole, signe d'une fièvre désordonnée.

L'intervention consiste dans l'emploi des réfrigérants, qui soustraient le calorique excédant : l'eau froide en lotions répétées, en bains, en affusions ou en enveloppements, ou dans celui des substances antipyrétiques qui s'adressent aux agents générateurs du calorique pour les réprimer et amoindrir leur action : la quinine, l'antipyrine, l'acétanilide, les acides phénique et salicylique, l'alcool, la digitale.

La méthode par les médicaments réfrigérants est une méthode toxique et par conséquent, sujette aux accidents. La *quinine* n'est antipyrétique qu'à haute dose (2 grammes à 2^{gr},50 par jour). L'*antipyrine* est une substance active, pouvant apporter une modification au processus fébrile, supérieure à la quinine ; en agissant sur le thermo-inhibitoire, elle régularise la chaleur, dilate les vaisseaux cutanés ; mais elle ferme le rein et l'annule s'il est malade, d'où l'obligation de surveiller la quantité des urines. 1 à 2 grammes par jour sont les doses les plus raisonnables.

L'*alcool* est un antithermique, mais il faut des doses suffisantes et continues (60 à 120 grammes). Il a l'avantage de combattre la faiblesse du cœur. Comme tout antipyrétique, il peut devenir poison et ne doit point être prescrit banalement.

Ce n'est qu'à dose élevée que la *digitale* abaisse la température (75 centigrammes à 1 gramme), elle n'opère pas brusquement, il lui faut deux à trois jours ; son effet n'est pas constant. Souvent elle est intolérée par l'estomac, et par crainte d'accumulation, on doit la suspendre. Elle est indiquée quand le pouls est faible et fréquent. Comme on le voit, son maniement n'est pas facile.

Il est difficile d'établir une moyenne pour la fréquence du *pouls ;* il y a des épidémies à pouls lent ; ordinairement 100 à 115 pulsations le soir sont ordinaires ; mais il y a tant de variétés. Ce qu'il importe de rechercher, c'est sa qualité ; sa mollesse, son caractère dépressif, ondulant, enfin manifestement dicrote, signe d'un affaiblissement de contractilité des artères ; un pouls petit, rapide, irrégulier, inégal, indique une parésie progressive du cœur ; la digitale étant, ici, insuffisante, on a recours aux vins toniques, à l'alcool, au café ; les stimulants, tels l'acétate d'ammoniaque, l'ergot de seigle, puis les injections sous-cutanées de caféine peuvent être utilisés avec avantage.

La *céphalalgie*, ce phénomène du début, peut être assez violente, et quelquefois tellement prolongée, qu'il devient nécessaire de la combattre. Après les réfrigérants sur la tête, la bande serrée autour du crâne, les ventouses à la nuque, les cataplasmes sinapisés aux jambes et la ligature des membres, on a recours aux sangsues aux mastoïdes, aux affusions froides, à la glace même. L'antipyrine peut donner beaucoup de soulagement ; on y joindra volontiers les frictions avec la pommade au cyanure de potassium.

Contre l'*insomnie opiniâtre* qui désole les malades : l'eau de laurier-cerise, la poudre de Dower, le bromure de potassium, le chloral, le bromidia, sont des remèdes tempérants efficaces.

L'*ataxie*, c'est-à-dire le délire à tous les degrés, avec ou sans l'intelligence, perversion des mouvements, carphologie, alternatives d'excitation et d'affaissement, est une forme toujours grave et souvent mortelle. La direction de la fièvre ataxique est hérissée de difficultés ;

le médecin devra être sans cesse en observation soutenue : surveillance attentive de l'hygiène des sens, éloignement de toute excitation, lumière, parole, chuchotement même, bruits de toute nature. Les manifestations désordonnées de la fièvre, celles plus troublées de l'innervation presque toujours sympathiques, emportent même en ce cas une idée de débilité; l'indication des toniques reste donc encore importante. Cependant les toniques, vin et alcool, resteront contre-indiqués quand le pouls sera accéléré, la peau sèche et brûlante, la céphalalgie lancinante, les urines rares et albumineuses, le délire aigu, bruyant, la face et les yeux injectés.

On pourra employer les émissions sanguines, se rappelant que le cerveau certainement congestionné n'est cependant point enflammé; la saignée, exceptionnelle, réservée pour les tempéraments ultra-forts ou sanguins, et seulement au début, les sangsues aux mastoïdes, à l'anus; les ventouses à la nuque, le long du rachis, auront leur moment d'opportunité, et encore sans trop les réitérer.

La médication externe consiste dans les lotions très réitérées d'eau froide vinaigrée, les applications et l'enveloppement froids, les bains refroidis, selon le mode de M. Bouchard calment les excitations nerveuses. Le meilleur des révulsifs en même temps que le meilleur tempérant, c'est l'affusion d'eau froide, telle que la pratiquait Trousseau suivie de frictions et de massage. On réussit moins par la méthode des bains froids dans lesquels il faut contenir violemment les malades, et auxquels il faut de nécessité joindre les affusions froides.

Comme médication interne les antispasmodiques et les hypnotiques ont été fort employés, il était si naturel de s'adresser directement à la prétendue localisation cérébro-spinale. Le camphre, depuis Hallé, a eu des partisans. L'opium, que Louis et Grisolle préconisaient quelque peu, ne produit aucun effet bien salutaire. Le musc, cet agent plus excitant qu'antispasmodique, a eu sa vogue; on doit restreindre son action à l'ataxo-adynamie des nerfs respiratoires. Le bromure de potassium, à dose élevée même, présente une action plus heureuse, hyposthénisante de la fibre et de la cellule nerveuse; il est quelque peu diurétique et par cela il s'adresse au rein généralement inactif dans cette période aiguë. Le chloral est moins heureux. Ne point négliger les laxatifs et l'antisepsie intestinale.

Il est un remède révulsif et contro-stimulant dont nous avons eu à plusieurs reprises à nous louer, c'est la potion de Graves (tartre stibiée uni à l'opium) jointe aux affusions froides; ce moyen employé avec grande surveillance, il est vrai, favorise d'une manière prolongée la sédation nerveuse et circulatoire sans préparer un col- lapsus.

L'adynamie. — Forme dépressive pure ou mêlée à l'ataxie cons- tituant la forme mixte qui réclame, comme nous l'avons exposé plus haut, le régime tonique en même temps que les réfréneurs nerveux.

Ainsi l'eau froide qui relève les déprimés, comme elle calme les agités (Peter), le bain froid, par la méthode Brandt-Glénard, le bain à 35° graduellement refroidi, celui à 31° très prolongé, les lavements froids, les lotions froides, l'enveloppement dans les serviettes ou les draps mouillés ; les révulsifs si l'adynamie est profonde ; ventouses sèches, sinapismes, frictions stimulantes. A l'intérieur : l'antisepsie intestinale, la quinine, les purgatifs salins ; les cordiaux : quina, vins, alcool, café, bouillons. Peter a grande confiance dans les injections sous-cutanées d'éther, plusieurs fois par jour.

La *bronchite* fait partie de la phénoménalité typhoïde, simple avec ses râles vibrants, elle peut se généraliser et produire une dyspnée marquée, avant-coureur de la congestion, puis de son ultime phénomène, l'hypostase traitée à l'article *Complication*. Le praticien a donc grand intérêt à surveiller la bronchite et à la maintenir à l'état simple. Les moyens simples sont : ventouses sèches matin et soir; cataplasmes sinapisés ; frictions térébenthinées, ammoniacales ; vési- catoires volants, inhalation de vapeur chaude; vaporisation de Griesinger (tilleul et essence de térébenthine). Si la dyspnée tend à s'établir, carbonate d'ammoniaque, ipécacuanha.

La *diarrhée* modérée est un bon symptôme, on doit se garder de la combattre, elle est l'émonctoire précieux des produits infectieux. Toute selle involontaire est un signe fâcheux ; si la diarrhée est abondante et surtout surabondante, le collapsus est à craindre, une intervention énergique est obligatoire :

Tisane de riz, lavement amylacé, opiacé, fomentations chaudes au pavot, teinture de cachou et décoction de colombo, sous-nitrate de bismuth, craie précipitée et laudanum, ipéca, ratanhia, acétate de plomb, tannin et opium (Glénard), alun, régime sévère.

Le *météorisme* résulte de la parésie de la tunique musculaire de l'intestin ; il est l'un des accidents les plus pénibles et des plus per- sistants du typhus abominal. Outre la gêne qu'il apporte aux mou- vements du diaphragme et par suite à la fonction respiratoire, outre la stagnation des liquides infectieux par suite de l'immobilité de l'intestin, il expose aux hémorragies et à la perforation.

Avec les infusions aromatiques (anis, angélique, menthe, camphre) un léger purgatif ranime l'intestin : bismuth et craie, compresses et lavements froids, la glace à l'intérieur et les vessies de glace sur le ventre ; la sonde dans le rectum réussit rarement.

TRAITEMENT HYDRIATIQUE SYSTÉMATIQUE (*méthode Brandt-Glénard*). — Nous n'avons pas admis les médications exclusives, n'en empruntant que ce qui convient à l'éclectisme, il en est une cependant que nous devons exposer, car elle semble aujourd'hui la seule qui par ses succès obtient la confiance d'un grand nombre de praticiens.

Cette méthode, par les bains froids, veut combattre l'hyperthermie, arrêter ou diriger l'évolution de la maladie et diminuer ou supprimer ses symptômes les plus saillants.

Brandt en Allemagne institua (1861) la médication; F. Glénard à Lyon renchérit sur la méthode et adopta la formule suivante :

Instituer les bains froids dès le début, au moins avant le sixième jour, condition essentielle. Bains de quinze minutes et de 18 à 20° toutes les trois heures, jour et nuit, tant que la température rectale atteint 39° trois heures après le bain. Appliquer soi-même le bain froid ou le voir appliquer conformément et strictement suivant les préceptes. La baignoire placée parallèlement au lit, de façon que le malade n'ait que deux à trois pas à faire pour s'y rendre ou y être porté ; le corps baignera jusqu'au cou.

Le premier bain de 25 à 30°, les autres descendront à 20 et même 18°. Pendant la durée du bain, affusion sur la tête avec deux à quatre litres d'eau de 8 à 12°, affusion répétée deux ou trois fois. Pendant le bain, frictions sur tout le corps avec une éponge, une brosse douce et mieux la main, le malade s'aidant en se frictionnant la partie antérieure du tronc. De temps en temps, interrompre la friction et faire boire une gorgée d'eau fraîche.

Le frisson se déclare environ vers les huit ou dix minutes, on attend deux à cinq minutes et on sort le malade du bain, qui ainsi a duré environ douze à quinze minutes. Un peignoir est jeté sur le malade qui, séché légèrement et rapidement, sera mis au lit.

Le lit sera dur, composé de matelas, traversin, deux draps et couverture de laine; les pieds et les jambes seront enveloppés de laine et une bouteille d'eau chaude déposée aux pieds. Dans l'intervalle des bains, compresses froides sur le front.

Cinq minutes après le bain, un petit verre de rhum ou de vin généreux; vingt-cinq minutes après, un quart de litre de bouillon, potage léger, lait, café, chocolat, plus un tiers de petit verre de rhum ou malaga.

Le bain ne serait différé que si la température restait à 38°. Les bains seront continués pendant dix à vingt jours et plus, et ne seront cessés qu'à une température de 38° continue; alors alimentation au lait de poule et même à la viande râpée crue. Puis cinq à six jours après, aliments solides permis, et même le lever.

Exposons les raisons du pour et du contre.

Pour réussir par la méthode exclusive des bains froids, il faut l'employer à temps. Toute typhoïde qui se complique ou ne guérit n'aura pas été traitée méthodiquement par l'eau froide. Il y a donc nécessité d'intervenir dès le diagnostic posé ou même seulement soupçonné; si le diagnostic ne peut être posé, du moment que c'est une maladie fébrile, on ne risque point de nuire. C'est donc dès le début de l'affection que la formule exclusive est le mieux adaptée et le plus certainement efficace. C'est à cette période initiale qu'elle donne tout ce qu'elle peut donner, quoique à une période avancée, elle peut encore être très favorable. Les bains froids ne sont utiles qu'aux malades offrant une température de 38°,5 à 39°, leur indication formelle est l'existence d'un plateau, avec la haute température de 40° et au-dessus. Ils produisent, outre un abaissement de température, une amélioration rapide des phénomènes nerveux (délire, troubles graves) et même, sans la présence d'une très haute température, ils sont héroïques contre ces manifestations redoutables, l'ataxie menaçante et contre la haute pyrexie adynamique. Tout le monde en convient.

Le bain froid abaisse le pouls, par exemple, lorsqu'il est à 120, signe très sérieux qui, accompagné d'un dicrotisme, est l'indice d'un épuisement nerveux. Il excite la sécrétion urinaire; le rein se trouve par lui ouvert à toutes les éliminations nécessaires; les forces se relèvent, la marche de la pyrexie est transformée, la réfrigération activant la combustion et la désintégration, on lui associe toujours une alimentation proportionnée, on ne cesse de nourrir le malade. Les complications sont très limitées, et il n'y en a vraiment que deux, la péritonite et la perforation. Les troubles respiratoires et circulatoires sont même heureusement jugés par la méthode.

Si la médication des bains froids a ses partisans et ses enthousiastes, elle a aussi des appréciateurs modérés et des détracteurs. Les objections les plus vives et les méfiances les plus marquées se signalent dans le camp des opposants, tant au point de vue doctrinal, théorique qu'au point de vue statistique et pratique.

Les difficultés d'application sont très nombreuses, soit dans les hôpitaux, soit dans les familles, où l'on ne trouve ni acceptation, ni les moyens, ni le personnel, ni surtout la constance nécessaire à une administration sérieuse du procédé. Enfin, certaines prédispositions individuelles, certains états morbides soupçonnés ou concomitants (tubercules, cardiopathie, albuminurie, etc.), deviennent un sujet de crainte réelle pour le praticien.

Ce sont surtout les accidents imputables à la méthode qui sont les armes de combat. L'accident immédiat le plus redoutable est la *syncope* dans le bain. Ce collapsus, s'il s'était présenté souvent, obligerait à une bien grande circonspection. Les partisans de Brandt le signalent à peine. Il en serait de même de la mort subite.

Parmi les accidents consécutifs immédiats ou prochains : l'épistaxis surabondante et l'entérorrhagie. M. Glénard ne trouve dans l'hémorragie intestinale de contre-indication que si la température a éprouvé un abaissement rapide et considérable; en dehors de cet état extrême, le bain froid serait plus utile que nuisible. Néanmoins, la possibilité de cet accident reste généralement admise et redoutée.

Pour les congestions pulmonaires et les broncho-pneumonies typhiques, M. Glénard affirme que le bain froid ne les provoque point, qu'il prévient au contraire les localisations pectorales, s'il est employé à temps, et qu'il les amende même si elles existent. L'hémoptysie, fort rare chez les typhoïdés, a été remarquée chez les malades traités par le bain froid. La persistance de la froideur de la peau, la longue durée de la convalescence et les rechutes seraient imputées à la méthode.

A la fin du traitement, les malades ressentent des douleurs vives dans les membres inférieurs, douleurs réelles signalées par les partisans de la médication. Ces douleurs apparaissent après l'usage d'un très grand nombre de bains et disparaissent sans laisser de trace.

Appréciation. — Nous ne pouvons nous poser en juge, nous présentons seulement les opinions en cours chez les médecins les plus éloignés de tout parti pris.

On s'explique difficilement le succès constant d'un traitement systématique pour une maladie aux allures si variables, aux symptômes si nombreux, aux indications si diverses. Chaque cas ne comporte-t-il pas avec lui ses indications ? La méthode est-elle invariablement et indistinctement applicable à tous ? Sait-on au début comment évoluera la fièvre typhoïde ? Le traitement est cruel, surtout pour les malades moins atteints, et pour ceux-là; ne doit-on pas se rappeler que Griesinger a prouvé qu'avec ou sans traitement la fièvre typhoïde avait guéri quatre-vingts fois sur cent.

Le motif théorique de la médication, nous le savons, c'est la chaleur nocive ; mais l'hyperthermie n'est pas la cause, mais l'effet et la mesure du travail morbide ; en l'attaquant, on n'attaque qu'un des éléments ; en le paralysant, Brandt prétend empêcher l'altération des plaques de Peyer et juguler leur évolution.

Le véritable principe du traitement réfrigérant est moitié rationnel moitié empirique. Sous le premier aspect, les bains froids font la thérapeutique des symptômes (hyperthermie, innervation) ; sous le second, ils deviennent traitement unique, absolu, applicable à tous les cas. C'est cette prétention qui trouve beaucoup d'incrédules.

En raison des obstacles et des répugnances, ce traitement ne peut se généraliser dans la pratique courante. Ce n'est que dans les hôpitaux qu'il peut être employé, et encore les difficultés sont telles qu'on y renonce le plus souvent. Cette méthode a comme toute autre ses indications, il s'agit de les bien établir et de les préciser.

Les principales indications sont : sujet jeune, fort ; le début ou avant le dixième jour ; continuité de la fièvre, température élevée (39 à 40° et plus) ; tracés en plateau ; phénomènes nerveux ; ataxie ou adynamie commencée ; acceptation facile du sujet ; assurance d'une coopération soutenue ; la saison d'été.

Le bain froid constitue une suprême ressource pour un suprême danger. Comme pour le rhumatisme cérébral, la scarlatine, la rougeole, la pneumonie adynamique, son action antithermique, stimulante, décongestive et diurétique peut sauver un moribond.

Les contre-indications sont : débuter au quinzième ou vingtième jour ; la menstruation, l'hémorragie intestinale, la diarrhée incoercible ; les sueurs abondantes ; la bronchotyphose avec râles crépitants nombreux ; la pneumonie ; les complications cardiaques ; l'impulsion faible et le pouls petit avec tendance à la syncope ; la néphrite organique ; la grande faiblesse ou l'épuisement des forces ; la répugnance irrésistible ou la terreur du sujet.

Nous n'apportons pas de statistique ; il en est de très favorables (Josias, Richard, Juhel-Renoy, Merklen) ; il en est de moins encourageantes (Bertrand, Debove).

Nous devons affirmer que la méthode appliquée selon sa formule compte de nombreux et incontestables succès. Au médecin à savoir choisir les cas qui lui sont applicables.

TRAITEMENT DE LA CONVALESCENCE. — La convalescence de la fièvre typhoïde est une maladie nouvelle d'autant plus à craindre qu'on y prend moins garde, et que la satisfaction du retour à la santé a détourné les yeux des difficultés de la route à parcourir.

La température est tombée, les rémissions matinales sont prolongées, enfin les délais sont franchis après six à sept jours de défervescence. Si les selles se rapprochent par leur odeur, leur couleur, leur consistance et plus encore par leur forme de l'état normal, on peut déclarer la convalescence, car l'intestin est valide et la maladie est terminée.

La difficulté de son traitement est tout entière dans la direction de l'alimentation. Les principes qui doivent la guider sont : 1° rester toujours sur l'appétit ; 2° ne faire qu'un repas relativement copieux, les autres insuffisants ; 3° résister aux pressantes sollicitations du malade ; 4° réserver les aliments solides tant que les décharges urinaires sont considérables, et selon quelques-uns, tant qu'il y a albuminurie : donc surveiller ces décharges urinaires, qui ont ici une grande importance, ne rien faire qui soit capable de les entraver ; 5° suspendre le régime solide si, à la première ingestion, il y a élévation continue de la température et retour de l'albuminurie.

D'autant plus lente que la maladie a été plus longue d'autant plus difficile et périlleuse que la maladie a été plus grave, la convalescence ne peut être dirigée que par le médecin.

Ce qui frappe, c'est l'amaigrissement ; ce résultat fatal est poussé tellement loin, qu'il se trouve des malades qui ont perdu jusqu'à un quart de leur poids. Dans cette déperdition, il y a à tenir compte de la perte du poids suivant la masse totale et suivant les éléments de cette masse ; il y a celle des tissus nécessaires (muscles, etc.) et celle des tissus seulement utiles (adipeux).

La réparation des appareils, la guérison des lésions, le retour des fonctions se faisant d'une manière inégale, irrégulière, incohérente même, la faiblesse physique, la faiblesse morale, cette petite fièvre nerveuse si trompeuse, sans nouvelle lésion, sans aucun phénomène d'affection locale, obligent l'attention soutenue du médecin en position souvent perplexe, ne sachant s'il doit modérer ou aider l'élan de réparation.

Les aliments solides et substantiels ne seront donnés que lorsque les fonctions digestives seront redevenues normales. Le système nerveux, si fort épuisé, demandera un grand repos, un long sommeil, une complète inaction et l'éloignement de la plus petite fatigue.

Le régime d'un convalescent peut être ordonné de la manière suivante :

Alimentation. — Potages : panades ; bouillons de pain ; riz au lait ;

au gras ; bouillies ; soupes maigres ; soupes grasses ; gelée de viandes ; lait de poule ; pain au lait. — Huîtres ; pruneaux ; pommes cuites. — Poisson léger ; œufs ; grenouilles ; cervelle ; pommes de terre cuites. — Viandes blanches; pain et jus de viandes ; féculents, purée de légumes. — Pas de crudités. — Côtelettes ; beefsteaks ; viande crue, 50 à 100 grammes pour les malades inanitiés par une très longue durée. — Boisson : vin de Bordeaux, de Bourgogne, à peine coupé et sucré. — Eaux de Saint-Galmier, Vals, Bussang. — Dans l'intervalle des repas, du lait presque à la discrétion du malade.

Lever tardif, frictions sèches quotidiennes sur les membres, promenades graduées. Séjour à la campagne.

Complications. — Les complications ou épiphénomènes qui viennent ajouter à la gravité de la maladie sont fréquentes dans la fièvre typhoïde.

La *congestion pulmonaire* fait partie de l'ensemble même de la fièvre typhoïde. Dans les états adynamiques elle est au premier plan et crée un danger imminent. C'est à la deuxième ou troisième période de la maladie qu'elle s'observe presque toujours. Le malade sécrète d'abord dans la gorge des glaires qui l'embarrassent, le font tousser et même vomir, c'est le début de celles qui vont se produire aux bronches et seront une cause si puissante de la toux, de la fréquence respiratoire, plus tard des infarctus pulmonaires. La dyspnée plus marquée le soir, faisant partie du paroxysme, atteste l'envahissement de tout l'arbre bronchique.

La bronchite typhoïde est le symptôme premier des troubles respiratoires que le praticien a grand intérêt à surveiller.

La *broncho-typhose* se reconnaît à l'auscultation par la rudesse respiratoire, les râles secs et sonores, limités d'abord, puis généralisés à tout l'arbre bronchique ; bientôt la respiration perd de son intensité et de son étendue ; aux râles sibilants se mêlent de nombreuses bulles de tous les volumes, mais où prédominent les bulles fines. Nous touchons à la pneumo-typhose ou broncho-pneumonie typhoïde, née dès la deuxième semaine, elle peut même rester une complication de la convalescence ; l'expiration prolongée, les râles sous-crépitants humides, perçus par place, dénotent la présence ou la persistance des nodules ou petites indurations lobulaires et des infarctus pulmonaires.

Mais l'ultime phénomène de la congestion pulmonaire produite par la parésie dynamique du poumon, c'est :

L'*hypostase pulmonaire* (*pneumo-typhose*, *pneumonie hyposta-*

tique, splénisation). Ce compact pulmonaire, ordinairement double, siège à la partie postérieure et inférieure. Ses signes sont : matité aux deux bases remontant de bas en haut, bruit vésiculaire affaibli, respiration supérieure à grands mouvements faisant éclore une pluie de râles humides, sous-crépitants, fins, rarement du souffle, mais plus souvent un degré de bronchophonie, expectoration nulle, dyspnée inconsciente pour le malade, symptômes d'asphyxie lente.

L'hypostase pulmonaire, l'une des plus redoutables des complications typhoïdes n'est pas liée nécessairement à la bronchite typhoïde elle en est plus souvent indépendante. Deux causes la produisent : d'une part l'adynamie paralysante des capillaires qui splénise le poumon ; d'autre part, l'affaiblissement musculaire du cœur y a peut-être le plus grand rôle ; c'est par lui que meurent nombre de typhoïdés ; hypostase pulmonaire et cœur flasque et mou sont deux lésions liées l'une à l'autre.

Quant à la pneumonie vraiment fibrineuse, on la rencontre très exceptionnellement dans le cours de la fièvre typhoïde, et seulement en convalescence. On signale l'emphysème comme cause de dyspnée et l'œdème généralisé aux deux poumons, accident à marche très rapide, pouvant amener la mort en vingt-quatre heures, mais heureusement fort rare.

Dans le traitement des complications broncho-pulmonaires, le premier soin est de s'abstenir de tout médicament antifébrile pouvant agir sur le cœur et l'affaissant, et en particulier de l'acide salicylique ; le décubitus sur le côté sain est une première précaution à recommander. La révulsion est ensuite l'arme de combat (ventouses sèches matin et soir, sinapismes, rubéfiants, frictions térébenthinées, vésicatoires sur les parties non déclives).

Le traitement interne doit être le plus souvent celui des symptômes adynamiques, c'est-à-dire les toniques généraux et ceux plus spéciaux à l'appareil cardiaque et artériel (caféine, alcool, quina-punch).

L'expectoration est à surveiller, avec la toux inefficace, incapable ; la sécrétion qui encombre l'arbre bronchique réalise à divers degrés l'asphyxie. Pas d'antimonial. A sa place, le carbonate d'ammoniaque en potion. S'il y a nécessité d'agir et menace de suffocation, l'ipécacuana est la seule ressource, à doses rapprochées, le faisant suivre de quelque peu de vin d'Espagne ou d'une potion cordiale. Une vaporisation d'eau chaude, proche du malade, lui humecte la bouche, le pharynx, et de proche en proche quelque peu les bronches.

Contre l'hypostase, les moyens révulsifs stimulants, et quelquefois la digitale et l'ergotine unies peuvent être adressés au cœur et aux vaisseaux, c'est-à-dire à la circulation cardio-pulmonaire. Ventouses sèches, même scarifiées. Affusions froides : lotions rapides sur le tronc, essuyer vivement, replacer sur un lit, serrer dans une forte laine, une fois par jour, suspendre s'il y a défaut de réaction. Musc, 1 à 2 grammes en potion (névrosthénique bulbaire), grands vésicatoires volants aux côtés du thorax, appliqués quatre à cinq heures, pansements à la gutta, à la fomentation de guimauve, au cataplasme, et ménager l'épiderme. Potion alcoolique de Todd, potion d'ergotine.

Dans l'affaiblissement du cœur, le pouls doit être surveillé d'une manière incessante : la petitesse, la fréquence, l'irrégularité sont les indices de cette redoutable complication. Tout doit être mis en usage : supprimer tout antipyrétique, recommander d'éviter tout mouvement, toute émotion ; relever la puissance contractile du cœur (injection sous-cutanée de caféine selon la formule d'Huchard, injection d'éther) ; relever la force des vaisseaux et augmenter la tension artérielle (injection sous-cutanée d'ergotine, vin, alcool, acétate d'ammoniaque, café à l'intérieur).

L'*épistaxis* dans les formes graves adynamiques, par son abondance, peut être un accident sérieux. On la combat par le tamponnement extérieur, les injections nasales vinaigrées, au perchlorure étendu, tamponnement intérieur à la sonde de Belloc, ligatures des cuisses, réfrigérants, glace.

Hémorragie intestinale. — L'abondance de l'hémorragie est ici tout le danger. Si le sang peut s'échapper assez vite au dehors, les selles sont colorées en rouge avec de petits caillots gélatineux (hémorragie externe). S'il séjourne et s'accumule dans l'intestin et ne prend jour que plus tard spontanément ou par provocation, alors les selles sont noirâtres, poisseuses, de couleur et de consistance de goudron, mêlées de caillots diffluents d'une horrible fétidité.

Quand l'hémorragie est légère, qu'elle semble améliorer les autres symptômes, particulièrement ceux du système nerveux, l'accident est favorable, il ne doit être que surveillé et non combattu. Quand, au contraire, elle est abondante, qu'elle se rencontre dans la forme ataxo-adynamique ou putride, avec tympanisme, avec chute profonde de la chaleur ou, au contraire, avec température bouillante du ventre, la complication est alors formidable, le malade pâlit, son pouls devient filiforme, le collapsus ou la syncope terminent la scène.

L'hémorragie est le fait de la congestion, de l'altération du sang et des vaisseaux ; c'est aussi celui des ulcérations et de l'élimination des eschares. C'est ordinairement d'une manière soudaine et inattendue, sans symptôme prémonitoire qu'on la voit apparaître. Le pronostic est des plus graves. Tout doit être mis en œuvre pour combattre cet accident. L'intervention doit être rapide, incessante, et, dans l'ignorance où l'on se trouve d'en connaître exactement le siège et la durée, on doit employer successivement, ou par choix, selon les cas, tous les moyens possibles : repos absolu, air frais, ventilation, le corps suffisamment couvert. — Boissons : lait glacé ; limonade à l'eau de Rabel glacée. — Potion d'ergotine 4 grammes, acide gallique 50 cent., sirop de térébenthine 30 grammes, eau de tilleul 120 grammes, à prendre une cuillerée chaque heure. — Alterner avec eau hémostatique de Léchelle ou solution de 40 gouttes de perchlorure de fer et eau 140 grammes.

L'hémorragie continue ou est soupçonnée continuer. — Injection sous-cutanée d'ergotine d'Yvon. — Lavement de ratanhia à la glace. — Application prolongée de glace sur le ventre.

Le cas est désespéré. — Soutenir vigoureusement le dynamisme général. — Potion alcoolique de Todd, à dose progressante. — Potion de Graves : huile de ricin 10 grammes, essence de térébenthine 6 grammes, eau 90 grammes, à prendre par cuillerée toutes les six heures. — Proscrire le bain froid.

Perforation intestinale. — Cet accident, le plus redoutable de la fièvre typhoïde après la mort subite, est presque toujours rapidement mortel, en quelques heures ou en un ou deux jours au plus. La perforation est à craindre dans tous les cas, même bénins, depuis la deuxième jusqu'aux dernières semaines, puisqu'on a eu à la déplorer même dans la convalescence ; heureusement cet accident reste rare.

La chute des eschares de l'intestin, l'absence du travail réparateur des ulcérations, la nécrose d'une partie des tissus infiltrés, sont les causes productrices des perforations qui se font au cæcum et à l'iléon. Le tympanisme, une ingestion intempestive d'aliments, de purgatifs, de substances restées dures, une secousse, une quinte de toux, un vomissement laborieux, un mouvement brusque, en sont les occasions.

La perforation peut se trouver assez petite pour qu'à l'autopsie elle soit difficile à découvrir, il se peut aussi que l'épiploon appliqué sur la perforation y adhère par un travail subinflammatoire, c'est là le secret de quelques guérisons.

Un météorisme brusque avec douleur atroce, s'étendant rapidement à tout l'abdomen, quelquefois des vomissements, le hoquet, la soif intense, la diarrhée interrompue, la chaleur excessive, le pouls très petit et très accéléré, le refroidissement des extrémités, sont les signes de la perforation. Il s'y joint bientôt une angoisse ou anxiété inexprimable, la face se grippe, l'intelligence et la conscience, antérieurement obscurcies, reparaissent même quelques instants. Le malade peut comprendre une aussi horrible torture et s'éteindre dans le collapsus, l'algidité et l'insensibilité qui précèdent la mort.

Immobilisation absolue de l'intestin. — Ni explorer ni palper — supprimer les aliments, boissons, médicaments. — Opium à haute dose, 1 centigramme toutes les demi-heures; injection hypodermique de morphine. — Vessies de glace sur le ventre ou compresses froides. — Contre la soif ardente et les vomissements : glace en petits fragments; suc d'orange glacé. — Contre la péritonite consécutive : glace ininterrompue; frictions mercurielles. — Éviter tout laxatif et, s'il n'y a pas mort, ne donner longtemps que des aliments liquides très clairs.

Le *collapsus* n'est qu'un symptôme, mais d'une gravité telle qu'il ne souffre aucun retard dans son traitement souvent inefficace. Toutes les fonctions se ralentissent et s'affaissent, cœur, cerveau, sécrétions, le refroidissement et la cyanose accompagnent l'abaissement extrême de toutes les tensions vitales. Cet accident, quelquefois prévu, toujours redouté, arrive d'ordinaire subitement; c'est une diarrhée profuse, une hémorragie surabondante, une perforation, une réfrigération franchissant les bornes qui en sont l'occasion.

Par quel mécanisme le malade est-il frappé de collapsus? Nous le connaissons peu; il est probablement complexe. Griesinger l'explique par la faiblesse du cœur, la vacuité des artères, la réplétion des veines et le ralentissement de la circulation. Nous y verrions plutôt une hyposthénie cérébro-spinale, par raison toxique conduisant à l'anervie mortelle. — Réchauffer le malade, sinapiser; frictions alcooliques additionnées d'ammoniaque ou d'essence de moutarde noire. — Eau de mélisse des Carmes. — Potion alcoolique. — Potion avec musc et teinture de fèves de Saint-Ignace ou gouttes de solution de strychnine. — Punch, café, infusion de kola très chaude, vins généreux. — Injection sous-cutanée de caféine, d'éther. — Lavements à l'alcool, au camphre ou aux sels ammoniacaux.

Si la résolution se prolonge : larges vésicatoires sur les cuisses. — En dernier lieu, vésicatoire sur la tête. — Inhalation d'oxygène.

— Marteau de Mayor. — Electrisation du pneumogastrique. — Vessie de glace sur le cœur.

Mort subite. — Terminaison toujours imprévue, heureusement très rare. On a eu à la déplorer dans toutes les formes de la maladie, peut-être davantage dans les rechutes et dans certaines épidémies, sans qu'on puisse assigner une cause à prévoir. La mort arrive ou inopinément, sans que rien la fasse pressentir, ou plus rarement avec un cortège de symptômes spéciaux mais éphémères : dyspnée, syncope, arythmie, sans que l'auscultation en puisse fournir la raison.

Comment l'explique-t-on? Très diversement. Les nécropsies sont le plus souvent muettes ou ne révèlent que des lésions qui ne peuvent rendre raison de l'instantanéité de la mort. L'embolie pulmonaire est un fait exceptionnel. Rien n'est plus problématique que la thrombose cardiaque; le sang, si peu fibrineux, se prête difficilement à la formation de concrétions dans les cavités du cœur. La dégénérescence cardiaque est possible, fréquente même; mais comment expliquerait-elle l'arrêt subit du cœur, puisque cette lésion ne se forme que graduellement? Les artérioles nourricières du cœur lésées dans leur texture, peuvent-elles produire une ischémie subite du cœur? L'inopexie du sang, unie à l'affaiblissement du cœur, comme dans les maladies cachectiques, peut-elle agir d'une manière instantanée? Dieulafoy croirait volontiers à une action réflexe intestinale, et Tambureau ayant observé une mort subite dans la convalescence, avec un violent appétit, a pensé plutôt à un réflexe stomacal avec ischémie du bulbe. Laveran en trouve la cause dans l'anémie cérébrale par déglobulisation du sang et sa soustraction au cerveau par l'attitude debout. Huchard la rapporte au double effet de l'altération du cœur et de l'anémie cérébrale. D'autres trouveraient pour certains cas une explication dans la théorie urémique, les reins devant se trouver malades (Bucquoy, Fauvel). Pour Bernheim, de Nancy, l'intoxication directe par le poison typhique suffit, le bacillus typhosus tuerait raide l'innervation du cœur.

Donc, beaucoup d'opinions sans qu'on puisse s'arrêter à l'une d'elles, les raisons sont probablement multiples.

La *réitération* n'est pas une complication, mais le retour de la maladie pendant la convalescence; elle ne doit pas être confondue avec ce que nous appelons rechute, qui reconnaît pour cause un écart de régime, une constipation négligée, une impression de froid, même une émotion morale.

La réitération est une récidive, une évolution nouvelle de la fièvre typhoïde, avec son cycle fébrile et ses symptômes cliniques; son début est brusque ou graduel, avec tous les symptômes de la première atteinte, même avec les taches lenticulaires; ses formes sont abortives, moyennes ou graves, mais de durée moindre que la première atteinte, qui serait elle-même d'intensité moyenne. La réitération reste une fièvre assez rare et de pronostic favorable.

Est-ce une nouvelle infection? Il nous semble plus probable que c'est une action infectieuse qui se juge en deux temps.

Suppurations. — Quoique possibles dans le cours de la maladie, c'est surtout à la période de déclin et pendant la convalescence que les accidents pyogéniques se remarquent. Les localisations du virus typhique, épuisé de sa virulence, sont la source d'infiltrations devenues corps étrangers producteurs d'un travail *inflammatoire* redevenu possible par le retour d'une physiologie normale.

L'*ecthyma* et le *furoncle* ont leur siège accoutumé sur les lombes, les fesses, le sacrum, les hanches, le dos.

Les lésions du décubitus, outre les eschares, forment des *abcès*, petits ou grands, lombaires, fessiers, intra-musculaires; des collections purulentes sous-cutanées, rapides, silencieuses, qui épuisent le malade et atrophient les tissus. (Ouvrir hâtivement, pansements antiseptiques.)

L'*érysipèle*, complication redoutable; s'il tend à la gangrène, il est mortel.

Les *parotidites*, dans le cours de la fièvre, suppurent et sont fort dangereuses; dans la convalescence, elles sont plus bénignes. Les *otites*, les *orchites*, la *phlegmatia dolens* ont leur sévérité, mais si l'on en excepte les otites, elles ne suppurent pas.

Les *eschares*, source de souffrances intolérables pour tous les malades, entravent leur rétablissement et peuvent être causes d'un épuisement devenu fatal. — Comme préventifs : propreté, sécheresse et changements fréquents de lit; lavages alcooliques; position; collodion élastique. — Comme pansements : cataplasme aromatique; solution nitrate d'argent; mixture huile de ricin et baume du Pérou; vaseline et cocaïne; vaseline et iodoforme; iodol; aristol; hydrate de chloral et eau distillée. Suppositoires avec antipyrine et morphine.

Professeur COUTENOT, *de Besançon,*
Médecin en chef des Hôpitaux.

CHAPITRE XIX

TYPHUS EXANTHÉMATIQUE

Synonymie. — Typhus pétéchial. — Typhus des camps, des armées, des prisons, des vaisseaux. — Tabardillo de los navios (espagnol). — Typhus fever (anglais). — Fleck typhus (allemand).

Historique. — Quelques auteurs ont voulu voir le typhus dans certaines épidémies de l'antiquité. La chose est possible, mais rien n'est moins prouvé.

La première épidémie authentique date de 1489, époque à laquelle Ferdinand et Isabelle la Catholique, assiégeant Grenade, perdaient 1,700 combattants d'une fièvre infectieuse qui n'était autre que le tabardillo, le typhus. « Mais il ne serait pas impossible, dit M. Nielly, que le typhus ait été importé en Espagne par les Arabes, car les premières traces de cette maladie, dans ce pays qu'ils ont occupé pendant sept siècles, se retrouvent dans ce qui nous reste des travaux des médecins espagnols du vᵉ siècle, et dans les commentaires du médecin du roi de France Charles V, Jacques Despartz, qui écrivit sur les données d'Avicenne, c'est-à-dire de la médecine arabico-espagnole. »

A partir du xvıᵉ siècle, le typhus fait des apparitions fréquentes et terribles dans les principales villes d'Europe.

De 1505 à 1550, il ravage l'Italie; de 1550 à 1580, les villes du sud de l'Europe et surtout Séville. En 1552, une grande épidémie décima l'armée de Charles-Quint qui était venue mettre le siège devant Metz. En 1566, une grande épidémie se développe en Hongrie dans l'armée de l'empereur Maximilien réunie pour combattre les Turcs. Un grand nombre d'épidémies plus ou moins importantes et plus ou moins meurtrières sévirent dans les principales villes d'Europe et à plusieurs reprises en Algérie. Pendant les années 1854, 1855 et 1856, les armées russes, anglaises et françaises furent durement éprouvées par le fléau en Crimée.

La dernière épidémie de guerre est celle qui a été provoquée par la guerre turco-russe en 1877 et 1878. Les grandes armées de la guerre de sécession et les armées françaises et allemandes de 1870-1871 furent épargnées.

Etiologie. — Tous les auteurs reconnaissent que le typhus est endémique dans certaines contrées, comme l'Irlande où il cause 1/10° de la mortalité, la Silésie, la Pologne, les provinces baltiques de la Russie, et, à un degré moindre, l'Ecosse, la Basse-Bretagne, Naples et ses environs, plusieurs localités de l'Algérie, la Chine, le Haut-Mexique. Il est même possible qu'il existe d'autres milieux endémiques moins connus et moins importants, car le typhus est susceptible d'apparaître partout où l'homme est misérable.

Le typhus est transmissible d'homme à homme. On en trouve des preuves nombreuses en étudiant le développement et la marche des épidémies. Ainsi, pour ne citer qu'un seul exemple, l'épidémie de typhus, développée sur les navires de l'escadre de Dubois de la Mothe, en 1757, s'est répandue dans la ville de Brest, indemne jusqu'au jour du débarquement des typhiques.

Selon E. Richard, la contamination est d'autant plus redoutable et plus sûre que le poison est plus concentré : plus les typhiques sont resserrés dans les espaces mal ventilés, plus ils sont nombreux, plus aussi les cas de contagion sont multipliés et graves. Il ajoute : « S'il n'est pas permis de dire qu'on peut créer le typhus de toutes pièces, il est rigoureusement exact qu'on peut en graduer la virulence à volonté ; l'encombrement aggrave fatalement l'épidémie, la dissémination l'atténue tout aussi fatalement. En plein air, le typhus ne se propage qu'avec une grande difficulté. »

L'exportation du typhus à distance de ses foyers d'origine est un fait qu'on retrouve fréquemment dans l'histoire des épidémies, et ce sont presque toujours les armées qui sont les grands véhicules du poison.

Les faits démontrent encore que le typhus peut se développer spontanément. Pendant le siège de Mantoue, de Gênes, de Saragosse, de Strasbourg, le typhus s'est développé au sein de populations où il n'avait pas été importé et où il n'existait pas à l'état endémique.

Il a fréquemment pris naissance sur des navires encombrés et malpropres, montés par des équipages fatigués. En 1867, dans toute l'Algérie, des bandes d'Arabes faméliques, chassés de leurs tribus par le besoin, se pressèrent dans les centres européens dans un état de malpropreté invraisemblable, mourant de variole et de dysenterie, et communiquant partout le typhus dont eux-mêmes n'étaient pas atteints.

Les causes qui favorisent le mieux l'apparition du typhus et qui favorisent son développement sont surtout l'encombrement et la malpropreté, puis la faim, le froid, l'état de maladie antérieure, la misère sociale, les fatigues, les chagrins, l'humidité et l'infection du sol.

L'infectieux typhique pullule admirablement dans les déchets organiques sécrétés par l'homme, surtout par l'homme malade; tels sont les déchets des scorbutiques, des dysentériques, des diarrhéiques, les sécrétions des catarrhes bronchiques, les liquides purulents. D'ailleurs, presque toujours, quand l'épidémie se déclare, le terrain a été préparé par des états morbides antérieurs, scorbut, cachexie palustre, dysenterie, pourriture d'hôpital, cachexie famélique.

Hirsch écrit à ce sujet : « Si nous jetons les yeux sur les pays d'Europe qui sont encore aujourd'hui voués au typhus, nous y remarquons un concours remarquable de toutes les plaies sociales qui, issues de l'ignorance ou d'une incurie, fruit du plus grossier fatalisme, ont pour conséquence la paresse la plus abjecte, la pauvreté, et l'extrême misère de la majorité de la population, laquelle tombe au point de vue physique et intellectuel au dernier degré de l'échelle dans la civilisation européenne. Le type de cette situation se trouve réalisé en Irlande, cet éternel foyer du typhus qui, de l'avis unanime des médecins du pays, y naît dans la saleté, dans les habitations misérables, humides, encombrées, sans air, notamment dans ces misérables garnis des villes irlandaises qui défient toute description : c'est dans ces bouges de la misère et du vice que le typhus a toujours trouvé, sinon sa source, du moins les éléments de son plus florissant épanouissement; c'est là que la maladie couve en permanence, comme le feu sous la cendre, prête à faire de terribles explosions le jour où elle est favorisée par quelque circonstance fortuite, et de telles circonstances sont communes, entre autres la disette ou la famine : et de fait, les années de typhus coïncident presque régulièrement en Irlande avec les années de famine. Toutes les mesures prises par le gouvernement anglais pour réprimer ce terrible fléau ont échoué devant l'incurie de cette malheureuse nation, en qui la tare de son origine est si profondément gravée que, suivant les paroles de Popham, le typhus suit fidèlement l'Irlandais dans tous les pays où il promène sa misère. »

Et maintenant, pour terminer ce chapitre de l'étiologie, quelle est la nature du germe ou de l'infectieux typhique? E. Richard n'hésite pas à lui donner une origine microbienne. « Le typhus exanthématique, dit-il, est dû au développement dans l'organisme humain d'un parasite spécial que le microscope ne nous a pas encore révélé, mais dont l'existence ne saurait plus être révoquée en doute. Il nous est permis d'espérer que le jour n'est pas loin où un grossissement nouveau, un nouveau procédé technique, transformeront en certitude absolue ce qui est maintenant la plus légitime des hypothèses. »

Ce n'est là que l'expression un peu prématurée d'une espérance; et je me rallierais plus volontiers à l'opinion plus sage et plus rationnelle de M. Nielly. Il est probable, dit-il, que « l'infectieux typhique, né dans un milieu aérien vicié par ce qui se dégage de l'encombrement et des diverses malpropretés des hommes et des choses, est la conséquence de décompositions organico-chimiques, qu'il préside ou s'associe un parasite spécial; que ce parasite ou les corps engendrés par ces décompositions sont l'un peu migrateur, les autres peu volatils, peu diffusibles, peut-être pulvérulents ou à l'état de vapeur assez dense; que tous ces éléments de l'infectieux, corps organiques et corps organisés, se fixent aisément sur les objets, qu'ils s'y conservent longtemps, attendant les circonstances favorables à leur revivifaction ». Ainsi la nature chimique de l'infectieux typhique serait bien plus probable que sa nature microbienne.

Esquisse symptomatologique. — L'incubation est de neuf à quinze jours. Les prodromes manquent souvent. Ils consistent en lassitude, abattement, insomnie, céphalalgie, douleurs, contusions dans les membres, perte de l'appétit.

Le début est en général brusque. Le soir ou la nuit on est pris subitement de céphalalgie ou de fièvre. Le lendemain matin ces accidents se calment un peu pour reprendre dans la soirée. La température monte rapidement à 40 ou 41 degrés. La peau est brûlante, la face vultueuse et les conjonctives souvent injectées de sang. La céphalalgie continue très intense avec une sorte de sensation d'ivresse qui fait tituber les malades quand ils veulent se mettre debout. La langue est sèche, saburrale. En même temps il existe un catarrhe nasal et laryngo-bronchique plus ou moins prononcé. Les malades alors tombent dans une faiblesse extrême et évitent tout mouvement.

Vers le cinquième ou le sixième jour apparaît une éruption de taches rosées assez semblables à celles de la rougeole, mais d'une coloration un peu plus foncée. Elles se montrent surtout sur le tronc et les membres, rarement sur la face et sur les muqueuses. Il n'est pas rare de voir un certain nombre de taches former des pétéchies.

Au commencement du deuxième septénaire tous les phénomènes nerveux s'accentuent. La stupeur est profonde pendant que la langue se dessèche et se fendille. Les douleurs des membres font place à du tremblement musculaire. La diarrhée est fréquente et souvent les selles sont involontaires. La toux est sèche, fatigante, la voix éteinte. Le malade n'a pas de sommeil, sans cesse agité par un délire à idées plutôt gaies.

Du dixième au dix-huitième jour la défervescence se fait brusquement en vingt-quatre ou quarante-huit heures, quelquefois en une nuit. La convalescence est franche et rapide.

Ce tableau clinique n'est pas, — on le comprendra sans peine, — d'une constance absolue dans tous les cas. C'est en quelque sorte une forme moyenne. Car on observe des cas de typhus abortif, de typhus léger, tandis que dans d'autres cas la maladie devient sidérante. On a vu quelquefois l'éruption manquer ou se produire tardivement; la fièvre peut aussi être très peu intense. Dans d'autres circonstances, ce sont les accidents broncho-pneumoniques qui dominent; ou bien on observe de l'ictère, des hémorragies, des eschares et même des paralysies.

Durée. — Les cas abortifs durent un septénaire environ, les cas communs deux à trois semaines, les cas compliqués quatre à cinq semaines.

Mortalité. — Elle est très variable. Dans certaines épidémies elle est descendue à 6 p. 100, tandis que dans d'autres elle est montée jusqu'à 50 et 60 p. 100. A Dantzig, en 1813, les deux tiers de la garnison, le quart de la population et près de la moitié de la garnison assiégeante succombèrent du typhus.

Anatomie pathologique. — On ne trouve pas de lésions caractéristiques. Dans la plupart des cas, la muqueuse bronchique est hyperémiée, la rate tuméfiée et ramollie, le sang est noir, formant des caillots gélatineux, et les thrombus ne sont pas rares dans les grosses veines des extrémités inférieures.

Prophylaxie. — Comment s'opposer au développement du typhus spontané? Comme le typhus ne se développe jamais dans les milieux aérés et propres, il faudra éviter les agglomérations, donner de l'air, faire distribuer des bains gratuits aux classes indigentes, distribuer des vêtements et des aliments sains, secourir les bandes faméliques tout en les éloignant des villes.

Pour les camps, il faudra observer une propreté minutieuse, espacer le plus possible les tentes, enterrer les immondices et les déjections humaines.

Quand le typhus est déclaré, pour enrayer sa propagation, il faudra désinfecter soigneusement les lieux habités par des typhiques, surtout dans les prisons, les hôpitaux, les casernes, les navires, isoler dans la mesure du possible les malades et les personnes qui les soignent.

Traitement. — Les malades devront être placés dans des chambres très aérées, faciles à ventiler, et où l'on pulvérisera fréquemment des liquides antiseptiques.

On les alimentera avec du bouillon, du lait, des boissons fraîches, légèrement acides.

Des lotions fraîches vinaigrées ou phéniquées seront très bien supportées et procureront un notable soulagement. De même la glace sur la tête dans les cas de céphalalgies violentes.

Les antiseptiques seront également indiqués à l'intérieur : acide phénique, acide salicylique, salol, iodoforme, etc.

Contre les accidents adynamiques, on aura recours aux toniques.

Quant à la fièvre, elle est combattue avec peu de succès par la quinine qu'il faudra éviter de donner à hautes doses.

Le traitement est, en somme, purement symptomatique, et varie avec les cas. C'est à la perspicacité du médecin qu'il appartient de décider de l'opportunité de tel ou tel médicament.

EMILE LAURENT, de Paris.

CHAPITRE XX

FIÈVRE JAUNE

Synonymie. — Fièvre ou mal de Siam. — Typhus bilieux. — Typhus d'Amérique. — Typhus amaril. — Typhus ictérale. — Fièvre ictérique maligne. — Vomito negro. — Calentura amarilla. — Yellow fever. — Black vomit. — Bulam fever. — Gelb fieber.

Historique. — Nous connaissons la fièvre jaune depuis la découverte de l'Amérique, mais nous ignorons si elle existait dans le Nouveau-Monde avant l'arrivée des Européens. Il est probable que c'est elle qui décima les Espagnols peu de temps après leur arrivée à Saint-Domingue.

Ce fut seulement au milieu du xviie siècle que la fièvre jaune fut observée et décrite par les médecins. Localisée d'abord sur le littoral sud des États-Unis, dans le golfe du Mexique, dans les grandes Antilles où elle est réellement endémique, elle se répandit, au xviiie siècle, dans d'autres parties de l'Amérique, puis en Europe, et vint même former un foyer d'endémicité à la côte occidentale d'Afrique.

Depuis l'an 1700, le *vomito negro* a fait plusieurs apparitions à Cadix d'où il se propagea à différentes villes de l'Espagne. A partir de 1823, la maladie fit encore quatre nouvelles apparitions sur le littoral espagnol, sans toutefois y revêtir comme précédemment le caractère épidémique.

La France a été atteinte plusieurs fois aussi par la fièvre jaune. On la vit à Brest en 1802, 1839 et 1856 ; à Saint-Nazaire en 1843, 1851 et 1861.

Mais, dans aucun de ces cas, la maladie n'a pu provoquer de véritables épidémies. Tout récemment encore, la fièvre jaune est venue s'éteindre aux lazarets de Pauillac et de Miridin (1881), comme elle s'était éteinte en 1861 et en 1870 à celui de Pomègue, près de Marseille, et comme elle s'éteignit également à Southampton en 1852, à Falmouth en 1864, et à Swansea en 1865.

« A l'heure actuelle, conclut E. Rochefort, la fièvre jaune comprend trois foyers d'irradiation sur l'Atlantique : les rives du golfe du Mexique, les côtes du Brésil, une petite portion de la côte occidentale d'Afrique. Elle n'en a qu'un encore sur le Pacifique, la côte du Pérou ; mais le littoral du grand Océan se trouve menacé en outre par toutes les importations qui pourront se faire par l'isthme de Panama. »

Etiologie. — « Le poison de la fièvre jaune, écrivait Jaccoud, il y a quelques années, n'est pas mieux connu que celui du choléra ; tout paraît démontrer qu'il est de nature organique, que son origine primitive est tellurique, mais nous ne pouvons aller au delà de ces affirmations. Ce poison ne peut naître indifféremment en tous lieux, il est confiné, au point de vue de sa genèse, dans certaines contrées où la maladie est endémique, et où elle prend spontanément, à intervalles plus ou moins rapprochés, le caractère épidémique. Ces contrées qui sont la patrie de la fièvre jaune, au même titre que le delta du Gange est le berceau du choléra, présentent en commun certaines conditions climatériques dont l'influence sur le développement du poison est par cela même démontrée ; toutes appartiennent aux régions tropicales, et presque uniquement à l'hémisphère occidental ; ce sont les Antilles, les côtes du golfe du Mexique jusqu'à l'embouchure de l'Orénoque au sud, jusqu'à la pointe de Floride au nord, et la côte de l'Atlantique jusqu'à Charleston, en passant par la Nouvelle-Orléans, les localités riveraines du Mississipi, Mobile et Savannah ; la côte occidentale de l'Afrique dans les régions de Sénégambie et de Sierra-Leone. Certes la fièvre jaune apparaît dans bien d'autres contrées appartenant aussi au groupe des tropicales, notamment au Brésil, soit au nord, soit au sud de l'embouchure de l'Amazone ; dans les États-Unis, sur la côte occidentale de l'Amérique du Sud, aux îles du Cap-Vert, aux Canaries, dans l'île de l'Ascension ; mais dans toutes ces régions la maladie ne se montre que comme épidémie importée, et la vraie patrie de la fièvre jaune est bornée aux trois zones indiquées, Antilles, golfe du Mexique, côte occidentale de l'Afrique. Il est digne de remarque que ces foyers de l'endémie sont dans toute leur étendue au nord de l'équateur ; c'est donc à tort que le typhus amaril a été qualifié de maladie tropicale, car il faut alors limiter arbitrairement cette désignation à la partie septentrionale de la région intertropicale ; en fait la patrie de la fièvre jaune est comprise entre le 10° et le 32° degré de latitude nord. »

Influences cosmiques. — La chaleur est indispensable à la production de la fièvre jaune, et particulièrement la chaleur atteignant pendant le jour les chiffres de 32 à 36 degrés centigrades. La sécheresse qui succède aux grandes pluies est également très favorable au développement des épidémies, peut-être, comme le suppose Jaccoud, en produisant un abaissement de l'eau souterraine et la mise à nu des matériaux organiques antérieurement couverts.

Pourtant, si les épidémies de fièvre jaune ne se développent guère que pendant les grandes chaleurs, un abaissement notable de la température ne peut suffire à les enrayer une fois développées. En 1853, à la Louisiane, la maladie ne fut pas arrêtée dans sa marche bien qu'il tombât de la gelée blanche.

Fearn a démontré que la congélation complète du sol était nécessaire pour qu'une épidémie développée prenne fin. Quelques auteurs ont voulu voir là une preuve de l'origine tellurique du poison amaril.

Les variations brusques de la température, les vents peuvent aussi favoriser, dans certains cas, le développement de la maladie. Quant au rôle de l'humidité atmosphérique, il n'est pas bien connu.

La fièvre jaune est essentiellement une maladie des basses terres du littoral, en tant qu'endémie. Mais, à l'état épidémique, elle n'est point nécessairement limitée par une certaine altitude. On a cru, il y a quelques années, que la maladie ne pouvait franchir certaines hauteurs. Des épidémies récentes et bien étudiées ont prouvé le contraire. Mais, dit encore Jaccoud, « ce qui est constamment vrai, ce qu'il importe de retenir, c'est que la fièvre jaune ne s'élève au-dessus du littoral qu'à l'état d'épidémie importée, qu'elle n'est nulle part endémique au-dessous de quelques centaines de pieds. Il est même quelques contrées privilégiées que leur altitude protège contre la maladie importée, en ce sens que tout est borné aux cas isolés qui ont introduit la fièvre dans la localité; souvent même ces lieux épargnés ne sont qu'à une très petite distance du foyer principal de l'épidémie; ainsi se passent les choses dans les épidémies de Rio-de-Janeiro pour les hauteurs de Tijuca et de Pétropolis; de même au Pérou la maladie ne peut prendre pied que sur la bande étroite du littoral, et elle s'éteint avec ceux qui l'ont apportée sur les plateaux des Cordillères; de même à Ténériffe les basses terres seules fournissent à l'infection un sol favorable ».

Enfin, la fièvre jaune ne sévit que sur les grandes agglomérations humaines, presque uniquement dans les ports de mer ou dans les grandes villes situées à l'embouchure des fleuves. « A l'inverse des manifestations du paludisme qui reculent devant le peuplement, la fièvre jaune ne sévit que dans les villes, grandes ou petites, surtout dans celles où la population est dense, et sa prédilection est marquée pour les quartiers sales, mal ventilés, encombrés, surtout s'ils sont voisins des bords de la mer ou des rives d'un fleuve, ainsi, par exemple, les quais d'un port, pour les groupes d'habitations qui bordent les canaux stagnants, les rivières mal asséchées. C'est là d'ordinaire que débutent les épidémies et qu'elles se confinent parfois. C'est là qu'elles constituent dans certaines maisons, ou dans certains groupes de maisons, dans certaines rues ou groupes de rues, des foyers où les atteintes se multiplient, mais autour desquels la maladie ne se montre pas, jusqu'au jour où l'une des personnes qui y pénètrent y prend le mal et va former ailleurs le centre d'un nouveau foyer d'infection. Les bourgades peu importantes, les villages voisins des villes contaminées restent généralement indemnes, malgré le maintien des communications réciproques; si la maladie y est apportée, elle s'éteint d'elle-même sans causer de grands ravages. » (E. Rochefort.)

Influences somatiques. — L'influence de l'acclimatement est indéniable. Tous les auteurs ont reconnu que, dans les pays où la fièvre est endémique, elle sévit surtout sur les nouveaux arrivants, sur les personnes non acclimatées, pendant que les indigènes et les personnes qui ont séjourné depuis longtemps dans le pays sont presque complètement épargnées. Par contre, on a remarqué que l'immunité se perd, pour les indigènes et surtout pour les acclimatés, quand ils ont fait un séjour plus ou moins prolongé dans des contrées situées hors de la zone de la fièvre jaune.

L'influence de la race n'est pas moins importante. Les hommes de race blanche payent un lourd tribu à la maladie ; les hommes de race rouge un peu moins ; quant aux hommes de couleur et aux noirs, ils semblent hors de ses atteintes, sans cependant que cette immunité soit absolue, comme on en a vu la preuve dans les épidémies de Gorée, du Sénégal, de la Guyane. Les constitutions fortes, pléthoriques, sont plus facilement et plus gravement atteintes; les sujets faibles, anémiés par un long séjour sous les tropiques, résistent davantage.

Les enfants et les vieillards sont moins souvent frappés que les adolescents et les adultes.

Genèse et transmissibilité. — Comme nous l'avons vu, la fièvre jaune existe à l'état endémique dans certaines régions où de temps en temps elle se montre sous forme d'épidémies, généralement annuelles. Il est impossible d'attribuer l'origine de ces épidémies à une importation étrangère, car elles sont reliées les unes aux autres par une série non discontinue de cas sporadiques qui se multiplient d'autant plus que le nombre des étrangers non acclimatés est plus considérable.

Emporté au delà de ses foyers d'origine, le poison morbigène est reproductible et transmissible. En raison des influences cosmiques dont j'ai parlé plus haut, la voie d'expatriation de la fièvre jaune est unique, c'est la mer, et les agents de transmission, ce sont les navires avec leur personnel et leur chargement; mais la transmission se fait surtout par les vêtements, les objets de literie, etc. La transmission personnelle ou contagion vive des anciens n'est pas impossible, sans doute, mais elle n'est pas prouvée non plus, tandis que la transmission impersonnelle ou contagion morte est surabondamment démontrée. On a maintenant la certitude absolue que la fièvre jaune s'attache de préférence à certaines cargaisons, telles que le charbon, le sucre et le bois. On sait aussi qu'elle adhère aux vêtements, linge et objets de literie qui ont appartenu aux malades. « De là résulte l'influence nocive prépondérante du chargement des navires et du navire lui-même; vainement est-il évacué, il conserve la propriété morbigène qu'il a contractée au départ, il a lui-même la fièvre jaune, et il reste un agent efficace de transmission tant qu'il n'a pas été modifié par une désinfection complète. » (Jaccoud.) Ainsi le navire portugais *Maria da Gloria* quitta le port de Rio pendant l'épidémie de 1874. Pendant la traversée, la fièvre jaune éclata à bord et fit un assez grand nombre de victimes. A son arrivée à Lisbonne, il fut mis en quarantaine et ne reprit la mer que plusieurs semaines plus tard, après une désinfection complète. Une nouvelle épidémie se déclara et fit plusieurs victimes. On cite plusieurs faits de ce genre.

Une fois la fièvre jaune importée dans une localité, les épidémies s'y développent, soumises aux mêmes influences cosmiques, telluriques, sociales et somatiques que dans les pays à endémicité. Ces foyers importés peuvent devenir à leur tour des centres d'origine d'où la maladie peut se propager dans d'autres contrées.

Et maintenant qu'est-ce que le poison amaril? Est-ce, comme beaucoup l'ont soutenu, un agent chimique d'origine tellurique? Est-ce un agent doué de la vie, un microbe? On a tenté des recherches assez sérieuses dans ce sens, mais elles n'ont pas encore abouti. Le Dr Domingos Freire, de Rio-de-Janeiro, a cru voir ce parasite de la fièvre jaune et l'a appelé *cryptococcus xanthogenicus*, mais ce malheureux microbe n'était sans doute qu'une illusion ou une hallucination, puisqu'il s'est éclipsé devant les expérimentateurs sérieux.

Esquisse symptomatologique. — La durée de l'incubation de la fièvre jaune oscillerait entre trois et sept jours.

La maladie se déclare brusquement par un violent mal de tête, un sentiment de malaise et quelques frissons siégeant surtout dans la région dorso-lombaire : il survient en même temps des douleurs à l'épigastre et dans différentes autres régions. Puis les malades sont pris de vomissements biliaires ou muqueux qui ne tardent pas à devenir noirs, par suite de la présence du sang exhalé à la surface de l'estomac. On voit s'établir ensuite une diarrhée noire et des hémorragies se produire par les différentes muqueuses. Le sang s'extravase dans le tissu cellulaire et forme des ecchymoses ou pétéchies plus ou moins nombreuses.

Les malades éprouvent des douleurs contusives ou lancinantes dans les reins, dans les membres, dans les muscles du cou; il existe surtout une anxiété épigastrique très pénible. Au début, la peau est rouge, chaude, injectée, les yeux sont brillants. Aussitôt se montrent des taches jaunes qui forment rapidement un ictère généralisé, sauf dans quelques cas où il est peu marqué.

Le pouls est d'abord fort, fréquent, comme dans une affection fébrile; mais vers le troisième ou le quatrième jour, il devient si faible qu'il tombe à quarante pulsations et que les battements du cœur sont difficiles à saisir.

Si la fièvre jaune doit être mortelle, tous ces symptômes s'aggravent, les traits se décomposent, l'intelligence longtemps intacte, s'altère, il survient du délire, du hoquet, et le malade tombe dans le coma; la mort arrive vers le troisième ou le quatrième jour, parfois même plus vite.

Si la fièvre jaune doit guérir, les symptômes s'améliorent, le pouls n'est jamais aussi faible que dans les cas graves ou mortels, les vomissements ne sont pas noirs, ou bien ils perdent très vite ce caractère. C'est vers le cinquième jour que le retour à la santé se dessine d'une façon bien nette.

La convalescence est toujours longue et pénible; les rechutes, assez rares, sont souvent produites par les écarts de régime; les récidives sont très rares.

Mortalité. — Elle est variable. La fièvre jaune peut, dans certains cas, tuer le tiers ou le quart des personnes qu'elle frappe.

Anatomie pathologique. — On constate chez les sujets morts de fièvre jaune un état congestif très prononcé des centres nerveux, des poumons, du cœur, du tube digestif, du foie, de la rate et des reins. Cette hypérémie varie considérablement depuis les cas où elle est à peine marquée et limitée à certains organes, jusqu'à ceux dans lesquels elle est poussée jusqu'à l'extravasation sanguine et parfois même jusqu'à l'inflammation et la transformation purulente. Au point de vue histologique, on trouve une dégénérescence graisseuse des parois des capillaires de l'estomac, du foie, des glandes de l'intestin, des reins, et une altération spéciale du sang consistant principalement en une désintégration des globules sanguins, dont le processus est inconnu, mais qui se traduit, entre autres signes, par la dissolution de l'hémoglobine dans le plasma.

Traitement. — Comme dans la peste et le typhus, il est purement symptomatique. Autrefois, on saignait beaucoup au début de la fièvre jaune, peut-être un peu à tort et à travers. Aujourd'hui on est plus prudent : on préfère les saignées locales moins dangereuses au point de vue de la débilitation du malade et on réserve la saignée générale pour les cas exceptionnels, les gros pléthoriques.

Les purgatifs, les lotions froides avec une éponge fine, sont souvent aussi d'une grande utilité.

Quand on est arrivé à la seconde période, il faut se contenter uniquement de faire de la médecine opportuniste, combattre les vomissements et le malaise par les moyens ordinaires, prescrire du vin, de l'alcool, du quinquina pour soutenir les forces. Les injections d'éther ont aussi leur indication, quand il y a menace de coma.

Prophylaxie. — Il n'y a guère qu'un moyen prophylactique personnel : fuir les lieux où vient d'éclore l'épidémie et gagner les hauteurs.

Quant aux moyens prophylactiques généraux, ils découlent naturellement de l'étude étiologique de la maladie. Ces mesures s'appliquent surtout aux navires, qui sont les agents principaux de la transmission. Il faut isoler sévèrement et assez longtemps l'équipage et les passagers, décharger toute la cargaison et l'aérer largement, faire des fumigations, laver avec des solutions suffisamment concentrées de liquides antiseptiques.

Emile LAURENT, *de Paris.*

CHAPITRE XXI

PESTE

Synonymie. — Λοιμος. — Pestis. — Lues. — Morbus contagiosus. — Pestilentia. — Febris pestilentialis. — Morbus inguinaria. — Buboina pestis. — Vera pestis. — Typhus pestis. — Peste bubonique. — Peste exanthématique. — Peste noire. — Peste d'Orient. — Peste du Levant. — Typhus d'Orient. — Beulenpest (allemand). — Plague (anglais). — Plaga (espagnol). — Pestilenza (italien). — Thaoun (turc et persan), etc.

Historique. — Le berceau de la peste semble être dans les contrées de l'extrême Orient, mais on ignore complètement quand cette grande pandémie fit irruption dans le monde d'Occident.

Selon quelques loïmographes, la peste existait en Afrique et en Syrie bien avant notre ère, et la grande peste d'Athènes aurait été une des premières et des plus meurtrières invasions de la terrible maladie. La peste dite de Justinien, qui au milieu du vie siècle vint désoler le monde connu et principalement Constantinople, ne serait qu'une nouvelle manifestation du même mal, ainsi que la peste qui se produisit sous Léon l'Isaurien et Constantin Copronyme et qui ravagea le monde pendant près de vingt ans.

Un grand nombre d'autres épidémies se produisirent du viie au xive siècle, époque à laquelle la peste noire, la mort noire, la grande mort, vint à nouveau du fond de l'Asie pour moissonner plus de trente millions d'hommes en quelques années. Cette fois, il s'agissait bien de la peste à bubons.

Au xvie siècle, un grand nombre d'épidémies meurtrières se produisirent aussi bien en Orient qu'en Occident. Le xviie siècle ne fut guère plus heureux. Au xviiie siècle, la maladie diminua d'intensité et cessa de se généraliser en Europe, se concentrant sur quelques grands districts de notre continent. Depuis le commencement du xixe siècle, la peste s'est à peine montrée aux confins de l'Europe. Une seule fois, elle s'avança jusqu'à Astrakan.

Étiologie. — « Suivant les préjugés des divers siècles, écrivait Joseph Frank en 1820, on a cherché la cause de la peste dans la colère divine, dans les maléfices, dans les corps célestes, et particulièrement dans certaines constellations, dans les éclipses, dans les comètes, dans les météores... Sans nous arrêter à des remarques puériles, la peste cependant a paru plus d'une fois être précédée ou accompagnée de tremblements de terre et d'autres phénomènes de la nature, tels que de nuées obscurcissant le ciel, de grandes pluies, d'inondations, de chaleurs et de sécheresses, de fortes gelées, d'apparitions inaccoutumées d'insectes et d'animaux féroces. Mais comme de semblables phénomènes ont été mille fois observés sans que la peste soit survenue et que mille fois aussi la peste a paru sans eux, nous ne devons croire à aucune liaison entre eux et cette maladie.

« Au contraire, l'opinion qui place la cause de la peste dans un principe inconnu, émanant des malades atteints de cette affection souillant certains objets voisins ou y adhérant, et se propageant alors sur des hommes sains au moyen de ces objets infectés, ou immédiatement par les malades eux-mêmes, cette apparence, dis-je, qui place ainsi cette cause dans une contagion spécifique, a prévalu de plus en plus depuis le xive siècle où elle a commencé à se répandre jusqu'à nos jours, et cela au grand avantage de la société. »

Ainsi on a reconnu dès le début que la peste était une maladie contagieuse et transmissible.

Mais quelles causes peuvent influer sur son évolution, la favoriser ou l'arrêter ?

La chaleur humide semble favoriser l'extension de la peste. Une chaleur assez élevée est nécessaire pour amener l'état épidémique ; par contre, une chaleur forte tend à l'éteindre ou à la faire diminuer d'intensité. « Mais ces remarques, dit J. Mahé, s'appliquent avant tout aux endo-épidémies de peste, principalement de nos jours, non point à ces grandes irruptions des temps passés dont la violence et la fureur d'expansion ne connaissaient presque pas de bornes. »

Les régions montagneuses et les hauts plateaux sont devenus l'habitat prédominant de la peste. Elle règne maintenant sur les plateaux de la Cyrénaïque et de l'Assir, sur les Alpes du Kurdistan, sur les citadelles de l'Himalaya et celles du Yun-Nan.

Les causes sociales ont aussi leur importance. Le manque d'hygiène et la misère, l'agglomération et l'entassement des habitants dans des demeures malsaines, la mauvaise nourriture, les vêtements insuffisants, la malpropreté individuelle et générale, favorisent le développement de la peste et aident à son extension. De même les

miasmes provenant des cadavres non enterrés ou incomplètement
incinérés.

Les races humaines et les sexes paraissent égaux devant la peste.

« Ce que la peste a épargné dans telle épidémie, dit Pariset, elle
l'immole dans l'autre : sexe, âge, tempérament, profession, régime,
habitude, tout en dépend, tout y livre. »

Origine et pathogénie. — Il est à peu près démontré qu'il existe un
grand foyer actuel de peste dans l'Asie antérieure, principalement
dans l'Irak-Arabi, près du delta du Tigre et de l'Euphrate, au nord
du golfe Persique. Il existerait en outre un foyer moins important
dans le Kurdistan.

Ces foyers actuels ne seraient que la survivance de foyers plus
anciens. La peste y reste à l'état endémo-épidémique, ou bien à l'état
sporadique, c'est-à-dire à l'état de peste légère, à l'état de manifestations à bas symptômes, avec une transmissibilité faible et à peine
perceptible.

Quant à la nature intime de la cause de la maladie, elle demeure
absolument inconnue, comme celle de toutes les autres affections
zymotiques. Que le miasme pestilentiel soit d'origine tellurique ou
bien de nature animale, microbienne, nous ignorons complètement
si cette maladie est susceptible de s'engendrer par production spontanée ou bien si elle n'est que le résultat de la reproduction et de la
succession de la cause primordiale, devenant latente parfois, sans
cesser d'exister.

Transmissibilité. — La transmissibilité de la peste ne fait de
doute aujourd'hui pour personne. Il est admis que la maladie prend
son origine dans un organisme préalablement atteint ou bien dans
les objets qui lui ont servi ou même dans l'air qu'il a contaminé.

La peste peut se communiquer, comme nous venons de le voir,
par les objets, les hardes, etc. Mais l'air atmosphérique est le principal véhicule du contage.

Incubation. — Elle varie entre quelques jours et un septénaire.

Presque toujours le début des épidémies est insidieux, lent. La
maladie reste latente pendant des semaines et des mois pour éclater
ensuite avec une terrible brusquerie.

Esquisse symptomatologique. — Les prodromes sont rares. Le
début est brusque, imprévu, rarement précédé de fièvre et de cour-

bature. Il se produit subitement une grande prostration physique et
psychique, avec céphalalgie violente, vertiges, éblouissements; les
traits sont défigurés, le visage pâle, abattu, les yeux ternes, les
pupilles dilatées, la voix complètement éteinte, la démarche chan-
celante.

Ce premier stade peut ne durer que quelques heures, comme quelquefois il se prolonge plusieurs jours.

Alors la fièvre devient très vive, s'accompagnant souvent de délire
et produisant un état typhique très prononcé. Les épistaxis, l'hématurie, les vomissements et les selles sanglantes ne sont point rares
dans cette période.

Les bubons apparaissent ensuite, vers le deuxième ou le quatrième
jour de la maladie. On les observe surtout dans l'aine, au cou, à
l'angle de la mâchoire, dans l'aisselle. Ce sont des tumeurs dures,
de forme variable, pouvant acquérir le volume d'un œuf; la peau
qui les recouvre est rouge, quelquefois livide.

Dans les cas graves, les bubons s'accompagnent de tumeurs gan-
gréneuses ou charbons, de pétéchies et d'ecchymoses plus ou moins
étendues.

La terminaison favorable des bubons se fait par suppuration,
beaucoup plus rarement par résolution. Les charbons guérissent
aussi par suppuration et par élimination.

Quand la peste doit se terminer par la mort, le pouls se ralentit,
le corps se refroidit, les bubons disparaissent quelquefois brusquement, des pétéchies se développent sur toute la surface du corps et
le malade ne tarde pas à tomber dans le coma.

Si la maladie doit se terminer heureusement, les bubons se ramollissent et suppurent ou se résorbent lentement. Les eschares se
cicatrisent, les pétéchies disparaissent et la fièvre tombe.

La durée moyenne de la maladie est de six à huit jours.

Selon sa durée, sa marche et ses terminaisons, on a distingué une
peste foudroyante, une peste grave et une peste bénigne.

Mortalité. — Elle est énorme, et, selon quelques observateurs,
dépasserait 80 p. 100; mais elle dépend beaucoup des temps, des
lieux et des épidémies.

Anatomie pathologique et bactériologie. — La plupart des organes sont congestionnés et ecchymosés. Les muqueuses sont souvent le siège d'hémorragies.

Mais les lésions essentielles ont pour siège l'appareil lymphatique. Les ganglions lymphatiques des diverses cavité du corps, ceux du mésentère surtout, sont tuméfiés, ramollis et quelquefois en voie de suppuration.

La rate est généralement molle, diffluente et très augmentée de volume, quelquefois quadruplée.

Nous empruntons au rapport officiel du Dr Yersin le passage suivant dans lequel il donne quelques détails sur ses recherches bactériologiques et ses inoculations du bacille de la peste.

L'incubation est de quatre à six jours; puis, la maladie débute brusquement par de l'accablement et un épuisement des forces. Dès le premier jour, le bubon apparaît; il est souvent unique et siège, dans la majeure partie des cas, à la région inguinale. La fièvre est continue, elle s'accompagne de délire. La constipation est plus fréquente que la diarrhée. La mort arrive en vingt-quatre heures ou au bout de quatre à cinq jours. Quand la vie se prolonge au delà de quatre à cinq jours, le bubon se ramollit et le pronostic devient meilleur.

Les premières recherches bactériologiques ont été faites sur des sujets vivants. L'examen du sang retiré d'un doigt à diverses périodes de la maladie n'a pas montré de microbes et l'ensemencement est resté stérile.

Les bubons, au contraire, contiennent en abondance et à l'état de pureté un bacille très petit, court, à bouts arrondis, ne se teignant pas par la méthode de Gram, mais se colorant par le violet de gentiane. Chez huit malades, M. Yersin a trouvé le bacille dans les bubons. A l'autopsie de deux pestiférés, il a rencontré le même microbe. Celui-ci est surtout abondant dans les bubons, il est moins abondant dans les autres ganglions, et très rare dans le sang au moment de la mort. Le foie, la rate sont augmentés de volume et renferment le bacille spécifique.

Des souris inoculées avec une trace de la pulpe d'un bubon meurent en vingt-quatre heures avec des bacilles dans les ganglions, dans les organes et dans le sang, où ils sont plus longs et plus grêles; elles succombent à une véritable septicémie. Les cobayes meurent en trois à six jours; ils présentent de l'œdème au point d'inoculation, une tuméfaction des ganglions voisins et une augmentation de volume du foie et de la rate. Plus la maladie se prolonge, plus les ganglions deviennent volumineux.

De cinq souris inoculées avec quelques gouttes de sang, une seule a succombé le quatrième jour. Un cobaye inoculé de la même manière est mort en six jours.

Une souris qui avait mangé la rate d'une autre souris morte de la peste a pris la maladie; il en est de même d'un rat qui avait mangé un fragment de bubon.

Le microbe se cultive facilement sur gélose, en donnant une couche blanchâtre uniforme.

Traitement. — « On peut dire, écrit J. Mahé, que la matière médicale entière de toutes les époques a été mise à contribution pour la cure de la peste, depuis les terres sigillées, les cornes de cerf, les bézoards, les peaux de serpents, l'urine humaine, les végétaux les plus inertes, le lierre et l'hysope, jusqu'à la thériaque et aux alcaloïdes modernes les plus actifs. Que serait-ce si, sortant du domaine des remèdes matériels, il nous fallait passer en revue la conjuration des esprits malins, l'invocation des astres, les incantations, les amulettes, les prières pour conjurer la colère de Dieu, considérée par quelques-uns comme cause de la peste, depuis Procope jusqu'à A. Paré, Diemerbrœck, et les prêtres de la peste chargés de soigner cette maladie à Constantinople, il n'y a pas cinquante années! » Cela prouve notre impuissance contre la grande mort.

Quelquefois le drame morbide se déroule si rapidement, que le médecin n'a pas même le temps d'intervenir. Dans les cas moins rapides, il faut s'attacher à combattre les symptômes les plus menaçants : le sulfate de quinine contre la fièvre, les astringents et les vaso-constricteurs (perchlorure de fer, ergotine, etc.) contre les hémorragies, les alcooliques contre l'adynamie.

Je n'insiste pas sur cette médication toute d'opportunité et variable suivant chaque cas.

Prophylaxie. — Puisque nous ne pouvons pas guérir de la peste, il faut tâcher au moins de l'éloigner de nous. C'est là l'origine des mesures sanitaires internationales.

Voici le texte des règlements qui sont actuellement en vigueur en France :

A. — *Mesures sanitaires applicables aux provenances de peste dans les ports de la Méditerranée.* — 1° *Navires suspects.* — Les navires suspects, c'est-à-dire n'ayant eu aucun accident de peste pendant la traversée, mais provenant d'un pays contaminé, sont soumis à une quarantaine qui ne peut être purgée que dans un port à lazaret.

Pour les personnes, la quarantaine d'observation est de cinq à dix jours pleins, soit au lazaret, soit à bord, si le lazaret est insuffisant. Le déchargement sanitaire, la désinfection des effets à usage, des objets susceptibles, et celle du navire sont obligatoires. La quarantaine des personnes restées à bord pendant le déchargement est de cinq à dix jours pleins et ne commence que quand la désinfection du navire est terminée.

2° *Navires infectés.* — Pour les navires ayant eu ou ayant encore des cas de peste à bord, s'il y a des malades, ils sont immédiatement débarqués au lazaret; les personnes non malades sont soumises à une quarantaine de dix à quinze jours pleins, à dater de leur entrée au lazaret. Le déchargement sanitaire, la désinfection aussi complète que possible des effets à usage, des objets susceptibles, et celle du navire sont de rigueur.

La quarantaine des personnes restées à bord est de dix à quinze jours pleins; elle ne commence que quand la désinfection du navire est achevée.

B. — *Mesures sanitaires applicables aux provenances de peste dans les ports de la Manche et de l'Océan.* — 1° *Navires suspects.* — Mêmes règlements que pour la Méditerranée, seulement la quarantaine pour les passagers, à bord ou au lazaret, n'est plus que de trois à cinq jours pleins.

2° *Navires infectés.* — Mêmes règlements que pour la Méditerranée, mais la quarantaine est de cinq à dix jours pleins.

Émile Laurent, de Paris.

CHAPITRE XXII

CHOLÉRA ASIATIQUE

Localisation. Géographie de l'agent pathogène. — Il est à remarquer que le choléra, malgré ses continuelles émigrations à travers tous les pays du globe, n'a pris des lettres de naturalisation dans aucun d'eux, et qu'il continue à garder les bords du Gange et du Bramahpoutre pour son unique berceau. C'est peut-être qu'aucune autre contrée ne lui offre les conditions géologiques ou nosogéniques qu'il trouve réunies dans ces seules régions de l'Inde. Ce point de l'histoire d'une maladie qui fait tant de ravages est digne de l'attention des hommes de science.

Il n'est pas vraisemblable que les conditions géologiques de ces contrées puissent être la cause de sa localisation en ces points, car on rencontre indubitablement dans beaucoup d'autres régions de la terre des formations semblables, les mêmes couches composées d'alluvions fertiles, les mêmes conditions de température, une latitude identique, en un mot, tout ce que Petenkofer estime nécessaire pour la genèse du choléra. Néanmoins, celui-ci ne naît jamais spontanément dans aucun autre lieu; car partout où il apparaît hors de l'Inde, son germe a été transporté par l'intermédiaire de l'homme. Il se développe et fait des ravages de tous les côtés; mais quand il a *immunisé* tous les individus contaminables, il s'éteint spontanément, pour ne reparaître qu'après une nouvelle importation.

Deux hypothèses expliquent le pourquoi de si singuliers phénomènes :

Première hypothèse. — L'agent cholérigène possède une toxicité ou une virulence inconstantes. Il se modifie avec une docilité extrême, par la seule action des agents cosmiques, et comme son

pouvoir d'adaptation dans l'intestin humain est subordonné à sa
fonction toxigène, il est clair que, une fois celle-ci atténuée, son
aptitude à attaquer l'homme devient insignifiante ou nulle. Pour
que sa virulence subsiste sans s'atténuer, il faut que les conditions
qui tendent à l'exalter agissent sur lui à de courts intervalles. Comment la nature réalise-t-elle ces conditions? — Sans doute par le
même mécanisme que nous suivons journellement dans le laboratoire : quand nous voulons soutenir ou exalter la virulence d'un
microbe, nous faisons des cultures en séries, sur des animaux doués
d'une grande réceptivité; de la sorte nous favorisons son adaptation
et mieux il est adapté, plus il devient virulent. Pour que le germe
du choléra puisse prendre ses lettres de naturalisation dans un
pays, il faut que les conditions de vie des habitants lui permettent
de se transmettre d'homme à homme, que les germes cholérigènes
rejetés par un malade puissent être promptement ingérés par un
autre individu, que ceux rejetés par ce dernier soient absorbés par
un autre, et ainsi de suite jusqu'à ce que ces germes aient acquis
une adaptabilité ou une virulence suffisantes pour faire mourir. Ces
conditions se rencontrent dans le delta du Gange, grâce à la vie
semi-lacustre d'une population très nombreuse, misérable, entassée
dans des huttes humides, entourées d'eau fangeuse (Tanks) qu'elle
emploie pour ses besoins domestiques, après en avoir fait le collecteur de toutes les déjections et de tous les immondices. On comprend que, avec ces conditions d'existence, le germe cholérigène
trouve un moyen facile d'être réingéré dans l'intestin humain, en
séries aussi nombreuses qu'il convient pour soutenir et exalter sa
virulence, et cela sans causer un trouble sensible dans la santé des
individus qui jouissent d'une véritable immunité acquise par des
infections réitérées et inconscientes, grâce à leur peu de gravité.
Seule la population flottante et celle qui, pour une cause ou une
autre, perd son immunité, fournissent un aliment, dans ce pays, à
des manifestations endémiques du choléra.

La température élevée du milieu ambiant, le sol bourbeux et
imprégné de déjections, une vie misérable, une eau destinée aux
usages domestiques constamment polluée par des déjections, constituent certainement des conditions qui peut-être ne sont réunies
dans aucun autre parage et qui expliquent pourquoi ces régions
ndiennes sont le foyer unique et exclusif du choléra.

Deuxième hypothèse. — Il est un fait plus fréquent et plus facile
à observer parmi les criptogames que chez les autres êtres, c'est

qu'ils changent de formes selon que changent les conditions du milieu dans lequel ils vivent : tous ont ordinairement une vie parasite, et sur chaque nouvel hôte on les retrouve si distincts de formes que pour pouvoir les identifier avec leurs états antérieurs, il a fallu que les mycologues épuisent toute leur sagacité et leur patience. Ce pléomorphisme exige parfois, pour se réaliser, des conditions très spéciales : ainsi, par exemple, certains cryptogames n'arrivent pas facilement à vivre d'une vie parasite sur des êtres déterminés, si auparavant ils n'ont pas pu accomplir une de leurs phases évolutives sur des êtres d'une espèce très différente : le *chrysomyxa rhododendri* est une thallophyte qui peut compléter son cycle évolutif en infectant le rosier des Alpes (*rhododendron ferrugineum*), et vivant sur lui durant plusieurs étapes; à l'arrivée du printemps, il envahit les feuilles de l'*épicéa*, sur lesquelles il peut passer l'été, mais il périt à l'arrivée de l'automne. Grâce à cette particularité, l'infection des feuilles de l'*épicéa* pourra seule reparaître sans une nouvelle importation, dans les régions où le rhododendron végète. Si ce pin fait défaut, le phyto-parasite n'ayant pas un hôte sur lequel il puisse hiverner meurt, parce qu'il ne peut poursuivre le cycle de ses transformations, en vertu duquel il atteint l'état qui lui permet d'infester les feuilles de l'*épicéa*. Les cryptogames qui ont besoin d'hôtes distincts pour évoluer sont dits *hétéroïques*.

Etant données nos connaissances actuelles des bactéries, serait-il absurde de supposer que le germe du choléra est hétéroïque ? — S'il l'était, la cause de la limitation de son foyer aux Indes ne pourrait-elle pas être attribuée à l'existence, dans la flore ou la faune de la région du Gange, de quelque végétal ou de quelque animal qui serait pour l'agent du choléra ce que le rhododendron est pour le *chrysomyxa* [1] ?

---

[1] On nous objectera que les bactéries sont des cryptogames d'une espèce distincte de celles sur lesquelles on a observé les phénomènes d'*hétéroécie* : certainement cette objection aurait quelque valeur si les botanistes étaient d'accord sur le point de l'origine et de la spécificité taxonomique des bactériacées. Pour nous, nous croyons que, avec les progrès de la science, ces cryptogames disparaîtront des cadres taxonomiques; car de puissantes raisons de biologie générale nous portent à croire qu'ils ne sont pas autre chose que les *gamètes* ou *sporozoaires* d'autres cryptogames d'une hiérarchie supérieure dans l'échelle de l'organisation. M. Alexandre Taxis, botaniste marseillais, qui n'est pas aussi connu des médecins bactériologues qu'il mérite de l'être, dit avoir observé que les spores des lichens, étudiés dans la chambre humide avec les précautions voulues pour éviter l'intrusion de germes étrangers, expulsent parfois et d'autres fois laissent transsuder une matière amorphe qu'il appelle *hialoplasma*, laquelle est douée de la singulière propriété de se transformer en coccus et en bactéries qui évoluent bientôt en cryptogames d'un ordre supérieur. Si ces faits viennent

De jour en jour on démontre mieux que les microbes, qui sont pathogènes pour certains êtres, sont d'habitude mutualistes dans l'intestin de certains autres, à la digestion intestinale desquels ils contribuent puissamment. Ce fait a une transcendance colossale pour l'hygiène; car il nous enseigne que, les microbes constituant un facteur mésologique essentiel et impossible à supprimer absolument, il sera toujours plus pratique et plus efficace pour nous de nous adapter à eux par des vaccinations méthodiques que de poursuivre leur destruction qui est impossible.

Émigrations de l'agent pathogène. — Que l'une ou l'autre de ces deux hypothèses vienne à prévaloir, il est certain que le choléra s'irradie des bords du Gange et du Bramahpoutre dans toutes les directions de la terre, semant la désolation et la mort sans rencontrer d'obstacles. Sa propagation est d'autant plus rapide et sûre que les communications sont plus fréquentes et faciles entre les peuples de l'Asie et ceux des autres pays. Dans les temps anciens, les pèlerinages aux lieux sacrés constituaient l'unique mode de propagation; aujourd'hui, à la diffusion favorisée par le fanatisme musulman s'ajoute celle qui peut s'effectuer par le commerce, qui a avec les Indes tant d'intérêts et de voies de communications rapides.

La littérature arabe montre que bien avant le siècle présent cette maladie fit de véritables ravages hors de l'Inde : nonobstant, pour nous, l'époque vraiment historique de son apparition remonte à 1817 : alors, sans causer d'alarmes parmi les populations de l'Occident, il s'étendit à travers l'Asie par une marche lente, mais toujours sûre et éminemment envahissante. Il est vrai qu'alors la lenteur du trafic commercial et le manque de voies de communication ne lui permettaient pas d'avancer avec la même rapidité qu'aujourd'hui; mais comme il avait toujours affaire à des populations dépourvues de toute immunité, là où il arrivait, il faisait des ravages.

à se confirmer, quel doute resterait-il que les bactéries puissent être considérées comme des gamètes ou des sporozoaires, ou mieux comme des cristaux d'un radical chimique biomérique qui, s'ils se multiplient par scissiparité ou par sporulation dans nos milieux de culture, le doivent simplement à ce que ces milieux ne leur offrent pas des conditions convenables pour pouvoir y parcourir tout le cycle de leurs transformations naturelles? — Un pas de plus fait dans ce sens suffira à éclaircir les points obscurs qui existent encore dans la physiologie des contages, et à faire disparaître aussi des cadres taxonomiques le seul groupe de plantes agames contre l'existence desquelles s'élève l'opinion générale des botanistes, qui n'admet pas des êtres vivants dépourvus de sexualité.

Ainsi, sans reculer d'un pas, il franchit, en 1830, la barrière que lui opposaient les monts Ourals, et il s'étendit en Russie, y faisant plus de 22,000 victimes. La guerre de la Russie avec la Pologne lui facilita l'accès de l'Europe centrale, et il arriva, en 1831, à Vienne et Berlin. Bientôt il sauta subitement jusqu'à Londres, d'où il passa à Paris pour irradier par toute la France (1832), et la péninsule ibérique. Plus tard, en 1849, 1854, 1865, 1884, 1890 et 1892, il a renouvelé ses excursions meurtrières, se riant toujours de tous les moyens que lui opposait l'hygiène officielle de tous les pays.

Nature de l'agent pathogène. — L'existence du germe ou microbe, cause du choléra, fut devinée bien longtemps avant sa découverte : la propagation rapide de ce mal, en suivant les voies de communication, son transport positif par les eaux et l'évolution cyclique de ses épidémies, inculquèrent la croyance qu'il s'agissait forcément avec le choléra d'une cause vivante. On attribua d'abord ce rôle étiologique à divers champignons microscopiques absolument irresponsables, jusqu'à ce que R. Koch, en 1884, le fixât définitivement sur le bacille virgule.

Cette bactérie, dont tout le monde admet la toxicité d'action véritablement cholérigène, est polymorphe, infecte principalement l'intestin grêle, s'enfonce dans la muqueuse et les follicules sécrétoires, et se rencontre en abondance dans les déjections riziformes et incolores, grâce à une technique des plus faciles. Dans ces déjections nagent des flocons constitués par de la mucine et des épithéliums. Il suffit de prendre un de ces flocons, de l'étendre sur un porte-objet, de le sécher à une chaleur douce, de le colorer avec une solution hydro-alcoolique de violet de gentiane et de le soumettre à l'examen microscopique, pour y découvrir des milliers de bacilles virgules. Pour les personnes peu versées dans ces manipulations, il y a une technique encore plus facile qui donne des préparations superbes dans lesquelles le champ est matériellement rempli de bacilles virgules en culture presque pure. Dans un petit vase propre, on place des déjections jusqu'à la moitié de sa hauteur; après l'avoir couvert avec une feuille de papier, à défaut d'une étuve convenable, on le chauffe à environ 30 ou 35°, en l'approchant d'une lampe allumée; comme le bacille est très aérobie, il forme bientôt, après six heures, à la surface des déjections, une pellicule très mince (mycoderme) constituée exclusivement par des virgules cholérigènes, dont on peut enlever, avec un stylet coudé, une pellicule qui, étendue sur le porte-objet, montre, après coloration, une quantité prodigieuse de virgules, à l'exclusion presque absolue de tout autre microbe : un grandissement de 800 à 1,000 diamètres suffit pour le voir très commodément.

Dans les déjections, le virgule affecte d'ordinaire la forme d'un bâtonnet courbé, à extrémités obtuses, long de 1 à 2 μ. et gros de 1/2 μ. Parfois nous avons vu une prédominance extraordinaire de spirilles plus ou moins longues. Par une sélection méthodique, on peut obtenir de véritables races ou des variétés à caractères persistants; dans ce sens nous avons obtenu des cultures exclusivement constituées par des spirilles fines et très longues. De même, aussi bien dans les cultures constituées par des virgules que dans celles où le microbe affecte la forme spiroïde, il se développe des corpuscules sphériques de diverses dimensions qui, à n'en pas douter, jouent un rôle important dans la physiologie de ce microphyte. Ayant pratiqué des milliers de cultures, nous avons été à même de voir certains faits intéressants relatifs à ces corpuscules : dans les préparations, ceux-ci apparaissent ordinairement isolés; mais quelquefois nous avons eu l'occasion de voir des cultures de très fines spirilles qui toutes portaient adhérant à leur fil un de ces corpuscules sphériques, dont plusieurs avaient le volume d'une hématie; ils étaient constitués par une membrane kystique enveloppante, sphérique, très diaphane, dans l'intérieur de laquelle se loge un noyau portant des signes évidents de segmentation. Ce noyau occupe le tiers ou un peu plus de la capacité du kyste et se montre toujours attaché à la paroi, dans le point de soudure de celle-ci avec le thallus spiroïde. Ces kystes ne constituent point des formes aberrantes comme on l'a dit, ni des formes d'involution. Nous les avons vus très abondants dans des cultures fraîches, de quelques heures, où ils se manifestaient avec une décourageante uniformité, et dans des bouillons tout à fait normaux. Je persiste dans ma conviction qu'il s'agit probablement d'une conjugaison des gamètes sphériques avec les spiroïdes, ou d'efforts évolutifs dont nous n'avons pu observer la fin, sans doute parce qu'ils avortent faute de conditions de milieu convenables.

Quand on l'observe vivant, on voit le bacille virgule se mouvoir avec agilité au moyen de flagella qui se révèlent seulement par des colorants spéciaux. L'isolement et la culture de ce microbe sont extrêmement faciles : on touche avec un stylet stérilisé le mycoderme venu sur les déjections, et l'on transporte la semence qui y adhère sur une couche d'agar, en l'étendant uniformément; on passe le même stylet, sans prendre une nouvelle quantité de mycoderme successivement sur la surface de plusieurs autres couches nutritives d'agar et on les soumet à la température de 35°; il se développe sur toutes, en vingt-quatre heures, des colonies plus ou moins confluentes de bacilles virgules. En prenant de la levure de ces colonies et la transportant dans des tubes de gélatine ou dans des matras de bouillon, on obtient des cultures absolument pures. En piquant profondément les tubes de gélatine nutritive avec un stylet imprégné de semence, on observe que la gélatine s'hydrate au point de se liquéfier, et que ce phénomène est favorisé par le concours de l'air, attendu que la quantité de matière hydratée est directement proportionnelle à sa proximité de la superficie. Sur cette même surface de la gélatine se forme une dépression hémisphérique qui a une certaine valeur diagnostique; car même quand sont nombreux les microbes qui liquéfient la gélatine en formant une vacuole à sa superficie, aucun d'eux, à conditions égales, ne la liquéfie avec la même rapidité et sous la même forme que le fait le bacille virgule.

Ce microbe se montre peu exigeant dans ses appétences trophiques, car il se récolte admirablement bien dans tous les milieux nutritifs employés en bactériologie; parmi ceux-ci, il y en a un supérieur à tous : c'est le bouillon lactosé, comme nous l'avons consigné dans notre note à l'Académie des sciences. Là, le virgule forme des cultures d'une densité exceptionnelle; il produit la fermentation du sucre de lait avec formation d'acide lactique, ce qui fait que sa vie dans ce milieu est de peu de durée, à l'encontre de ce qui arrive dans le bouillon ordinaire, où, en les gardant avec les précautions voulues, ses cultures peuvent rester vivantes durant quatre années.

Dans le mycoderme qui se développe à la surface des cultures faites en bouillon lactosé, le bacille virgule forme des spores endogènes qui deviennent parfaitement visibles parce qu'elles ne se colorent pas aussi fortement que le bacille.

Cette propriété de faire fermenter la lactose en produisant de l'acide lactique est cause que le bacille, cultivé dans le lait, l'acidifie et le coagule si la semence provient de cultures jeunes et actives.

Sa vie s'éteint d'habitude promptement dans les milieux pollués par un autre microbe, par exemple dans les eaux d'un cloaque et dans les latrines, où il s'atténue et périt très rapidement. En revanche, dans les vêtements souillés par les déjections des cho15riques, il produit des cultures exubérantes, douées d'une virulence considérable.

Il n'est pas affecté par les basses températures ni par de légers changements de pression ; tout au plus le froid l'endort pour ainsi dire, le met en léthargie comme la plupart des autres végétaux, et l'empêche de se multiplier : pour ce motif, en hiver, les épidémies de choléra sont moins à craindre et moins fréquentes.

La pression atmosphérique moindre des localités d'altitude n'affecte pas le bacille virgule, et si dans les régions élevées le choléra est plus rare, cela est dû à ce que ces régions sont plus sèches, moins riches en sources et marais pouvant la propager.

Les hautes températures l'atténuent et le font périr : à + 80° C. il meurt rapidement.

Presque toutes les substances notablement alcalines ou faiblement acides le tuent : d'après Lavrinovitch, les jus de raisin et de cerise le détruisent en quelques secondes, comme d'ailleurs la plupart des sucs végétaux acides : les melons n'ont cependant pas cette propriété. Dans l'extrait de malt et la bière il périt, d'après Roux, au bout d'une heure. Borcheff, qui a étudié l'action des désinfectants sur les déjections des cholériques, accorde peu de valeur aux solutions de sublimé au millième ; en échange, il affirme que, en mêlant une partie d'acide sulfurique avec trois parties d'acide phénique et dissolvant ce mélange dans l'eau, dans la proportion de 6 p. 100, on obtient un excellent désinfectant qui tue le bacille virgule dans les déjections, même sans les agiter.

L'ozone, l'acide carbonique de l'air, l'actinisme de la lumière l'affectent peu, au moins à l'état de vie libre.

Intoxication cholérique artificiellement provoquée. — Pour le clinicien, les particularités les plus intéressantes du bacille virgule sont assurément celles qui ont trait à sa toxicité. La fonction toxigène de ce microbe est entièrement fugace et instable ; dans les cultures faites en bouillon, à la température de 37 à 40° C., il s'atténue si rapidement que nous avons inoculé même la première culture à des centaines d'individus sans occasionner de troubles graves [1].

Pour obtenir des cultures très toxiques, il importe de prendre la semence des déjections et de la cultiver en bouillon neutre, salé et gélatineux, à la température la plus basse possible ; même en procédant de la sorte, il arrive toujours que, après quelques généra-

---

[1] Notre livre l'*Inoculation préventive contre le choléra*, etc... (Paris, Société d'éditions scientifiques, 1893), traduit par le Dr Duhourcau (de Cauterets), contient un grand nombre d'observations cliniques de personnes inoculées, pouvant servir à faire connaître la toxicologie expérimentale du bacille virgule.

tions, la virulence a diminué extraordinairement : de cette manière, nous avons obtenu des cultures qui, à la dose de un demi à 2 centimètres cubes, tuent en quelques heures les cobayes de moyenne taille, non par infection, mais par une intoxication foudroyante, due aux poisons élaborés dans le milieu de culture.

Le Dr Blachstein, de l'Institut impérial de Saint-Pétersbourg, émet l'hypothèse que le bacille virgule ne peut pas produire le choléra, s'il n'est pas associé à d'autres microbes. Cet auteur prétend démontrer la vraisemblance de son hypothèse en injectant sous la peau d'un cochon d'Inde le bacille virgule associé à des microbes, inoffensifs par eux-mêmes, mais qui forment avec le bacille de Koch des mélanges extrêmement virulents. La démonstration serait très acceptable si on l'effectuait par la voie gastrique et chez l'homme. De toute autre façon, les faits présentés par le Dr Blachstein ne prouvent rien contre la spécificité individuelle du bacille virgule. En outre, nous pouvons assurer à notre confrère que, avec des cultures pures de six jours, incubées à 25° centigrades, obtenues d'une vieille semence, sériées un grand nombre de fois dans le laboratoire, dans un milieu de culture constitué simplement par du bouillon de mouton, neutre et salé, à 2 p. 100 de chlorure de sodium, on peut, à la dose de 1 centimètre cube dilué dans un verre d'eau, déterminer quand on veut un choléra typique et bénin sur des personnes douées d'une grande réceptivité. Ces faits, très faciles à contrôler, enlèvent tout fondement à l'hypothèse du Dr Blachstein.

Depuis nos travaux, on a imaginé divers procédés pour renforcer et maintenir la virulence de ce bacille, le plus pratique consistant dans des inoculations en séries, d'abord sur les cobayes, puis sur les pigeons.

On ne sait rien de la constitution chimique du ou des poisons du virgule ; nous ne les connaissons bien que par leurs effets. D'après ce que nous avons observé nous-même, ce bacille produit une toxine des plus violentes qui tue en quelques heures, en amenant une hypothermie extraordinaire : ces résultats sont obtenus avec des cultures douées d'une virulence exceptionnelle. Si l'on injecte sous la peau de cochons d'Inde des cultures moins virulentes, on détermine chez eux une infiltration locale, chaude et douloureuse, qui se transforme en une eschare : celle-ci, en se détachant, laisse une ulcération qui guérit avec facilité. Quelques heures après l'injection, la fièvre générale s'allume pour disparaître en peu de temps.

Ayant observé complètement dissociés les phénomènes d'hypothermie et ceux d'hyperthermie, nous sommes porté à croire que le virgule produit plusieurs poisons complètement distincts [1].

Quand l'injection de ces poisons n'amène pas la mort, l'animal reste complètement réfractaire aux effets d'injections qui tuent à coup sûr d'autres animaux de même espèce et de même taille. La propriété immunisante des cultures ne disparaît pas si l'on tue le microbe au moyen de la chaleur ou par l'action de certains agents désinfectants : ceci démontre que ces poisons résistent parfaitement à la température et à quelques actions chimiques capables de détruire la vie du microbe [2].

Le sérum sanguin des animaux immunisés par les cultures de bacille-virgule rend sûrement indemnes les autres animaux auxquels on l'injecte, comme nous l'avons affirmé en 1884, et il guérit même les animaux infectés, à ce qu'affirme Klemperer.

L'organe qui élimine le mieux les poisons produits par le virgule dans l'organisme est la mamelle : les enfants qui tètent des femmes vaccinées contre le choléra contractent un choléra typique par simple intoxication, et restent vaccinés. Quelques années après que nous eûmes consigné ce fait dans notre livre déjà cité [3], d'autres expérimentateurs ont démontré son exactitude en opérant sur des cobayes avec du lait de chèvres cholérisées.

Lorsque les cultures injectées hypodermiquement dans un but prophylactique sont assez actives, on observe parmi les inoculés des cas types de choléra expérimental, ou pour mieux dire vaccinal, qui guérissent toujours spontanément et sans médication (voir notre ouvrage).

Le virgule, ingéré par la voie gastrique, agit de façon différente selon sa virulence : quand il est très atténué, il ne produit pas le moindre effet. Les cultures qui sont mortelles pour les cobayes à la dose de 1 à 2 centimètres cubes, bues, dans l'état de vacuité de l'estomac, à la dose de plusieurs gouttes dans un verre d'eau, produisent des évacuations très abondantes, un refroidissement rapide, un état lypothymique suivi d'une réaction prompte et franche. Tels sont, au moins, les effets que j'ai observés sur moi-même et sur diverses personnes.

[1] Le 27 mars 1885, nous avons établi, dans la *Independencia medica*, de Barcelone, que ce microbe produit un poison pyrétogène et un autre frigorigène.

[2] Ce fait a été consigné, pour la première fois, dans notre note sur le vaccin chimique du choléra, présentée à l'Académie des sciences de Paris, le 31 juillet 1885.

[3] *L'inoculation préventive contre le choléra morbus asiatique.* (Voir édition espagnole, 1886, traduite par le Dr Duhourcau, de Cauterets, 1893.)

Dans ses états intermédiaires de virulence, il agit comme un simple laxatif ou comme un purgatif commode et doux, en conférant un degré d'immunité proportionnel, jusqu'à un certain point, à l'intensité des symptômes produits.

Il n'existe pas d'observations sérieuses autorisant à croire que les animaux contractent spontanément le choléra; on a vu par expérience que l'ingestion gastrique de cultures virulentes obtenues des déjections ne leur produisait pas d'effet : c'est seulement en recourant à des artifices violents que R. Koch, Nicati et d'autres expérimentateurs obtiennent l'infection et la mort de certains animaux par ingestion gastrique. Dernièrement, lorsque Koch, Grassi, Tizzoni, Cattain et Simmonds eurent démontré que les mouches transportent d'un point à un autre, collé à leurs pattes, le virgule vivant et virulent, Sartchenko a vu que non seulement elles le transportent, mais qu'elles l'ingèrent, le reproduisent dans leur tube intestinal, et le rejettent pendant plusieurs jours plein de vie et de virulence.

Chez les personnes qui ont subi une infection cholérique légère ou très bénigne, il arrive ce que Sartchenko a observé chez les mouches : elles rejettent des virgules durant plusieurs jours. Ces faits démontrent pourquoi sont stériles la plupart des mesures adoptées par les hygiénistes contre la propagation de ce mal, et pourquoi bien des fois il devient impossible de suivre la filiation de tous les cas : quand un des anneaux de la chaîne des transmissions est une mouche ou une personne attaquée si légèrement que son état a passé inaperçu pour elle, il est tout aussi impossible de vérifier le foyer d'origine que de le détruire.

Intoxication cholérique collective et spontanée. — Parfois les épidémies de choléra débutent par des cas de ce genre ; alors on a recours même à des absurdités pour expliquer sa réapparition, et quand ces cas ne sont pas de ceux qui raillent les prescriptions de nos codes sanitaires, toujours stériles et onéreuses, c'est que, régulièrement, ils constituent des invasions dont la filiation est bien déterminée.

Lorsque le choléra reparaît après des éclipses de plusieurs années, *presque tous les individus possèdent le même coefficient de réceptivité;* l'immunité, conférée par des épidémies antérieures, s'épuise complètement : ceci pourrait être élevé à la hauteur d'une loi absolue, s'il n'y avait pas des infections qui exercent une action réciproque pour conférer l'immunité; si l'on excepte les individus qui, sous d'autres influences microbiennes, ont acquis une certaine résistance contre le choléra, les autres sont compris dans la loi ci-dessus formulée.

Tout naturellement, on observe un cours véritablement cyclique dans l'évolution d'une épidémie de choléra : elle commence toujours par un nombre réduit d'invasions; celles-ci augmentant, il y a une plus grande diffusion de bacilles virgules, à laquelle correspond un autre accroissement d'invasions, jusqu'à ce qu'elles atteignent un maximum au delà duquel commence une période de déclin plus ou moins graduel. Le début de cette période finale coïncide avec le moment de la plus grande pollution microbienne des véhicules du choléra. Ainsi donc, quand il semble que l'épidémie, à son apogée, devrait continuer, alors commence le déclin, pour un motif très naturel : c'est que à peu près toute la masse de la population contaminable qui n'a pas disparu se trouve vaccinée, et contre cette résistance acquise, il importe peu que le virgule se répande par tous les milieux et tous les moyens; l'invasion et la contagion sont alors de plus en plus difficiles, et de la sorte la diminution graduelle de l'épidémie s'impose par la nature même des choses. Au moment de son extinction totale, le microbe spécifique existe encore en abondance et fort virulent : cela est démontré de la façon la plus évidente par ce fait que, au retour des personnes qui avaient émigré, ce sont celles-ci exclusivement qui paient le dernier tribut à la mort, parce qu'elles ne possèdent pas cette adaptation à l'élément cholérigène du milieu, qu'elles auraient acquise seulement en s'exposant comme les autres aux contingences de la contagion.

Etant admis que le coefficient de réceptivité individuelle est le même chez presque tous les individus, toutes les personnes qui s'exposent en réalité au contage subiraient un choléra également grave, si la gravité dépendait exclusivement du degré de réceptivité de chacun. Mais comme aussi le facteur étiologique influe puissamment sur le résultat final d'une attaque de choléra, l'infinie variété de degrés et de formes cliniques doit être attribuée à la virulence plus ou moins grande du virgule qui détermine l'infection, et à l'immunité moindre ou plus forte de l'individu, acquise pendant l'épidémie, par des infections cholériques plus ou moins ostensibles.

La profession, la race, le sexe, l'âge, la grossesse, la fatigue, la peur, les excès de tout genre, l'état valétudinaire ou les états morbides n'engendrent pas un état organique capable de changer la réceptivité initiale de l'individu, mais peuvent contribuer à ce que accidentellement les uns soient plus exposés que les autres à ingérer le germe spécifique.

Intoxication cholérique individuelle et spontanée. — L'intoxication cholérique spontanée par ingestion du virgule se caractérise principalement par ces quatre périodes : 1° période diarrhéique dans laquelle il n'y a d'autre symptôme que la diarrhée ; 2° période de cholérine dans laquelle se montrent une diarrhée abondante et des vomissements ; 3° période asphyxique caractérisée par des déjections d'aspect riziforme, des vomissements, un collapsus général et la disparition du pouls ; 4° période de réaction.

La première période offre une telle bénignité dans bien des cas, que le malade lui-même ne se rend pas compte de ce qu'elle est ; on ne peut en dire autre chose sinon que ces cas sont très graves, parce qu'ils répandent le mal et échappent tous à l'action de l'hygiéniste. Ordinairement ces cas légers guérissent sans qu'on appelle le médecin, et le malade acquiert ainsi un certain degré d'immunité, qui, s'il ne le met pas absolument à l'abri d'une seconde attaque, aide cependant à en rendre la terminaison heureuse.

Le temps qui s'écoule entre l'ingestion du virgule et l'apparition de la diarrhée, varie selon la quantité et la virulence du bacille, entre trois heures et quatre à cinq jours.

Les déjections de la période diarrhéique sont plus ou moins fréquentes et fluides, et elles ne se distinguent en rien de celles produites par des causes communes, à moins qu'on ne recoure à l'examen bactériologique. Il est prudent, à des époques de choléra, de tenir pour suspectes toutes les diarrhées, et de prendre contre elles toutes les précautions voulues pour éviter la contagion.

Soudainement et sans qu'on puisse invoquer cette multitude de causes banales que l'on admettait à d'autres époques où l'étiologie était chaotique, confuse et absurde, l'individu se sent envahi, au milieu de ses occupations ou pendant le sommeil : il éprouve d'ordinaire des borborygmes, des bruits de boyaux, suivis du besoin d'aller à la selle, et des coliques peu fréquentes. Dans ses premières déjections, le nombre des bacilles virgules peut être assez réduit pour qu'il faille recourir à un bactériologue habile afin de le découvrir. Au début elles sont bilieuses et moyennement fluides ; mais à mesure qu'elles se répètent elles deviennent aqueuses et d'aspect blanc comme de la décoction de riz ; elles contiennent en suspension des flocons constitués par des épithéliums et de la mucine ; leur odeur fécale est remplacée par une autre rappelant celle de la sciure d'os ou du sperme ; elles ont une densité oscillant entre 1006 et 1013 ; leur réaction est neutre ou faiblement alcaline ; elles contiennent une quantité relativement considérable de chlorure de sodium, des traces d'albumine, de l'urée, du carbonate d'ammoniaque et une base pyridique qui produit de la diarrhée, des frissons, des convulsions musculaires et de l'irrégularité du pouls.

Le microscope révèle dans ces déjections des résidus alimentaires, des cristaux de phosphate ammoniaco-magnésien, des hématies, des œufs d'helminthes, des globules de graisse et le bacille virgule.

Les autres microbes normaux dans l'intestin sont pour ainsi dire totalement délogés par le virgule, et comme il est bien démontré aujourd'hui que ces microbes jouent un rôle physiologique très important, il est clair que leur élimination totale peut influer d'une manière encore inconnue sur la production des symptômes que l'on attribue exclusivement au virgule.

L'abondance des déjections est telle qu'elles peuvent atteindre le volume de cinq litres dans la journée : à mesure qu'elles augmentent, la sécrétion rénale diminue, et l'émission de l'urine en quantité insignifiante devient difficile et douloureuse; l'urine présente de l'albumine et un principe qui réduit le sulfate de cuivre. Après les déjections répétées viennent les vomissements abondants et renouvelés, accompagnés de hoquets; leur abondance est telle qu'elle peut atteindre la proportion énorme de trente litres en vingt-quatre heures; d'abord ils sont alimentaires, puis bilieux, et plus tard ils offrent l'aspect des déjections : leur réaction est alcaline; ils contiennent de l'urée, du carbonate d'ammoniaque et des traces d'albumine; le sel qui y domine est le chlorure de sodium; le microscope y révèle la présence d'épithéliums, et rarement du bacille virgule : pour ce motif, il est moins dangereux de manier les linges souillés de vomissements que ceux imprégnés de matières diarrhéiques.

Dans la période de cholérine, les forces diminuent rapidement, et il survient une prostration si extraordinaire qu'elle arrive à un véritable collapsus. La peau se refroidit jusqu'à l'algidité cadavérique; elle pâlit sur les bords des ouvertures naturelles : sur les narines et les ongles elle devient cyanotique; comme le tissu adipeux qui la maintient tendue disparaît, elle se ride, devient flasque et perd son élasticité ; elle est humide et poisseuse. Malgré son manque de vitalité, elle se maintient perméable pour les substances médicamenteuses, circonstance qui constitue un avantage dans une maladie où deviennent inactives et inutiles les autres voies d'absorption.

L'amaigrissement du malade est si rapide et si extraordinaire que dans peu d'heures celui-ci est rendu méconnaissable; ses joues deviennent anguleuses; les pommettes et le nez s'accentuent; les yeux se fixent dans les orbites; les paupières inertes ne couvrent plus le globe en entier et la cornée paraît vitreuse et comme morte.

A mesure que la période asphyxique approche, la bouche devient chaude et poisseuse, l'appétit est nul, mais en revanche une soif insatiable s'empare du malade.

La température s'abaisse d'une façon extraordinaire à la peau et dans la bouche; ce n'est que dans le rectum et le vagin qu'elle se maintient normale et parfois arrive à s'élever.

Le pouls devient fréquent, irrégulier, filiforme, et vient même à disparaître complètement (choléra asphyxique); les bruits du cœur s'obscurcissent à mesure que son énergie diminue.

La respiration est accélérée, profonde, difficile.

Le sang subit des changements profonds : il s'épaissit, prend une couleur groseille. Le sérum dont la densité normale oscille entre 1026 et 1029, arrive à peser 1036 à 1058. Les leucocytes augmentent de nombre; les globules rouges se pelotonnent, deviennent granuleux; le chlorure de sodium et les matières albuminoïdes diminuent.

Voici, en un mot, d'après Schmidt, les différences que l'analyse révèle entre le sang normal et celui des cholériques :

ANALYSE COMPARATIVE DU SANG NORMAL ET DU SANG DES CHOLÉRIQUES (SELON SCHMIDT)

	FEMME SAINE DE 30 ANS	FEMME DE 36 ANS 36 HEURES APRÈS LE DÉBUT DE L'ATTAQUE DE CHOLÉRA
Eau.	824gr.55	760gr.85
Matière fixe.	176 45	259 15
Hémoglobine	115 46	154 30
Fibrine	1 91	3 50
Autres substances organiques	48 49	74 35
Sels inorganiques.	8 62	7 00
Chlorure de sodium	2 815	1 953

La voix s'affaiblit et devient aiguë, à cause de la faiblesse dans laquelle tombent les muscles laryngés, et de la sécheresse de la gorge.

A ce tableau syndromique, il faut ajouter les crampes fréquentes qui peuvent affecter divers groupes musculaires, mais qui se localisent de préférence sur les soléaires et les jumeaux.

L'intelligence se maintient intacte jusqu'à la fin, à part les rares cas où il survient du délire; les malades tombent dans l'abattement le plus absolu; ils voient leur mort approcher, et rien ne les préoccupe de ce qui les entoure ou de ce qui constitue leurs affections et leurs prédilections, même les secours qu'on leur prête leur sont indifférents; la prostration va gagnant du terrain; il survient des syncopes, des bourdonnements d'oreilles, de l'anxiété précordiale, de l'oppression, et à la fin la mort, au milieu du marasme le plus complet.

L'algidité des malades, la lenteur de leur respiration, la prostration dans laquelle ils tombent, ont donné lieu à des erreurs qui ont fait porter certains d'entre eux au cimetière, les croyant morts; j'ai connu un cas de cette espèce : le sujet déposé, à la tombée du jour, sur un tas de cadavres, pour être enterré le lendemain, entra en réaction durant la nuit, et, enveloppé dans son suaire, il eut la force de revenir à la maison, jetant l'alarme dans sa famille qui refusait d'ouvrir la porte à ce faux spectre.

Soit grâce à l'insuffisante virulence des germes qui ont produit l'infection, soit grâce à l'immunité relative de l'individu, ou bien grâce à une intervention opportune et efficace, le choléra ne se termine pas toujours par la mort. Il arrive très fréquemment que l'attaque est bénigne et cède spontanément ou à un régime approprié. Si l'attaque cède au début, tout redevient vite normal; mais si la guérison arrive seulement après qu'ont commencé l'affaissement et la prostration, alors, entre la cessation des symptômes ci-dessus décrits et la guérison définitive, se place ce que l'on appelle la période de réaction, durant laquelle disparaissent graduellement les symptômes cholériques, sans que surviennent des troubles graves. Il y a cependant un nombre considérable de cas dans lesquels l'hypothermie est remplacée par de la fièvre, ou des états congestifs des méninges et des conjonctives; les malades disent qu'ils sentent des montées de sang à la tête et au visage; chez quelques-uns, ces états congestifs s'accompagnent de délire, ces symptômes persistent durant quelques jours et comme ils ne sont pas trop accentués, ils rétrogradent jusqu'à la guérison complète et définitive.

Dans les cas les plus graves, il s'établit un véritable foyer typhoïdique, il y a de la fréquence du pouls, avec tension et plénitude artérielles; fièvre élevée, ventre dur et météorisé; langue sèche, fuligineuse et rude; des taches rosées se montrent sur la peau du dos, les sens s'engourdissent, le subdelirium ne cesse pas et la mort survient au milieu d'un tableau syndromique vraiment typhique, dû peut-être, plus qu'au bacille virgule, au *bacterium coli*, dont la virulence s'accroît dans les états diarrhéiques. D'autres microbes normaux de l'intestin peuvent y contribuer, car en le colonisant à ce moment, ils le trouvent dans des conditions nouvelles, pour ainsi dire affranchi de cet ancien accord mutuel existant entre eux et les épithéliums qui ont disparu pendant la maladie : les conditions chimiques du tube intestinal étant modifiées, l'invasion des microbes normaux constitue une seconde infection qui vient se greffer sur un organisme privé d'énergie de toute sorte.

L'état des reins comme organes éliminateurs, sert de guide au praticien pour prévoir la fin qu'aura la maladie [1]. D'après ce qu'a observé Goldbaum, la guérison ne s'obtient pas quand l'anurie dure plus de soixante-douze heures ; dans ces cas, il survient des symptômes d'urémie et la mort est inévitable.

Quand la sécrétion rénale se rétablit, l'examen de l'urine fait voir que les reins ont été altérés par le toxique microbien ; car elle contient de l'albumine, des épithéliums rénaux et vésicaux, des globules rouges, des cylindres hyalins, des cristaux d'acide urique et parfois des cellules spermatiques. Et ce n'est pas seulement sur les reins que le poison du virgule porte son action ; il imprime à tout l'organisme une modification telle, que celui-ci se trouve, de ce fait, exposé à des complications plus ou moins graves. Tout microbisme latent peut, dans ces circonstances, lever la tête, et produire des abcès cutanés et divers exanthèmes, comme l'herpès labialis, l'érysipèle, la roséole, l'urticaire, la fièvre miliaire, le pemphigus et l'impétigo — Il faut compter aussi, parmi les complications, les troubles vasculaires caractérisés par des états congestifs, des thromboses et des embolies, qui déterminent des gangrènes de la peau, des extrémités ou des parties génitales, des flux pseudo-menstruels, des troubles psychiques, des paralysies de la vessie, de la langue et du voile du palais ; des anesthésies et des hyperesthésies cutanées ; des contractions musculaires d'origine périphérique ou centrale ; des parotidites suppurées ; des hypersécrétions salivaires ; des inflammations catarrhales et diphtéroïdes de la muqueuse buccale, gastrique ou intestinale ; des catarrhes bronchiques et laryngés ; de l'œdème du larynx, et enfin de la jaunisse.

Si, d'une façon directe ou indirecte, le virgule peut occasionner des troubles semblables, en revanche certains malades peuvent tirer profit de cette même activité : les poisons microbiens ne feront certes pas mentir l'aphorisme « *ubi virus, ibi virtus* », et ils constitueront, avec le temps, des armes de défense des plus sûres, et des moyens

---

[1] Dans notre livre, *Estudios sobre la rabia y su profilaxis*, chapitre VII, page 169, le lecteur trouvera l'exposition des conditions fondamentales qui interviennent dans la marche et la terminaison de tout processus infectieux.

d'attaque contre les maladies au moins aussi puissants que ceux à nous fournis par la thérapeutique séculaire. Il n'est donc pas étrange qu'une attaque de choléra soit suivie de la guérison d'états morbides contre lesquels avaient échoué toutes les ressources de l'art. On cite des guérisons d'états vésaniques, d'états convulsifs persistants et de paralysies. Le diabète sucré, qui peut se montrer à la suite du choléra, a été guéri parfois par lui. Rien d'aussi éloquent que les faits de cette nature recueillis dans notre campagne d'inoculation préventive de 1885 : parmi les 50,000 personnes vaccinées, il se produisit des guérisons les plus remarquables dues exclusivement au bacille virgule injecté hypodermiquement dans un but prophylactique. Entre autres maladies, il y eut de guéries de nombreuses dyspepsies et gastralgies, et des cas d'impuissance invétérée[1].

Plus tard nous avons utilisé souvent, dans un but curatif, les injections de culture du bacille virgule, et nous pouvons assurer que, à son action vraiment inoffensive, s'associent des propriétés thérapeutiques qui ne sont pas à dédaigner.

Altérations cadavériques. — Les cadavres des cholériques présentent un amaigrissement extraordinaire. La cyanose persiste sur les lèvres, le nez et les ongles. Chez ceux qui meurent durant la période asphyxique, le ferment thermogène du virgule élève la température; et c'est peut-être bien au même ferment que sont dues les contractures musculaires observées sur ces cadavres, contractures assez énergiques pour le faire changer spontanément de position.

Les muscles et le tissu cellulaire sont injectés; les séreuses humides et poisseuses; le sang a une couleur de lie, est épais, et chargé d'acides biliaires. Le tissu des poumons est comme ischémié, contracté et coriace.

L'intestin contient des matières diarrhéiques, et, dans certains cas, des bacilles virgules en culture pour ainsi dire pure : pour que ceci se réalise, il faut que la mort survienne durant la période de cholérine ou de choléra asphyxique : si elle arrive dans la période de réaction, il n'est pas aussi facile de rencontrer le bacille virgule dans l'intestin.

Sur la muqueuse intestinale, on trouve des altérations folliculaires, de l'infiltration séreuse, des desquamations épithéliales et même

[1] De nombreux faits de ce genre se trouvent consignés dans notre livre l'*Inoculation préventive contre le choléra morbus asiatique,* traduit par le Dr Duhourcau (de Cauterets). (Paris, Société d'éditions scientifiques, 1893.)

de véritables ulcérations. Le tissu conjonctif sous-muqueux et sous-séreux est infiltré de leucocytes : on trouve le bacille virgule dans les glandes de Lieberkühn et dans tout le réseau veineux. Toutes ces altérations sont localisées surtout dans l'intestin grêle.

Le gros intestin et l'estomac ont la muqueuse plus ou moins hypérémiée et tuméfiée, avec les mêmes altérations que nous venons de décrire, mais moins accentuées.

Les reins présentent des altérations caractérisées par des hémorragies et une profonde desquamation épithéliale ; la vessie contient, de son côté, des amas d'épithéliums, quelques gouttes d'urine, et parfois du mycosis diphthéroïde du tissu muqueux.

Dans certains cas, les ovaires offrent des foyers hémorragiques, et la muqueuse utérine paraît relâchée, avec des suffusions et des transsudations sanguines.

Les sinus veineux cérébraux sont remplis de sang noir ; la pie-mère est visqueuse et humide au toucher ; dans certains cas, on rencontre des hémorragies méningées et cérébrales.

Au début, on affirma que le bacille virgule se rencontrait exclusivement localisé dans l'intestin et la muqueuse intestinale ; mais, plus tard, Rekowski l'a trouvé dans tous les organes. Eclaircissons ce fait, pour qu'on ne lui accorde pas, dans la pathogénie de l'intoxication cholérique, plus d'importance qu'il n'en a en réalité, et qui est bien petite, pour ne pas dire nulle.

Cherchant à vérifier, en 1888, les degrés de certitude que possède l'axiome pasteurien que « les humeurs et tissus des animaux sains sont absolument dépourvus de germes », nous pratiquâmes une série d'expériences contre lesquelles ne suffisent pas les objections que Pasteur opposa à celles soulevées dans le même sens par des savants distingués. Les expériences consignées dans notre ouvrage [1] démontrent éloquemment que dans les humeurs et les tissus des animaux sains, comme dans les humeurs et tissus des animaux malades, il y a constamment des germes de diverses espèces, du moins en petit nombre, que les cellules émigrantes recueillent sur les muqueuses et transportent dans leurs excursions sur tous les points de l'organisme. Ces germes sont, à l'état normal, digérés par les cellules ; mais en sacrifiant l'animal sain, on peut les surprendre et les raviver au sein de tous les tissus, par une incubation appropriée.

[1] Voir *Estudios sobre la rabia y su profilaxis*, p. 179, 1 vol, de 339 pages, Barcelone, 1889.

Le virgule est recueilli en petites quantités, charrié et digéré par ces cellules émigrantes, sans pouvoir former hors de l'intestin des foyers de prolifération, à moins que le phagocyte qui le transporte ne soit surpris par la mort; alors le travail de digestion endocellulaire cesse, et les virgules qui n'avaient pas encore été digérés peuvent se révéler si l'on met à incuber, avec les précautions voulues, des quantités assez considérables de tissus : les essais faits avec de petites quantités de ceux-ci ne donnent qu'exceptionnellement des résultats. Cette imperméabilité désirée des muqueuses pour les microbes est donc très relative, et néanmoins, il n'y a pas longtemps que, à la *Société de Biologie de Paris*, on discutait sérieusement à quel moment, après la mort, les microbes envahissent les tissus. Nous répéterons ici qu'il y a constamment une émigration de microbes des muqueuses à tous les organes les plus éloignés d'elles; ce transport est effectué par les cellules émigrantes, et il n'a pas de conséquences pour la santé tant qu'une cause quelconque ne trouble pas la digestion endocellulaire que subissent ces microbes et ne vient pas les mettre à même de se multiplier et de constituer des foyers infectieux. La révélation de Rekowski n'est donc pas transcendante en ce qui a trait à la pathogénie du choléra.

Diagnostic de l'intoxication cholérique. — En pleine épidémie, le diagnostic du choléra présente peu de difficulté; l'examen bactériologique est alors presque superflu. Il n'en est plus de même pour les premiers cas qui exigent du médecin des opinions concrètes et catégoriques; alors le défaut d'examen bactériologique est irréparable. Si l'on examine un flocon muqueux des déjections riziformes, ou si l'on met celles-ci à incuber comme il est indiqué de le faire, pour qu'il se forme à leur surface un mycoderme de bacilles virgules, le diagnostic sera des plus faciles par l'inspection d'une préparation de ce mycoderme; et quand on ne veut pas, ou qu'on ne peut pas, faute de moyens, porter plus loin les recherches bactériologiques pour démontrer qu'il ne s'agit pas d'une autre espèce de virgules pouvant exercer aussi une action cholérigène, alors on complète le diagnostic en se basant sur la terminaison des cas observés : la présence constante du bacille virgule dans les déjections et la terminaison par la mort de 60 p. 100 des invasions exclut de suite toute idée de choléra nostras.

Bactériologiquement, le bacille de Finckler et Prior se distingue de celui du choléra asiatique parce qu'il se développe facilement à la température de 15° centigrades; parce qu'il liquéfie la gélatine plus profondément et plus rapidement, et parce qu'il forme à sa surface une vacuole moins profonde et beaucoup plus large que le bacille de Koch. Avec le *bacillus coli commune*, il n'y a pas de confusion possible, car la forme de ce dernier suffit à le faire distinguer très facilement.

Pronostic de l'intoxication cholérique. — Dans le choléra, comme dans toute autre intoxication microbienne, le pronostic sera plus ou moins favorable selon le pouvoir toxigène du microbe spécifique, selon l'état antitoxique des humeurs, selon l'état des émonctoires qui éliminent les poisons élaborés, et selon le succès de la médication employée.

La virulence du microbe qui commence le processus infectieux et l'état antitoxique des humeurs des sujets envahis, de même que l'intégrité fonctionnelle des organes éliminateurs, sont, en l'état actuel des choses, révélés par la seule intensité du syndrôme. La guérison pendant la période asphyxique est, d'habitude, exceptionnelle, et l'apparition de taches noires sur la sclérotique est un signe fatal.

Dans la période de réaction, la persistance de l'anurie est d'un pronostic grave.

Traitement de l'intoxication cholérique. — Certainement la connaissance exacte que nous avons aujourd'hui de cette maladie, a donné, jusqu'à présent, peu de fruits pour sa thérapeutique. Ceux qui ont songé à une médication microbicide ont rêvé l'irréalisable. Dans un travail publié en 1888 [1], nous démontrions l'impossibilité d'obtenir grand'chose dans cette voie; le temps va confirmant nos prévisions. Les cellules de notre organisme sont comme des microbes doués d'une vie fédérée, et elles se montrent aussi sensibles à l'action des microbicides que les bactéries. La désinfection du tube intestinal est, pour ce motif, un idéal irréalisable, pour ne pas dire une thérapeutique absurde. La thérapeutique des processus infectieux doit s'appuyer sur d'autres bases plus scientifiques : elle doit consister dans la neutralisation des poisons microbiens, au moyen d'antidotes, ou chercher à favoriser leur élimination. Le reste sera toujours pur empirisme, calqué sur les moules classiques, c'est-à-dire une thérapeutique déjà jugée.

Il est clair que la pratique n'a pas encore sanctionné les applications nouvelles de la médecine antidotique : celle-ci ne donne pas

[1] *Boletin farmaceutico* (Barcelona), 25 mars 1888, n° 67, p. 23.

encore des fruits mûrs, qu'elle produira avec le temps seulement et à mesure que progressera la chimie relative à la constitution des albumines et des poisons microbiens. Mais qu'importe ! Ne vaut-il pas mieux initier les praticiens à une science, qui toute naissante qu'elle soit, est positive et pleine de promesses réalisables, que de les entretenir dans des idées qui leur ont valu d'incommensurables déceptions ?

Les nouveaux traitements se fondent sur les faits suivants qui sont parfaitement prouvés.

Les animaux réfractaires spontanément ou artificiellement à une maladie, le sont parce que, dans la constitution chimique de leurs humeurs et de leurs tissus, il y a quelque chose qui neutralise les activités chimiques du microbe, tout comme se neutralisent, *in vitro*, une base et un acide.

Le pouvoir antitoxique des humeurs pour des poisons microbiens déterminés, augmente pour ainsi dire énormément quand on injecte à l'animal des doses progressivement croissantes de cultures du microbe, c'est-à-dire quand on les *hyperimmunise*.

Le sérum sanguin d'un animal intensivement immunisé neutralise, instantanément, *in vitro*, le poison microbien ; injecté à un animal sain, il le rend réfractaire, et, à un animal, malade il le guérit si l'injection est pratiquée à propos, dès que se déclarent les premiers symptômes du processus infectieux. Si l'infection a occasionné déjà des altérations matérielles, la guérison deviendra difficile, sinon impossible, parce que ces altérations ne rétrogradent pas.

Klemperer, suggestionné sans doute par notre note de 1884 (qu'il connaissait), dans laquelle nous affirmons que le sérum sanguin des cholériques contient le principe immunisant du choléra, et par les travaux de Kitasato, Behring et autres, appliqua le sérum antitoxique des animaux *hyperimmunisés* à l'avance avec le bacille virgule, à la guérison de l'intoxication cholérique expérimentale et à sa prophylaxie : comme l'injection de ce sérum est absolument inoffensive, on peut dès maintenant l'employer dans la thérapeutique du choléra, comme unique ressource reposant sur une base expérimentale sérieuse. La dose à laquelle il doit s'employer variera selon que l'infection sera plus ou moins avancée. La préparation de ce sérum n'offre pas de sérieuses difficultés. L'animal qui doit le fournir est hyperimmunisé par l'injection dans le tissu cellulaire sous-cutané, de doses progressivement croissantes de culture du bacille virgule (de 2^{cc} à 50^{cc} et à 100^{cc}). Dix jours après la dernière injection, on lui fait une saignée, en recueillant le sang avec la plus rigoureuse asepsie, dans un bocal stérilisé à l'avance, que l'on place dans une chambre froide, à une température de 5° à 10°C. Au bout de six heures, avec une pipette stérilisée, on peut retirer la quantité de sérum que l'on veut injecter.

Il est plus commode de précipiter l'albumine par l'alcool absolu : le précipité entraîne les principes antitoxiques. Trois volumes d'alcool précipitent complètement les albumines de un volume de sérum. Le précipité est recueilli sur un filtre ; retiré du filtre avec une spatule de platine stérilisée, il est étendu de façon à former une couche uniforme, sur une plaque de cristal stérilisée également, Mis sous une cloche contenant un cristallisoir avec de l'acide sulfurique, et dans le vide, il est rapidement desséché : 225 centimètres cubes de sérum donnent 20 grammes d'albumine sèche parfaitement conservable dans un flacon paraffiné, à l'obscurité et dans un lieu frais. Pour le mettre en état d'être injecté, on pèse la dose que l'on veut utiliser, on la met dans un mortier de cristal flambé, on y ajoute quelques gouttes d'eau stérilisée pour l'hydrater ; puis on la désagrège et on l'émulsionne avec la quantité d'eau voulue. Dans nos expériences, 1 à 2 décigrammes par centimètre cube nous ont donné une émulsion suffisamment dense. Il ne se développe pas de phénomène appréciable sur le point de l'injection, à moins que le sujet n'ait quelque foyer de suppuration caché ; dans ce cas, toutes les injections s'enflamment, mais ne suppurent pas.

On peut essayer aussi les injections de lait antitoxique obtenu, avec les précautions voulues d'asepsie, de chèvres hyperimmunisées : peut-être l'ingestion de ce lait par la voie gastrique donnera-t-elle de bons résultats. En suivant ces nouvelles voies, le praticien a un large champ à parcourir, étant donné surtout que ces méthodes présentent la plus complète innocuité !

La thérapeutique usuelle du choléra est purement symptomatique.

Dès qu'ils se sentent pris de diarrhée, les malades doivent se coucher et se soumettre à une diète rigoureuse, en prenant, comme aliment, du bouillon et un peu de vin. La médication antidiarrhéique la plus en vogue a pour base le laudanum et le sousnitrate de bismuth. Voici une des formules qui ont donné les meilleurs résultats dans la dernière épidémie :

℞ Eau . . . . 200 grammes.
  Sous-nitrate de bismuth. . . . . . 4 —
  Laudanum Syd. . . . . XXX gouttes.
  Essence de menthe . . . . II —
    M.

On en prend deux cuillerées chaque demi-heure, jusqu'à ce que la diarrée cesse et qu'il survienne de la somnolence.

Certains associent le laudanum au calomel dans la trompeuse idée d'utiliser les propriétés microbicides de ce produit mercuriel. Les avantages de cette association ne sont pas confirmés par les faits.

Pour calmer la soif, on donne au malade des fragments de glace, des infusions légèrement aromatiques et froides de café, etc.

Les vomissements et les crampes sont combattus par les injections de morphine, des frictions sèches, des linges chauds, des embrocations d'alcool camphré, des sinapismes, les courants électriques continus de moyenne intensité et les transfusions d'eau salée.

Dès que commence l'algidité, on entoure le corps et les extrémités de calorifères (bouteilles d'eau chaude), on donne du vin généreux, du café, du lait glacé, du cognac et de la poudre de Dower [1].

Après le début de la période de réaction, le principal soin consistera à éviter absolument toute transgression du régime diététique : l'alimentation doit être graduée avec beaucoup de soin, sinon surviennent des récidives et des complications qui amènent un dénouement fatal.

A part ces ressources, que nous pourrions appeler classiques et qui restent, il y a une infinité de médications, dont certaines vraiment recommandables, que nous citerons pour que le praticien puisse, selon sa discrétion et son jugement, essayer celles qui lui inspirent le plus confiance.

Toute la série des astringents, depuis le tanin jusqu'à l'alun, toute l'infinie variété d'antiseptiques, l'acide borique, l'acide phénique préconisé par le Dr Déclat, le salol, le sublimé, la naphtaline, la créoline, etc., la limonade lactique, la limonade chlorhydrique, les inhalations d'oxygène, le curare, la strychnine, l'ergotine, la fève de Calabar, la quinine, le chloroforme, le nitrate d'amyle, l'hydrate de chloral, le nitrate d'argent, l'ipécacuanha, l'arsenic, la saignée et la transfusion du sang, ou la transfusion du lait et du chlorure de sodium ; le lavage de l'estomac avec de l'eau boriquée ; des lavements astringents, narcotiques et amidonnés ; des injections sous-

---

[1] Durant le choléra de 1885, nous avons employé les injections de bacille virgule, pour combattre l'algidité : on sait qu'elles produisent un effet thermogène rapide, que nous cherchions à utiliser en injectant à chaque malade 2 centimètres cubes de culture dans le tissu cellulaire sous-cutané. Nous ne pûmes pas juger de la valeur de cet essai, parce que la lutte que nous eûmes à soutenir ne nous laissa pas le repos nécessaire pour le poursuivre, et que nous dûmes nous absenter de la localité où nous l'avions entrepris, après avoir fait ces injections à trois malades seulement.

cutanées de chlorure de sodium, et le lavage du sang préconisé, en 1890, par le Dr Moliner, de la Faculté de médecine de Valence. Tout cela et beaucoup d'autres choses que nous ne citons pas pour être brefs, a été essayé contre le choléra, sans que le tant pour cent de la mortalité ait baissé d'une manière appréciable. Dans cette masse de médicaments, il y en a sans doute qui, employés opportunément, peuvent sauver quelque malade d'une mort certaine : tels par exemple les transfusions d'eau salée et le lavage du sang ; ces deux traitements devant être employés quand se présente la faiblesse du pouls.

La solution saline et les instruments qu'on emploie doivent être parfaitement stérilisés ; on peut pratiquer par jour quatre transfusions chacune de 500 centimètres cubes du liquide s. l. f.,

℞ Eau stérilisée. . . . . 1 litre
   Chlorure de sodium. . . . . 6 grammes.
   Alcool . . . . 6 cent. cubes.
     M. S. A.

en ouvrant à chaque fois une nouvelle veine. Les bons effets de cette injection se manifestent avec une extrême rapidité, mais malheureusement leur disparition est aussi rapide : le cœur s'excite, la cyanose disparaît, la peau devient rosée et chaude, la respiration redevient facile et profonde ; les crampes et l'insensibilité disparaissent ; le malade ouvre les yeux et parle avec une voix naturelle, étonné de son nouvel état, comme s'il revenait de la mort à la vie.

Si la gravité du choléra dépendait exclusivement de la spoliation aqueuse, ces résultats seraient peut-être persistants ; mais comme cette gravité dépend des poisons élaborés par le virgule, tant que ces transfusions ne déterminent pas une élimination rapide des poisons et ne favorisent pas le retour à l'état normal des altérations produites dans les cellules, leurs effets ne laisseront pas d'être fugaces ; peut-être obtiendrait-on des résultats plus persistants, en associant à ces transfusions les sérums antitoxiques dont nous avons parlé plus haut.

Prophylaxie collective. — Etant connus les causes du choléra et le mécanisme de sa diffusion, rien de paraît plus facile, à première vue, que de dicter les moyens hygiéniques pour éviter sa propagation : il s'agit d'un germe que l'homme infecté rejette et que les vêtements tachés de déjections, ou ces déjections même, peuvent répandre ; il semble donc logique que, avec un régime quarantenaire rigoureusement établi, et aidé des désinfections et visites disciplinaires convenables, nous devrions mettre un terme aux progrès du mal. En théorie, tout cela est beau ; mais pratiquement tout cela reste stérile, car la vie moderne s'accommode mal de mesures restrictives qui gênent plus ou moins l'activité commerciale et les relations internationales, aujourd'hui si nombreuses et faciles. Il faudrait peu connaître la puissance de ces facteurs pour croire candidement que les intérêts vitaux pourront être mis au-dessus de tout et tout fouler aux pieds avec des mesures absurdes. En temps d'épidémie, le « *salus populi suprema lex esto* » sert à beaucoup d'autorités de réclame honteuse pour acquérir de la réputation, et de bouclier pour pouvoir commettre impunément toute espèce de vexations, d'oppressions et d'agios. Qu'on défende au bon moment la santé du peuple, mais avec des mesures scientifiques dont l'efficacité soit indiscutable, sans être vexatoire pour personne et sans pouvoir, même indirectement, blesser celui qu'il s'agit de défendre.

Sinon, sans fermer la porte à une épidémie, comme l'expérience le démontre, nous ouvririons mille brèches à toute sorte de contages indigènes fomentés par la misère ; heureusement le bon sens finira par se substituer aux extravagances d'une hygiène antiscientifique et antihumanitaire, comme aux conseils de la peur, en rejetant tout ce dont l'expérience n'aura pas sanctionné l'efficacité. Par bonheur aussi, il s'établit dans les sphères officielles un courant opposé à l'hygiène coercitive ; mais c'est un courant presque honteux qui se cache. Les conseils de santé reconnaissent déjà l'inutilité du régime quarantenaire, mais ils n'osent le proscrire radicalement sans inventer un autre plan qui, s'il promet beaucoup en théorie, est, en pratique, aussi stérile, absurde et irréalisable que l'autre : nous voulons parler de l'inspection individuelle et des désinfections par les étuves à vapeur.

Les hommes sages et réfléchis qui ont passé la frontière en 1890, et même durant l'été dernier, savent parfaitement que la dernière création de l'hygiène officielle fut une simple comédie pour chasser la peur. Il n'y a plus à se faire illusion ; les procédés techniques de l'hygiène moderne doivent subir une profonde et radicale transformation. L'hygiène offensive qui, dans ses attaques franches, prétend détruire avec les désinfectants et tuer avec la vapeur, doit céder le pas à l'hygiène défensive qui cuirasse l'individu et le rend fort contre les causes de maladie. Le secret de la réussite, Jenner nous l'a donné, lui qui fit plus par un simple coup de lancette contre la variole que n'a fait la thérapeutique de tous les siècles, et que ne ferait l'hygiène de nos jours avec ses étuves à vapeur, ses fumigations et ses quarantaines.

Les cryptogames pathogènes constituent un accident de plus dans le milieu où nous vivons; ils forment une flore nécessaire qui végétera éternellement unie à nous, se renouvelant sans cesse et se modifiant en une interminable série de transformations; tenter de la détruire est une vaine chimère; éviter sa diffusion dans les villes et nous rendre insensibles ou indifférents à ses poisons est ce qu'il y a de plus rationnel et de plus pratique. Détruire les éléments nocifs de cette flore pourra être un travail qui, dans des circonstances déterminées, aidera à conserver la vie : les éloquents résultats de l'antisepsie chirurgicale et puerpérale ne seront niés par personne; mais presque jamais l'hygiéniste ne se trouve dans des circonstances aussi avantageuses que le chirurgien et le médecin. Il lutte presque toujours dans l'obscurité, ce qui équivaut à lutter, le visage découvert, contre un essaim d'abeilles, quand un masque serait plus efficace et plus sûr.

L'hygiène publique, pour être utile et acceptable en un temps, doit garder et protéger la santé des populations d'une manière automatique, sans causer le moindre trouble et sans que l'organisme social s'en aperçoive : contre le choléra, cette hygiène à l'anglaise est celle qui donne les résultats les meilleurs. Les localités dotées de bons réseaux d'égouts, dont la communication avec le voisinage des habitations et des rues est absolument interceptée au moyen de siphons automatiques, et en même temps pourvues exclusivement d'eaux de source canalisées dans des conduites hermétiques, sont pour ainsi dire blindées contre le choléra; et si par malheur ce mal apparaît chez elles, il n'y acquiert pas de grands développements épidémiques.

Les meilleures mesures que puissent adopter les populations devant la menace d'une invasion de choléra consistent à défendre absolument l'usage d'eau de rivière; à ordonner aux propriétaires l'adoption de siphons automatiques qui empêchent l'accès de l'air des cloaques dans les habitations; à mettre des siphons d'un fonctionnement parfait dans les dalots des rues. Tenir celles-ci très propres, éloigner les étables, écuries et basses-cours qui ne seraient pas dans de bonnes conditions, détruire les fumiers et autres foyers de décomposition organique, tout cela n'influe guère sur l'apparition et le développement d'une épidémie de choléra : ces mesures, toujours dignes d'approbation, sont moins des mesures d'assainissement que de propreté, et l'unique bénéfice qu'elles puissent produire d'une façon directe est de diminuer le nombre des mouches, insectes qui, comme nous l'avons montré, contribuent à la diffusion du bacille virgule. De là découle encore la recommandation de tenir les cuisines, offices et garde-manger dans l'obscurité, et de les protéger par des treillis pour que ces insectes ne puissent pas les contaminer.

Dès le début de l'épidémie, le médecin instruira ses clients sur la manière pratique de stériliser les vêtements, les linges, et les déjections, et les autorités feront publier à profusion, sous une forme concise et claire, les instructions que la science conseille.

Les services officiels de désinfection sont purement décoratifs; ils pourraient faire quelque chose dans les débuts de l'épidémie : mais bientôt ils deviennent inutiles, et constituent une charge onéreuse pour le trésor public; ils arrivent tard, se font généralement mal parce qu'ils sont confiés à des personnes inexpérimentées qui, d'habitude, profitent des circonstances pour exploiter la peur, et ils resteront toujours insuffisants quand l'épidémie aura atteint son développement entier.

Les étuves à vapeur, si en vogue dans les temps actuels, nous rappellent la faveur que, il y a peu de mois, tous les chirurgiens du monde accordèrent aux pulvérisateurs de Championnière : pratiquer une opération sans s'envelopper d'un nuage de solution phéniquée eût paru ridicule et attentatoire à la vie de l'opéré; et cependant, ces ingénieux appareils, qui semblaient avoir résolu un grand problème, dorment le sommeil de l'oubli, moisissant dans les coins comme tant d'autres antiquités de l'arsenal de chirurgie? Le même sort, à peu près, attend les étuves à vapeur, quand les hygiénistes de bonne foi s'apercevront qu'elles contribuent dans une proportion minime à la solution du problème qu'ils se proposent de résoudre.

Prophylaxie individuelle. — S'il s'agissait de combattre une épidémie de variole, quelqu'un songerait-il simplement à la faire en brûlant le microbe? Je crois que le bon sens conseillerait à tous l'emploi de la vaccine jennérienne; la défense de l'organisme pourrait plus que l'agression contre le microbe; nous ne proposons pas autre chose contre le choléra.

L'individu ne doit pas abandonner son régime habituel : il peut impunément manger et travailler comme de coutume. Une hygiène chargée de préceptes trop nombreux et byzantins ne conduit à rien, parce que rien ne se soumet à elle et que par suite ce n'est plus de l'hygiène : l'homme n'achètera jamais la santé au prix de sa liberté d'action. La préservation individuelle doit, pour être acceptable et efficace, agir d'une façon automatique, exigeant de l'individu un minimum de sacrifices, et, si c'est possible, en une seule fois : il faut défendre sa vie sans l'obliger à penser constamment à la mort, comme les Chartreux.

Heureusement le bacille virgule présente des qualités exceptionnelles qui permettent de faire, avec grande facilité, de cet agent de mort une arme défensive. Qu'on l'isole des déjections, qu'on le cultive en bouillon selon les indications données dans notre livre traduit par le Dr Duhourcau (de Cauterets), et les injections de ces cultures, — sans les retouches et additions proposées par les Drs Gamaléia et Haffkine, dans le but de donner un air d'originalité à leurs travaux, — constitueront le meilleur et le plus efficace préservatif du choléra. Ces injections laissent l'individu aussi immunisé contre ce mal que le cowpox peut le faire contre la variole. Plus de 50,000 personnes, dont 300 médecins, se sont soumises à cette vaccination en 1885 [1]. En vaccinant en masse les populations fortement atteintes par l'épidémie, la courbe graphique de la mortalité, pour si haute qu'elle soit, descend brusquement à zéro, au cinquième jour après qu'a été pratiquée la vaccination. Il est vrai que nos travaux furent combattus par une Commission de savants français; mais ils furent défendus

---

[1] Ne serait-il pas plus commode au Dr Haffkine de compulser la véracité de nos statistiques, que de courir en pérégrination à travers l'Inde, désireux de gloire, pour compléter la solution d'un problème déjà jugé par les esprits sereins et impartiaux? — Ce confrère ne semble pas vouloir perdre l'illusion de croire qu'il fait quelque chose de nouveau. Remercions-le pour sa propagande faite en faveur de notre découverte, et pour le service qu'il rend à l'humanité. Tel sera du moins le jugement de l'histoire, quand même certaines ambitions de gloire, qu'on remarque chez la personnalité scientifique la plus justement renommée de France et du monde entier, viendraient à prévaloir aujourd'hui, contre toute justice.

Avant de partir pour les Indes, le Dr Haffkine a donné, dans le *Royal college of Physicions and Surgeons*, de Londres, une conférence (8 février 1893), dans laquelle il dit : « En 1885, le Dr J. Ferran, de Barcelone, voulant préserver ses compatriotes du choléra, injecta à quelques patients du virus ordinaire extrait des cadavres et cultivé dans le laboratoire. La statistique fut si incertaine qu'elle ne permit pas de recommander l'opération. »

Que le Dr Haffkine nous permette de lui dire qu'il manque sciemment à la vérité, et qu'il a omis de citer de nos travaux tout ce qui le gênait, parce que cela pouvait détruire l'effet qu'il se proposait d'obtenir sur son auditoire. La mauvaise foi et le manque de probité scientifique du Dr Haffkine sont mis en évidence dans notre livre et dans la conférence donnée par le Dr Cameron, le 4 novembre 1885, à la Société des sciences naturelles de Glascow, surtout en ce que ce dernier dit de nos statistiques, dont la grande valeur est pour nous des plus sûres et ne sera pas dépassée par celle des statistiques que le Dr Haffkine obtiendra dans les Indes.

par d'autres commissions qui, bien que plus modestes, étudièrent le sujet avec plus d'attention et d'impartialité que M. Brouardel.

Pour nous, quoique nous ayons été les protagonistes dans ce débat, confiants dans la vérité de notre découverte, nous laissons le soin de notre défense au temps et à l'opinion de savants plus impartiaux. La critique sévère et juste, faite par le Dr Cameron, du rapport du Dr Brouardel[1], le livre du médecin portugais, M. le Dr Abreu, non moins sévère et sans passion, vengent notre méthode et notre personnalité des attaques passionnées dont nous fûmes l'objet; et par ailleurs les récents travaux d'autres savants, qui coïncident et concordent absolument avec les nôtres, mettent en assez mauvaise posture tous ceux qui nous combattirent : aussi jugeons-nous inutile d'insister davantage pour notre défense.

De l'opposition qu'éleva contre nous en Angleterre le Dr Klein, nous avons peu de chose à dire; ce savant, sortant du terrain scientifique, se permit une série d'insultes et de grossièretés; il osa écrire que nous étions plus près de don Quichotte que de Jenner, et que nous étions un bouffon plein d'illusions conçues dans l'ignorance. Récemment le même Dr Klein affirmait à la Société de pathologie de Londres (séance du 21 mars 1893), que les injections de bacille virgule confèrent réellement l'immunité et permettent de résister à des injections de culture mortelle par leur virulence[2]. Par ses propres affirmations toutes récentes, on peut voir que ce savant, suffisamment connu du monde scientifique pour ses idées extravagantes, va dégénérant, sans s'en rendre compte, en un vrai don Quichotte, ou bien nous rapproche de Jenner en amendant ses affirmations boiteuses de 1885.

La vaccination au moyen des injections hypodermiques de cultures vivantes de bacille virgule, étant, comme elle est, absolument sans danger et très efficace, constitue, pour le moment, la meilleure défense individuelle et collective contre le choléra. L'Occident entier se défendra en instituant, dans les points les mieux indiqués de l'Inde, des centres de vaccination obligatoire pour les individus en partance pour l'Europe.

Pour se vacciner par ingestion gastrique, il faut commencer par boire, dans un verre d'eau, une ou deux gouttes de culture vieille et incubée à 40° centigrades : en continuant de cette façon, en aug-

---

[1] Voir l'*Inoculation préventive contre le choléra*, etc., traduction du Dr Duhourcau (de Cauterets), p. 254 et suivantes.

Revue scientifique, Paris, 15 avril 1893.

mentant progressivement la dose et la virulence de la culture, on peut acquérir la tolérance la plus complète pour les cultures les plus virulentes.

Bien que les sérums d'animaux hyperimmunisés confèrent l'immunité, leur emploi n'est pas aussi pratique ni économique que les injections de culture de bacille virgule.

A l'efficacité de cette méthode s'ajoutent son extraordinaire économie et son innocuité absolue. Nous regrettons que les étroites limites où doit se renfermer ce travail ne nous permettent pas de lui donner tout le développement qu'il mérite. Le lecteur pourra suppléer à cette insuffisance en lisant notre ouvrage, que nous avons plusieurs fois cité, et où abondent les faits en faveur de la vaccination anticholérique.

J. FERRAN, *de Barcelone.*

Traduit de l'espagnol par le Dr DUHOURCAU (de Cauterets).

CHAPITRE XXIII

MALARIA — INFECTION PALUDÉENNE

Définition. Synonymie. — On désigne sous le nom de *malaria, fièvres d'accès, intermittentes, à quinquina, des marais, paludéennes, maremmatiques, telluriques, alluvioniques* (Alc. Treille), etc., une maladie connue dès la plus haute antiquité, puisqu'il en est fait mention dans les écrits d'Hippocrate, s'observant plus particulièrement chez les habitants des régions marécageuses, capable de revêtir des aspects très différents sous lesquels cependant son unité de nature reste reconnaissable, et dont les manifestations les plus caractéristiques, les plus fréquentes et les mieux connues sont la fièvre revenant par accès périodiques et la cachexie paludéenne d'emblée ou consécutive aux accès.

Parmi les divers noms qui lui ont été donnés, nous choisirons celui de *paludisme*, pour des raisons qui seront développées au cours de cet article, et en outre parce qu'il est court et suffisamment euphonique, et que d'ailleurs il tend à être adopté par la grande majorité des auteurs contemporains.

Exposé sommaire. — Fidèle au plan général des auteurs du *Traité pratique de médecine*, nous nous proposons de résumer ici l'état actuel de nos connaissances sur le paludisme, en insistant tout spécialement sur celles qui peuvent avoir une utilité pratique et immédiate, et en donnant de moindres développements à celles qui n'offrent, quant à présent, qu'un intérêt théorique. Nous renverrons, pour plus de détails, aux traités spéciaux.

Nous commencerons par donner un aperçu de la géographie médicale du paludisme. — Nous décrirons sa symptomatologie, en prenant pour exemples ses modalités les plus ordinaires : la fièvre intermittente d'abord, la cachexie palustre ensuite. — Puis nous passerons en revue ses manifestations plus rares : les fièvres dites larvées, les accès pernicieux et les principales complications.—Nous donnerons quelques développements à une question très pratique et très à l'ordre du jour, à laquelle se rattache étroitement le nom de M. le professeur Verneuil, nous voulons dire : les rapports du paludisme avec certains états physiologiques, diathésiques, morbides ou traumatiques, accidentels ou chirurgicaux. Nous rechercherons s'il augmente ou diminue la résistance de l'organisme humain vis-à-vis d'autres maladies ; en d'autres termes, s'il crée des immunités ou au contraire des opportunités morbides. — Nous verrons enfin quelles mesures préventives et quels traitements l'expérience semble avoir consacrés contre ce fléau.

Cette première partie de notre tâche terminée, nous nous demanderons si les données de l'anatomie pathologique et de la microbie sont en mesure d'expliquer tous les faits observés ou s'il ne reste pas quelques parties de ce champ encore inexplorées. — Et ceci nous amènera tout naturellement à l'examen critique de certaines théories plus ou moins dissidentes, notamment des idées dont M. le Dr Alc. Treille a, plusieurs fois, dans ces dernières années, entretenu la Société de biologie, l'Académie de médecine, et, tout récemment, le Congrès médical de Rome. Nous ferons une part aussi à l'exposé des remarques d'un praticien aussi consciencieux que distingué de la province d'Alger, M. le Dr Paul Moret, de Marengo.

Une excursion dans le domaine de la médecine expérimentale nous permettra de formuler quelques hypothèses sur le mode de pénétration du germe fébrigène dans l'organisme humain, sa période d'incubation, son mode de développement, de reproduction, sa vie extra-humaine, etc., etc.

Enfin, résumant tous ces faits, toutes ces hypothèses, toutes ces discussions, nous terminerons par exposer le traitement prophylactique et curatif qui nous paraît le plus rationnel.

Géographie médicale. — *La distribution du paludisme à la surface du globe* semble régie par trois conditions principales : la *latitude*, l'*altitude* et la *nature du sol*. — Toutes choses égales d'ailleurs, il est beaucoup moins fréquent au fur et à mesure qu'on s'éloigne de l'équateur pour se rapprocher des pôles, plus rare aussi à mesure qu'on s'élève davantage au-dessus du niveau de la mer ; double résultat qui paraît lui-même en rapport avec l'abaissement progressif de la température. Il semble, en effet, qu'un certain degré de chaleur soit indispensable au développement de l'agent fébrigène. De même il lui faut aussi un certain degré d'humidité. Si bien que, pour une même localité, il existe en général une saison propice à l'endémo-épidémie, celle où le sol surchauffé s'humecte sous l'action des premières pluies, ou encore celle où la terre inondée commence à se dessécher grâce à l'évaporation et au retrait progressifs des eaux. La nature du sol n'est point indifférente : pas plus qu'on ne voit le paludisme sévir sur les navires en pleine mer, on ne le rencontre au milieu du désert aride ou sur les terrains granitiques : le sol qui lui convient le mieux est celui qui, comme les terres incultes, les marais (d'où le nom de paludisme), les alluvions (Alc. Treille) renferme une certaine quantité de matières organiques. Probablement parmi elles il s'en trouve d'indispensables à la genèse et à l'entretien de l'agent fébrigène. Cet agent, — qui est, comme nous le verrons plus loin, un microorganisme vivant, — peut lui-même être importé sur un sol où il avait été jusqu'alors inconnu; et il peut au contraire disparaître d'un terrain qu'il avait longtemps infesté, si les conditions d'habitat cessent de lui être propices. C'est ainsi que la culture est un des moyens les plus efficaces d'assainissement des localités insalubres, probablement parce qu'en remuant fréquemment le sol elle expose le germe fébrigène à la lumière et à l'oxygène de l'air, ces grands destructeurs de microbes.

En *Europe*, le paludisme, rare au nord, commence à se montrer en Finlande, sur les bords de la Baltique ; en Allemagne, près des bouches de l'Elbe et du Weser ; en Angleterre, à l'embouchure de la Tamise, et en Hollande. Cependant des travaux de drainage et d'endiguement ont notablement amélioré l'hygiène de ces derniers pays. En France, on l'observe, sur le littoral, dans la Camargue, les Landes, la Charente, la Vendée et, à l'intérieur, dans la Sologne, la Brenne, la Bresse, les Dombes. Paris n'en est pas exempt ; on sait qu'il a été bâti sur l'emplacement d'un ancien marécage ; longtemps le nom de Marais fut celui de tout un quartier de la capitale ; et lorsqu'on remue profondément le sol, il n'est pas absolument rare d'en voir surgir la fièvre.

Mais c'est dans les contrées méridionales que le paludisme est surtout endémique. Sur les côtes du Portugal et de l'Espagne ; en Corse ; en Sardaigne ; en Sicile ; en Italie, dans la campagne romaine, les Marais-Pontins, les rizières de Lombardie, les maremmes de Toscane et les Calabres ; en Turquie ; en Grèce ; dans l'Archipel ; sur les côtes de la mer Noire et de la Caspienne.

En *Asie*, le nord et les hauteurs sont épargnés ; le midi paye au contraire un large tribut au fléau, notamment l'Asie Mineure, la

Perse, l'Hindoustan, le Tonkin, le sud de la Chine, l'Indo-Chine et Ceylan.

L'*Afrique* présente de nombreux foyers : en Algérie, sur plusieurs points du littoral et dans les plaines, tandis que les coteaux du Tell, et surtout les hauts plateaux, même les hauts plateaux du sud-oranais (H. Pommay), sont indemnes ; en Egypte, sur les bords du Nil; en Nubie, en Abyssinie, dans les plaines basses; au Sénégal; en Guinée; à Madagascar; à Mayotte; à Zanzibar; à Maurice même et à la Réunion, jadis épargnées ; enfin sur les bords des grands fleuves et des grands lacs des régions centrales.

L'*Amérique*, saine vers l'extrême nord et l'extrême sud, a ses foyers principaux en Louisiane, au Texas, sur les bords de l'Arkansas, dans la Floride, la Géorgie, la Californie, sur le littoral du Mexique, à Panama, au Guatemala, aux Antilles, dans les Guyanes, le bassin de l'Orénoque, la Bolivie, sur les côtes du Vénézuéla, de la Colombie, du Pérou et du Brésil.

Enfin, en *Océanie*, c'est Java, Sumatra, Bornéo, les Moluques, les Philippines, qui rivalisent d'insalubrité sous ce rapport avec les Indes, tandis que le paludisme est rare dans le reste des îles, « même en Tasmanie et à la Nouvelle-Zélande, où existent pourtant de nombreux marais » (Laveran).

Toutes les races humaines ne paraissent pas également prédisposées au paludisme. La noire semble jouir d'une immunité relative.

Symptomatologie. — La manifestation la plus commune et la mieux connue du paludisme, c'est, avons-nous dit, la *fièvre intermittente*, revenant par *accès*, séparés par des périodes de calme, dites *périodes d'apyrexie*.

On a coutume de décrire à chacun des accès trois *stades :* l'un de *frisson*, l'autre de *chaleur* sèche et le troisième de *sueur*.

Le début est, en effet, caractérisé le plus ordinairement par un frisson violent, précédé ou accompagné de lassitude, de malaises, de céphalalgie, de nausées. Le malade tremble de tous ses membres, claque des dents, éprouve une sensation de refroidissement intense; sensation trompeuse d'ailleurs, car, s'il a la chair de poule, les traits tirés, le visage pâle, le nez d'une froideur cadavérique, par contre sa chaleur centrale s'élève notablement au-dessus de la normale (Gavarret), et peut atteindre 40, 41, 42 et même 44° (Hirtz), comme on peut s'en assurer à l'aide du thermomètre. Le pouls est petit et fréquent, les urines sont pâles et abondantes; la rate est souvent douloureuse, parfois tuméfiée.

Ce stade de frisson dure environ une heure, quelquefois plus, quelquefois moins; puis le stade de chaleur lui succède : le malade sent que des bouffées de chaleur alternent avec le frisson; puis il devient brûlant et la main, d'accord cette fois avec le thermomètre, appliquée sur la peau, donne la sensation d'une chaleur vive et sèche. La face est injectée; le pouls fort, accéléré; la respiration rapide; l'urine rare et chargée; la soif ardente. Il y a de la céphalalgie, parfois du délire.

En général, après quelques heures de cet état, le corps se couvre d'une sueur abondante; le malaise, la soif diminuent. La tuméfaction de la rate disparaît, sauf dans les fièvres invétérées où le simple gonflement temporaire a fait place à une fausse hypertrophie scléreuse permanente. Parfois on observe des douleurs rénales et des urines albumineuses.

Enfin, après encore environ une couple d'heures, tout redevient normal, sauf souvent une sensation de brisement, d'accablement, de courbature. Le patient entre dans la période d'apyrexie. Celle-ci dure un certain temps, puis un nouvel accès, tout semblable au premier, éclate à son tour.

On a voulu voir dans cette alternance des accès et des périodes apyrétiques des *types* différents et chacun d'une régularité parfaite. On a dit que l'accès se produisait presque toujours le matin; qu'il revenait le lendemain (fièvre quotidienne), ou le troisième jour (fièvre tierce), ou le quatrième jour (fièvre quarte); on a appelé double tierce une fièvre quotidienne, dont les accès sont d'intensité différente, de sorte que ceux des jours pairs, par exemple, sont plus forts que ceux des jours impairs, comme s'il y avait deux fièvres tierces d'inégale intensité alternant chez le même sujet. Pareillement on a donné le nom de double quarte à une fièvre qui ne présente qu'un jour apyrétique sur quatre, l'accès du premier jour ressemblant à celui du quatrième, et l'accès du second jour à celui du cinquième. — On est même parti de là pour supposer autant d'agents fébrigènes que de types fébriles. Un examen plus approfondi de la question nous montrera qu'il n'en est rien.

Tout d'abord, il n'est point exact que les accès de fièvre palustre se produisent toujours le matin. Les accès matinaux sont simplement plus fréquents; ils sont, par rapport aux accès vespéraux, comme 3 est à 1. L. Colin attribue cette fréquence plus grande à l'action du froid du matin qui met les sujets en état d'opportunité morbide. Quoi qu'il en soit, il suffit de réfléchir que tous les praticiens ont observé des fièvres quotidiennes *retardantes* ou *antici-*

pantes, c'est-à-dire dont le second accès se produit le second jour, par exemple, un peu plus tôt ou un peu plus tard que l'heure à laquelle le premier accès était survenu la veille. Chaque accès nouveau anticipant ou retardant ainsi sur le précédent, il arrive un moment où l'accès, de matinal qu'il était, devient vespéral ou, de diurne, nocturne.

Il n'est pas rare non plus que des accès se rapprochent de plus en plus jusqu'à devenir biquotidiens, c'est-à-dire jusqu'à se produire deux fois en un jour. Ils peuvent devenir *subintrants*, c'est-à-dire que le second accès commence avant que le premier soit entièrement terminé. La fièvre, d'intermittente qu'elle était au début, est alors devenue continue avec exacerbations et rémittences alternatives; elle peut même être ainsi continue d'emblée; d'où les noms plus ou moins appropriés donnés à ces types fébriles, de *fièvres rémittentes, fièvres pseudo-continues*. On en distingue deux sortes : la *fièvre continue gastrique* s'observe principalement au début de l'endémo-épidémie; elle se déclare par un mal de tête, avec douleurs dans les lombes et les membres; la peau est sèche, chaude ; le pouls rapide, vibrant; la respiration anxieuse; le visage, les yeux sont congestionnés; la soif est vive ; l'urine rouge ; le frisson manque ou du moins ne se répète pas; la langue est chargée, blanchâtre ou jaunâtre; le ventre est tendu; il y a de la constipation; le foie est peu augmenté de volume. Les symptômes s'aggravent le soir et la nuit; il y a, au contraire, une légère rémission le matin. Tout cela dure de deux à trois semaines et se termine habituellement par la guérison. — La *fièvre continue bilieuse* diffère de la précédente en ce que, vers son déclin, il survient une coloration jaune des sclérotiques et de la peau, et des selles et des vomissements bilieux abondants.

Par contre, les accès peuvent s'éloigner; et telle fièvre qui s'était montrée primitivement sous le type quotidien, le plus fréquent, se continue ou récidive sous les types tierce ou quarte, ou même affecte une périodicité plus lointaine et plus irrégulière : fièvre septane, octane, mensuelle même.

Au dire de la plupart des praticiens, il y aurait une certaine corrélation entre la gravité d'une fièvre et la fréquence de ses accès. Plus elle serait grave et plus ses accès se rapprocheraient. Ils s'éloigneraient, au contraire, au fur et à mesure que la fièvre perdrait de sa virulence, ou, si l'on aime mieux, que l'organisme s'habituerait au poison palustre, réagirait moins violemment contre lui. C'est ainsi que l'on a remarqué que les accès sont plus rares dans les pays du nord et plus rapprochés dans les régions équatoriales.

On voit ici encore une des raisons qui nous a fait préférer l'expression de « paludisme » à celle de « fièvre intermittente » : la fièvre et l'intermittence, en effet, si elles sont des caractères très habituels du paludisme, n'en sont pas toutefois des caractères nécessaires. Nous venons de voir des cas où l'intermittence fait défaut; nous allons en rencontrer où la fièvre elle-même peut manquer.

Il est commun d'observer dans les pays sujets à l'endémie palustre, des individus qui, depuis longtemps, n'ont pas d'accès de fièvre ou même qui n'en ont jamais eu. Et ces individus cependant sont profondément intoxiqués par le poison palustre. Ils ont le teint bistré, terreux, la peau sèche, le corps amaigri, la rate grosse, les sclérotiques bleuâtres, les cheveux et la barbe rares, secs et ternes, le pouls petit, lent et dépressible, les battements du cœur sourds, des souffles anémiques cardio-vasculaires. Tristes, nonchalants, indifférents, languissants, titubants, affligés de maux de tête, de bourdonnements d'oreilles, d'éblouissements, d'insomnie, d'anorexie, d'hémorragies, d'œdèmes, d'hydropisies, d'anasarque, ils présentent les caractères d'une vieillesse anticipée. C'est le tableau de la *cachexie palustre*. — L'anatomie pathologique, nous le verrons plus loin, montre bien la parenté de ces accidents avec les accidents fébriles proprement dits. Et d'ailleurs un fait clinique bien connu milite aussi en faveur de cette similitude de nature : ces individus ont parfois des accès de fièvre, le plus souvent tierce ou quarte. Transplantés hors du pays palustre, ils peuvent avoir tout à coup des accès, soit sous l'influence du seul changement de climat, soit par suite de la fatigue ou à l'occasion d'un traumatisme. Ils recèlent donc bien en eux le germe de la fièvre intermittente qui n'attend qu'une occasion pour se révéler. On pourrait comparer cet état à certaines intoxications, l'intoxication alcoolique par exemple : tantôt le malade s'enivre périodiquement, et ses ivresses correspondent aux accès de fièvre intermittente; tantôt il s'alcoolise lentement, sans jamais être ivre, ce qui n'empêche pas l'accès de delirium tremens d'éclater à son heure, comme l'accès de fièvre, parfois pernicieux, au cours de la cachexie palustre.

Telles sont les modalités les plus ordinaires, les plus typiques de l'infection paludéenne. Mais il s'en faut que les choses se passent toujours ainsi.

Tout d'abord, il y a des *accès frustes* dans lesquels manquent un ou deux des stades classiques, ou dans lesquels ces stades se trouvent en quelque sorte confondus. Les malades font eux-mêmes assez souvent cette distinction; ils vous disent qu'ils ont la *fièvre froide*, ou au contraire qu'ils ont la *fièvre chaude*, suivant que le stade de frisson a ou n'a pas existé. Ces formes frustes sont comme une transition entre la fièvre intermittente type et l'*infection paludéenne d'emblée*, c'est-à-dire sans accès, que nous venons de décrire. Mais, s'il y a des formes frustes, on n'observe pas de formes inverses, c'est-à-dire dans lesquelles les trois stades soient intervertis.

Viennent ensuite les *formes graves* ou *compliquées*, parmi lesquelles il faut citer les *accès pernicieux*. — La fièvre continue gastrique peut s'aggraver, revêtir un aspect *typhoïde*, et se terminer par la mort. — Il en est de même de la fièvre bilieuse ; elle peut aboutir à l'*hématurie* et avoir un dénouement fatal. — Les accès, dits pernicieux, surviennent soit d'emblée, soit dans le cours d'une fièvre intermittente, soit dans le cours d'une fièvre palustre continue. Leur gravité tient à l'extrême violence de certains symptômes. — Tantôt c'est l'*accès algide*, insidieux, caractérisé par un refroidissement considérable, qui ne fait pas suite, comme on pourrait croire, au frisson, mais qui survient pendant le stade de chaleur : les extrémités sont froides, le pouls filiforme, la voix cassée, le visage décoloré ; l'intelligence persiste jusqu'à la mort. — Tantôt c'est l'*accès soporeux* ou *comateux*, caractérisé par une tendance invincible au sommeil, qui dure vingt-quatre ou quarante-huit heures et pendant lequel le patient peut succomber. — Ou bien c'est l'*accès sudoral* avec hyperthermie et sueurs profuses ; — ou les *accès gastralgique, cardialgique, convulsif, syncopal, cholériforme*, dont les noms indiquent suffisamment le signe prédominant. — Les principales complications observées au cours de l'impaludisme sont la *pneumonie* et la *dysenterie*.

Il est enfin des manifestations tout à fait singulières du paludisme qu'on appelle *larvées* et dont la nature a été forcément longtemps méconnue. Ce sont des *névralgies* souvent intermittentes (sus-orbitaires, sous-occipitales, intercostales, sciatiques), une *urticaire* souvent aussi intermittente ; des *épistaxis*, des *hémorragies intestinales ;* l'*asphyxie symétrique des extrémités*, des *gangrènes* (Lancisi, Montfalcon, Maillot, Haspel, Ramakers) ; des *paralysies* (Ouradou, Boisseau, Landouzy, E. Vincent) ; des *troubles oculaires* (L. Raynaud). M. Verneuil avait cru pouvoir rattacher certains cas de *diabète* au paludisme ; mais les recherches de Sorel et de Milliot sont plutôt venues infirmer cette manière de voir.

Diagnostic. — Le diagnostic de la fièvre intermittente et de la cachexie palustre est relativement facile et se déduit de l'ensemble

des symptômes que nous avons décrits plus haut. On ne pourrait guère confondre les accès palustres qu'avec les accès de fièvre
tuberculeuse ou de fièvre pyohémique; mais les antécédents et
l'efficacité de la quinine auront vite tranché la question. En cas
de doute, la quinine devrait toujours être essayée; car, en aucun cas,
elle ne peut nuire. Nous verrons bientôt que la recherche du microbe
de Laveran offre un élément de diagnostic de plus.

Différencier la fièvre gastrique grave d'avec la typhoïde et la
bilieuse grave d'avec la fièvre jaune est plus difficile. Cependant, l'absence de diarrhée et de taches rosées lenticulaires aidera à reconnaître
la première, et l'on se rappellera que la fièvre jaune a ses foyers
géographiques distincts. Ici encore la recherche du microbe de Laveran sera d'un grand secours.

Enfin, c'est sur la coexistence des accidents pernicieux ou larvés
avec d'autres accidents palustres, c'est sur leur intermittence, sur
l'action de la quinine qu'on se fonde pour établir leur vraie nature.
Toutefois nous devons dire que beaucoup de médecins instruits,
nullement hostiles au progrès et aux idées synthétiques, lorsqu'ils
arrivent pour la première fois dans un pays palustre, se défient de
ces généralisations et répètent volontiers que leurs confrères, plus
vieux dans la contrée, imbus des idées de Maillot, « voient du paludisme partout ». Nous ne pouvons omettre ici l'opposition que fait là-
dessus aux doctrines régnantes, avec une conviction dont il ne nous
est pas permis de douter, un praticien qui a pu cependant observer
le paludisme depuis de longues années, M. le Dr Alc. Treille, dont le
nom est revenu déjà plusieurs fois sous notre plume. Pour les partisans de leur nature paludique, tous les accidents dits pernicieux ou
larvés sont dus soit à la virulence exaltée de l'agent fébrigène, soit au
mauvais fonctionnement de nos émonctoires qui ne nous permettent
pas d'éliminer ses toxines, soit à la susceptibilité préalable plus
grande de certains de nos organes (loci minoris resistentiæ). Pour
M. Treille, « le paludisme est toujours et uniquement caractérisé par
la fièvre intermittente. Les rémittentes sont autre chose, vraisemblablement des fièvres voisines de la typhoïde, et les accès pernicieux
encore autre chose; car les unes et les autres conféreraient l'immunité que ne confère point la véritable fièvre alluvionique ou intermittente ». Nous reviendrons sur tout cela à propos du microbe de Laveran.

Rapports du paludisme avec les états diathésiques, traumatiques, etc.
— On devait s'attendre *a priori* à ce qu'une intoxication de l'écono-

mie, aussi profonde que l'est l'infection malarienne, devait avoir un retentissement sur certains états physiologiques comme la grossesse, et sur certains états diathésiques, morbides ou traumatiques.

La question n'est pas encore étudiée *a posteriori* autant qu'elle pourrait l'être et il reste certainement beaucoup de recherches à faire dans ce sens.

Dès le 15 avril 1881, au congrès d'Alger, M. le professeur Verneuil insistait sur les *rapports entre le paludisme et le traumatisme.* Cinq cas, disait-il, peuvent se présenter : 1° tantôt le blessé est déjà paludique, et alors sa blessure aggrave sa diathèse ; 2° tantôt il n'est point paludique, mais il habite un pays à malaria, et alors, sous l'influence du traumatisme, surviennent des accidents paludéens ; 3° tantôt encore, il n'a plus, mais il a eu des accès de fièvre inter-mittente, et la blessure ramène les accès ; 4° parfois même il n'habite plus, mais il a jadis habité un pays palustre ; cependant il n'y a jamais contracté la fièvre intermittente, et voici qu'avec la blessure le palu-disme apparaît ; il était en quelque sorte latent et n'attendait pour éclore qu'une défaillance de l'organisme sous l'influence traumatique. Cette influence peut donc se résumer ainsi pour ces quatre premiers cas : le traumatisme aggrave, appelle, rappelle ou révèle le palu-disme ; 5° reste un dernier cas ; le blessé n'est et n'a pas été palu-dique ; il n'habite pas et n'a pas habité de pays à malaria. Mais il est né de parents paludiques! Ici surtout M. Verneuil faisait appel à l'observation la plus large possible. Déjà lui-même avait vu que des enfants nés de parents paludiques avaient des rates volumineuses. Que devenaient-ils par la suite? Comment se comportaient-ils vis-à-vis du traumatisme? Autant de questions qui réclamaient une réponse. — L'appel de M. Verneuil fut entendu : dans leurs thèses inaugurales, M. Taïeb Ould Morsly (1881) et M. Casset (1891) étudiaient l'un les *rapports du paludisme avec le traumatisme,* l'autre le *réveil des fièvres intermittentes par l'état puerpéral;* et tous deux con-cluaient comme M. Verneuil. — On sait aussi, depuis longtemps, que le paludisme est une circonstance fâcheuse pour la femme enceinte. Il l'expose à l'*avortement;* d'autant plus que le médicament dirigé d'ordinaire contre le paludisme, la quinine, passe pour abortif. C'est la thèse qu'a soutenue récemment encore M. Merz, professeur d'obs-tétrique à l'école d'Alger. Cependant, nous inclinons à penser, avec M. le Dr Moret, que la quinine sagement maniée, à doses fractionnées, est moins abortive que la fièvre intermittente elle-même et qu'on peut, qu'on doit même l'administrer ainsi aux femmes enceintes impaludées.

Le paludisme ne crée pas l'*immunité* contre lui-même. Une première attaque, loin de préserver d'une seconde, y prédisposerait au contraire, d'après la plupart des auteurs. Cependant, on convient aussi que les nouveaux arrivants dans un pays à malaria contractent la maladie sous la forme continue ou bien sous la forme intermittente quotidienne ; tandis qu'après quelques premières atteintes, et un certain acclimatement, ils ont plutôt des fièvres tierces ou quartes, que l'on considère comme des formes atténuées.

Longtemps on a cru à un véritable *antagonisme entre la malaria et la phtisie pulmonaire*. C'était l'opinion de Boudin, et ce fut celle de beaucoup de médecins algériens. Ils croyaient pouvoir la justifier par des statistiques. Mais si ces dernières étaient exactes, l'interprétation qu'on en faisait n'en était pas moins erronée. Il est bien vrai que la courbe de la malaria et celle de la phtisie étaient inversement proportionnelles : à mesure que la première s'abaissait, la seconde s'élevait. Mais cela ne prouvait qu'une chose, c'est que, quand on mourait de la malaria peu de temps après être débarqué dans la colonie, on n'avait pas eu le temps d'y devenir phtisique. De là à un antagonisme au sens exact du mot, il y a loin. Aujourd'hui, en ce pays du moins, l'opinion de Boudin a vécu ; et l'on serait plutôt porté à admettre que la malaria aggrave la phtisie. En d'autres pays, il peut n'en être pas de même. Ainsi M. le professeur De Brun, de Beyrouth, croit encore à l'antagonisme ; il est vrai qu'il croit aussi à la pluralité de nature des fièvres intermittentes, et admet volontiers que la malaria de Beyrouth n'est pas la malaria d'Algérie (communication orale).

Traitement. — Bien des médications ont été dirigées contre le paludisme. Mais toutes sont tombées en désuétude depuis la découverte d'un médicament vraiment héroïque : le *quinquina*.

Introduit en Europe en 1638, sous le nom d'Écorce du Pérou, vanté par Torti, Sydenham, Morton, on le donnait sous la forme de poudre à la dose de 20 à 30 grammes au moins ; et c'était vraiment là un mode d'administration assez désagréable. Aussi ce fut un grand progrès quand Pelletier et Caventou isolèrent son principe actif, la *quinine*. Celle-ci ou plutôt ses sels peuvent être administrés à des doses efficaces, variant de 25 centigrammes à 2 ou 3 grammes, soit par la voie *stomacale*, soit par la voie *rectale*, ou encore par la méthode *endermique* ou *hypodermique*.

C'est sous la forme de sulfate que la quinine se trouve le plus ordinairement dans le commerce. Ce sel est stable ; mais il a l'inconvénient d'être peu soluble ; il faut l'administrer en pilules, en cachets, en poudre. Pour en faire des solutions il faut le transformer en bisulfate par l'addition d'un peu d'eau de Rabel ; mais ces solutions, bonnes pour des potions ou des lavements, seraient beaucoup trop irritantes pour l'usage hypodermique.

Pour les injections sous-cutanées, on a recours à des sels solubles le lactate, le bromhydrate, et surtout le bichlorhydrate. Ce dernier sel est soluble dans son même poids d'eau distillée.

Quels que soient le sel et le mode d'administration choisis, l'expérience a démontré qu'il est en général préférable de donner le médicament pendant la période d'apyrexie et assez loin de l'accès à venir ; quelques auteurs sont même allés jusqu'à dire : « le plus loin possible de cet accès », ce qui nous paraît une erreur. Le moment le plus propice est environ deux ou trois heures avant l'accès, parce qu'ainsi la saturation quinique de l'organisme coïncide assez exactement avec l'invasion de l'accès ; plus tard le médicament risque fort d'être mal absorbé, au moins par la voie stomacale. Il est vrai que, par la voie hypodermique, cet inconvénient est bien moins à craindre.

Souvent la quinine n'agit que peu ou point sur l'accès en cours, ou sur celui qui suit de fort près son administration. Mais elle prévient les suivants ; on dit alors qu'elle a *coupé* la fièvre.

Cependant la fièvre, ainsi coupée, reparaît souvent, en général vers le sixième jour. Aussi, depuis Sydenham, a-t-on coutume de recommencer tous les six jours environ l'administration de la quinine, et cela à plusieurs reprises, même si les accès n'ont pas reparu. Cette méthode très anciennement connue, très usitée à l'hôpital d'Alger, M. Alc. Treille l'a systématisée, et a tenté de la faire sienne en quelque sorte ; il l'a exposée dans plusieurs brochures sur « la limitation de l'emploi de la quinine ». Depuis, il a modifié encore « sa méthode » ; il ne donne plus systématiquement la quinine tous les sixièmes jours, mais lorsque éclate un accès, et au début de cet accès. C'est ce qu'il appelle « le traitement occasionnel ». Déjà Colin, dans le dictionnaire de Dechambre disait : « on attend que l'indication en surgisse, et heureusement, dans le plus grand nombre des cas, la rechute est précédée de symptômes auxquels le malade lui-même ne se trompera pas » (*loc. cit.*, art. *Intermittentes*, p. 172).

La quinine est moins souveraine, mais encore très utile contre les autres formes de paludisme : fièvres continues, fièvres larvées, accès pernicieux ; mais dans ces derniers cas, il faut souvent recourir à l'injection hypodermique afin d'agir sur l'accès même en cours, car souvent, si l'on attendait le suivant, il serait trop tard.

A côté de la quinine, on a conservé le quinquina qui paraît utile surtout dans la cachexie palustre, à cause sans doute de ses propriétés toniques et peut-être aussi à cause de son tannin. Le *tannin*, le *mimo-tannin* (Bourlier) et les substances qui en contiennent semblent en effet, les meilleurs succédanés de la quinine. On a vanté aussi la *salicine*, l'*acide phénique* (Déclat, Dieulafoy), l'*arsenic* (Boudin).

Les *toniques*, le *fer*, l'*hydrothérapie*, et parfois le *changement de climat* sont les corollaires souvent nécessaires du traitement quinique, pour reconstituer l'économie profondément débilitée par la maladie.

Anatomie pathologique. — L'anatomie pathologique et la microbie sur lesquelles nous serons forcément brefs, vont maintenant éclairer d'un jour nouveau, et relier dans un faisceau serré tous les faits que nous venons d'exposer et que l'on doit à l'observation seule et à l'empirisme.

La lésion principale de la malaria, c'est la *mélanémie* (Kelsch et Kiener). Les leucocytes du sang sont gorgés de granulations pigmentaires noirâtres, et les globules rouges du sang sont considérablement diminués de nombre : de 5 millions par millimètre cube, chiffre normal, ils peuvent tomber à 4 millions après un mois de fièvre. La rate, gonflée et molle au début, devient à la fois dure, scléreuse, adhérente au péritoine pariétal ; elle contient de nombreux leucocytes mélanifères ; elle peut être déchirée, gangrenée, abcédée même (Fassina). Le foie est souvent volumineux, sclérosé, mélanique. Les reins sont congestionnés, plus tard anémiés, pigmentés ; leur épithélium est graisseux ou colloïde (Kiener). Le cœur est flasque, décoloré. Les méninges sont souvent injectées, et le système nerveux contient aussi des granulations de pigment. — Déjà ces lésions permettaient d'expliquer bien des symptômes observés sur le malade vivant, et de rattacher au paludisme les accidents pernicieux ou larvés puisqu'on y a constaté ces mêmes lésions.

Microbie. Médecine expérimentale et comparée. — Mais c'est surtout à la découverte du microbe de Laveran que sont dus les principaux éclaircissements sur les accidents, les lésions et le traitement du paludisme.

Dès longtemps la nature vivante du miasme fébrigène avait été pressentie : Virey y voyait des infusoires ; Boudin, des espèces végétales habitantes des marais ; Bouchardat des animalcules. Mitchell, Mühry et W. Hammond des spores provenant des marécages ; Lemaire,

Déclat, Massy, Cuningham, Corre ne doutent pas que le miasme palustre ne soit un micro-organisme. Salisbury accuse des palmelles; Palestra, des algues; Lancisi et Terrigi, une bactérie; Ecklund, la limnophysalis hyalina; Golgi, un organisme cellulaire; Klebs et Tommasi Crudeli décrivent un microbe qu'ils appellent bacillus malariæ, et qui se présenterait dans le sol sous forme de spores ovalaires mobiles, très réfringentes, et dans le corps des animaux inoculés sous l'aspect de longs filaments segmentés transversalement.

Enfin, en 1878 et depuis, M. A. Laveran a fait connaître un *hématozoaire* qu'il regarde comme le véritable microbe du paludisme. C'est un *sporozoaire polymorphe*. Il se présente dans le sang sous quatre formes principales : 1° Les *corps sphériques* sont des sphérules hyalines, incolores, transparentes, mesurant de 1 à 8 µ, douées de mouvements amiboïdes qu'il ne faut pas confondre avec le mouvement brownien, tantôt libres, tantôt accolées à des hématies dont, visiblement, elles se nourrissent; ces corps renferment des grains de pigment souvent disposés en couronne; — 2° les *flagelles* sont des filaments, longs de 20 à 30 µ, tantôt libres, tantôt adhérents par une sorte de queue à un corps sphérique, terminés d'autre part par une petite tête piriforme, et s'agitant comme les tentacules d'une pieuvre; — 3° les *corps en croissant* ont de 8 à 9 µ de longueur; leurs extrémités, plus ou moins recourbées et effilées, semblent souvent réunies par une fine ligne courbe; c'est la limite de l'hématie à laquelle le corps en croissant est accolé; — 4° les *corps en rosace* paraissent des corps sphériques en voie de reproduction par segmentation.

Toutes ces formes ne sont pas également fréquentes. Les premières, les flagelles surtout, semblent appartenir aux fièvres récentes, non encore traitées par la quinine. Les autres s'observent à peu près seules dans les fièvres anciennes, ou qui ont été traitées par les sels quiniques.

On peut les trouver surtout un peu avant les accès ou au début de ceux-ci. Il suffit d'étendre, en couche très mince, une gouttelette de sang prise par piqûre d'un doigt avec une aiguille, entre lame et lamelle et d'examiner avec un grossissement de 300 à 400 diamètres.

On peut aussi sécher rapidement les préparations, les colorer par l'éosine et le bleu de méthyle ou le violet de gentiane. On distingue alors les hématies colorées en rouge par l'éosine; les noyaux des leucocytes, colorés en bleu ou en violet assez foncé, les parasites colorés en bleu ou en violet plus pâle. Avec le violet de gentiane, on parvient à colorer les flagelles.

Beaucoup d'auteurs ont, depuis Laveran, retrouvé son parasite;

et celui-ci semble définitivement accepté du monde savant. Seul, M. Alc. Treille n'en veut point entendre parler ; mais, comme il ne peut contester les recherches positives d'hommes tels que : Laveran, Richard, Soulié, Vincent, Councilman, Metchnikoff, Marchiafava et Celli, etc., etc. ; comme il ne peut valablement leur opposer ses recherches personnelles jusqu'ici infructueuses, son hostilité nous paraît mal fondée et stérile sur ce point.

Nous serons moins sévère en ce qui concerne une autre partie de ses idées : selon lui « les fièvres rémittentes et les fièvres larvées, les accidents pernicieux, sont autre chose que du paludisme ». Sans aller aussi loin que lui dans cette voie et tout en reconnaissant la parenté de ces types morbides avec les fièvres intermittentes, puisque, dans les uns comme dans les autres, on rencontre le microbe de Laveran, nous admettrons volontiers qu'avec le paludisme il peut se trouver « autre chose », dépendant de quelques « associations microbiennes ». Ce n'est là qu'une hypothèse, mais elle est scientifique, elle est vraisemblable, et nous croyons que M. Treille gagnerait plus à en poursuivre la démonstration qu'à la guerre malheureuse qu'il fait au parasite de Laveran.

Avant de quitter cet hématozoaire, disons que Danilewski et Sakarow ont découvert des sporozoaires analogues dans le sang d'oiseaux, de grenouilles, de lézards, de tortues.

Signalons aussi l'originale hypothèse de Moret : selon lui, le parasite de Laveran et celui de Golgi, seraient deux formes l'une mâle, l'autre femelle, d'un même parasite : la première rappelant la cellule spermatique de l'homme, la seconde, l'ovule de la femme ; les flagelles seraient analogues aux spermatozoïdes ; et les accès de fièvre éclateraient au moment de l'issue de ces filaments hors de la cellule mère, c'est-à-dire au moment de la période de reproduction de l'espèce. (Communication orale.)

Disons quelques mots enfin des recherches de Bouzian, de Gualdi et Antolisei, de Maurel. Abd el Kader-Ould-Bouzian, dans sa thèse inaugurale (1892), a cherché à démontrer que l'hématozoaire avait une *période hibernale*. Pendant l'été, on le rencontrerait fréquemment, constamment même, dans le sang des paludiques, sous toutes ses formes. Pendant l'hiver, au contraire, on ne le rencontrerait que rarement et sous les formes dégénérées de corps en croissant. Cela tiendrait à ce que les fièvres d'été seules sont des fièvres de première invasion, c'est-à-dire dans lesquelles le parasite vient du dehors ; tandis que les fièvres d'hiver sont des récidives dans lesquelles le parasite a vieilli et dégénéré dans son habitat humain.

Gualdi et Antolisei ont cherché à *inoculer* le sang d'individus paludiques à des individus sains. Ceux-ci ont pris la fièvre au bout de six à huit jours, et on a retrouvé dans leur sang des corps en croissant. Ce qui démontrerait à la fois la valeur pathogène du microbe de Laveran, l'inoculabilité de la fièvre intermittente, et la durée de son incubation.

Enfin Morel a étudié un certain nombre d'*amibes* provenant des marais et ayant une grande analogie avec l'hématozoaire de Laveran.

Nous ne citons ces dernières hypothèses et ces dernières recherches qu'avec bien des réserves ; mais nous croyons qu'il y a là une voie ouverte où il est intéressant de s'engager.

Conclusions pratiques : prophylaxie et traitement. — Dès maintenant, l'anatomie pathologique et la microbie, la médecine expérimentale éclairent d'un jour nouveau ce que nous savions en matière de paludisme et nous offrent des bases sérieuses pour édifier un traitement prophylactique et curatif.

L'hématozoaire de Laveran doit avoir un habitat extra-humain (le marais, les terres incultes, les alluvions) où il hiberne pendant les trois quarts de l'année et devient actif pendant une saison (endémo-épidémie). — Il pénètre dans l'organisme humain avec l'air chargé de brouillard, et peut-être avec l'eau d'alimentation (Moret). — Même quand il pénètre avec l'air, il est probablement plutôt dégluti qu'inhalé (Bourlier). — Il importe donc de savoir qu'on peut assainir les terrains fébrigènes par le drainage, par la culture ; qu'on n'y doit pas construire, autant que possible, d'habitations et que si l'on est forcé d'y demeurer, il est bon d'élever les maisons à quelques mètres au-dessus du sol, et qu'il est prudent de faire bouillir ou de filtrer avec soin l'eau d'alimentation.

Lorsque le parasite s'est introduit dans l'économie, il y reste *latent* six à huit jours (période d'incubation). — Attaqué par la quinine, qui agit comme microbicide, il laisse des germes plus résistants que lui-même, qui éclosent à leur tour, si bien que la *rechute* a lieu souvent au bout d'une semaine ; et voilà expliquée l'utilité des traitements successifs de six en six jours ; expliqué aussi l'usage préventif de la quinine à petites doses quotidiennes chez les gens obligés de voyager ou d'habiter en pays palustre.

C'est vraisemblablement en sécrétant une *toxine* que l'hématozoaire empoisonne l'économie, en même temps qu'il affaiblit sa résistance en détruisant les hématies. On comprend alors pourquoi la quinine donnée pendant un accès ne peut que modérer celui-ci sans l'enrayer tout à fait ; elle n'empêche pas l'effet des toxines déjà diffusées dans le sang. Et c'est pourquoi nous sommes tout à fait d'avis, avec le Dr Moret, qu'à côté du traitement étiologique du paludisme par la quinine, il y a un traitement symptomatique de l'accès et de la cachexie par des agents divers : Moret s'élève contre l'abus des purgatifs et des vomitifs dans une maladie où les fonctions digestives sont déjà si compromises. Il préconise la *strychnine* contre l'adynamie, la *digitaline* contre les menaces de syncope, l'*antipyrine* contre l'hyperthermie, la douleur, la céphalalgie, le *bain froid*, la *ventilation* contre l'hyperthermie et l'atonie, l'*hydrothérapie*, l'*arsenic*, le *fer*, l'*aération*, contre la cachexie.

L. Moreau, *d'Alger*,
Professeur à l'Ecole de médecine.

CHAPITRE XXIV

BLENNORRHAGIE

La blennorrhagie (de βλέννα, mucus, et ρεω, je coule) est une maladie très fréquente, qui a pour siège habituel l'urèthre chez l'homme, le conduit utéro-vaginal chez la femme. De là, nécessité d'étudier cette affection séparément dans l'un et l'autre sexe. L'inflammation blennorrhagique se rencontre sur d'autres muqueuses d'une manière accidentelle, par exemple, sur la conjonctive, sur la muqueuse ano-rectale.

Cette maladie date des premiers âges de l'humanité, mais ce n'est que depuis le commencement de ce siècle, qu'elle est connue dans ses déterminations exactes et dans son identité pathogénique. Grâce aux efforts de Boerhaave, en 1753, de Balfour, de Duncan, de Bell, d'Evans, de Lebon, d'Hernandez, de Ricord et de Diday, le dualisme entre la vérole et la blennorrhagie fut prononcé et l'on se mit à la recherche du virus pathogène de cette affection.

Etiologie. — Ces recherches aidées singulièrement par les progrès récents de la bactériologie, ont abouti à la découverte du gonococcus de Neisser, que l'on rencontre d'une manière constante dans toutes les sécrétions blennorrhagiques. Ce microcoque décrit par Neisser, en 1877, pressenti déjà en 1872, par Hallier d'Iéna, serait, pour beaucoup d'auteurs, l'agent indispensable et nécessaire à toute inflammation blennorrhagique. Mis en contact avec la muqueuse de l'urèthre ou du vagin, il pourrait, dans certaines conditions d'excitation, d'irritation locale et d'impressionnabilité générale du sujet, fructifier, foisonner et produire à bref délai une véritable inflammation, désignée depuis longtemps sous le nom si expressif de *chaude-pisse*.

A côté du gonococcus vivent et pullulent dans les sécrétions blennorrhagiques de nombreux saprophytes que les travaux de Bumm, de Legrain, de Bockhart nous ont fait connaître en partie. On y trouve les micrococci pyogenes aurei et albi, le micrococcus sub-flavus, le citreus conglomeratus, etc. Quel est le rôle de ces saprophytes? Il semble qu'au début de l'infection, ce rôle soit plus effacé, si l'on en juge d'après la richesse des cultures en gonococci, mais qu'au bout de quelques jours ils acquièrent une importance primordiale qu'ils gardent jusqu'à la fin. S'il est certain, ainsi que le fait est surabondamment prouvé par de nombreuses inoculations, que le gonococcus à l'état de culture pure puisse déterminer la blennorrhagie, il n'est pas encore hors de conteste que l'inoculation des microcoques pyogènes saprophytes ne produise une inflammation identique ou tout au moins analogue.

L'urèthre sain ne contenant aucun des agents pyogènes ci-dessus nommés, il s'ensuit que la blennorrhagie ne peut être fabriquée de toute pièce. L'uréthrite provoquée par irritation simple, introduction d'un corps étranger, d'une sonde, masturbation, etc., diffère de la blennorrhagie, autant par sa durée éphémère que par les éléments bactériens que contiennent les sécrétions. La blennorrhagie naît de la blennorrhagie, tel est l'axiome qui doit résulter de la concordance des faits cliniques et de l'expérimentation. La conséquence de ce principe serait d'admettre que le coït avec une femme atteinte de pertes leucorrhéiques ou menstruelles ne peut jamais être infectant, si les sécrétions ne contiennent pas le gonococcus. Je n'ai aucune répugnance à souscrire à cette proposition ; toutefois, il est bon de faire remarquer que le mucus vaginal, d'après Winter, contiendrait des associations bactériennes nombreuses et parmi elles souvent des microcoques pyogènes, apportés par on ne sait quel genre de contamination, au mépris et peut-être à la faveur de soins de toilette, dans ce milieu si fertile et si propre aux cultures spontanées. Faut-il croire avec Kraus, que le vagin aussi bien que l'urèthre peuvent receler à l'état sain, le gonococcus et ses associés bactériens ordinaires? Cette théorie commode, mais fort peu rassurante ne se trouve guère confirmée par la clinique.

De l'expérience de nombreux cliniciens et de l'état actuel de la science, il paraît résulter que la blennorrhagie chez l'homme résulte d'une inoculation et particulièrement d'un contact féminin infectant. L'agent virulent est le gonococcus de Neisser. On le trouve en colonies innombrables non seulement dans le pus de la blennorrhagie récente, mais encore dans les blennorrhagies chroniques, où il semble sommeiller pour se ranimer à l'occasion de fatigues ou d'excès, et produire des récidives ou des recrudescences de l'inflammation.

Fréquence. — La blennorrhagie est peut-être la plus commune des maladies. Certains pays en sont encore indemnes (Rosolimos, Michaelis et Milton), mais la facilité des relations et le passage de toute la population masculine sous les drapeaux, augmentent tous les jours la dissémination du gonococcus et préparent à cet agent une influence de plus en plus prépondérante. Dans les milieux ouvriers, dans les grandes villes et même dans les campagnes, la promiscuité de l'habitat et des soins de toilette créent peu à peu une contagion latente, sans manifestations apparentes.

Influence du tempérament. — Les individus ardents et raffinés, pour lesquels le coït unique ou répété ne va pas sans une excitation et une préparation prolongées, les énervés et les masturbateurs qui s'abandonnent en des efforts érotiques aussi fatigants qu'impuissants à les satisfaire, les débauchés qui cherchent préalablement dans les libations et la bonne chère la préparation à des excès vénériens, sont les meilleurs candidats à la chaudepisse. Viennent ensuite les scrofuleux, les lymphatiques ou dartreux, les arthritiques qui présentent une excitation habituelle de l'urèthre et enfin ceux qui sont atteints de malformation, hypospadias, ouverture large du méat, phimosis, etc. Notons aussi la prédisposition des urèthres précédemment contaminés par le gonococcus, à contracter de nouvelles blennorrhagies ; mais il faut reconnaître qu'il s'agit plutôt dans ces cas d'un réveil de l'affection gonococcique que d'une réinfection véritable. C'est un des effets du microbisme latent.

Anatomie pathologique. — Le gonococcus se développe de préférence sur les muqueuses à épithélium cylindrique. Introduit dans l'urèthre, il y prolifère et attaque aussitôt la muqueuse, en commençant par les cellules épithéliales qu'il pénètre ou entre lesquelles il s'introduit jusqu'au chorion. Là il rencontre les voies lymphatiques qui se chargent de porter l'agent virulent dans la muqueuse et même à distance. L'infiltration du corps papillaire se fait rapidement et des capillaires congestionnés émigrent vers le canal des leucocytes chargés de diplocoques caractéristiques. De nombreux éléments embryonnaires gagnent les faisceaux profonds de la muqueuse sous forme de traînées, mais ce sont les parties superficielles qui en contiennent le plus. La lésion se propage vers la partie supérieure du canal par continuité de tissus ou par voie lymphatique ; elle s'arrête souvent au niveau du bulbe. Les glandes et les follicules de la muqueuse sont tuméfiés et remplis de leucocytes contenant des gonococci ; ce sont ces glandes et les sinus de la muqueuse qui vont conserver le plus longtemps l'inflammation.

Lorsque la maladie régresse, on voit les gonococci quitter les parties profondes et se cantonner pour quelque temps encore dans les superficielles avant de disparaître.

Lorsque la blennorrhagie devient *chronique*, les lésions se cantonnent dans le cul-de-sac du bulbe et dans l'urèthre postérieur et dans les follicules de la muqueuse. Par points on peut rencontrer des sténoses qui entretiennent l'inflammation en arrière d'elle. L'épithélium dans les points malades est épaissi, stratifié au lieu d'être cylindrique (Neelsen, Baraban, Hallé, Finger) ; le chorion est sclérosé, infiltré d'éléments embryonnaires qui peuvent s'organiser dans la suite en un rétrécissement, lorsque le tissu sous-muqueux a pris part à la néoformation fibreuse. Les lacunes de Morgagni sont élargies, revêtues d'épithélium pavimenteux ; les glandes de Littre sont entourées d'une infiltration inflammatoire qui peut amener leur atrophie ; enfin on perçoit sur la muqueuse des granulations, dues à des proliférations embryonnaires qui peuvent s'organiser plus tard en tissu fibreux. Quant aux gonococci, ils sont devenus rares et très difficiles à déceler ; ce sont d'autres associations microbiennes qui hantent l'urèthre désormais, à moins de réapparition de l'inflammation.

Symptômes. — L'uréthrite blennorrhagique peut rester cantonnée dans l'urèthre antérieur ou se propager à l'urèthre postérieur. Entre ces deux portions du canal, existe un sphincter membraneux dont Guyon a bien fait ressortir l'importance au point de vue de la propagation de l'inflammation.

Uréthrite antérieure. — Entre le moment du coït infectant et l'apparition de l'uréthrite, s'étend une période d'incubation de trois jours en moyenne, pendant laquelle les gonococci pullulent et commencent leur travail d'envahissement. Cette période, généralement plus courte lorsque l'urèthre a déjà été antérieurement enflammé, est au contraire plus longue dans certaines circonstances. Il n'est pas exceptionnel de voir le gonococcus habiter à l'état latent le canal pendant de nombreux jours, et ne révéler sa présence et sa virulence qu'à l'occasion d'une fatigue ou d'un excès.

Après le troisième jour ordinairement, le sujet contaminé éprouve une légère brûlure au méat avec picotement aux environs de la fosse naviculaire. En quelques heures, la cuisson devient plus vive, bien qu'à ce moment la sécrétion du canal soit faible, blanche et filante. Dans les jours suivants, on remarque une sécrétion plus abondante, de plus en plus chargée de globules purulents et de gonococci ; la coloration vire du blanc au jaune, puis au vert. Vers le milieu du second septénaire, l'inflammation est arrivée à son apogée et l'urèthre laisse couler constamment un pus verdâtre épais, dont l'abondance effraie le malade. En même temps les douleurs uréthrales ont augmenté, surtout au moment de la miction, ainsi qu'en témoignent les expressions dont se servent depuis longtemps les blennorrhagiens : « pisser des lames de rasoir, le verre et le feu, etc. ». Les souffrances sont très supportables chez certains individus peu prompts à s'inquiéter et s'énerver ; elles acquièrent une acuité très grande chez d'autres, plus prédisposés par le lymphatisme aux inflammations catarrhales des muqueuses. Chez ces derniers le canal devient turgescent, les érections sont fréquentes et douloureuses, les réflexes produisent de l'irritation au col de la vessie et des mictions aussi rapprochées que pénibles. Les corps caverneux se gorgent de sang, s'allongent et grossissent, et comme l'urèthre turgescent ne peut suivre leur expansion, la verge prend la forme d'un arc recourbé, que sous-tend une corde représentée par le canal : de là le nom de « chaudepisse cordée ». Le pus dans ces cas est souvent teinté de sang pendant plusieurs jours. Si le malade, dans le but de mettre fin à ses souffrances, veut redresser la verge, il détermine souvent la rupture de la corde, c'est-à-dire de l'urèthre, et un rétrécissement ou une fistule peuvent en résulter.

Lorsque le stade d'augment est terminé, vers le vingtième jour, l'écoulement est moins abondant et parcourt en sens inverse les mêmes phases qu'antérieurement. La coloration cesse d'être verdâtre et passe du jaune au blanc.

La blennorrhagie est mûre. Le méat perd son aspect tuméfié et rouge intense ; le gland n'est plus œdématié ni volumineux ; les corps caverneux se dégorgent et le canal n'a plus sa dureté ni sa turgescence. Lorsque l'écoulement a viré au jaune, les douleurs pendant la miction disparaissent, pour faire place à une simple ardeur ou à des démangeaisons, sensations qui cessent elles-mêmes durant la période de déclin.

Uréthrite postérieure. — L'urèthre antérieur n'est pas toujours le

seul atteint. Sans admettre avec certains auteurs que la blennorrhagie gagne rapidement l'arrière-canal dans tous les cas, il faut
reconnaître que généralement le gonococcus franchit le sphincter
membraneux et s'avance jusqu'au col vésical. Nous avons, pour en
témoigner, les recrudescences de l'écoulement qui surviennent au
moment de l'envahissement de l'urèthre postérieur, les douleurs
au périnée pendant la miction, les urinations fréquentes précédées et
suivies d'ardeur au niveau du col de la vessie, le gonflement de la
prostate vérifié par le toucher rectal. L'infection de la portion membraneuse de l'urèthre est causée le plus souvent par une prédisposition du sujet, par des injections intempestives et par l'usage des
sondes. Chez les malades de constitution lymphatique ou strumeuse,
on voit souvent la maladie gagner le col de la vessie, provoquer les
phénomènes de la cystite du col ou ceux de l'orchite.

Uréthrite chronique. — La blennorrhagie chronique peut rester
cantonnée dans l'urèthre antérieur ou dans l'urèthre postérieur,
plus souvent dans cette dernière portion. Guyon et Jamin croient
au contraire à la plus grande fréquence de l'uréthrite chronique
antérieure.

Aux phases si caractéristiques de la période aiguë, succède souvent un état d'inflammation chronique pendant lequel peuvent survenir des auto-inoculations nouvelles et certains accidents que nous
citerons plus loin. Peu à peu l'écoulement se réduit à une goutte
matinale, que le malade exprime par une légère pression du gland
après le repos de la nuit. Sous l'influence d'un excès de fatigue ou
d'intempérance, la sécrétion devient plus abondante, puis diminue
de nouveau. Les douleurs sont nulles ou se réduisent à de simples
démangeaisons au méat, au périnée ou au col de la vessie. Les
sécrétions diffèrent suivant le siège du mal; tantôt l'écoulement est
muqueux, blanc et provient de l'avant-canal; tantôt il est plus
épais et filant, il est fourni par l'arrière-canal; dans certains cas
enfin la sécrétion est épaisse et filante et s'échappe à l'extérieur par
une sorte de petite éjaculation, surtout au moment de la défécation,
c'est quand les glandes de la prostate sont chroniquement enflammées. L'examen de l'urine présente aussi quelques particularités
importantes. Faites uriner le malade en trois verres. Lorsque l'uréthrite est simplement antérieure, les premières gouttes d'urine
entraînent le pus que contient le canal, l'urine reste limpide dans
les deux derniers verres. Si l'uréthrite est postérieure sans lésions
prostatiques, même résultat de l'expérience. Quand la prostate est

enflammée, le premier et le dernier verre contiennent des filaments caractéristiques ; enfin lorsque la vessie et les reins sont intéressés, les trois verres renferment du pus.

Quelles sont les lésions qui produisent la suppuration chronique ? Depuis l'uréthroscopie et les recherches sur les décapités, ces lésions sont bien connues. On a reconnu l'existence tantôt de granulations, tantôt de phlyctènes, de vésicules d'herpès (Grünfeld), d'ulcérations (Baraban), de polypes, et surtout de portions sclérosées formant autant de strictures sur toute l'étendue du canal. Les granulations existent principalement sur la partie membraneuse, sous forme de petits soulèvements mamelonnés, séparés par des dépressions. L'herpès et les exulcérations se rencontrent surtout dans l'avant-canal. Les strictures sont généralement multiples ; c'est en arrière d'elles que siègent les ilots granuleux qui entretiennent l'écoulement et que ne peuvent atteindre les injections les mieux exécutées. Une bougie exploratrice introduite dans l'urèthre fait percevoir à son passage les coarctations et détermine une légère cuisson au niveau des points ulcérés ou granuleux. Grâce à cette exploration, on peut se rendre exactement compte du siège et de l'étendue des lésions de l'uréthrite chronique.

Complications. — Outre l'uréthrite chronique, la blennorrhagie peut encore provoquer des complications de voisinage ou des complications à distance.

Parmi les complications de voisinage, il faut citer en premier lieu la *prostatite* qui peut revêtir les deux formes *aiguë* et *chronique*. La *prostatite aiguë* existe généralement avec l'uréthrite postérieure. Elle se développe après une fatigue, un cathétérisme, chez les individus prédisposés. Une douleur vive en urinant et en défécant, des mictions fréquentes et longues, de la fièvre, des souffrances lorsque le malade garde la position assise : tels sont les principaux symptômes de la prostatite aiguë. Cette complication se termine par résolution ou en passant à l'état chronique ; dans des cas assez rares la prostatite aboutit à la suppuration. Il importe alors d'évacuer la collection par le rectum ou l'urèthre, ou de préférence par la périnéotomie.

Contre la *prostatite chronique*, caractérisée par l'hypertrophie de l'organe, par l'écoulement d'un liquide blanc filant dont l'abondance peut aller jusqu'à la *prostatorrhée*, par des mictions plus fréquentes qu'à l'état normal, la thérapeutique est parfois impuissante. Cette maladie dont la durée fait le désespoir de nombre de blennorrhéens, peut subir une aggravation subite par suite d'excès ou de fatigue et se réchauffer pour donner lieu à un abcès plusieurs années après son début. Dans d'autres conditions, la prostatite se caractérise par une simple pesanteur au périnée, par une démangeaison profonde et pénible après la miction, par des envies impérieuses d'uriner, l'éjaculation intermittente de liquide prostatique (ce que les malades ont trop de tendance à confondre avec la spermatorrhée) et enfin trop souvent par l'hypochondrie. Mais ceux qui tombent le plus sûrement dans cet état vésanique, sont ceux qui sont menacés d'impuissance sexuelle à la suite de prostatite. Il en est en effet qui sont atteints de spermatorrhée, de douleur vive en éjaculant, ou qui ont une excitation sexuelle tellement courte qu'ils éjaculent avant toute approche; il en est enfin qui sont incapables de toute excitation. Ces inaptitudes congressives préparent la névrasthénie et n'attendent pas toujours pour s'installer le nombre des années.

La *cystite* est une autre complication qui peut affecter diverses formes. La plus habituelle est l'uréthrocystite de la période aiguë de la blennorrhagie, appelée encore *cystite du col*. On voit dans les premiers septénaires de la blennorrhagie se développer une douleur excessive pendant la miction, qui devient fréquente et pressante au point que le malade doit y satisfaire toutes les dix minutes, jusqu'à plus de deux cents fois par nuit. En même temps, on remarque l'émission de quelques gouttes de sang à la fin de la miction. Il n'y a pas de fièvre. L'expérience des trois verres indique la présence du pus, surtout dans le premier et le dernier verre. La maladie dure six à sept jours, puis rétrocède spontanément. Comme elle ne se développe que chez les individus prédisposés (arthritiques, lymphatiques, strumeux), elle récidive dans les mêmes conditions à chaque nouvelle blennorrhagie.

On observe parfois le passage de cette affection à l'état chronique; il reste alors une susceptibilité particulière du col de la vessie, qui s'irrite à chaque infraction de régime, sous l'influence du froid ou des boissons alcooliques et traduit cette irritation par une ardeur en urinant et des mictions fréquentes.

D'autres fois, la vessie elle-même s'enflamme (*cystite du corps*) et l'expérience des trois verres donne une égale quantité de pus à tous les moments de l'urination. Outre les symptômes de la cystite du col, on observe des douleurs sus-pubiennes, de la fièvre et des frissons. Il survient quelquefois de l'uretéro-pyélite. La durée de la cystite du corps est aussi variable que son pronostic.

L'*uretéro-néphrite* peut survenir sans qu'il y ait préalablement cystite du corps; j'en ai observé récemment un exemple.

L'*épididymite* est la seconde, sous le rapport de la fréquence, des complications de la blennorrhagie. Au moment du déclin de la blennorrhagie, vers le vingtième ou le vingt-cinquième jour, le malade accuse une pesanteur dans les bourses ou le cordon spermatique. La fièvre s'allume en même temps que l'épididyme se gonfle de la queue vers la tête, recouvrant, cachant même le testicule (qui ne se prend que rarement et toujours consécutivement). Les douleurs deviennent tellement vives, que le malade garde le lit vingt-quatre heures après le début de l'épididymite. Les phénomènes aigus cessent vers le neuvième jour et tout rentre peu à peu dans l'ordre. L'engorgement diminue rapidement d'abord, puis lentement; il reste des noyaux durs sur l'épididyme, noyaux qui peuvent compromettre la perméabilité du conduit spermatique. L'épididymite s'accompagne presque toujours de rougeur du scrotum et de vaginalite avec ou sans épanchement. Rarement la vaginale est distendue par une quantité de liquide appréciable. On remarque quelquefois une vaginalite adhésive, rarement une vaginalite suppurée. De l'épididyme, l'inflammation passe quelquefois au testicule qui devient très douloureux, marronné et très dur. Le seul remède est la glace, grâce à laquelle la suppuration peut presque toujours être évitée.

Il survient dans un certain nombre de cas après l'épididymite et l'orchite de l'endolorisement du testicule (*irritabile testis*) et des névralgies crurale, sciatique, lombo-abdominale, etc.

La *cowpérite* que l'on observe quelquefois pendant la blennorrhagie est l'inflammation des glandes de Cowper, destinées à fournir le liquide qui sort de l'urèthre durant une érection prolongée et situées au-dessous de la portion membraneuse. L'affection peut être bilatérale ; elle siège plus souvent à gauche. Si la résolution ne se produit pas, un abcès ne tarde pas à se former et à s'ouvrir dans l'urèthre ou au périnée. Mieux vaut faire une incision précoce pour l'évacuation du foyer. La blennorrhagie provoque également des *abcès péri-uréthraux*, dont le siège le plus fréquent est au niveau du bulbe ou vers le frein où abondent les follicules muqueux. Pour éviter l'ouverture dans l'urèthre, il est bon de se servir du bistouri le plus tôt possible.

Je ne fais que citer, comme complications le *phimosis*, la *balano-posthite*, le *paraphimosis*, les *lymphangites* avec abcès sous-cutanés, les adénites *inguinales* qui suppurent très rarement, bien qu'étant constantes dans la période aiguë de la blennorrhagie, la blennorrhagie anale qui peut exister isolément. Parmi les accidents à distance, il faut citer l'*iritis*, la *conjonctivite blennorrhagique* produite par une inoculation du pus uréthral sur la muqueuse oculaire, l'*hygroma*, les *synovites tendineuses* et l'*arthrite*. Ce dernier accident doit seul nous occuper.

L'*arthrite blennorrhagique* n'est peut-être que le réveil du rhumatisme par l'infection gonococcique. La manifestation articulaire peut être isolée; lorsqu'elle se produit sur plusieurs jointures, il en est toujours une plus atteinte que les autres. Il se produit un gonflement dû à un épanchement synovial, de la douleur et de la fièvre. L'écoulement uréthral diminue dès que la fluxion articulaire est forte. Au bout de trois à quatre semaines de repos, l'épanchement se résorbe, la douleur cesse et le malade peut marcher. A chaque nouvelle blennorrhagie, il y aura tendance à récidive.

Notons aussi que chez le scrofuleux, l'arthrite blennorrhagique peut fournir prétexte à l'éclosion d'une tuberculose locale, que chez les arthritiques la résolution peut se faire très lentement et durer des mois, que chez certains sujets même l'arthrite aboutit à l'ankylose articulaire par un processus fatal que rien ne peut conjurer. C'est le genou qui est pris le plus souvent.

Diagnostic. — Le diagnostic de la blennorrhagie uréthrale est généralement facile, si l'on considère les caractères de l'écoulement uréthral. Cependant il faut se rendre compte : 1° que tous les écoulements uréthraux ne sont pas nécessairement des blennorrhagies; 2° que tous les écoulements uréthraux n'ont pas forcément leur origine dans l'urèthre.

1° Il est des uréthrites de nature différente, qui se séparent de l'uréthrite blennorrhagique par des caractères tranchés. L'*uréthrite simple* survient à la suite du coït, même avec une femme saine, s'installe vers le deuxième ou le troisième jour et se continue pendant un temps variable, un ou deux mois souvent, avec la même intensité. Pas de douleur, mais un simple chatouillement incommode. Un écoulement peu abondant, clair, donnant une tache sans épaisseur, dont le centre seulement est jaune. L'uréthrite simple n'est pas modifiée par les agents thérapeutiques employés contre la blennorrhagie.

L'*uréthrite herpétique* se caractérise par une douleur cuisante aux environs de la fosse naviculaire avec écoulement presque insignifiant (chaudepisse sèche). Jamais elle ne dépasse la semaine. Elle coïncide généralement avec la présence d'herpès sur le gland ou les parties génitales et elle s'installe avec prédilection chez les arthritiques qui ont déjà payé leur tribut à la blennorrhagie et au chancre.

Enfin, l'uréthrite peut provenir d'exulcérations tuberculeuses siégeant dans l'urèthre et même de chancres se trouvant à la partie antérieure du canal.

2° L'écoulement uréthral n'est pas toujours le signe pathognomonique d'une uréthrite. Le pus est parfois fourni par la prostate, les vésicules séminales, le col vésical, les abcès péri-uréthraux. L'irritation que provoque ce pus amène un peu de rougeur et d'inflammation du canal. Rien de plus facile alors que de confondre cet état avec la blennorrhagie confirmée. Cependant l'étiologie et la marche de l'affection mettent sur la voie du diagnostic.

Il arrive assez souvent d'observer un phimosis en même temps qu'une balanite intense, sans uréthrite. Le diagnostic dans ce cas est difficile et ne peut être posé qu'après plusieurs jours. Le malade n'accuse pas de douleurs dans le canal; l'introduction d'une bougie uréthrale ne détermine pas les sensations caractéristiques de la blennorrhagie. Notons toutefois que la balanite peut provoquer une uréthrite consécutive.

Lorsque l'existence de la blennorrhagie est mise hors de doute par l'analyse exacte des symptômes et aussi par l'examen bactériologique du pus, il importe de savoir où siège l'inflammation uréthrale. Si le malade accuse des phénomènes de prostatite ou de cystite du col, il est évident que l'urèthre postérieur est pris. Généralement (dans 80 p. 100 des cas; Heissler, Rona) au bout de deux à trois semaines, on peut admettre que l'uréthrite a gagné la profondeur de l'urèthre. Pour s'en assurer, on pourra introduire, après l'urination, une bougie à bout olivaire dans l'urèthre postérieur et, dans le cas d'uréthrite postérieure, on ramènera sur le talon de l'olive une gouttelette du pus caractéristique; la sortie de la bougie détermine même souvent l'expulsion d'un peu de pus aspiré par la sonde remplissant le rôle de piston.

Pronostic. — Le pronostic de la blennorrhagie découle de l'existence des complications. Il est des uréthrites qui guérissent spontanément en quelques semaines; il en est d'autres qui persistent en dépit de toutes les précautions. Il faut tenir le plus grand compte de l'état général du sujet. L'uréthrite chronique est la source des récidives et des complications les plus sérieuses (rétrécissements, arthrites, complications vésicales et rénales).

Traitement. — Lorsque le gonococcus n'a produit encore son œuvre d'inflammation que dans les parties antérieures de l'urèthre, c'est-à-dire jusqu'à la fin du troisième jour après le coït suspect, il est possible d'arrêter le mal par les *injections abortives*. Faites pour cela une injection de 2 à 5 centimètres cubes d'une solution de nitrate d'argent à 4 ou 5 grammes pour 100 grammes d'eau distillée; retenez le liquide une ou deux minutes. La première miction sera très douloureuse; l'urine entraînera des pellicules blanches et l'écoulement sera jaune, séro-purulent et abondant. On peut renouveler deux ou trois fois cette expérience en deux jours. En cas d'échec, ce qui est fréquent, s'abstenir de nouvelles tentatives.

Les méthodes abortives qui ont pour but de juguler la maladie par les balsamiques à haute dose, par les balsamiques combinés aux injections astringentes (Ricord), sont des moyens le plus souvent inefficaces.

Dès le début de l'écoulement, il est utile de recommander au malade : la continence absolue, d'éviter les excitations de tout genre, les lectures lascives, etc., de supprimer les mets et boissons excitants, les huîtres, les asperges, les bières, vins blancs, champagne, liqueurs, cidres, café, thé, etc. Peu de vin au repas. Éviter toute fatigue, les exercices violents. Usage du suspensoir. Bains locaux et lavages fréquents de la verge dans la journée.

Lorsque ces précautions hygiéniques sont bien exécutées, la médication est plus efficace. Durant la période aiguë, les uns conseillent de suspendre tout traitement par les injections et les balsamiques; les autres y ont au contraire recours. Fournier et Diday recommandent l'usage des boissons délayantes, les bains locaux et généraux, les tisanes, les émissions sanguines (15 sangsues au périnée) quand l'inflammation est vive; mais ils proscrivent toute tentative de suppression de l'écoulement par les balsamiques ou les injections. La période aiguë est irrépressible, suivant Diday.

Il est temps de revenir à une conception plus conforme à l'état de la science. Si un traitement ne peut supprimer la suppuration uréthrale, du moins les antiseptiques peuvent empêcher la période aiguë et être utiles au malade en évitant les complications. C'est pour cette raison que je fais prendre, dès le début de la blennorrhagie, des injections de sublimé (solution de 1 à 10 p. 10,000), trois fois par jour en ayant soin de laver à canal ouvert sans pression, à moins que l'urèthre postérieur soit déjà pris. Au lieu de sublimé, on peut se servir de salicylate de mercure (12 centigrammes, eau distillée, 300 grammes), de permanganate de potasse, de glycérine

iodoformée (1 gramme pour 8 à 10 grammes de glycérine), de résorcine (2 à 3 p. 100), de lysol (1 p. 1,000), de créoline (0,50 p. 100), de
microcidine (0,50 p. 1,000), etc. Ces divers agents antiseptiques
diminuent l'écoulement et font mûrir la blennorrhagie.

Dès que l'écoulement a diminué, est devenu filant et vire du vert
au jaune, on peut dire que la blennorrhagie est mûre pour le traitement. Un des meilleurs moyens de supprimer le mal est alors l'usage
des balsamiques. Diday conseille de prendre trois fois par jour, une
heure avant les repas, dans de l'hostie, gros comme une noisette, du
mélange suivant :

Baume de copahu.	40 grammes
Essence de menthe	Q. Q. gouttes.
Poudre de cubèbe	Q. S.
Pour faire un opiat.	

Continuer à doses croissantes pendant douze jours. Boire peu,
s'abstenir de bains et uriner avant d'avaler l'opiat.

Tout en maintenant ces dernières précautions, je fais prendre par
jour 15 grammes de cubèbe à ceux qui ne peuvent supporter le
copahu, à cause des phénomènes d'intolérance gastrique très fréquemment observés, ou un mélange de 6 grammes de copahu avec
10 grammes de cubèbe en un opiat, pris en quatre fois dans la
journée.

Le traitement par les balsamiques continué au moins sept jours
supprime souvent l'écoulement. Ce résultat obtenu, il importe de
continuer encore une semaine le traitement en diminuant progressivement les doses. Si la suppuration n'est pas tarie au bout d'une
semaine, mieux vaut ne pas continuer les balsamiques ; la potion de
Chopart elle-même, réputée pour son horrible saveur, n'aurait pas
un meilleur effet. Il faut remarquer que la disparition de l'écoulement peut n'être que momentanée, aussi est-il d'usage de maintenir
le résultat obtenu par des prises régulières de balsamiques et par
les précautions hygiéniques. Avec le cubèbe, le copahu ou le santal,
il est possible de promettre à celui qui le désire, la suppression de
l'écoulement pour un jour donné, mais pour un jour seulement ; il
suffit pour cela de donner une forte dose de :

Baume de copahu.	36 grammes
Gomme-gutte	2 décigrammes
Poudre de jalep.	3 grammes
Essence de bergamotte	Q. Q. gouttes
Poudre de cubèbe.	Q. S.
Pour un opiat.	(DIDAY.)

et de faire, vingt-quatre heures avant le jour choisi, une injection avec :

Eau distillée	36 grammes
Nitrate d'argent.	5 centigrammes

Il est des circonstances où les balsamiques n'ont aucun effet, si ce n'est celui de diminuer sensiblement l'écoulement; on a alors recours aux injections. La médication de la blennorrhagie par les injections ne mérite ni l'engouement des uns ni la réprobation des autres. C'est une méthode qui a à son actif de nombreuses guérisons, mais elle a besoin d'être appliquée avec précaution. Il n'est pas rare en effet de porter par ce moyen l'inflammation dans la partie postérieure du canal, sur le col vésical ou dans la vessie. Il sera donc utile de faire uriner le malade avant l'opération, afin d'expulser le pus contenu dans l'urèthre. On poussera le liquide doucement et en petite quantité (20 gouttes le plus souvent), et on répétera trois fois par jour l'injection. Le liquide sera conservé deux minutes dans l'urèthre et le malade passera doucement le doigt d'arrière en avant sur la partie inférieure du canal pour répartir également l'action en tous les points. Pas de bains et diète sèche.

C'est aux liquides astringents qu'il faudra donner la préférence après la période aiguë. Leur efficacité est doublée par l'administration parallèle des balsamiques.

Les capsules de santal (6 à 10 par jour) ont ici une de leurs principales indications. Les injections les plus recommandables sont celles de nitrate d'argent (10 centigrammes pour 200 grammes d'eau distillée), de sulfate de zinc (1 gramme pour 200 grammes d'eau distillée), d'acétate de plomb, de tannin. L'injection de Ricord est une des plus employées :

Eau distillée.	200 grammes
Sulfate de zinc	1 —
Acétate de plomb	2 —
Laudanum de Sydenham.	āā 4 —
Teinture de cachou	

(RICORD)

ou encore l'injection suivante :

Eau distillée.	200 grammes
Sulfate de zinc	āā 2 —
Acétate de plomb..	

Un grand nombre de médicaments ont été employés en injections, tels le permanganate de potasse (40 centigrammes p. 1,000), avec un certain succès, l'alun, le chlorure de zinc, assez dangereux à cause de sa causticité, le perchlorure et le sulfate de fer, les astringents végétaux et les vins du midi. Point n'est besoin d'avoir recours à ces agents d'efficacité douteuse.

Si la guérison tarde, il est utile de faire usage des injections tenant une poudre en suspension, telles que les suivantes :

Salicylate de bismuth.	5 à 10 grammes
Vaseline liquide.	150 —
Sulfate de quinine.	1 —

ou :

Sous-nitrate de bismuth.	5 grammes
Gomme.	10 —
Glycérine.	30 —
Eau de rose.	120 —

ou encore :

Salicylate de bismuth	5 à 10 grammes
Résorcine.	3 —
Iodol	1 —
Vaseline liquide.	150 —

L'injection suivante est encore recommandable :

Baume de copahu.	4 grammes
Jaune d'œuf.	n° 1
Eau distillée	180 grammes
Pour émulsion.	

Ajouter :

Extrait de belladone.	) àà 50 centigrammes
Sulfate de zinc.	)
Eau de laurier-cerise	4 grammes

Enfin, s'il y a coexistence d'une balanite, lotionner les parties malades, trois fois par jour, avec :

Sulfate de zinc	10 centigrammes
Acide borique	50 —
Sulfate neutre d'atropine.	5 —
Eau distillée.	25 grammes
M. F. Sol.	

Uréthrite chronique. — Dans l'uréthrite chronique, les injections sont le premier remède à employer, en même temps que le cubèbe ou le santal, si l'action de ces derniers n'a pas été déjà épuisée. Les injections astringentes seront encore essayées (solution de sulfate de zinc, d'acétate de plomb, de tannate de zinc à 1 p. 150, de sulfate de cuivre, à 1 p. 250). L'injection aux trois sulfates (d'alumine, de zinc, de cuivre) a donné de bons résultats. Voici quelques formules usitées :

1. Eau distillée . . . . 200 grammes
   Sulfate de zinc . . . . } àà 1 gr. 50
   Tannin . . . . }

2. Sulfate de quinine . . . . 1 gramme
   Glycérine. . . . . 25 —
   Eau de Rabel. . . . . Q. S.
   Eau distillée. . . . . 75 grammes

3. Eau distillée. . . . . 150 grammes
   Pyridine . . . . 30 centigrammes

4. Eau distillée de roses . . . . } àà 100 grammes
   Vin de Roussillon. . . . . }
   Tannin . . . . } àà 1 gramme
   Alun . . . . }

Lorsque ces injections ont suffisamment montré leur impuissance, il faut recourir au nitrate d'argent, soit sous forme d'injections (à 1 p. 150, 1 p. 100, 1 p. 60) faites chaque jour ou seulement tous les deux jours, soit sous forme d'instillation à l'aide de la sonde de Guyon. L'*instillation* a pour but d'introduire dans le canal, juste au point malade, la solution de nitrate d'argent à (1 p. 50, 1 p. 40 ou 1 p. 30) destinée à modifier la surface enflammée. 6 à 15 gouttes suffisent et souvent six ou dix séances seulement sont nécessaires; dans d'autres cas le malade n'est amélioré qu'après vingt, trente ou cinquante séances. On espace les instillations de un ou deux jours et on augmente peu à peu la concentration de la solution. Grâce à cette médication, on arrive à guérir de nombreux cas d'uréthrites rebelles à tous les autres traitements.

Il ne faut pas oublier que beaucoup d'uréthrites chroniques sont entretenues par la présence de rétrécissements plus ou moins serrés. Il est alors nécessaire de pratiquer la dilatation à l'aide des bougies Béniqué; c'est la condition *sine qua non* de la guérison. Avant chaque instillation, on procède à la dilatation. Dans les cas de prostatite chronique, la dilatation ou plutôt le massage avec les bougies Béniqué alternant avec les instillations, est un moyen qui m'a donné des succès.

Depuis quelque temps j'emploie dans le traitement de la blennorrhagie à toutes ses périodes les lavages de l'urèthre sans sonde, avec les meilleurs résultats. Je me sers d'une solution à 1 p. 1,000 de permanganate de potasse ; j'ai employé aussi d'autres liquides, comme l'eau iodée, mais beaucoup moins souvent. L'instrumentation se compose d'un réservoir en verre prolongé par un tube de caoutchouc de 1 mètre à 2 mètres de longueur, muni d'une canule de verre effilée. A l'aide de la pression du liquide, obtenue en élevant le réservoir plus ou moins haut, on peut après avoir introduit la canule de 1 à 2 centimètres dans le méat, laver d'abord l'urèthre antérieur, puis en augmentant la pression laver également l'urèthre postérieur. Afin d'assurer la pénétration du liquide dans tous les diverticules de l'urèthre, on termine la séance en serrant les lèvres du méat sur la canule ; le liquide distend le canal jusqu'au moment où la pression devenue trop forte tend à forcer le col vésical. Le malade est averti de ce fait par une sensation impérieuse d'uriner, à laquelle il doit aussitôt satisfaire en enlevant la canule introduite dans le méat. Chaque séance dure une à deux minutes et se répète deux fois par jour ; la quantité de liquide employée est de 100 à 200 grammes.

Par ces lavages, je suis arrivé à juguler tous les écoulements même ceux de la période aiguë, en un petit nombre de jours. Sitôt l'écoulement supprimé, il importe de continuer un lavage chaque jour pendant une semaine environ ; après quoi la guérison est en général parfaite. Sur soixante cas traités de cette manière, cinq à six seulement n'ont pu être guéris entièrement. Cette méthode de traitement, que je ne suis pas le premier à préconiser, présente de grands avantages sur lesquels je ne puis insister, mais elle demande des précautions que l'on ne peut exiger de tous les sujets livrés à eux-mêmes. J'ai imaginé une sonde à double courant, très courte, à l'aide de laquelle tous les malades peuvent sans crainte de pénétrer dans la vessie, laver successivement les segments antérieur et postérieur de l'urèthre. Cette médication est destinée, je crois, à supplanter la méthode des injections, moins efficace et moins sûre.

VAUTRIN, *de Nancy*.
Professeur agrégé à la Faculté.

CHAPITRE XXV

CHANCRE MOU

Pathogénie. — Le *chancre mou*, appelé encore *chancrelle*, *chancre simple*, *ulcus molle*, constitue une entité morbide aujourd'hui bien reconnue, mais longuement discutée jusque vers le milieu de ce siècle. Le grand caractère spécial de cette affection (et qui la distingue de la syphilis) réside dans la localisation des phénomènes morbides; c'est une maladie locale, tandis que la syphilis est une maladie générale.

Le chancre mou se développe par inoculation d'un virus spécifique, sous forme d'une ulcération à tendance extérieure.

Pour se développer, la maladie n'a pas toujours besoin d'une inoculation sous-cutanée, une simple éraillure de la muqueuse ou de la peau, une fissure, suffirait. Pour Ricord et Diday, le virus n'a pas besoin d'une porte d'entrée véritable; une simple friction sur le tégument permettrait au virus de pénétrer et d'être absorbé (conditions bien réalisées dans le coït).

L'inoculation de la syphilis se produit de la même manière, mais l'évolution ultérieure des accidents diffère dans les deux cas. Tandis que l'*ulcus molle* ne s'accompagne d'aucune induration à sa base, le chancre syphilitique au contraire repose sur une base d'induration manifeste, qui lui a fait donner le nom de *chancre induré*. La théorie de l'*unitarisme* qui confondait les deux maladies et les faisait procéder d'un même virus, a vécu; ses adeptes se comptent aujourd'hui et bientôt leurs idées ne trouveront plus de défenseurs. Le *dualisme* est accepté surtout depuis les belles études de Rollet sur le *chancre mixte*. L'existence de ce type d'affection vénérienne est parfaitement établie et l'interprétation des faits reste en pleine concordance avec la théorie dualiste. Sur un chancre mou on voit parfois survenir de l'induration avec tous les symptômes pathognomoniques de la syphilis. Le chancre simple a donc pu se transformer en chancre syphilitique, disaient les partisans de l'unitarisme, donc les deux ne font réellement qu'un et sont les manifestations d'une même maladie. Rollet a démontré que dans ces cas l'inoculation de deux virus différents, le virus du chancre mou et le virus syphilitique, se produit simultanément au même point, et que chacun de ces agents agit à sa façon. Le chancre mou apparaît trois jours environ après l'inoculation, tandis que l'accident primitif de la syphilis dont l'inoculation est plus longue, ne vient se surajouter à l'ulcération première que vers le quinzième ou le vingtième jour. De là le nom de *chancre mixte* donné à l'ulcération résultant de la combinaison de deux processus morbides, dont les manifestations resteront toujours différentes.

Nous ignorons encore la nature du virus du chancre mou, malgré les nombreuses recherches de ces dernières années. Par analogie avec les autres maladies contagieuses, on est autorisé à croire qu'il s'agit d'un contage vivant, d'un microbe que maints chercheurs ont déjà cru avoir isolé. Le virus du chancre mou existe dans le pus louable que sécrète l'ulcération, dans les débris sphacélés des bords et du fond et aussi dans le pus résultant de la fonte des ganglions lymphatiques enflammés. Sa virulence est excessive dans les premiers temps après l'inoculation ; elle ne décroît qu'au bout de trois à quatre semaines environ. La peau humaine est le meilleur terrain de culture pour ce microbe ; d'après Ricord, il faut même se méfier d'une goutte de pus chancrelleux dans un demi-verre d'eau. Le chauffage à 42° pendant une heure (Aubert) ou à 50° pendant une demi-heure tue le microbe. Certains agents chimiques arrivent au même but.

Le virus du chancre mou jouit encore de la propriété d'être réinoculable au porteur autant de fois que la tentative en est faite. Ce caractère le sépare encore du virus syphilitique.

Marche. — Voici comment le chancre mou se développe après l'inoculation.

Dans les vingt-quatre heures qui suivent, on voit apparaître, autour du point imprégné, une macule hyperémique, qui devient une nodosité dès le troisième jour et se couvre d'une petite pustule un jour après. Le contenu de cette pustule se dessèche, tandis qu'au-dessous de la croûtelle se développe une ulcération qui va apparaître au jour et s'accroître. Tel est le développement du chancre expérimental, étudié avec un grand luxe de détails au moment où l'unitarisme prétendait vacciner contre la syphilis en inoculant le chancre mou. (*Syphilisation.* Auzias-Turenne, Bœck.)

Le chancre mou accidentel n'a pas les mêmes débuts que le chancre expérimental. Généralement on ne perçoit pas de macule ni de pustule à son origine ; il se développe sur une érosion existante ; et le troisième ou le quatrième jour après la contagion, il se présente déjà comme une ulcération qui va bientôt prendre ses caractères distinctifs. La chancrelle affecte une allure quasi aiguë ; elle peut provoquer de la fièvre et elle cause de la douleur (signe distinctif avec le chancre syphilitique). Cette douleur est surtout vive pendant la marche et au contact des objets de pansement ; elle est ressentie principalement la nuit et travaille « sourdement comme la dent d'une souris qui rongerait » (Diday). L'ulcère se couvre d'une masse purulente jaunâtre, adhérente, d'aspect diphtéroïde ; il excrète un pus assez abondant qui peut s'inoculer sur les parties voisines et donner naissance à de nouveaux chancres (auto-inoculabilité du chancre mou).

Le chancre mou est en général arrondi ; parfois il prend une forme différente lorsqu'il se développe sur une région accidentée, sur une fissure ou une rhagade. Sa marche est extensive aussi bien en surface qu'en profondeur. Les bords sont taillés à pic et décollés, de sorte que le fond de l'ulcère, anfractueux et suppurant, est caché sur sa circonférence profonde. Au toucher la lésion est molle, douloureuse.

Presque toujours il existe en même temps plusieurs chancres mous sur la même région. La pullulation de ces ulcères s'observe fréquemment chez les personnes qui négligent les soins de propreté. On les voit alors en nombre variable, se développer, s'étendre, confluer souvent et provoquer des ulcérations à contours déchiquetés. L'apparition de nouveaux chancres sur les érosions qui existent souvent aux environs de la lésion primitive, est un fait fréquent.

L'ulcère chancrelleux s'étend jusqu'au vingtième jour environ. En ce moment, il semble que la virulence commence à s'épuiser. On voit apparaître sur le fond de l'ulcère, dont la sécrétion pultacée se détache progressivement, de petits îlots de bourgeons charnus qui se réunissent et comblent bientôt la perte de substance. Le travail de cicatrisation avance rapidement et la réparation s'opère en une ou deux semaines. Parfois la guérison se fait plus lentement en certains points, où la maladie semble revenir sur elle-même. En résumé le chancre mou, suivant une marche normale, met pour évoluer et guérir quatre à cinq semaines.

Localisation. — Les considérations qui précèdent expliquent la fréquence du chancre mou sur les organes génitaux. A la suite de rapports sexuels anormaux, on l'observe à l'anus, à la bouche ou au sein. Chez l'homme, on trouve la chancrelle aux points où se produisent facilement les érosions, sur le sillon balano-préputial, sur le frein et à l'orifice du prépuce.

Le chancre du frein le détruit presque entièrement ; celui du prépuce se communique souvent au gland et crée une perte de substance qui persiste sous forme d'une encoche ; celui du sillon balano-préputial se complique de balano-posthite, et amène facilement un phimosis momentané qui crée une grande difficulté au traitement. Il est exceptionnel d'observer le développement du chancre mou au delà du méat, dans l'urèthre, mais il faut être prévenu de la possibilité du fait et de l'incertitude du diagnostic qui en résulte. La sécrétion purulente, l'extension de la lésion au méat, l'engorgement lymphatique sont les caractères distinctifs de la lésion. A l'anus, le chancre mou se développe généralement sur une érosion des plis radiés, qui se tuméfient, s'infiltrent et donnent un aspect spécial à l'affection.

Chez la femme, la chancrelle se rencontre plutôt à l'entrée du vagin, à la commissure inférieure des grandes lèvres, sur les petites lèvres. Exceptionnellement, on la trouve sur la muqueuse du vagin, à l'ouverture de l'urèthre et sur la portion vaginale du col. Consécutivement la lésion peut se multiplier sur les régions avoisinantes, sur le mont de Vénus, sur la face interne des cuisses, au périnée (surtout à la faveur de l'intertrigo), etc. A vrai dire, le chancre mou peut se rencontrer sur tous les points du revêtement cutané, où l'inoculation peut se faire.

Complications. — L'intensité du processus ulcératif du chancre mou est variable suivant les cas et surtout suivant l'état général du sujet. Habituellement on remarquera que le chancre de la peau est plus profond que celui des muqueuses, que dans les régions riches en glandes et en follicules, l'ulcération gagnant les culs-de-sac glandulaires peut devenir très profonde (chancre folliculaire).

Le chancre mou se complique parfois d'une tendance à une marche rapide et envahissante, c'est-à-dire de *phagédénisme*. Ce mot indique un état progressivement ulcératif du chancre par gangrène, par inflammation ou par maladie générale. Le phagédénisme survient par asthénie et ses principales causes sont alors : la vieillesse, le froid, la misère, l'anémie, les dyscrasies et les cachexies, les chagrins, etc. Il survient encore chez les individus qui abusent de la vie et se livrent à des excès de tout genre, chez les pléthoriques, les alcooliques, les hémorroïdaires. Enfin on l'observe chez ceux qui se livrent à des travaux fatigants, à des marches forcées. Les pansements irritants ou intempestifs aboutissent au même but. Lorsque la situation de la chancrelle amène de la stase sanguine et de l'étranglement, l'ulcération prend un aspect gangréneux, qui pour beaucoup d'auteurs n'est qu'une forme du phagédénisme. Le type de ce chancre gangréneux se rencontre plus fréquemment sur le feuillet interne du prépuce chez l'homme, dans les cas où la négligence et les excès du malade préparent l'aggravation. Le prépuce se tuméfie, le phimosis et le paraphimosis s'établissent et le gonflement entrave la circulation dans des territoires vasculaires plus ou moins étendus. Le prépuce prend une coloration noirâtre, cyanosée; un pus fétide s'écoule et si l'on n'y prend garde, le prépuce s'élimine en entier. Souvent une partie fortement étranglée se gangrène d'abord et son élimination favorise la réapparition de la circulation dans les régions voisines; dans ces cas, le prépuce est conservé en partie. Cette forme s'observe aussi sur les petites lèvres chez la femme. Le chancre phagédénique prend quelquefois un aspect gangréneux différent. Le fond de l'ulcère se couvre d'une eschare noire ou grisâtre qui s'épaissit à mesure que le processus gagne en profondeur. Les tissus voisins sont infiltrés et ont une coloration rouge livide. Sur la verge, l'eschare envahit souvent les corps caverneux et jusqu'à l'urèthre. Le gland peut disparaître en totalité. Outre les horribles mutilations qu'occasionne le chancre phagédénique, le malade est encore exposé aux hémorragies graves et mortelles.

Dans d'autres cas, le phagédénisme n'est pas aussi rapide et aussi brutal. L'ulcère offre un enduit grisâtre, adhérent, diphtéroïde. La tendance ulcérative se manifeste principalement sur les téguments et le tissu cellulaire sous-jacent. Le mal procède par gangrène moléculaire. C'est ainsi qu'on peut voir un chancre du sillon balano-préputial dévorer le prépuce et une partie du fourreau de la verge (chancre décortiquant de Ricord).

De la variété précédente du phagédénisme se rapproche le *chancre serpigineux*, dont le principal caractère est l'envahissement constant et progressif. L'ulcère gagne en surface irrégulièrement, tandis que les parties primitivement atteintes se cicatrisent. Dans le chancre mou ordinaire, la virulence disparaît au moment où la réparation se prépare; dans le chancre serpigineux, la virulence est toujours ravivée à mesure que l'ulcération avance. Aussi la durée de cette maladie se chiffre trop souvent par mois ou par années. Le chancre serpigineux, débutant à la vulve, peut gagner les cuisses, le ventre et jusqu'au dos.

Le chancre mou phagédénique provoque des symptômes généraux sérieux. Dans les formes gangréneuse et serpigineuse, les douleurs sont vives et irradient à distance. La fièvre est constante, l'appétit et le sommeil sont supprimés. Ajoutons à cela la tristesse, l'inquiétude et le découragement; rien d'étonnant à ce que les malades atteints de ces tristes complications se laissent aller à un violent désespoir.

Il est encore une forme curieuse du phagédénisme, c'est le *chancre chronique calleux*. Sous cette dénomination, on range les ulcérations qui, après une marche envahissante, ont subi un temps d'arrêt, mais persistent durant des mois sans réaction douloureuse et sans fièvre, sécrétant indéfiniment un pus inoculable. Les malheureux atteints de cette triste complication, attendent pendant bien longtemps la fin de leurs souffrances, heureux quand le mal ne reprend pas sa marche progressive.

Bubon. — Toute ulcération survenant sur les téguments détermine dans les ganglions du territoire lymphatique correspondant, un engorgement qui se caractérise par une tuméfaction plus ou moins apparente et souvent par une douleur indiquant un certain degré d'inflammation. La chancrelle n'échappe pas à cette loi presque générale, et même la participation des ganglions au processus prend certains caractères particuliers d'une grande importance. Dans la pratique hospitalière, un grand nombre de chancres mous s'accompagnent d'inflammation ganglionnaire, autrement dit *de bubons*. Le bubon chancrelleux ne suppure pas toujours ; Diday n'a rencontré cette complication que dix-sept fois sur cent cas de chancrelle. On trouve le bubon le plus souvent dans la région inguinale, puisque le chancre mou affecte généralement les organes génitaux ; il siège du même côté que l'ulcération, cependant on peut le voir dans l'aine opposée, fait qui s'explique par les nombreuses anastomoses lymphatiques de la région.

Pourquoi certaines chancrelles ne sont-elles pas accompagnées de bubon ? A cette question, Diday semble avoir répondu d'une manière satisfaisante. Tant que l'ulcération primitive est traitée avec toutes les précautions voulues, le retentissement ganglionnaire se borne à une simple tuméfaction qui régresse dans la suite ; mais dès que le sujet néglige de donner des soins à la chancrelle, s'il se livre à des excès de fatigue, s'il s'opère une déchirure ou une fissure, si petite soit-elle, à la surface de l'ulcération, l'absorption du virus se fait et il survient de la lymphangite et une adénite.

Les chancrelles de l'anus, du prépuce, de la fourchette, du frein, qui sont les plus sujettes à saigner, sont celles qui se compliquent surtout de bubon.

L'absorption de ce virus spécial produit dans les ganglions une réaction vive, caractérisée par la tuméfaction, la douleur et la suppuration. Le tissu cellulaire périganglionnaire prend part à l'inflammation, de sorte qu'il existe bientôt deux foyers purulents, l'un intraganglionnaire, chancrelleux; l'autre extraganglionnaire, simplement phlegmoneux (Diday). Si le dernier s'évacue d'abord, on peut remarquer les caractères différents du pus dans les deux cas. Ricord prétendait que le pus du bubon chancrelleux était inoculable aussi bien que la sécrétion du chancre mou. A sa suite, tous les syphiliographes l'ont enseigné jusqu'à ces derniers temps, où Straus a soutenu que le pus du bubon chancrelleux n'était pas virulent.

Le bubon, aussitôt après l'absorption du virus, devient douloureux et adhérent; la fièvre s'allume et le malade est forcé d'interrompre tout travail. Vers la deuxième semaine, la peau rougit, s'amincit et se perfore, malgré tous les efforts faits pour arrêter la marche de l'affection. Le pus évacué est roussâtre, mal lié. Après l'ouverture du bubon, le malade ne ressent pas un soulagement marqué. La suppuration continue pendant des semaines avant la cicatrisation. Dans certains cas, la chancrellisation de la plaie se produit, ses bords s'ulcèrent (bubon virulent), des décollements surviennent et l'on peut observer les complications phagédéniques observées plus haut. Le bubon apparaît dans les premières semaines après le début du chancre mou, cependant on l'a vu survenir seulement après cicatrisation de ce dernier. Je signalerai simplement le *bubon d'emblée*, qui surviendrait après absorption du virus chancrelleux par la peau, sans production de chancre mou.

Le pronostic du bubon chancrelleux est généralement favorable. La guérison exige un temps très long; la cicatrisation laisse des traces indélébiles, qui dans les formes graves peuvent gêner les mouvements. Le bubon chancrelleux phagédénique a toujours un pronostic réservé.

Pronostic. — Le chancre mou à évolution normale demande quatre à cinq semaines, souvent moins, pour guérir. Il laisse après lui une cicatrice peu étendue. Le bubon, qui est son fréquent satellite, augmente la durée de la maladie, mais sans compromettre la guérison dans les cas simples.

Lorsque le chancre mou prend une des formes gangréneuse ou serpigineuse, le pronostic est plus grave. Outre que la réparation est longue et difficile, la vie peut être mise en danger autant par la longue durée de l'ulcération que par l'intensité des phénomènes destructifs.

Diagnostic. — Chemin faisant, j'ai indiqué par quels principaux caractères le chancre mou se distingue du chancre syphilitique. Dans le chancre mou, le fond et les bords de l'ulcération sont légèrement infiltrés et restent mous au toucher; dans le chancre syphilitique et même dans les chancres mixtes, les bords et le fond s'indurent et donnent une sensation parcheminée, sinon cartilagineuse. Il faut remarquer toutefois que certains chancres simples ayant subi des cautérisations peuvent s'indurer, il faut alors recourir à d'autres signes.

Le chancre mou est ordinairement *multiple*, le chancre syphilitique est presque toujours *unique*. Ces caractères n'ont rien d'absolu. Le chancre mou est douloureux et s'accompagne de lymphangite et d'adénite douloureuses, promptes à s'enflammer. Dans la syphilis, les ganglions sont durs et indolents comme l'ulcère primitif. Le chancre mou a une incubation de deux à trois jours, le chancre syphilitique incube en moyenne quinze jours; ce caractère est surtout précieux dans les cas où la lésion cachée aux yeux (prépuce, urèthre) rend le diagnostic difficile. On a encore la ressource de l'éclosion des accidents ultérieurs, toujours locaux dans la chancrelle, généraux dans la syphilis.

Le chancre mou peut être confondu avec la blennorrhagie, lorsqu'il siège au delà du méat ou sous le prépuce, mais l'erreur ne peut être de longue durée, étant donnés les caractères du pus dans les deux cas et le processus ulcératif chancrelleux.

La confusion est plus facile avec l'*herpès génital*. Dans cette affection, les érosions proviennent de la rupture de vésicules superficielles, qui restent petites ou se réunissent pour donner en se fusionnant, des ulcérations plus ou moins étendues à *contours polycycliques*, représentant les découpures d'une carte géographique. Dans la chancrelle, l'ulcération est toujours *monocyclique*.

Enfin, les érosions, les rhagades, les crevasses prennent quelquefois un aspect ulcéreux qui en impose pour le chancre mou. L'évolution de la maladie, l'état des ganglions seront d'utiles renseignements.

Dans la syphilis secondaire, les accidents prennent parfois sur les organes génitaux une forme qui ressemble à celle du chancre mou ou à celle du chancre phagédénique. Il faut alors s'appuyer sur les anamnestiques et essayer du traitement spécifique. D'ailleurs, dans la syphilis, l'ulcération n'offre jamais la continuité et l'extension progressive du chancre mou phagédénique.

Un autre moyen de contrôle reste encore, mais il faut le réserver pour les cas d'absolue nécessité, c'est l'inoculation du chancre mou. Comme le virus de cette affection est auto-inoculable, le meilleur procédé diagnostique serait de pratiquer sur une région facile à isoler et propice au traitement une inoculation. Rollet recommande la partie externe de la cuisse. Au bout de trois jours, on voit survenir dans le cas de chancre mou une ulcération présentant tous les caractères de cette lésion. Notons que dans le chancre chronique ou dans certaines variétés du chancrelle phagédénique, les sécrétions n'étant plus virulentes, l'inoculation échoue et le diagnostic doit rester en suspens.

Traitement. — On s'est dit depuis longtemps que le meilleur traitement du chancre mou devrait être l'*excision complète*, ou la destruction par les *cautérisations* énergiques ou le *fer rouge*. Observons d'abord que, pour réaliser les cautérisations, il faut détruire une étendue de tissu telle, que la réparation serait ensuite plus lente que la guérison spontanée de la chancrelle. L'excision n'est pas praticable lorsqu'il existe plusieurs chancres, cas habituel. D'autre part, elle expose à un grand danger, l'inoculation du pus dans la plaie et la chancrellisation de celle-ci, complication dont il n'est pas besoin de dire les dangers. Les meilleurs opérateurs et les plus grandes précautions ne peuvent sûrement mettre à l'abri de cet accident. En principe, le traitement abortif ne sera donc applicable que très rarement. Diday restreint le nombre des cas où l'abortion peut être tentée dans la crainte de l'*herpès récidivant* qui se développe dans ces conditions chez nombre de malades. Il recommande de préférence la pâte de Canquoin.

Si l'on a renoncé au traitement abortif, on n'a plus qu'un but à se proposer, c'est d'abréger la durée du stade destructif et d'avancer la période de réparation; en un mot, il faut faire de l'ulcère une plaie bourgeonnante. Les uns recommandent pour cela les cautérisations au thermo ou au galvanocautère, celles au nitrate d'argent. Diday vante les applications faites trois fois par jour avec du coton hydrophile imbibé de la solution suivante :

Eau distillée. . . . .   20 grammes
Nitrate d'argent . . . .   8 décigrammes

Cette solution serait plutôt un stimulant qu'un caustique; elle éviterait les inconvénients de la cautérisation au crayon de nitrate
d'argent, qui détermine une eschare et favorise l'extension de l'ulcération.

On ne doit jamais se départir des précautions qui consistent à
entretenir la propreté et l'antisepsie de l'ulcère. On a conseillé l'usage
des solutions à l'*acide phénique* (1 à 3 p. 100), au *sulfate de cuivre*
(1 p. 100), au *sulfate de zinc* (1 p. 100). Le topique qui, dans ces
dernières années, a eu le plus de faveur est l'*iodoforme* qui, par sa
propriété éminemment antiseptique, déterge le chancre et le transforme rapidement. On l'emploie en poudre, allié à la coumarine ou
à la poudre de café pour masquer son odeur pénétrante, en pom-
mades (1 gramme p. 10), en solutions glycérinée ou éthérée (1 p. 10).
Ces solutions, dont j'ai souvent reconnu l'excellente action, se
répandent dans tous les diverticules et les interstices et détruisent
le virus sur place. Il est cependant des cas où l'iodoforme est de nul
effet et même où il est nuisible, à cause de l'irritation qu'il provoque
sur la peau environnante. L'*iodol* est un succédané de l'iodoforme,
préférable parce qu'il est inodore, mais beaucoup moins efficace.

Les pansements avec le *tannin*, l'*extrait de ratanhia*, le *perchlorure de fer*, la *créosote*, la *teinture d'iode*, le *camphre*, etc., n'ont
pas une action puissante. J'ai essayé le *salol*, l'*aristol*, le *dermatol*.
Ces agents thérapeutiques hâtent la détersion de la plaie, mais
n'abrègent pas sensiblement le traitement. Le *naphtol camphré* m'a
paru agir bien différemment suivant les cas. Très efficace parfois, il
favorise dans certaines conditions l'extension de l'ulcère.

Contre l'élément douleur, on doit recommander, à juste titre,
d'allier aux agents précédents l'opium, la belladone, la cocaïne, la
morphine, etc.

Tous les topiques que je viens d'énumérer ont leurs indications. Il
est bon, d'ailleurs, de n'en négliger aucun, car le chancre mou se
fatigue vite d'un médicament et se trouve bien de la diversité. Je
conseille d'agir toujours, et dès le début, sur l'ulcère par un raclage
à la curette de Volkmann, dans le but d'enlever les débris pultacés,
plus ou moins adhérents, qui annihilent l'action des médicaments.
On applique ensuite la solution de nitrate d'argent ou l'iodoforme
avec plus de succès.

Nous avons vu que le virus du chancre mou ne résistait pas à une
température de 52°. De ce fait est née une méthode, expérimentée
par Welander, Bach et Aubert, et qui consiste à exposer l'ulcère à
une température élevée. Il est bon d'exciser d'abord les bords du

chancre, ou mieux, suivant notre pratique, de faire le raclage, afin de mettre à nu toutes les anfractuosités. On applique ensuite des compresses de linge trempées dans de l'eau chaude maintenues à la température de 50°, souvent renouvelées et mises directement en contact avec l'ulcération. Sur le bubon, on répète les mêmes applications, afin d'empêcher sa suppuration. Welander fait usage de tubes de plomb tordus en serpentin, que traverse de l'eau maintenue par une lampe à alcool à la température de 50°; ce tube enroulé est maintenu sur le chancre par l'intermédiaire d'une lame de coton. Je n'ai qu'à m'applaudir de ce nouveau traitement, si simple et si pratique. En quelques jours, la plaie prend un aspect bourgeonnant et l'on peut recourir désormais aux antiseptiques fixes, salol et iodoforme, ou à la poudre de dermatol, dont j'ai obtenu de bons résultats. J'emploie beaucoup aussi les applications chaudes de vin aromatique.

Le siège du chancre mou rend souvent le traitement un peu difficile. La *chancrelle sous-préputiale* engendre fréquemment un engorgement des deux feuillets du prépuce, d'où impossibilité de les faire glisser l'un sur l'autre pour découvrir le gland. Il faut se garder d'accomplir cette manœuvre avec force, afin d'éviter les déchirures qui pourraient s'inoculer dans la suite. Il vaut mieux introduire entre le prépuce et le gland un petit tube à drainage, qu'on laissera à demeure et à l'aide duquel on pratiquera des lavages de temps en temps avec des liquides antiseptiques, et parfois avec une solution de nitrate d'argent au titre de 1 p. 100. Je repousse comme imprudente la section du limbe préputial, dans le but de découvrir le chancre.

La *chancrelle du frein* a la juste réputation d'être difficilement guérissable, en raison des alternatives de retrait et de distension auxquelles ce repli est constamment soumis. L'ulcération ronge généralement tout le frein, et jusqu'au ligament rayonné qui le relie au fond du sillon placé sous le gland. Le processus est lent, il est souvent d'autant plus envahissant, qu'à chaque pansement le malade produit de nouvelles éraillures et de nouvelles voies d'inoculation. Aussi, a-t-on proposé de hâter l'évolution fatale de l'ulcération en sectionnant le frein; les uns l'ont fait à l'aide des ciseaux ou le bistouri, il est préférable de se servir du thermocautère.

La *chancrelle de l'anus* siégeant dans les plis rayonnés, nécessite des soins particuliers, à cause de l'impossibilité où le malade se trouve de faire lui-même les pansements. Le raclage, suivi d'applications chaudes, constitue le meilleur procédé.

La *chancrelle de l'urèthre* ne pouvant être traitée par les cautérisations et le raclage, il y a lieu de pratiquer fréquemment de petites injections avec une solution étendue de nitrate d'argent. L'introduction d'une mèche de gaze iodoformée dans l'intervalle des lavages, est des plus utiles.

Contre le *phagédénisme*, on a employé tous les topiques déjà énumérés et bien d'autres encore. Ricord conseillait les pansements avec une solution aqueuse, au 10ᵉ et plus, de tartrate de fer et de potasse, la compression avec des bandelettes de sparadrap de Vigo ou des lames de plomb. On a essayé aussi les applications de pâte caustique, de solution de chlorure de zinc, de vésicatoires, de poudre de cantharides, etc. La pratique actuelle consiste à condamner le malade au repos, à lui conseiller les bains locaux, les applications chaudes à 50° d'eau ou de vin aromatique, l'opium, la belladone, la cocaïne, en solution, dans le but de calmer les douleurs. On n'oubliera pas de fortifier l'état général par le fer, les toniques et une nourriture saine. On administrera la quinine contre la fièvre. Les solutions de nitrate d'argent, l'iodoforme, le salol, seront les principaux agents du traitement. On emploiera souvent la curette pour aviver le fond et les bords de l'ulcération; on se servira, dans les cas graves, du thermocautère pour élargir les cloaques, enlever les lambeaux de tissus détruits et modifier les surfaces fortement infectées. Rodet recommande de donner en même temps l'extrait d'opium, à haute dose (6 à 9 décigrammes par jour), dans les cas où l'ulcère a une marche chronique et résiste à toute tentative de réparation.

Contre le bubon, on devra employer le même traitement que contre le chancre. L'incision précoce et profonde, le grattage dans la profondeur, le pansement à l'aide d'une languette de gaze iodoformée introduite dans la plaie, les lavages fréquents et chauds, la cautérisation au fer rouge, me semblent être les meilleurs moyens d'arrêter le processus destructif. La tendance à l'ulcération sera arrêtée par les topiques utilisés pour le chancre mou.

VAUTRIN, *de Nancy*.
Professeur agrégé à la Faculté.

CHAPITRE XXVI

SYPHILIS [1]

La syphilis est une maladie générale, infectieuse, spéciale à l'espèce humaine et dont l'origine est encore obscure.

Historique. — Plusieurs opinions ont été émises sur l'historique de cette affection, mais aucune ne repose sur des données certaines. Les uns prétendent qu'elle a pris naissance dans l'ancien monde ; ils citent dans la mythologie indoue le culte du Lingham, divinité représentée sous l'apparence d'organes génitaux, dans lequel se trouve mentionné le châtiment de Civa qui, pour avoir trop abusé des plaisirs de l'amour, vit ses organes génitaux devenir la proie d'une gangrène affreuse se transmettant d'homme à femme et réciproquement. De plus, dans un livre de médecine indoue, le *Suçruta*, écrit vers l'an 400, il est parlé d'une maladie honteuse produite par la mise en mouvement des humeurs dans le pénis déterminant aux organes génitaux de l'homme et de la femme des excroissances fongueuses, sanieuses, les humeurs pouvant occasionner en outre des hémorroïdes dans le nez, les oreilles, les yeux, sur la peau, etc. Ces symptômes paraissent assez vraisemblablement se rapprocher des manifestations syphilitiques.

Chez les Latins, Arétée parlant de gens atteints de maladies honteuses rapporte que : chez quelques-uns la luette est détruite jusqu'à l'os du palais et les fausses nasales jusqu'à la langue et l'épiglotte. Dans une épigramme de Martial il paraît être fait allusion à un chancre de la langue.

---

[1] Une étude complète de la syphilis trouvera sa place dans le tome VI, dans les affections cutanées. On ne l'envisagera ici qu'à un point de vue tout à fait général. (*Note de la Direction.*)

Deux médecins malabares, Sangarasiar et Alessianambi vivant il y a près de neuf siècles, mentionnent non seulement la vérole mais encore son traitement par le mercure. Le livre du capitaine Dabry (1863) nous apprend que les médecins chinois considèrent la syphilis comme endémique dans le Céleste-Empire depuis une époque très lointaine.

Dans de ces temps reculés, cette maladie semble complètement inconnue en Europe, soit que pendant cette période d'oubli elle ait été très rare et très bénigne, soit que les médecins n'aient pas saisi la filiation qui unit les accidents spécifiques, jusque vers la fin du xv⁰ siècle où sous l'influence de causes inconnues elle a pu revêtir un caractère plus terrible qui la fit distinguer comme une maladie particulière et nouvelle; toujours est-il qu'on la trouve nettement indiquée dans les ouvrages médicaux de l'époque.

Cette coïncidence avec la découverte du Nouveau-Monde a donné naissance à un nouvel ordre d'hypothèses sur l'origine de la vérole : on a prétendu qu'elle avait été importée d'Amérique par Colomb. Oviédo, médecin de la cour d'Espagne, émet cette opinion en ajoutant même qu'elle fut transportée d'Espagne en Italie par le général Gonzalve de Cordoue en 1495. Bénédictus, Marcellus Cumanus, Corodi Gelini (1495-1497) la signalent en Italie ; cette même année (1497) elle est étudiée en Westphalie par le moine allemand Sciphover, d'autre part Joseph Grünbeck, l'un des premiers auteurs qui ont écrit sur la vérole, s'exprime ainsi : « C'est une nouvelle espèce de maladie odieuse à la nature que Dieu a fait d'abord tomber sur les Français et dont personne n'avait ouï parler, que nul homme n'avait jamais vue et qui était entièrement inconnue. Un arrêté du parlement de Paris, datant de 1496, concernant les malades affectés de la grosse vérole qui régnait déjà depuis deux ans tant à Paris qu'en autres lieux du royaume, montre qu'elle tendait dès lors à se généraliser dans notre pays. La même année une chronique du Puy note son apparition à Lyon à la suite des gens du roi Charles VIII de retour d'Italie. L'idée de l'origine américaine de cette affection est partagée par Fallope dont on cite à ce propos une phrase restée célèbre : « Colomb fut, dit-il, un génie rare, avec trois caravelles il découvrit les Indes occidentales, il en rapporta quantité d'or et de perles et en même temps la vérole, car les roses ne furent pas sans épines. » S'il est indéniable que l'origine américaine ait pour elle des présomptions sérieuses, ce n'est pas à dire qu'on la puisse accepter sans réserves et même en l'admettant sans restrictions, il reste à prouver son existence en Amérique avant la venue de Colomb. Comme dans l'Inde, nous ne retrouvons alors pour appui qu'une légende, celle du célèbre Manahuath, désigné ordinairement sous le nom de bubosa, c'est-à-dire vérole. Il existe cependant des documents scientifiques : Parrot a examiné des crânes, trouvés dans les fouilles de Chancaï, qui présentent des lésions paraissant sûrement d'origine spécifique. Mais en France, Ducrost et Prunières ont également découvert un squelette datant de l'âge de la pierre polie, et des crânes de l'âge du renne qui présentent des lésions ratachées à la même cause. Il est donc à peu près impossible de préciser l'époque et le lieu où la vérole a fait son apparition, mais ce que nous savons d'une façon certaine c'est qu'elle fut nettement reconnue et signalée vers la fin du XVe siècle. D'abord désignée sous le nom de : morbus gallicus, mal napolitain, mal castillan, portugais, grande gore, etc., elle fut baptisée par Fracastor, on ne sait trop pourquoi, du nom de syphilis, en 1530. A partir de cette époque la maladie devint une affection courante, ne respectant ni couronne ni crosse, mais on ne tarda pas à la confondre avec les autres maladies vénériennes et notamment la blennorrhagie et le chancre simple, cette confusion alla s'accentuant et c'est depuis une époque relativemeut récente, après les essais restés infructueux de Tode (1777) et de quelques autres, que Ricord vint jeter un peu de lumière dans ces épaisses ténèbres en séparant nettement la syphilis de la blennorrhagie, mais il la confondait encore avec le chancre simple ; c'était la théorie *uniciste* soutenue aussi par Cullerier. Ce n'est que quelques années plus tard, après les mémorables recherches de Bossereau, de Diday, Clerc, Langlebert, Fournier et ses élèves, que le chancre simple fut séparé du chancre syphilitique et que la théorie *dualiste* acceptée par Ricord s'établit d'une façon nette et précise, telle que nous la connaissons aujourd'hui.

Définition. — La syphilis est une maladie générale, virulente, contagieuse, acquise ou héréditaire; acquise, elle débute toujours par une manifestation locale : le chancre qui constitue l'accident de la période primaire. Au chancre succèdent des déterminations morbides intéressant la peau, les muqueuses, les organes et dont l'ensemble forme les accidents de la période secondaire, ensuite apparaissent des lésions diverses des téguments ou des parties profondes, des gommes à tendances destructives ou proliférantes et scléreuses comprises sous le nom d'accidents de la période tertiaire.

Etiologie. — La syphilis naît toujours, soit par hérédité, soit par contagion, d'une syphilis préexistante; elle ne se montre jamais spontanément. Sa contagion décèle l'existence d'un agent infectieux spécifique dont la nature est encore mal déterminée. Les auteurs anciens en faisaient un miasme particulier. Klebs, en 1878, signale un bâtonnet spécial dans le liquide qui s'écoule du chancre, Birsch-Herschfel (1882) décrit encore un bâtonnet, Lustgarten (1884-85) étudie un bacille analogue à celui de la lèpre et de la tuberculose, cette étude a bien perdu de sa valeur depuis les travaux d'Alvarez et Tavel, récemment Doutrelepont signale aussi un bacille spécial. Toutefois à cause de la difficulté de l'expérimentation on ignore encore quel est le véritable infectieux de la syphilis, mais ce que l'on sait de façon certaine : c'est que le chancre est doué de propriétés virulentes très actives. On connaît aussi le caractère virulent des accidents secondaires comme l'ont démontré les inoculations de Wallace Gallégo, les travaux de Rollet, de Fournier, etc. On considère ordinairement les accidents tertiaires comme absolument dépourvues de virulence, quoique cette opinion ait été mise en doute par des faits signalés dans des publications de Landouzy et Fournier. Pendant longtemps on a considéré le sang des spécifiques comme dépourvu de propriétés virulentes, les recherches de Gebert, Pellizari, un fait de Landouzy tendent à prouver qu'il est doué de propriétés contagieuses même pendant une période assez longue de l'infection. Les produits de sécrétion sont considérés comme inoffensifs. Une première atteinte confère l'immunité ; mais tout sujet non syphilitique est apte à contracter cette maladie. La contagion est immédiate ou médiate, immédiate quand elle s'établit directement d'individu à individu par suite du contact d'une effraction quelconque des téguments avec la partie virulente ; les écorchures les plus légères des organes génitaux pendant le coït, la balanite, l'herpès, l'eczéma, les gerçures des lèvres peuvent servir de porte d'entrée. L'allaitement, les attouchements, les baisers peuvent être cause de la transmission. La contagion est médiate quand elle est déterminée par un intermédiaire : objets usuels : verre, pipe, cigare, instrument de musique, canne à souffler le verre, rasoirs, instruments de chirurgie, spéculum, laryngoscope, sonde à trompe d'Eustache, instruments de dentiste, etc., enfin la syphilis communiquée par le vaccin variété entrevue par Leroy, en 1802, par Marcolini d'Udine, 1814, bien mise en lumière par les travaux récents de Rollet, Fournier.

APERÇU GÉNÉRAL CLINIQUE DE LA MALADIE. — Telle est l'étiologie de la syphilis. Nous examinerons maintenant les déterminations produites par cette affection sur l'organisme en général, sans entrer dans les détails descriptifs et histologiques, renvoyant pour l'étude techniques de cette question aux admirables travaux de nos maîtres Fournier, Balzer, Lancereau, Cornil, Du Castel. L'accident primitif apparaît vers le vingt-cinquième jour qui suit l'infection. Le chancre naît toujours au point de contact, il en résulte que sa fréquence est surtout grande aux organes génitaux, plus souvent on le trouve aux doigts, à la langue, aux lèvres, au nez, aux paupières, aux amygdales, au rectum, au sein, etc.

On ne saurait affirmer si dès cette époque la maladie est générale se manifestant par un accident local, ou une affection locale, envahissant rapidement l'organisme tout entier. La dernière opinion entraîne l'idée de faire l'ablation du chancre pour arrêter l'infection Cette opération, tentée par Ricord et plus récemment par Unna, Auspritz, Leloir, Jullien, Ehlers, Du Castel, a fourni des résultats contradictoires. Elle doit être faite, pour réussir, dès la première apparition du chancre c'est-à-dire à une époque où son diagnostic est incertain.

Le chancre une fois établi, suit son évolution naturelle. Au début, il a l'apparence, suivant l'expression du professeur Fournier, d'un bobo minuscule. C'est une papule arrondie, saillante, d'une consistance ferme, présentant une légère érosion centrale qui va en progressant. Puis il prend une forme remarquablement circulaire sur les surfaces planes, allongé dans les plis et les fissures où il est composé de deux parties symétriques (chancre en volet). Le plus souvent, c'est une ulcération superficielle, d'apparence érythémateuse à peine en dépression. Quand la dépression est marquée, elle est en pente douce comme creusée à l'évidoir, en forme de godet limitée à son pourtour par un bourrelet en dos d'âne.

Le chancre est de couleur rouge très accusée, que l'on compare à celle du cuivre rouge, de la chair musculaire, d'une tranche de jambon fumé (Hardy). Il prend parfois une teinte grisâtre, lardacée parfois le centre seul est gris et la périphérie rouge, c'est le chancre en cocarde, sa surface est sèche, lisse et saigne facilement. Quand on le saisit superficiellement comme pour le soulever ou le rouler entre les doigts, on a une sensation cartilagineuse, papyracée plus ou moins nette suivant les cas, c'est l'induration syphilitique qui fait rarement défaut. En général, c'est une lésion indolente elle ne s'accompagne de douleurs que quand elle siège en certains endroits tels que le méat urinaire, l'orifice préputial, les lèvres, et les endroits où il est exposé à des frottements, des tiraillements. Le chancre syphi-

litique s'accompagne souvent d'induration des vaisseaux lymphatiques voisins qui fournissent aux doigts la sensation de cordons
durs pouvant présenter des renflements en grains de chapelet.
D'après les travaux de Tamowski et Kouhneff, les veines correspondant au chancre, atteintes d'endo et de périphlébite peuvent donner
la même sensation. Les ganglions lymphatiques voisins sont tuméfiés et cela dès l'apparition du chancre, ce qui a fait dire à Ricord :
que le bubon suit le chancre comme l'ombre suit le corps, ils forment une véritable pléiade indolore. Les chancres de la verge sont
presque toujours accompagnés d'adénopathie inguinale bilatérale.
D'ordinaire le chancre est unique, mais on peut en trouver un plus
ou moins grand nombre ; on en a signalé jusqu'à vingt-neuf. Sa durée
est variable et peut se prolonger jusqu'à six semaines. Sa guérison
s'opère par une véritable réparation cicatricielle, la sclérose persiste
quelque temps, il peut rester une légère teinte lie de vin s'effaçant
graduellement, sa trace est moins tenace sur les muqueuses que sur
la peau.

Le chancre ne suit pas toujours cette marche régulière vers la guérison il se transforme parfois *in situ* en plaques muqueuses ; parfois
il se complique de phymosis et chez les sujets débilités ou diathésiques, il peut s'accompagner de gangrène ou de phagédénisme.

Le diagnostic du chancre découle naturellement de sa description.
Mais il arrive que plusieurs caractères principaux manquent, ou se
présentent avec plus ou moins de netteté, ce qui rend le diagnostic
délicat. On peut le confondre avec un chancre simple, mais celui-ci
présente un aspect plus irrégulier, ses bords sont taillés à pic,
décollés, il n'y a pas d'induration, son incubation est plus rapide. Le
chancre syphilitique n'est pas inoculable au sujet qui en est porteur,
différant du chancre simple qui peut être réinoculé.

L'examen histologique de la sécrétion du chancre syphilique y fait
constater des globules de pus, des cellules cornées, des cellules du
corps muqueux de Malpighi, mais on n'y trouve ni fibres élastiques ni
débris conjonctifs qui existent dans la sécrétion du chancre simple.
Dans certains cas une lésion présentant tous les caractères du
chancre simple se rapproche ensuite des caractères du chancre
syphilitique et est suivie d'accidents secondaires, il s'agit alors d'un
chancre mixte produit par l'introduction du virus syphilitique dans
la lésion du chancre simple.

Le chancre syphilitique peut aussi se confondre avec la folliculite,
dans cette dernière les ulcérations sont plus multiples et plus suin-
tantes. L'herpès génital présente des ulcérations plus profondes, plus

nombreuses, à contours polycycliques douloureuses, caractères suffisamment distinctifs. La balanite érosive ne présente pas d'induration, la marche est aiguë, la suppuration abondante. Les lésions syphilitiques tertiaires peuvent être d'aspect chancriforme, mais elles sont plus profondes, plus irrégulières et ne s'accompagnent pas d'adénopathies multiples. A la langue, aux amygdales, au rectum, le chancre se différencie du cancer par son évolution plus rapide.

Il s'écoule entre l'apparition du chancre et les symptômes d'infection proprement dits un intervalle pendant lequel l'accident primitif poursuit son évolution sans qu'aucune réaction morbide ne manifeste l'activité du virus. Cette période d'accalmie représente une seconde incubation pendant laquelle le virus semble se reposer pour attaquer l'organisme avec de nouvelles forces. Les premiers symptômes qui accusent la participation générale de l'organisme consistent en des troubles de dénutrition, d'anémie, de chlorose, plus ou moins profonds, selon les sujets. L'un de ces troubles rapproche la syphilis des maladies infectieuses aiguës, c'est la fièvre étudiée par Fournier et Sanowski, elle se manifeste quatre à cinq semaines après le chancre, soit par des accès intermittents légers, soit d'une façon continue avec exacerbation qui a pu faire prendre la syphilis pour une fièvre typhoïde. Dans d'autres cas la fièvre est représentée par des accès fébriles irréguliers. Indépendamment de la fièvre on a pu constater une hyperglobulie caractérisant la chlorose spécifique, chlorose accompagnée de palpitations, d'oppression, de douleurs vagues dans les membres, de troubles sensitifs, de dépression psychique. La céphaélie est un des phénomènes les plus constants et les plus terribles de cette période, elle consiste quelquefois en une simple lourdeur de tête, mais le plus souvent elle prend un caractère intense, continuel avec exacerbation vespérale, le malade a la sensation d'un étau qui lui enserre la tête, d'un casque trop étroit qui lui emprisonne le crâne. Sous l'influence de l'infection, les ganglions lymphatiques se tuméfient, s'indurent, ils deviennent sensibles dans les régions inguinales, axillaires, épitrochléennes. Les amygdales sont hypertrophiées, le voile du palais présente souvent une teinte rouge piquetée de points plus foncés. La rate est tuméfiée. Du côté de la peau on voit apparaître vers le quarante-cinquième jour qui suit l'apparition du chancre, la roséole syphilitique, elle naît aux flancs, aux parties latérales du tronc, à la face interne des membres, peut gagner les extrémités, apparaître sur le front où elle se dispose quelquefois en couronne (*corona veneris*), elle prend la forme de petites plaques lenticulaires couleur fleur de pêcher, quelquefois de couleur cuivrée, de teinte triste, la teinte syphilitique. Les taches sont arrondies, ovalaires, disséminées, rarement irrégulières, pâlissent et disparaissent au début sous la pression du doigt, plus tard ne s'effacent plus. Elles se développent lentement durant toute une semaine, quelquefois davantage. Les unes sans relief constituent la roséole maculaire, les autres saillantes, roséole papuleuse, la roséole ortiée, rappelle les lésions de l'urticaire, mais ne s'accompagne pas de démangeaisons. Chez les séborrhéiques elle peut desquamer, c'est la forme papulo-squameuse. Chez d'autres l'épiderme disparaît, laissant à nu une lésion humide, suintante, c'est la forme papulo-érosive. Si la papule se recouvre d'une croûte, on a la forme papulo-croûteuse. En même temps apparaissent sur la peau des taches bistres, enveloppant des espaces d'épiderme sain de forme légèrement arrondie, occupant de préférence les faces latérales du cou, la nuque, la face antérieure des aisselles, elles apparaissent le plus souvent, d'après Hardy, chez des sujets à peau fine. Les muqueuses sont le siège de lésions analogues, tantôt se montre une érosion superficielle du derme muqueux qui prend une teinte rouge recouverte d'une pellicule opaline. C'est la plaque muqueuse. Tantôt aux plis de frottement se présentent des plaques saillantes recouvertes de végétations fongueuses accompagnées d'exsudats, c'est la plaque végétante. Les plaques muqueuses se trouvent à la langue, aux lèvres, au voile du palais, sur les piliers, dans les cryptes amygdaliennes, véritables nids à syphilides, sur la muqueuse nasale, les cordes vocales, aux organes génitaux, à l'anus, quelquefois sur la peau, etc. On observe quelquefois des roséoles à répétition. Il ne faut pas confondre la roséole syphilitique avec la rubéole, la rougeole, les roséoles médicamenteuses, toxiques ou blennorrhagiques. A cette même époque la maladie peut s'étendre à toutes les parties de l'organisme. Du côté de l'appareil circulatoire, Ferron et Duponchel, en 1890, ont signalé des endocardites et des péricardites spécifiques. Les artères sont le siège de lésions étudiées par Heubner et Lancereau. On observe surtout aux artères du cerveau de l'endartérite et de la périartérite, le vaisseau tend à s'oblitérer, et peut être le point de départ d'un thrombus, d'un ramollissement cérébral consécutif. Quelquefois la lésion spécifique détermine un anévrisme puis une hémorragie cérébrale. Les artères basilaires et sylviennes sont les sièges de prédilection. Du côté de l'appareil respiratoire, les laryngites spécifiques ne sont pas rares, on a cité des pleurésies, des pneumonies qui ne sont peut-être pas sans rapport avec la lésion syphilitique. L'appareil digestif est le siège de plaques muqueuses, on constate en outre des accidents comparables à ceux des maladies infectieuses aiguës. Rendu et Lanceau ont signalé un irètre précoce, l'atrophie jaune aiguë du foie, l'apparition de l'albumine dans l'urine a fait songer à l'existence d'une néphrite. Du côté de l'appareil génital on trouve un engorgement du testicule qu'il ne faut pas confondre avec les gommes syphilitiques de la période tertiaire. Les articulations du genou, de l'épaule, du coude, du poignet, du cou-de-pied, peuvent être le siège d'arthralgies, les douleurs sont plus vives la nuit, s'accroissent avec le repos, diminuent par l'exercice (Fournier), ces articulations ne sont ni enflées ni rouges, elles peuvent aussi être le siège d'arthrites, ou d'un rhumatisme spécial décrit par notre maître le professeur Fournier, sous le nom de rhumatisme syphilitique, l'hydarthrose apparaît en pleine période secondaire au plus tard, plus fréquente aux genoux, elle récidive souvent. C'est aussi pendant la période secondaire qu'on voit survenir l'alopécie syphilitique, caractérisée par une chute de cheveux en plaques disséminées, d'où le nom d'alopécie en clairière. Dans certains cas la chute des cheveux peut être complète, s'accompagner de la chute des poils, les bulbes pileux s'atrophiant, dans tous les cas ce n'est qu'une alopécie passagère. Vers la fin de la période secondaire, peuvent survenir des troubles oculaires, l'iris s'enflamme et constitue l'iritis syphilitique, se manifestant par une injection périkératique, une teinte terne de l'iris, de la douleur, de la protophobie. On a aussi incriminé la syphilis dans l'étiologie du glaucome. On voit aussi survenir des névralgies du facial, de l'occipital, de la sternalgie, de la pleurodynie; chez la femme des troubles menstruels, des avortements; du côté des doigts, de l'onyxis, du périonixys ; enfin, chez les sujets strumeux les deux affections s'allient et l'on assiste à la transformation des ganglions syphilitiques en ganglions strumeux.

La période secondaire de la syphilis a une durée variable, qu'il est impossible de déterminer à l'avance chez un malade, et qui peut se prolonger pendant plusieurs années.

Période troisième. — « Il n'y a pas, dit Rollet, de syphilis sans chancre, il n'y a pas de syphilis sans accidents généraux, mais beaucoup de syphilitiques échappent aux accidents tertiaires. » On rencontre de préférence les accidents tertiaires chez les anémiés, diathésiques, scrofuleux, alcooliques, âgés, chez ceux qui sont soumis à une mauvaise hygiène, à de rudes labeurs, enfin chez ceux qui se livrent à des excès de tous genres. Paraselse disait déjà : La syphilis prend chez tous les hommes le caractère de la maladie à

laquelle ils tendent, par hérédité ou par toute autre prédisposition. »
On peut cependant les voir survenir chez des gens ayant une excellente constitution, ne présentant aucune tare organique. Dans ces
cas, le professeur Fournier les impute à une insuffisance du traitement.

Deux ordres de lésions caractérisent la période tertiaire : la
sclérose et la gomme. La syphilis tertiaire ne frappe pas plutôt un
organe qu'un autre, mais on peut dire qu'aucun n'est épargné. Du
côté de la peau, on trouve des lésions localisées, très tenaces, des
gommes, variant du volume d'un poids à celui d'un œuf de forme
irrégulière, mais sans bosselures ni prolongements, elles se développent lentement, sans douleur ni rougeur de la peau, les ganglions
voisins restent indemnes, puis elles deviennent molles, pâteuses,
fluctuantes, la peau rougit, s'amincit, se crève, laisse s'écouler un
pus grumuleux mal lié, quelquefois visqueux, filant, la plaie s'accentue, devient comparable à une sorte de cratère dont le fond est
occupé par une matière blanche, comparée à du mastic, à de la chair
de morue, l'ulcération s'étend, se creuse, se rapproche de la forme
circulaire, puis entre en voie de régression et se cicatrise, laissant
quelquefois une trace profonde déprimée qui conserve pendant longtemps une teinte jambonnée ; quelquefois la lésion d'un retentissement sur tout le voisinage, et donne naissance à un véritable
phagédénisme tertiaire. Les gommes peuvent récidiver plusieurs fois
au même endroit, elles peuvent encore se développer dans le tissu
cellulaire sous-cutané, dans les muscles, les tendons, tendons
d'Achille, biceps, triceps crural, voile du palais, pharynx, œsophage.
où elles produisent plus tard des ulcérations qui amènent le rétrécissement de l'œsophage, les mêmes phénomènes se montrent plus
fréquemment dans le rectum et sont suivis des mêmes effets; on a
vu des gommes de l'estomac, du foie, du rein, du pancréas, de la
rate. Du côté du larynx et de la trachée, des périchondrites; du côté
du poumon, une pthisie syphilitique, produisant des cavernes
comme la tuberculose et dont le diagnostic est souvent délicat. Du
côté de l'appareil circulatoire, on voit survenir des endocardites et
péricardites scléro-gommeuses, lésions qui peuvent s'étendre aux
artères. Les gommes peuvent se développer dans le cerveau et produire de grosses lésions. On observe des méningites scléreuses,
scléro-gommeuses, l'atrophie musculaire progressive peut se montrer
à cette période, et la paralysie générale et le tabès paraissent étroitement liés à la syphilis.

Du côté des os, surviennent des arthropathies, décrites par Méri-

camp et Lannelongue, des ostéites, des exostoses, on a signalé une
infiltration gommeuse diffuse du maxillaire inférieur, des darcylites,
des infiltrations gommeuses des synoviales, des gommes des différentes glandes salivaires, de la glossite syphilitique, des gommes
du voile du palais pouvant amener sa destruction, des ulcérations,
des nécroses des cartilages et des os du nez, qui déterminent des
lésions spéciales, nez ensellé, nez en lorgnettes. On observe aussi
des gommes de l'iris, des paralysies des troisième, quatrième et
sixième paires, de la choriorétinite, de la névritiotique L'épilepsie
dépend de la situation des lésions dans la zone motrice. Dans l'épi-
pilepsie jacksonnienne, le malade assiste à sa crise qui débute par
des secousses rythmées des membres pour s'étendre ensuite, et
qui peut laisser une paralysie plus ou moins temporaire.

Telle est la marche régulière de la syphilis acquise.

Syphilis héréditaire. — La syphilis héréditaire est, comme l'a dit
Diday, une syphilis générale d'emblée ; la transmission peut avoir
non seulement lieu de la première à la deuxième génération, mais
on l'a même citée jusqu'à la troisième génération. Il ne faut pas confondre la syphilis héréditaire avec la syphilis transmise au fœtus
pendant la grossesse. Dans la syphilis héréditaire, l'embryon est
syphilitique d'emblée, dans la syphilis transmise pendant la grossesse, le fœtus, insuffisamment isolé par le placenta, est infecté par
le sang qu'il reçoit de la mère. La transmission de la syphilis par
cette voie ne paraît plus se faire lorsque la mère devient syphilitique après le sixième ou septième mois de sa grossesse.

Une femme saine peut mettre au monde un enfant syphilitique ;
dans ce cas, elle est désormais à l'abri de la contagion spécifique,
c'est à ce fait que l'on a donné le nom de loi de Colles. Bassereau a
émis le principe suivant :

Les nouveau-nés atteints de syphilis héréditaire présentent toujours des accidents de même ordre que ceux dont les parents étaient
atteints du moment où ils les ont engendrés, par conséquent sont
exempts de tous les symptômes par lesquels les parents ne peuvent
passer de nouveau.

Les enfants atteints de syphilis héréditaire ont parfois un aspect
caractéristique, les cils font défaut, les cheveux sont rares, le foie et
la rate sont volumineux, l'enfant est anémié, quelquefois sourd
d'une ou des deux oreilles. La syphilis héréditaire peut être précoce
ou tardive, dans les deux cas la roséole fait défaut. Dans la forme
précoce, le petit malade peut présenter une éruption maculeuse ou

papuleuse de la région ano-génitale. C'est l'érythème maculo-papuleux de Zeissl. On voit aussi apparaître des syphilides psoriasiformes soit aux mains, soit aux pieds. Le coryza syphilitique se manifeste soit par un écoulement de liquide sanieux, plus ou moins séreux, favorisant la formation de croûtes qui empêchent l'enfant de respirer, rendent l'allaitement difficile, ce qui compromet la nutrition générale. Le sterno-cleido-mastoïdien peut être le siège d'une myosite spéciale, les os subissent une hypertrophie aboutissant à la formation d'ostéophites. Le frontal présente parfois deux bosses latérales qui lui ont fait donner le nom de front natiforme. Les lésions intestinales sont accompagnées de diarrhée et de vomissements. Les manifestations oculaires sont rares.

La syphilis héréditaire tardive, étudiée par Hutchinson, Jackson, Parrot, Lannelongue, Fournier, peut apparaître très tard, dans l'âge adulte.

Les manifestations sont diverses et rappellent assez bien celles que l'on observe dans les périodes secondaires et tertiaires de la syphilis acquise. Une lésion importante du côté de l'appareil oculaire est la kératite interstitielle, qui peut s'accompagner de surdité, d'ozène, affections existant souvent séparément.

Parrot considère le rachitisme comme étroitement lié à la syphilis héréditaire, Hutchinson a décrit comme caractère spécial à cette syphilis héréditaire, outre les malformations osseuses, une lésion portant exclusivement sur les incisives médianes supérieures de la seconde dentition, caractérisée par une échancrure en forme de V, à sommet supérieur, les dents pouvant présenter en outre des cannelures transversales. Les sujets syphilitiques héréditaires sont souvent dotés d'une intelligence bornée qui touche parfois l'idiotie ou l'imbécillité.

Prophylaxie. — Si la syphilis n'entraîne pas la mort du sujet atteint, elle n'en est pas moins comme maladie générale une des plus graves affections de l'organisme. La thérapeutique capable d'en atténuer les manifestations est impuissante à enrayer sa propagation. Son caractère éminemment contagieux et son mode de contagion lui-même en font un danger social. D'abord à peu près confinée dans les centres populeux, elle prend de nos jours une expansion croissante en raison directe des facilités de communication et tend à se propager dans les campagnes elles-mêmes, qui ne se contentent plus d'avoir avec la ville que des rapports d'intérêt. Elle est avec la tuberculose une menace pour l'avenir; ces deux affections se touchent par plus d'un point et associent même dans certains cas leurs puissances nocives pour affaiblir et débiliter l'individu.

Dans ce court aperçu, nous n'avons voulu qu'étudier la syphilis au point de vue général et infectieux. Cette intéressante question sera décrite dans ses moindres détails dans un autre volume.

VORONOFF, *d'Auteuil.*

CHAPITRE XXVII

GÉNÉRALITÉS SUR LES CARCINOMES

Définition et historique. — On désigne généralement sous le nom de *carcinome* ou de *cancer* une tumeur maligne, dont la structure anatomo-pathologique est constituée par des cellules d'origine épithéliales réunies en amas ou isolées, infiltrant le tissu normal de la région et enfermées habituellement dans des alvéoles limitées par un stroma conjonctif.

Cette définition ainsi établie est générale, elle peut s'appliquer à l'ensemble des néoplasies carcinomateuses ; quels que soient, en effet, les points de vue auxquels on se place pour définir le carcinome, on ne peut arriver à trouver un autre caractère commun à ces tumeurs qui se présentent sous des formes très variables et occasionnent des troubles symptomatiques différents selon les régions du corps où elles se développent.

On a l'habitude en pathologie, de décrire conjointement aux maladies de chaque région la manifestation cancéreuse susceptible de s'y produire ; on étudie ainsi séparément et successivement les cancers du poumon, de l'estomac, du foie, du sein, de l'utérus, etc. Cependant ces tumeurs, dissemblables d'aspect, ont la même origine, dérivent d'un même tissu, il est donc logique de leur consacrer un court chapitre afin de bien établir le lien commun de ces néoplasies, étudier les caractères étiologiques principaux et la symptomatologie générale de toutes ces productions carcinomateuses, et surtout décrire leur structure anatomique, point important sur lequel repose leur classification.

Depuis les découvertes faites touchant la nature d'un grand nombre de maladies, depuis les perfectionnements de la technique micrographique qui ont permis d'analyser la structure intime des éléments cellulaires, on a constaté l'analogie existant entre certaines tumeurs, dont le groupement constitutif des cellules était toujours identique et correspondait à ce qui existait dans tel ou tel tissu normal. Ces remarques servirent à édifier une classification rationnelle des diverses tumeurs, et c'est ainsi qu'on fit rentrer dans une grande classe toutes celles qui étaient constituées par des cellules du type épithélial et qu'on leur attribua, par analogie, la dénomination d'*épithéliomes*; c'est dans ce groupe que se trouvent les *carcinomes*.

A vrai dire, ces deux termes ne sont pas absolument synonymes, les carcinomes sont, en effet, des tumeurs épithéliomateuses, mais dans lesquelles les aréoles conjonctives, caractéristiques de l'épithéliome type, peuvent manquer, tandis que les cellules épithéliales que ces alvéoles renferment et qui sont destinées à s'accroître rapidement, sont restées à l'état embryonnaire. Cette distinction tout histologique est ordinairement négligée dans le langage pratique et pour beaucoup de praticiens : *carcinome* et *épithéliome* sont deux termes qui désignent une même espèce de tumeur.

On croyait autrefois que le cancer était une production toute spéciale, n'offrant aucune ressemblance avec un tissu normal (Lebert). Virchow, le premier, constata que certaines tumeurs, notamment les cancers, contenaient des éléments analogues à ceux qui entraient dans la texture même des tissus; frappé de la présence dans le cancer des éléments conjonctifs aréolaires qu'il croyait prépondérants, il affirma que le carcinome était une tumeur d'origine conjonctive. La doctrine du célèbre anatomiste allemand fit loi pendant assez longtemps ; les travaux de Waldeyer, Malassez, Lancereaux, Cornil, Laveran, Rindfleisch, etc., démontrèrent plus tard que la cellule épithéliale embryonnaire, incluse dans l'alvéole conjonctive, était la partie essentielle et génératrice de la tumeur, et que là où il n'y existait pas de tissu épithélial le cancer ne pouvait pas se développer primitivement.

La nature histologique du carcimone ainsi bien établie, on chercha ensuite à en connaître la cause et de nombreuses théories furent émises sur ce sujet, elles peuvent toutes se ramener à deux principales : la première considère le cancer comme une affection purement locale (cette théorie est abandonnée), la seconde, admet que l'organisme tout entier est imprégné dès le début par le mal, et que la tumeur qui se développe en un point donné n'est qu'une manifestation locale d'un état général morbide.

Poursuivant cette idée, on fit des essais pour arriver à transmettre par inoculation le cancer de l'homme à l'animal et à prouver ainsi la spécificité de l'affection ; d'autres savants se mirent à l'œuvre, de leur côté, pour découvrir le microbe de la néoplasie cancéreuse.

Billroth, Weber, Goujon, Sallé, Scheurlen, Rappin, Kübassof, Domingos Freire, Nepveu, Ballance et Shattock, Hanau, ont expérimenté sur les animaux et obtenu des préparations et des cultures bactériologiques avec des parcelles de matière cancéreuse. Les résultats en sont très intéressants mais encore bien vagues et ne permettant pas de tirer une conclusion sérieuse de l'ensemble des faits observés. Des cas de contagion ont été cités, mais des tentatives de greffage et d'inoculation sont restées infructueuses ; quant aux germes soi-disant spécifiques du cancer, le nombre de ceux qui ont été considérés comme tels est assez considérable, plusieurs d'entre eux ont été ensuite reconnus pour être des agents pyogènes ou des bactéries saprogènes disséminés dans le suc ou la masse du carcinome ; aucun ne peut encore être regardé comme spécifique de l'affection.

Étiologie et pathogénie. — On a successivement incriminé des causes multiples comme pouvant déterminer la formation des tumeurs cancéreuses, en vérité la lumière est loin d'être faite sur la question, et tant que l'on n'aura pas découvert la raison d'être, microbienne ou autre, qui provoque l'irritation et la prolifération intense des cellules épithéliales, on ne pourra que s'en tenir aux probabilités et aux énonciations tirées des observations.

C'est ainsi que l'on a constaté que le carcinome était beaucoup plus rare chez les gens âgés de moins de quarante ans que chez ceux qui avaient dépassé cet âge. Les femmes et surtout celles qui ont eu des enfants y sont plus sujettes que les hommes.

Le rôle de l'hérédité dans la genèse du cancer semble démontré par les statistiques ; d'après celle-ci, les gens atteints de carcinomes ont au moins vingt fois pour cent des cancéreux dans leurs familles. Toutefois il ne faut pas entendre ici par l'hérédité ce qui se passe pour la syphilis, par exemple, une transmission directe de la mère au fœtus ; il s'agit plutôt de la transmission d'un état de prédisposition à l'affection cancéreuse (Hutchinson).

La coïncidence fréquente du carcinome et des manifestations cutanées de l'arthritisme (notamment de l'eczéma), semble également indiquer que les rhumatisants sont plus enclins que les autres sujets à être atteints de cette nature de tumeur maligne.

Aujourd'hui que l'on considère l'arthritisme comme un état de dénutrition permanente, on peut comprendre qu'une lésion dégénérative, comme est le cancer, puisse se produire de préférence chez des individus dont les facultés d'assimilation fonctionnent mal et dont la nutrition est par suite affaiblie et ralentie.

C'est par un mécanisme analogue qu'on expliquera la production des tumeurs cancéreuses chez les personnes qui ont été éprouvées par de violents chagrins et de grandes émotions morales. Là encore le système nerveux déprimé et fortement influencé a pu réagir en ralentissant la nutrition générale de l'organisme, créant ainsi une prédisposition morbide au développement de la dégénérescence cancéreuse.

Les statistiques déterminant la fréquence plus ou moins grande du carcinome selon les races et les climats, le genre d'alimentation des individus, les conditions habituelles d'existence, etc., sont toutes entachées de contradictions. Il semble cependant qu'on ait constaté la rareté du cancer dans les pays très chauds ou très froids (Bum, Jourdanet), chez les animaux herbivores plutôt que chez les carnassiers (Leblanc), chez les hommes de la classe riche de la société plutôt que chez les pauvres (Hofmeier).

A côté de ces considérations, on doit tenir compte des influences locales qui font que telle partie du corps est exposée à des irritations permanentes ou à des traumatismes répétés et peut, par suite devenir le siège de prédilection d'un cancer; encore faut-il que les tissus de cette région contiennent des éléments épithéliaux.

C'est ainsi que l'on verra se développer un cancer de la lèvre chez un individu qui fume beaucoup et néglige de prendre des soins hygiéniques de la bouche et des dents, un cancer du prépuce chez une personne affectée de phimosis. Les anciennes cicatrices, les ulcérations variqueuses ou syphilitiques, les lésions eczémateuses ou psoriasiques chroniques peuvent également servir de point de départ à l'évolution d'un carcinome (Hawkins, Durand, Watson).

Les maladies inflammatoires qui, pendant la première partie de la vie, ont intéressé des organes tels que : l'estomac, l'intestin, l'utérus, la mamelle (ainsi que cela se rencontre par exemple chez les femmes qui ont eu un grand nombre d'enfants et qui les ont allaités), sont des causes qui prédisposeront dans la seconde partie de l'existence au développement des tumeurs carcinomateuses.

D'autres auteurs, notamment Conheim, ont émis l'opinion que le cancer pouvait résulter d'un germe provenant lui-même d'un vice de développement embryonnaire; ce germe resterait donc enfermé au sein des tissus pendant toute la jeunesse, et ne commencerait à proliférer qu'après l'âge de quarante ou quarante-cinq ans. Mais ce n'est là qu'une hypothèse qui n'est même pas satisfaisante, car elle nécessite encore l'intervention d'une cause initiative quelconque venant agir sur ce germe et le forçant à se développer.

Des deux grandes théories émises sur la nature du carcinome : théorie de Conheim (inclusion d'un germe embryonnaire) et théorie parasitaire, cette dernière semble la plus rationnelle et la plus facile à accepter, aujourd'hui surtout que la contagiosité est devenue l'apanage d'un grand nombre d'affections ; c'est, en effet, de ce côté que se poursuivent les recherches et les expériences faites en vue de découvrir la vraie cause de la tumeur cancéreuse.

Symptomatologie. — Le premier signe que l'on remarque c'est la présence d'une tuméfaction isolée, assez dure, dont les contours ne sont pas réguliers et qui est mal limitée, en ce sens qu'elle semble jeter des prolongements au milieu du tissu normal avoisinant, sans toutefois faire corps avec lui.

On ne voit encore aucun trouble du côté de la surface cutanée qui recouvre la tumeur, mais bientôt des adhérences commencent à se faire, il est plus difficile de plisser la peau et de la faire mouvoir sur les parties sous-jacentes ; enfin, à un stade plus avancé du néoplasme, elle se ride quand on veut la soulever et prend l'aspect d'une peau d'orange ; il n'est pas rare, dès cette époque, de constater de l'œdème cutané et de voir des veines dilatées sillonner la surface de la peau.

A mesure que le processus se développe, l'adhérence entre la peau et la tumeur devient plus complète, la surface épidermique rougit, s'ulcère, bourgeonne et laisse suinter un liquide d'odeur fétide, dit *ichoreux*, contenant des parcelles de tissu nécrosé. En palpant les régions voisines on peut sentir de l'engorgement ganglionnaire causé par la propagation du germe morbide. Ces ganglions atteints par le processus requièrent une dureté ligneuse caractéristique, mais il n'est pas rare de voir ensuite ces ganglions se ramollir, puis, dégénérer à leur tour et devenir le siège de tumeurs carcinomateuses, fait qui met hors de doute le caractère infectieux de la maladie.

Lorsque le cancer se développe dans un organe interne, estomac, poumons, rein, utérus, etc., ces symptômes extérieurs font naturellement défaut et pendant longtemps le malade peut ignorer le mal qui le mine. Les seuls symptômes qui attirent alors son attention et le font se plaindre sont des phénomènes douloureux, des hémorragies, des troubles de la nutrition générale (amaigrissement), des signes de compression des filets nerveux, tout cela variant avec le siège même de la tumeur.

La douleur que provoque le carcinome est une douleur sourde, lancinante plutôt que vive, elle est due soit à la compression ou à l'ulcération des troncs nerveux voisins, soit l'irritation d'un plexus produisant des irradiations douloureuses jusque dans les filets de terminaison des nerfs qui s'y rapportent.

La tumeur carcinomateuse se trouve-t-elle au voisinage d'un vaisseau, ou, est-elle située dans un tissu très vasculaire, on verra apparaître des hémorragies fréquentes qui seront plus redoutables par leur répétition que par leur abondance.

Si le cancer est placé auprès d'un organe important tel que les bronches, l'œsophage (cancer du poumon par exemple), on observera des phénomènes de compression produisant des perturbations plus ou moins graves dans le fonctionnement de cet organe.

Enfin du côté de la nutrition générale, le cancer provoque des symptômes constants et bien caractéristiques. Le malade s'affaiblit, peu à peu mais continuellement, il perd ses forces et son appétit, tandis que son poids diminue sensiblement. Il éprouve pour la viande un dégoût invincible, et s'apercevant qu'il dépérit chaque jour, cette constatation influe profondément sur son énergie morale. Le cancéreux est triste et découragé, et bien que son esprit et son intelligence soient demeurés lucides et entiers, il n'a plus la force de rien entreprendre.

La surface des téguments se décolore puis prend une teinte jaune paille toute spéciale, qui annonce les progrès de la cachexie cancereuse. Il n'est pas rare à cette époque de voir survenir des troubles circulatoires, principalement dans le membre inférieur, par exemple, sous la forme d'une *phlegmatia alba dolens* (Trousseau).

La composition du sang subit des modifications sensibles dans le cancer; on a constaté que le rapport normal qui existe entre le nombre des hématies et celui des leucocytes n'était plus le même et que le carcinome s'accompagnait de leucocytose.

Lorsqu'une ulcération cutanée vient à se produire accidentellement chez un individu en puissance de carcinome il peut se faire qu'un nodule néoplasique vienne se développer sur les bourgeons cicatriciels de la plaie du tégument.

Enfin nous signalerons que divers observateurs ont constaté chez les cancéreux une diminution de la quantité d'urée éliminée journellement dans les urines (Rommelaere), une diminution du chiffre des phosphates et une diminution dans la quantité de l'hémoglobine du sang (Quinquaud).

Diagnostic et pronostic. — Il n'est pas toujours facile, surtout au début, de distinguer une tumeur cancéreuse d'une néoplasie bénigne, fibrome ou adénome, et l'on devra pour y arriver, ne pas négliger de s'informer des conditions d'âge, d'hérédité et des antécédents pathologiques du malade. A plus forte raison le diagnostic sera-t-il embarrassant quand on aura lieu de soupçonner un néoplasme malin des organes internes; on devra tenir grand compte des données anatomiques et des connaissances pathologiques que l'on possède sur la région, examiner le fonctionnement des organes voisins, faire l'examen des urines et du sang afin de rechercher l'hypoazoturie, l'hypophosphaturie, la leucocytose et la diminution de la valeur globulaire. On examinera l'état général, l'aspect des téguments, on notera le dégoût du malade pour tel aliment, la fréquence des hémorragies, les douleurs et les phénomènes de compression qu'il peut ressentir.

Dans le plus grand nombre des cas on pourra ainsi établir son opinion, mais tant que la science n'aura pas mis à la disposition du clinicien un moyen nouveau d'investigation en découvrant le germe ou l'essence même de la maladie, on ne pourra pas à coup sûr et toujours porter un diagnostic certain.

Le pronostic de toute affection cancéreuse est nécessairement grave; lorsque le chirurgien ne peut intervenir à temps pour débarrasser le malade de son néoplasme et enlever du même coup les ganglions qui ont pu s'engorger au voisinage de la tumeur, la mort est toujours la terminaison fatale de la maladie.

Quant à la durée de l'affection, elle n'est jamais très considérable (six à dix-huit mois en moyenne), cependant elle varie dans des limites assez grandes, suivant l'âge, le siège de la tumeur, les accidents qui peuvent survenir pendant son évolution et en accélèrent la marche.

Anatomie pathologique. — La tumeur cancéreuse si dissemblable d'aspect extérieur se présente toujours au microscope sous la forme d'éléments cellulaires épithéliaux entourés ou non d'un stroma conjonctif. Les cellules du cancer sont toujours irrégulières, polygonales, très souvent une de leurs extrémités est plus grosse et l'autre très effilée, enfin il en est qui sont rondes ou au contraire fort allongées.

Ces cellules cancéreuses ont des noyaux qui occupent presque toute la cellule, et qui sont constamment en voie d'accroissement, de division; plusieurs cellules ont même un nombre assez considérable de

32

noyaux, 12 à 15. Les éléments épithéliaux du carcinome ont environ
10 à 30 µ de longueur, les noyaux atteignent 25 µ et les nucléoles
que l'on aperçoit dans un grand nombre de ces noyaux arrivent à
mesurer 5 à 6 µ.

Outre ces noyaux et ces nucléoles, les cellules cancéreuses contiennent des granulations très réfringentes que certains considèrent
comme des germes infectieux (Gussenbauer).

Les cellules ainsi constituées sont placées sans ordre les unes à
côté des autres dans des loges constituées par des travées de tissu
conjonctif, elles baignent dans un liquide spécial que l'on a appelé
suc cancéreux, qui est blanchâtre, ichoreux, fétide. Les alvéoles
sont elles-mêmes très irrégulièrement constituées, tantôt larges,
ovalaires, elles affectent tantôt une disposition fusiforme, ou sont
réduites à l'état de simples fentes ; elles contiennent dans leur
intérieur les vaisseaux, artères et veines, provenant du tissu envahi
et des capillaires néoformés.

Selon que les travées conjonctives qui limitent les alvéoles sont
plus ou moins épaisses et abondantes on a des variétés diverses de
carcinomes : cancer fibreux ou squirrhe, cancer encéphaloïde ; enfin,
quand les vaisseaux de nouvelle formation sont très abondants, on
a des tumeurs carcinomateuses érectiles pouvant devenir le siège
d'hémorragies interstitielles importantes.

Quelquefois les dégénérescences graisseuse, muqueuse, pigmentaire, colloïde, attaquent les éléments constitutifs du cancer et
donnent lieu à des variétés : lipomateuse, muqueuse, mélanique,
colloïde, qui modifient l'aspect microscopique sous lequel ces
tumeurs se présentent ; néanmoins un examen histologique atten-
tif permet toujours de retrouver les cellules épithélioïdes et les
alvéoles conjonctives, stroma du cancer, ce qui confirme le diagnostic.

Les alvéoles communiquent avec les vaisseaux lymphatiques voisins et ce fait explique l'hypertrophie qui se rencontre même à une
assez grande distance dans les ganglions où se rendent les canaux
lymphatiques de la région, siège de la tumeur. Ces canaux eux-
mêmes sont engorgés sur tout leur parcours et en les examinant
on retrouve à leur intérieur des cellules types du cancer qui, grâce
à leur faible cohésion, se sont détachées de la tumeur et ont passé
dans les canalicules lymphatiques.

C'est là un mode fréquent d'extension du processus, mais la
généralisation cancéreuse peut également s'opérer au moyen des
vaisseaux sanguins, artères, capillaires et veines (Lebert), quoiqu'il

semble que les vaisseaux sanguins soient atteints postérieurement aux canaux lymphatiques.

L'examen du sang d'un cancéreux y a révélé quelquefois (Lucke) la présence de cellules analogues à celles de la tumeur, mais on ne peut attacher à ces constatations la même importance diagnostic qu'à l'existence de la leucocytose ou à la diminution de l'hémoglobine qui se rencontrent, par exemple, communément dans cette maladie.

Tout carcinome provient d'un tissu épithélial, par une sorte d'aberration de développement qui s'empare des cellules normales de l'épithélium et qui les fait s'accroître rapidement et à l'infini. Le cancer ainsi en état d'accroissement, infiltre les tissus, au milieu desquels il pousse des prolongements ; ces tissus irrités réagissent en s'enflammant et en proliférant, venant s'ajouter ainsi à la tumeur naissante sans pour cela changer de caractère ; le tissu conjonctif par exemple, acquiert une grande faculté de développement et englobant les cellules épithélioïdes concourt à l'édification des alvéoles du carcimone.

Traitement. — Les essais thérapeutiques et les remèdes préconisés contre les affections cancéreuses sont excessivement nombreux. D'un côté, traitement interne essayant d'amener lentement la résorption de la tumeur, d'autre part procédés d'intervention chirurgicale ayant pour but d'extirper la tumeur et sa cause avec lui. Aucun n'a donné des résultats constants ; soit que le néoplasme ait été opéré trop tard, soit que toutes ses parties n'aient pu être enlevées, il récidive souvent un temps plus ou moins long (huit mois à deux ans) après l'opération.

Cependant malgré ces mécomptes, c'est encore, à notre avis, à l'intervention chirurgicale faite de bonne heure et dans les plus grandes limites possibles qu'il faut avoir recours lorsque la tumeur est dans un endroit accessible et que son extirpation ne lèse pas un organe indispensable à l'existence.

Parmi les procédés opératoires employés : cautérisations, ligatures, extirpation au bistouri, c'est ce dernier qui est le plus recommandable et qui donne les meilleurs résultats, il permet d'enlever toute la tumeur en allant largement couper dans le tissu sain avoisinant et d'obtenir ainsi une réunion primitive de la plaie opératoire. La récidive est malheureusement trop fréquente, elle tarde parfois longtemps à se produire et arrive au moment où l'on escompte déjà la guérison.

Quant au traitement médical, sa variété n'a malheureusement d'égale que son impuissance ; on a successivement essayé les alcalins, le chlorate de potasse, l'eucalyptus, les sels de mercure et d'arsenic, les teintures de condurango et de thuya, la résorcine, etc., etc., les résultats obtenus montrent qu'on ne doit pas s'y arrêter.

Paul Barlerin, *de Paris*.

CHAPITRE XXVIII

SEPTICÉMIE

Généralités. — D'une façon générale, qui dit septicémie dit, d'après l'origine même de ce mot, altération du sang et par suite de l'économie tout entière. L'accord, unanime sur ce point, cesse dès que, quittant cette donnée vague et peu précise, on cherche à donner la cause de cette altération du milieu intérieur. La clinique qui parle *des* septicémies et l'expérimentation qui détermine l'éclosion de cette maladie par l'inoculation des matières les plus diverses, nous montrent de suite que cette cause ne doit pas être une. Aussi, pensons-nous qu'il faut résolument rejeter toute définition renfermant la nature de la septicémie dans un groupe de causes trop étroit. C'est pour ce motif que nous ne proposerons pas de cette maladie la définition suivante adoptée par les auteurs classiques, et qui, malgré son apparence de généralité, n'est cependant applicable qu'à un certain nombre de septicémies mais non à toutes : les septicémies constituent un groupe de complications fébriles des plaies qui auraient pour origine l'altération du sang et de l'économie tout entière par la pénétration et la pullulation dans le foyer traumatique de micro-organismes dont le plus important est le vibrion septique de Pasteur.

Or, il est tout un groupe de septicémies qui n'ont rien à voir avec la microbiologie et ce groupe est peut-être le plus important puisqu'il contient les seules septicémies formant une véritable entité morbide et qui, par suite, ne sont pas comme celles comprises dans cette définition une complication d'autres maladies. Je veux parler de certaines formes d'urémie causée par des altérations dans les fonctions physiologiques des cellules épithéliales du rein ou peut-être même de l'organisme tout entier, de l'ictère grave encore[1]. Nous

---

[1] Humbert. Thèse de Strasbourg, 1870.

savons, en effet, que normalement la vie des cellules qui constituent notre individu laisse des résidus, poisons analogues aux ptomaïnes ou toxalbumines résidus de la vie des microorganismes. Que ces résidus infectent le corps, soit par viciation de la fonction des cellules, soit par défaut d'élimination, un empoisonnement du sang se produira et les symptômes et les lésions seront ceux de la maladie qui nous occupe.

Définition. — Nous définirons donc la septicémie médicale ou chirurgicale une altération du sang causée par les sécrétions d'infiniment petits microorganismes ou cellules dont le fonctionnement régulier est troublé pour un motif quelconque.

Il existe par suite deux espèces de septicémie : pour l'une la cause de l'altération du sang vient du dehors, pour l'autre, elle naît dans l'organisme même. Mais si l'origine du mal diffère, les lésions et les symptômes généraux restent à peu de chose près identiques et dans les deux cas on retrouvera la marque d'un même processus morbide.

Suivant que la quantité de poison introduite dans le sang sera plus ou moins considérable, suivant l'état de pureté de ce poison, suivant la résistance de l'individu à l'action de ce toxique et suivant aussi le bon fonctionnement de ses émonctoires, les symptômes varieront d'intensité. Or, c'est d'après la variété de ces différents états que l'on a divisé les septicémies en suraiguë, aiguë ou chronique. Dans certains cas enfin, cette complication se complique de pyohémie et prend alors le nom de septico-pyohémie. Notons de suite que cette dernière forme est beaucoup plus fréquente que la forme aiguë simple.

Comme exemple de septicémie suraiguë nous prendrons celle, la plus habituelle, causée par le vibrion de Pasteur, et c'est par elle que nous allons commencer. Mais auparavant jetons un regard en arrière et voyons par un rapide historique de cette question les idées que l'on se faisait aux différentes époques et les noms des savants qui ont contribué le plus à l'établissement de ce chapitre de pathologie dont la dernière ligne est loin encore d'être écrite.

Historique. — De Galien jusqu'à nos jours, putridité et synoque putride étaient les termes par lesquels on désignait l'altération du sang dans les cas de fièvres graves, typhus, peste, morve, fièvre typhoïde, charbon, fièvre puerpérale, croup. Ces désignations n'avaient d'ailleurs d'autre but que de rappeler la prompte décomposition des cadavres. De nos jours, Huxham, le premier, chercha dans les lésions spéciales à cette putridité un nom anatomo-pathologique et par suite plus scientifique. Voulant indiquer que les lésions principales de cette maladie se trouvent dans le sang, il l'appela : dissolution du sang. Mais cette altération, il ne faisait que la soupçonner, ce n'était qu'une hypothèse. Il était réservé à une pléiade de savants français de transformer cette hypothèse en un fait rigoureusement démontré. C'est à mon regretté maître, le professeur Feltz, à Coze, à Davaine que revient l'honneur d'avoir démontré, et par le microscope et par l'expérimentation, cette altération et la virulence du sang dans la septicémie.

Mais à côté de ces chercheurs il faut placer les noms de Gaspard, de Leuret, de Trousseau et Dupuy, de Bouillaud, de d'Arcet, de Castelnau et Ducrest et de Sédillot qui, les premiers, injectèrent dans le sang des animaux des matières putréfiées et obtinrent ainsi la maladie à laquelle Piorry a donné le nom de septicémie. Puis, d'autres savants, tels que Robin, Lemaire, Bouley, Colin, Béhier, Vulpian, Virchow, Bergmann, Billroth, Sanderson, Arloing, etc., ont par leurs patientes recherches contribué à faire la lumière dans cette question si obscure jusque-là.

Parmi ces chercheurs, il en est un cependant, M. Pasteur, qui, par l'importance de ses découvertes, mérite une place à part dans cette brève nomenclature. Grâce à ce savant illustre nous connaissons la biologie exacte de cette bactérie découverte par Coze et Feltz, et qui porte désormais le nom de vibrion septique ou vibrion de Pasteur. C'est elle qui produit la septicémie suraiguë et c'est grâce à l'étude si complète que l'on a pu en faire, que sont dues les découvertes ultérieures, à savoir l'étude des poisons sécrétés par cette bactérie, et les différentes bactéries pathogènes, facteurs aussi de la septicémie vulgaire.

L'histoire de la septicémie peut en fin de compte se résumer en trois périodes importantes :

Gaspard, Leuret, Bouillaud, Sédillot, Chassaignac, Maisonneuve, Salleron, etc., déterminent par l'injection dans l'organisme animal de matières en voie de putréfaction, la putridité des anciens, la dissolution du sang de Huxham, maladie que Piorry dénomme septicémie.

En 1865, Coze et Feltz signalent dans le sang septicémique la présence de corpuscules mobiles qu'ils appellent des bactéries et qu'ils décrivent d'une façon fort complète.

Pasteur, Chauveau et Arloing cultivent ensuite ces bactéries, peuvent ainsi en faire une description morphologique et biologique complète et démontrer que l'inoculation de ces cultures pures donne aux animaux la septicémie gazeuse ou suraiguë.

Les divers microbes vulgaires de la suppuration, les toxines et ptomaïnes secrétées par les bactéries ou les éléments cellulaires déterminent les autres variétés de septicémie.

I

SEPTICÉMIE SURAIGUE

Synonymie. — Septicémie gangréneuse, gangrène foudroyante, érysipèle bronzé, emphysème traumatique, emphysème gangréneux, panphlegmon, gangrène foudroyante, instantanée, galopante, envahissante, gazeuse, pneumohémie putride, intoxication chirurgicale, telles sont les différentes dénominations données à cette redoutable complication des plaies.

Étiologie. — La cause immédiate étant connue, nous allons tout d'abord étudier cette cause, le vibrion septique. Connaissant cet infiniment petit et sa manière de vivre, il nous sera facile de comprendre la production des principaux symptômes qu'il provoque.

Bactériologie. — Le vibrion septique peut se rencontrer partout, mais c'est dans les couches superficielles du sol, dans les poussières des murs et aussi dans l'eau qu'on le rencontre le plus souvent. Sa présence n'est cependant pas constante dans ces différents milieux. Chez l'individu atteint de septicémie, on trouvera cette bactérie dans toutes les humeurs, mais surtout dans la sérosité roussâtre qui baigne les tissus affectés d'œdème malin et dans le sang.

Rien de plus variable que les dimensions de cette bactérie. Alors qu'on lui assigne comme dimension moyenne 3 à 4 μ de longueur sur 1 μ de largeur, il n'est pas rare de lui voir atteindre 30, 35, 40 μ et plus de longueur sur 10 μ de largeur. Ces variations de taille tiennent au milieu plus ou moins favorable dans lequel elle vit : c'est dans les séreuses par exemple qu'on lui trouvera de préférence ces dimensions considérables. La structure de ce vibrion lui facilite d'ailleurs singulièrement ces agrandissements. Il est en effet composé d'articles, véritables rallonges, unis bout à bout et nettement séparés les uns des autres par des stries transversales. Qu'il soit composé d'un ou de plusieurs articles, ses extrémités sont toujours identiques à celles des articles soudés. Suivant sa taille une bactérie aura de deux à vingt ou vingt-cinq articles. Ce vibrion est mobile et la nature de ses mouvements variera avec ses dimensions. Est-il petit ? Chacune de ses extrémités se portera alternativement de gauche à droite et imprimera ainsi au microbe tout entier un mouvement transversal. Est-il grand? Le mouvement sera alors flexueux et, placé au milieu des globules du sang, il ressemblera à un serpent rampant au milieu des feuilles mortes suivant la pittoresque expression du professeur Duclaux. Les spores de ce vibrion s'observent dans les articles sous forme de corps ovoïdes, à reflets nacrés quand la bactérie a une taille moyenne ; pour peu qu'elle dépasse cette moyenne les spores disparaissent. Celles-ci sont placées tantôt au centre de l'article de façon à lui donner un aspect losangique, tantôt à une de ses extrémités et l'article rappelle alors une véritable massue.

De toutes ses fonctions biologiques, la plus importante, au point de vue de l'explication des phénomènes observés dans la septicémie suraiguë, est sa façon de se comporter en présence de l'oxygène. Bien qu'essentiellement anaérobie, cette bactérie a, cependant, besoin de ce gaz au même titre que tous les êtres vivants. Comme le manque absolu de ce gaz la tue tout aussi bien qu'un excès, il est nécessaire que l'oxygène n'arrive à son contact qu'en quantité minime et très doucement. Pour atteindre ce but, le vibrion, tapi à l'abri de l'air dans les anfractuosités des plaies, par exemple, décomposera les milieux dans lesquels il vit, afin de leur prendre l'oxygène qui y existe à l'état de combinaison.

Au contraire des bactéries adultes, les spores résistent parfaitement à l'action de l'oxygène et peuvent germer après avoir subi l'action du gaz pendant un temps plus ou moins long. Il est donc indispensable pour cultiver ce vibrion, de le mettre à l'abri du contact de l'air, et, pour cela, il faut l'introduire au centre de la masse de culture, en ayant soin d'obturer le passage par lequel on l'a fait pénétrer. Au fur et à mesure qu'il se développe, il liquéfie les milieux de culture et développe des gaz qui ne tardent pas à stériliser le milieu. Aussi obtient-on des colonies plus florissantes sur des tranches de pommes de terre placées à l'abri de l'air. C'est entre 38 et 45° que son développement est le plus complet. Au-dessous de 10°, les colonies ne progressent plus. Le vibrion se colore très facilement par les couleurs d'aniline et sa décoloration est facile dans la solution iodo-iodurée de Gram. En terminant, il est bon de signaler la similitude si compète de ce vibrion avec le bacille de Chauveau dans le charbon symptomatique. Mêmes propriétés biologiques et même morphologie. La seule différence à signaler, c'est qu'il n'atteint jamais les dimensions considérables du vibrion septique.

Anatomie pathologique. — Maintenant que nous connaissons cette bactérie, voyons les lésions qu'elle détermine dans l'organisme; nous rechercherons ensuite comment elle les produit.

Le cadavre est ce qu'était le corps pendant la maladie, c'est-à-dire bouffi et énormément distendu par les gaz; cette distension est surtout marquée au scrotum, aux paupières, partout enfin où le tissu cellulaire est lâche. La putréfaction survient pour ainsi dire immédiatement après la mort. La lésion dominante est la lésion du sang. Noir, diffluent et peu coagulable, tels sont, à première vue, ses principaux caractères. Par le microscope on constate, ainsi que Coze et Feltz l'ont montré les premiers, que les hématies n'ont plus aucune tendance à se réunir en piles d'écus, mais se groupent en amas. De plus, elles ont subi des déformations : certaines sont boursouflées, à contours peu nets, d'autres sont décolorées, d'autres sont comme atrophiées, tant leur taille est inférieure à la moyenne, d'autres, enfin, présentent ce changement de forme, que Coze et Feltz ont signalé, et qui leur donne un aspect étoilé, une certaine ressemblance avec une roue de moulin. Cet état est la dernière étape des transformations du globule rouge en fine poussière moléculaire.

Pour peu que la maladie ne tue pas en quelques heures, on voit également survenir des modifications du côté des globules blancs. Ces modifications concernent la quantité seulement, car les changements de qualités sont rares, bien que certains auteurs aient constaté de la dégénérescence graisseuse. Werigo (*Annales de l'Institut Pasteur*, juillet 1892) montre, en effet, que l'injection de bactéries dans le sang produit une diminution des globules blancs qui, chargés de ces bactéries, vont se réfugier dans les différents organes; puis, sous l'influence de certains produits bactériens chimiques, survient une augmentation considérable du nombre des globules blancs ; une véritable leucocytose se produit. Outre ces modifications, Coze et Feltz ont signalé encore dans le sang des septicémiques des cristaux d'hématoïdine et les bactéries que nous connaissons désormais. D'après les recherches de Schlagdenhaufen et Ritter, enfin, la fibrine a notablement augmenté alors que l'albumine a diminué, le chiffre d'urée est au-dessous de la normale, la glycose, par contre, a subi un accroissement notable : dans le sang artériel comme dans le sang veineux, l'oxygène diminue et l'acide carbonique augmente pendant la vie, alors qu'au moment de la mort l'équilibre s'établit entre la proportion de ces deux gaz ; comme conséquence de l'altération de l'hémoglobine, la capacité respiratoire du sang diminue de moitié et la quantité d'eau contenue dans le sang est notablement réduite. De plus, ce sang est virulent, et cette virulence disparaît avec la putréfaction avancée.

Le cœur, flasque, mou et affaissé, en général, a parfois ses ventricules distendus par le sang ainsi altéré ; la striation de ses fibres musculaires est effacée. Souvent on constate un épanchement séreux dans le péricarde. Par suite de ces changements survenus dans l'état du cœur, dont la force d'impulsion a ainsi diminué et des altérations si importantes du sang, il existera une tendance considérable à la production d'une stase dans les capillaires et pour peu que ceux-ci soient atteints dans leur nutrition, on observera des hémorragies. Il en résulte que l'autopsie nous montrera, en général, les viscères congestionnés ; l'encéphale sera rouge, gorgé de sang et friable ; ses ventricules sont distendus par de la sérosité louche ; les poumons, congestionnés, ont leurs bronches injectées ; la plèvre dépolie, ardoisée, pourra comme le péricarde être tachetée d'ecchymoses et contiendra un épanchement séro-sanguin renfermé dans des loges formées par des adhérences molles ; la rate, le foie, les reins sont également congestionnés et mous. Le foie et les reins présentent quelquefois leurs cellules atteintes de dégénérescence graisseuse, ainsi que l'ont noté Coze et Feltz. Les séreuses articulaires présentent souvent des ecchymoses. Un piqueté hémorragique s'observe dans presque tous les cas sur toute l'étendue de la muqueuse intestinale fortement congestionnée. Les veines, et même le cœur, peuvent enfin contenir des gaz venant du foyer de l'infection. C'est là, au point où le vibrion s'est introduit dans l'organisme, que l'emphysème débute et est surtout marqué. La peau qui recouvre ces parties œdémateuses, altérée dans sa vitalité, est pigmentée et sillonnée de raies brunes que dessinent les troncs veineux. Cet emphysème est dû : 1° à des gaz hydrogène, hydrogène carboné et air atmosphérique ; 2° à un liquide de couleur rougeâtre et renfermant les éléments suivants : leucocytes granuleux, granulations graisseuses amorphes, éléments anatomiques en voie de régression, avec quelques fibres élastiques intactes, des globules rouges altérés, des cristaux d'hématoïdine, de nombreux vibrions septiques et un certain nombre de bactéries diverses ; gaz et liquide s'associent pour s'infiltrer entre les muscles et même dans les muscles, en général pâles et décolorés, comme macérés, sous les aponévroses, dans le tissu cellulaire, et même sous le périoste. Pour peu que la mort tarde à venir, ce siège du mal se putréfiera complètement, et c'est à peine si, au milieu de cette destruction complète, subsistera un vaisseau d'ailleurs complètement disséqué.

Dans certains cas de septicémie suraiguë, l'autopsie reste muette et aucune lésion n'explique la mort, vraiment foudroyante dans ces cas.

Symptômes. — La période d'incubation varie de deux à huit jours. Il est très rare que la septicémie se déclare plus tard, parce qu'après ce temps, la plaie, recouverte d'une membrane granuleuse de bourgeons charnus, se protège elle-même contre l'invasion possible d'un agent nocif. M. Feltz, en effet, a démontré que l'inoculation d'un sang infectieux sur des parties artificiellement enflammées ou amenées jusqu'à suppuration, a toujours échoué. Opérant avec du sang charbonneux, mon regretté maître m'a souvent donné l'occasion d'être témoin de la justesse de cette observation. Il est peu probable que le sang soit virulent pendant cette période, ainsi que cela se produit pour un certain nombre de maladies infectieuses (la rage, par exemple). C'est que les signes prémonitoires autres que ceux appartenant à la fièvre traumatique sont rares. Salleron, Mollière, Morand ont signalé, comme prodromes, une arythmie cardiaque, de l'insomnie, de l'incohérence dans les idées et le sentiment d'une mort prochaine. Le plus souvent la maladie éclate brusquement.

Tout à coup, la plaie, soit encore normale, soit déjà fétide et sanieuse, devient le siège d'une douleur violente causée par un œdème dur et envahissant. La douleur est telle, que le malade veut arracher son pansement. En même temps, éclate parfois un frisson intense suivi — d'après certains auteurs — d'une forte élévation de température qui, pour d'autres, ne serait que le résultat d'une maladie associée à la septicémie : un érysipèle ou l'infection purulente, par exemple. C'est ainsi que Triffaud ayant inoculé à des animaux de la sérosité pure, a vu le thermomètre baisser de plus en plus, jusqu'à la mort, après une courte pointe ascensionnelle. Dans ses premières expériences sur la septicémie, M. Feltz avait déjà constaté que la fièvre cesse un peu avant la mort et que la température peut alors descendre de 10° au-dessous de la normale. D'une façon générale, la septicémie a donc tendance à produire un abaissement de la température, fait que l'étude des altérations du sang nous permettait de prévoir. Le pouls est, au début, dur et fréquent, le nombre des pulsations atteint, en général, 100 et plus; plus tard, l'altération du cœur rend le pouls filiforme. La respiration reste précipitée depuis le début jusqu'à la fin.

Pendant que ces symptômes généraux du début se produisent et que le blessé est en proie à une douleur intolérable, que se passe-t-il du côté de la plaie? Le vibrion qui s'y est installé à l'abri de l'air, se comportera là comme dans les tubes à culture. Ayant besoin d'oxygène, il le prendra en décomposant les tissus au milieu desquels il vit, et les autres gaz mis ainsi en liberté en même temps que l'oxygène formeront cette collection gazeuse à aspect emphysémateux, sonore, tympanique. A ces gaz viendra se joindre le liquide rougeâtre dont nous avons parlé plus haut. Ce gonflement œdémateux s'étend rapidement; outre les traînées bleuâtres formées par les veines, la peau présentera des plaques violettes, rouges ou brunes sur lesquelles pourront apparaître de petites phlyctènes qui, en se crevant, laissent échapper un liquide putride. Ce gonflement crépite sous le doigt et cette crépitation s'étend au fur et à mesure de l'envahissement des gaz. Ceux-ci vont d'ailleurs s'accumuler en poches énormes à la racine des membres, au cou, dans les flancs; puis toutes ces poches se donnent pour ainsi dire la main, de façon à donner au corps tout entier l'aspect d'une outre énormément distendue. Cette généralisation complète de l'emphysème peut quelquefois progresser si rapidement qu'une seule heure peut suffir. La peau ainsi tiraillée éclate parfois, et de ces fissures sortent des bulles d'un gaz putride. De plus, la peau est froide, et le thermomètre marque une diminution de 8 à 10°. Elle est, de plus, d'une insensibilité complète. Parfois existe de l'ictère.

Au moment de l'évolution de la septicémie suraiguë, les douleurs cessent, soit que les filets nerveux aient été détruits, soit par abolition des fonctions du cerveau. A l'agitation initiale succède alors un état d'abattement et de stupeur analogue à l'état typhoïde. L'anorexie reste complète, la soif est toujours vive. La langue est chargée et la muqueuse buccale d'un rouge vif. Souvent existent des nausées, des vomissements bilieux ou sanguinolents, et, enfin, de la diarrhée.

Les urines sont rares et albumineuses très souvent.

La **durée** de la maladie est très variable. La mort survient parfois en quelques heures, parfois en deux ou trois jours; le plus souvent c'est entre la vingt-cinquième et la trentième heure. La prostration s'accentue de plus en plus, puis survient le coma, quelquefois précédé de convulsions, et le malade succombe. La gangrène du membre supérieur serait, d'après les auteurs, plus graves que celles du membre inférieur. La mort n'est cependant pas fatale dans tous les cas, ainsi que le traitement nous le montrera.

Diagnostic. — Le diagnostic de cette maladie est excessivement simple. La distension gazeuse à marche progressive et la gravité immédiate des phénomènes généraux ne permettent pas de confondre cette forme de septicémie avec aucune autre maladie.

Traitement. — Bien que l'antisepsie ait pour ainsi dire complètement banni cette maladie de nos hôpitaux, elle se montre cependant encore de temps à autre, et une guerre peut la ramener par les mauvaises conditions qu'elle inflige aux blessés. Il faut donc savoir la combattre et tout d'abord la prévenir.

La septicémie suraiguë étant produite par le vibrion de Pasteur, et celui-ci se trouvant dans le sol surtout, les plaies souillées de terre mériteront toute l'attention du chirurgien. Il en sera de même des plaies anfractueuses, irrégulières, à lambeaux, qui pourront offrir au vibrion apporté soit par les poussières de l'air, soit par les mains ou les instruments du chirurgien, des retraites où il pourra se mettre à l'abri de l'air et de son action toxique pour lui.

Dans ces différents cas, les plaies devront être désinfectées à la créoline, à la microcidine, nettoyées et pansées avec le plus grand soin. Outre l'iodoforme que l'on emploiera alors de préférence, puisque les expériences de Forgues ont démontré que c'était le meilleur antiseptique dans ce cas, on pourra recourir encore soit à l'action de l'eau oxygénée en lavage sur la plaie, soit à l'action du gaz oxygène. A défaut de ce moyen, il faudrait employer l'eau froide d'une façon pour ainsi dire continue, la biologie du vibrion nous ayant appris qu'au-dessous de 10° il ne peut se développer.

Une fois la maladie déclarée, il faut intervenir énergiquement et se rappeler qu'une action intelligente et rapide peut sauver le malade. De tous les moyens, le premier à employer est le fer rouge, tant préconisé par Verneuil. On ouvrira profondément, et de bonne heure, avec le cautère actuel et par des incisions multiples, les tissus gangrenés. Si le siège initial du mal est sur un membre, et si le tronc n'est pas envahi, il ne faudra pas hésiter et recourir le plus tôt possible à l'amputation. Bien des septicémiques ont dû la vie à des amputations faites même en plein tissu gangreneux.

Reclus et Forgues citent le cas suivant, qui mérite d'être rapporté ici : « Un jeune terrassier tombe d'une hauteur de trente mètres au

fond d'une carrière ; on nous l'apporte avec une fracture du radius,
en bas, au niveau du cartilage de conjugaison ; l'os a perforé la peau,
il est souillé de terre ; nous le lavons à la liqueur de van Sweten et
nous le réduisons, après l'avoir gratté à la curette, passé à la solution phéniquée forte et saupoudré d'iodoforme. Au bout de quarante-
huit heures, à dix heures du matin, on constate que la main est
gangrénée, l'avant-bras sillonné d'emphysème ; quatre heures après,
le bras est livide, noir, couvert de bulles infectes ; l'aisselle est
soulevée par un œdème crépitant. Je n'hésite pas, et, avec le couteau
de Paquelin, j'incise la peau à l'union du mort et du vif, à 7 centimètres de l'interligne articulaire de l'épaule ; sous les téguments,
je trouve les muscles mortifiés, je les extirpe au thermocautère, puis
je scie l'os au niveau de la jointure. J'ouvre alors l'aisselle, d'où
s'écoule une abondante sérosité trouble et fouettée de gaz. Je promène le platine rougi, autour des vaisseaux, autour des nerfs, dans
les interstices musculaires ; je brûle systématiquement toutes les
graisses dont la nappe fondue et bouillante baigne les tissus calci-
nés, et cela pendant cinquante-sept minutes. Le lendemain, les ailes
du nez et les lèvres de l'opéré étaient couvertes d'herpès ; une poussée
furonculeuse avait envahi les fesses, et notre malade pissait, pendant la nuit, 1 litre 1/2 d'une urine boueuse. Il guérit, mais il avait
dix-sept ans seulement ; ses viscères et ses glandes intacts avaient
permis à l'organisme de se débarrasser du poison septique. » (Reclus
et Forgues. *Traité de thérapeutique chirurgicale*. Paris, 1890.)

Un certain nombre d'autres traitements ont été préconisés tout
récemment et auraient donné de bons résultats à leurs auteurs.
C'est ainsi que Stenio vante les injections intra-veineuses de sulfate
de quinine. D'un autre côté, Thierry a guéri une septicémie par des
injections hypodermiques d'un centimètre cube d'essence de térébenthine faites au nombre de cinq, en l'espace de deux jours. Quoi
qu'il en soit, c'est en vain que l'on a essayé jusqu'à présent de neutraliser le virus septique introduit dans l'organisme, soit par le
silicate de soude, les sulfites, les hyposulfites, l'acide salicylique,
l'acide phénique, l'aconit, etc. Le sulfate de quinine à haute dose est
le seul médicament à conserver. On était en droit de penser que l'air
et l'oxygène comprimés, respirés par le septicémique, pourraient
détruire le vibrion dans l'organisme. Le professeur Feltz a fait, à ce
sujet, des expériences dont voici le résumé : Des souris inoculées avec
du sang septicémique succombent entre trente et cinquante heures.
Les mêmes animaux soumis, à l'état de santé, à la respiration d'oxygène pur ne présentent pas d'accidents avant soixante heures ;

enfin, les souris septicémiques succombent plus rapidement dans l'oxygène pur que dans les conditions ordinaires, et la mort est plus rapide encore si on leur fait respirer de l'air ou de l'oxygène comprimés. C'est que, comme nous le verrons dans la pathogénie des septicémies, le vibrion, à une certaine période de la maladie, a saturé l'organisme d'un poison sécrété par lui et c'est ce poison qui tue. L'action toxique de l'oxygène, en se joignant à la sienne, ne peut que hâter la mort.

Ce qu'il faut donc, c'est : 1° supprimer le foyer du mal, et nous avons vu comment ; 2° favoriser l'expulsion des poisons par tous les émonctoires : peau, reins, intestins. Pour cela, il faudra tout d'abord soutenir les forces du malade, le placer dans un endroit frais et bien aéré et lui faire prendre du jus de viande. En cas de vomissements, lui faire donner du bouillon en lavement. Insister sur les boissons alcooliques chaudes, le thé, le café. Enfin, pour augmenter la quantité d'urine, on ferait prendre 4 grammes d'adonis vernalis dans 700 grammes d'eau.

Tels sont les différents remèdes à apporter contre cette redoutable affection.

II

SEPTICÉMIE AIGUË

Étiologie. — Sedillot niait l'existence de cette forme de septicémie et ne reconnaissait que la septico-pyohémie. La septicémie aiguë simple s'observe cependant sans mélange d'infection purulente dans les cas médicaux[1], et la tuberculose nous donne trop souvent des exemples d'empoisonnement aigu par les poisons que sécrètent les bacilles de Koch. La mort, dans ce cas, ne peut être expliquée mécaniquement par les lésions tuberculeuses, et force est donc d'admettre l'empoisonnement du sang par les ptomaïnes. Toutes les maladies infectieuses peuvent, comme la tuberculose, se compliquer, à un moment, de septicémie, et, dans certains cas, cette complication peut cacher, par la violence de ses symptômes, les maladies qui leur servent de substratum. Comme nous le disions en débutant, et comme nous le démontrerons en étudiant, la pathogénie

---

[1] Etienne. *Les pyosepticémies médicales*. Thèse Nancy, 1893.

des septicémies, cette maladie peut être engendrée par simple perversion du fonctionnement des éléments anatomiques, comme dans l'ictère grave et le mal de Bright. Dans tous ces cas, comme dans les septicémies d'ordre chirurgical provoquées par la pullulation de microbes dans des plaies profondes, anfractueuses, et surtout dans les fractures du maxillaire inférieur, dont le foyer communique avec la cavité buccale réceptacle de germes nombreux, les lésions et les symptômes généraux sont identiques. Jamais on ne retrouve ces productions de gaz propres à la vie du vibrion de Pasteur. Nous verrons plus loin comment on peut comprendre la présence de cette bactérie dans les manifestations propres à son existence.

Symptômes. — Les auteurs assignent à cette maladie une période d'incubation qui varie de deux à huit jours. Pendant ce temps, la plaie s'est modifiée : elle prend un aspect grisâtre et les bourgeons charnus — s'ils existaient — s'affaissent et se dessèchent; un liquide sanieux, rouillé, d'odeur fétide, s'en écoule, le plus souvent mélangé à du sang qui suinte au moindre attouchement de la plaie, phénomène que Verneuil a désigné du nom d'hémorragie néo-capillaire. Dans les septicémies médicales, l'incubation est plus longue : elle s'annonce par de la céphalée, de l'anorexie, etc.

A ces phénomènes précurseurs succède la septicémie dont les symptômes seront les mêmes, quelle que soit son origine. Il est rare qu'un frisson ouvre la scène, à moins que cette infection ne soit compliquée de pyohémie. Il s'établit une sorte de fièvre continue qui à 38 ou 39° le matin, monte à 40° le soir, et dont la durée égale celle de la maladie. Aux approches de la mort, survient soit l'hypothermie 30 ou 35°, soit l'hyperthermie : 41°. Les autres symptômes rappellent ceux de la fièvre typhoïde : le malade, indifférent à tout, ne sort de sa tranquillité que pressé de questions ; son délire est monotone ; il se plaint de maux de tête ; sa langue et toute la muqueuse buccale sont rouges et sèches, les dents et les lèvres se recouvrent d'un enduit noirâtre ; à la constipation du début fait bientôt place une diarrhée abondante et parfois sanguinolente. Les urines sont rares et souvent albumineuses. Le pouls souvent irrégulier dépasse rarement 120 pulsations. La peau, sèche et terreuse, se recouvre fréquemment de taches de purpura ou d'érythème disséminé. Ce symptôme est, d'ailleurs, le seul qui permette de différencier la septicémie aiguë de la fièvre typhoïde. De plus, ces éruptions cutanées sont d'un pronostic très alarmant. La respiration est superficielle et fréquente.

La rate est hypertrophiée. Le foie est augmenté de volume. Souvent il y a de l'ictère. Des douleurs articulaires, musculaires, osseuses, etc., existent fréquemment.

La durée de la maladie varie de cinq à vingt jours.

Anatomie pathologique. — On constate ici les mêmes lésions du sang que dans la septicémie aiguë; nous n'y reviendrons pas. Mais la durée de la maladie permet aux produits bactériens chimiques de produire une augmentation du nombre des globules blancs, une vraie leucocytose (Werigo). Les altérations du cœur, du foie, des reins, du cerveau, de la rate et des intestins sont les mêmes que dans la septicémie suraiguë, mêmes congestions, mêmes ecchymoses, mêmes infarctus, etc. De plus, le foie peut présenter deux espèces de lésions. On y trouve de grandes taches irrégulières de couleur jaune sale dont le pourtour est formé de tissu hépatique normal. Les cellules hépatiques y sont en dégénérescence graisseuse, et la cause s'en trouve dans les capillaires oblitérés par une accumulation lente de leucocytes. La seconde variété est caractérisée par de petits points blanchâtres, de consistance molle et entourés d'une auréole rouge. Les points blancs, examinés au microscope, sont formés par des cellules hépatiques en dégénérescence graisseuse et par des globules blancs, alors que la zone rouge circulaire est formée de sang épanché. Nous aurons occasion de revenir sur ces embolies et ces infarctus en parlant de la pyohémie.

Diagnostic. — Il est parfois difficile, car le cortège morbide est rarement complet. Parfois ce sont de simples douleurs articulaires, des troubles gastro-intestinaux, etc., qui dénoncent l'infection générale. Le plus souvent il y a prédominance de la septicémie sur un organe, cœur, rein, etc.

Pronostic. — La terminaison de cette septicémie est moins souvent fatale que dans la forme précédente. L'infection sera, d'ailleurs, d'autant plus dangereuse que l'organisme du malade sera débilité par quelque tare viscérale, un état constitutionnel, une diathèse, le diabète, etc.

Traitement. — La septicémie aiguë d'ordre chirurgical, étant le plus souvent une septico-pyohémie, nous parlerons de son traitement en étudiant l'infection purulente.

Pour ce qui concerne le traitement des autres septicémies, de

septicémies médicales, il faudra, s'il y a lieu, s'attaquer tout d'abord
à la maladie dont cet empoisonnement est une complication et cela
par les moyens propres à chaque cas particulier. Il faudra en même
temps chercher à débarrasser l'organisme des poisons qu'il contient.
À cet effet on excitera les fonctions de tous les émonctoires : celle
des reins et de la peau par la digitale ou l'adonis vernalis et les
boissons chaudes dans lesquelles on mettra du nitrate de potasse,
du thé, du café, de l'alcool, toutes boissons qui soutiendront le
malade; celles des intestins et du foie par des purgatifs et des lavements. On fera prendre au malade du lait pur ou additionné d'eau
alcaline, du jus de viande. S'il existait des vomissements on les
combattrait, soit par l'hyosciamine, soit par la codéine, soit par
l'hydrochlorate de morphine, soit par des injections sous-cutanées
de quinine, soit par de la glace à sucer; on combattrait de même la
diarrhée par la morphine ou la codéine ; le délire par la caféine ou le
camphre monobromé. Mais le symptôme le plus important et aussi
le plus difficile à vaincre est la fièvre. Le plus souvent les médicaments tels que le bromhydrate de quinine, la digitaline, l'aconitine, etc., sont impuissants; il faudra alors recourir aux bains froids
donnés comme dans la scarlatine, et dont les effets sont excellents
tant au point de vue de l'abaissement de la fièvre qu'au point de
vue des fonctions cutanées et de la cessation des phénomènes nerveux s'ils existent. Les hémorragies intestinales, la tendance au
collapsus, le refroidissement des extrémités, l'altération du muscle
cardiaque, une bronchite ou une pneumonie sont les seules contre-
indications à ce mode de traitement.

Avons-nous pour cette forme de septicémie une arme nous permettant d'annihiler les effets du poison dans l'organisme? L'acide
phénique en potions, en lavements, en injections sous-cutanées,
ainsi que la créosote, les sulfites, l'aconit, etc., n'ont donné aucun
résultat le plus souvent. Le salicylate de quinine, de soude ou d'ammoniaque, le benzoate de soude et surtout le sulfure de calcium
donné jusqu'à ce que l'haleine exhale l'odeur d'œufs pourris semblent,
d'après les auteurs, devoir agir d'une façon plus efficace.

Dans les cas graves, on pourrait aussi essayer les injections sous-
cutanées de térébenthine, ainsi qu'il a été dit dans le traitement de
la septicémie suraiguë.

III

SEPTICÉMIE CHRONIQUE

Etiologie. — Cette septicémie est l'ancienne fièvre hectique. On l'observe lorsqu'il existe de vieux clapiers, de vastes poches d'abcès froids ouverts, des tumeurs blanches suppurées, des fistules à trajets sinueux et, en général, chaque fois que l'écoulement facile du pus ou d'une sanie gangreneuse n'est pas largement assuré. Dans tous ces cas, le sang et le pus se putréfient et une véritable *infection putride* se produit. Cette forme de septicémie s'observe encore dans les tuberculoses à longue durée, dans les cas de pleurésies chroniques, de constipation rebelle, alors que les intestins se vident mal des matières fécales, dans la syphilis, dans le paludisme, etc. Somme toute, ce sont les maladies à marche lente et à action *débilitante* qui engendrent cette variété de septicémie. La septicémie peut encore être produite dans les cas de dilatation de l'estomac (Bouchard).

Symptômes. — Le plus souvent ses débuts sont ceux de la septicémie aiguë, et entre autres il faut noter la fièvre à maximum le soir et à rémission très légère le matin. Après quelques jours de durée, cette fièvre cesse, et cependant le malade tout en allant mieux ne se sent pas guéri. Son pressentiment se trouve d'ailleurs justifié par la réapparition de cette fièvre quelque temps après. Ces alternatives de mieux et de mal se reproduisent un certain nombre de fois et peu à peu l'hecticité s'établit. Le malade maigrit ; la peau prend une teinte terreuse qui va en s'accentuant avec les progrès de la maladie ; les chairs deviennent flasques et molles, et toutes les fonctions s'engourdissent. Dans la soirée, et quelquefois après chaque repas, le pouls devient fréquent, la température s'élève, le teint s'anime et les mains deviennent brûlantes. Vers le matin ces phénomènes disparaissent. Le sommeil est par suite agité et, cessant d'être réparateur, la faiblesse et la maigreur du malade s'accentuent de jour en jour. Souvent la tête et la région épigastrique sont mouillées de sueur. Le malade souffre fréquemment de palpitations et est sujet à des syncopes ; l'auscultation fait entendre un souffle carotidien. En fin de compte surviennent les signes précurseurs d'une mort prochaine : l'œdème des membres, des épistaxis et du purpura. Aussi le malade ne tarde-t-il pas à s'éteindre dans le marasme.

Durée. — La maladie peut se prolonger seize mois et plus.

Anatomie pathologique. — L'autopsie montre une stéatose considérable de tous les organes du foie et des reins en particulier. Cette dégénérescence graisseuse à la suite de septicémies chroniques est telle que des industriels de Strasbourg ont rendu gros et gras le foie d'oie, en donnant la tuberculose à ces animaux. Le sang a ses globules rouges diminués de nombre et ses globules blancs augmentés en quantité. Les autres lésions sont des congestions, des ecchymoses, etc.

Traitement. — La première indication est de prévenir cette maladie en empêchant le pus ou tout autre élément étranger de séjourner dans le corps; la seconde est d'empêcher la putréfaction du pus. Pour cela, on ouvrira les abcès froids par la méthode sous-cutanée toutes les fois qu'ils seront assez profonds ou assez anfractueux pour qu'il soit impossible de faire pénétrer les antiseptiques dans les couches les plus profondes.

Il faudra nourrir le malade, lui donner des boissons excitantes, du thé, du café. On s'efforcera de favoriser l'élimination du poison et de combattre la fièvre par les mêmes moyens que ceux étudiés dans le chapitre précédent. On administrera de 1 à 5 grammes d'extrait de quinquina par jour. Pour combattre le poison introduit dans l'organisme, on emploiera outre les médicaments propres à chaque cas, ceux signalés précédemment dans le traitement de la septicémie aiguë.

Enfin, dès que l'état du malade le permettra, on lui conseillera le séjour au bord de la mer.

D'une façon générale on peut espérer, par ces différents moyens, sauver le malade tant que les symptômes que nous avons considérés comme précurseurs de la mort n'ont pas apparu, et si la cause première du mal peut être supprimée.

IV

NATURE DE LA SEPTICÉMIE

Après avoir rapidement résumé les manifestations symptomatiques de la septicémie, il nous reste à étudier la cause immédiate de cette maladie et de la mort qui, si souvent, en est la conséquence.

En comparant les symptômes et les lésions des septicémies nous pouvons voir tout d'abord que les symptômes sont quelquefois tellement analogues à ceux de la fièvre typhoïde que le diagnostic est difficile, et ensuite que les lésions des différents organes ébauchés dans la septicémie suraiguë se retrouvent à leur complet développement dans les deux autres formes de cette maladie. Dans quelques cas seulement de septicémie suraiguë, les lésions anatomiques peuvent expliquer mécaniquement la mort, et les vibrions par les gaz qu'ils développent et qui pénètrent dans les vaisseaux, par des obstructions capillaires et microbiennes plus ou moins hypothétiques peuvent déterminer la mort par leur seule présence. Mais outre que ces constatations sont rares, il est des cas de septicémie suraiguë se terminant par la mort en quelques heures, et l'autopsie ne révèle aucune lésion ni macroscopique, ni microscopique. La mort dans la septicémie est donc le plus souvent due à une perturbation dans les fonctions de nos éléments anatomiques, trouble dû à la formation dans notre organisme d'un poison dont nous allons chercher à préciser la nature et surtout les effets.

Alors que le vibrion septique était inconnu, les expérimentateurs inoculaient aux animaux les matières les plus diverses, telles que la sanie gangreneuse, le pus altéré, le liquide des infusions de chair musculaire, d'infusions végétales avancées, de sang altéré et, suivant la quantité de substances inoculées et la voie d'entrée choisie, obtenaient une septicémie plus ou moins aiguë, mais plus rarement la septicémie suraiguë. Le sang des animaux ainsi expérimentés était tantôt virulent, tantôt inoffensif. De plus, ces expériences montrèrent que la gravité des symptômes, et la rapidité plus ou moins grande de l'évolution de la maladie dépendaient :

1° Du degré de putréfaction des matières injectées, et que plus la putréfaction est avancée moins les accidents sont redoutables. Les étudiants en médecine savent tous qu'ils auront d'autant moins à redouter les effets d'une piqûre anatomique que l'état de putréfaction du cadavre est plus avancé. De plus, ainsi que l'ont montré Davaine et Vulpian, le sang septicémique, très virulent au moment de la mort, devient inoffensif vingt jours après. Par suite, c'est à juste titre que l'on a pu dire : la putréfaction tue la virulence. C'est donc l'état qui précède la putréfaction qui est le plus dangereux, et, fait particulier, la virulence des substances dans cet état s'accroît à mesure que l'on procède à des inoculations en série. Davaine, à qui l'on doit la connaissance de ce fait, inocule sous la peau d'un animal

du sang altéré, puis inoculant du sang de cet animal à un autre et
ainsi de suite, constata qu'il suffisait d'inoculer au vingt-troisième
la dose infinitésimale de un trillionième de goutte de sang septicémique pour déterminer une mort très rapide. Les recherches de
Vulpian ont confirmé ces résultats.

2° De la voie d'entrée du poison septicémique. Les injections
intra-veineuses sont, d'après les auteurs, celles qui donnent les
résultats les plus rapides dans l'apparition des symptômes et la
production de la mort. Viennent ensuite, et par ordre de décrois-
sance, les injections dans le tissu cellulaire sous-cutané, qui donnent
souvent une tuméfaction plus ou moins considérable aboutissant à
la formation d'un phlegmon gangreneux; les voies digestives qui
semblent opposer une barrière assez résistante à la pénétration du
poison, et enfin les voies respiratoires. Les coliques d'amphithéâtre
sont un exemple de cette dernière voie d'entrée, et démontrent
que le poison septicémique est volatil et est contenu dans les gaz
putrides.

3° De l'espèce animale expérimentée. Or, de tous les animaux, le
lapin est le réactif de choix pour ces expériences. Le rat, le chien,
la brebis, la chèvre, l'âne sont fort peu ou pas influencés par les
injections septiques.

4° De circonstances qui empêchent la phagocytose (modification
du système nerveux par exemple) ou qui empêchent la destruction
des toxines (affections hépatiques).

Lorsque le vibrion fut connu, les recherches et les expériences
devinrent plus précises, et l'on démontra tout d'abord que les cultures pures de cette bactérie inoculées à des animaux déterminaient
tous les accidents observés dans la septicémie suraiguë; les veaux
seuls en sont peu incommodés. Il restait donc à savoir si ces accidents
étaient produits par la seule présence du microbe ou par ses sécrétions, ptomaïnes, leucomaïnes, toxalbumines, nucléine, etc., que
les recherches du professeur Gautier nous ont fait connaître. De
nombreuses expériences ont été faites à ce sujet, et les résultats
obtenus jusqu'à ce jour ne sont pas encore tout à fait convaincants.
Des liquides riches en vibrions septiques ont été séparés de ces bactéries, soit par filtration soigneuse, soit en détruisant, en tuant les
vibrions par un procédé quelconque. Les liquides ainsi obtenus,
inoculés à des animaux, ont donné entre les mains de certains expérimentateurs des résultats positifs, alors qu'ils en donnaient de

négatifs à d'autres. Enfin, lorsqu'en procédant ainsi, les uns obtenaient la septicémie, les autres de protester et d'affirmer que cette septicémie était due à une filtration imparfaite ou à l'action des spores qui avaient résisté aux différents procédés de destruction. De quel côté prendre parti? L'anatomie pathologique nous ayant montré que les lésions mécaniques n'expliquent pas la mort, que celle-ci survient de la même façon dans les septicémies à évolutions diverses, nous pensons qu'elle est due dans tous ces cas à la formation d'un poison dont le vibrion est l'auteur dans le cas de septicémie suraiguë. Mais il n'est pas seul capable de le produire, car il existe des espèces de microbes qui, vivant inoffensifs chez certains animaux, déterminent, lorsqu'ils sont inoculés à d'autres, la septicémie suraiguë la plus manifeste. Ainsi agissent, inoculés à des lapins, les microbes de notre salive et de nos intestins. N'est-il pas évident dans ce cas, que ces microbes changés de milieu changent leurs produits, et que c'est à ces produits anormaux que sont dus les phénomènes septicémiques. Si enfin, avec les liquides rigoureusement filtrés ou dont les vibrions ont été tués, certains expérimentateurs n'obtiennent pas de septicémie, on est en droit de supposer que ces résultats négatifs sont dus à des décompositions de ces poisons, décomposition produite par les manœuvres auxquelles on les a soumis.

Dans certains cas de septicémie, on retrouve dans le sang et les microbes de la suppuration et le vibrion sans que les symptômes propres à la vie de ce vibrion se soient produits. Il est probable que dans ces cas le vibrion trouve la dose d'oxygène qui lui convient grâce au voisinage des autres microbes, qu'il vit de leurs restes et n'a par conséquent pas besoin de décomposer les tissus au milieu desquels il vit pour se procurer l'oxygène dont il a besoin. Il se comporte somme toute comme la levure de bière, qui n'est un ferment que parce qu'on l'oblige à puiser son oxygène dans le milieu où elle vit et, comme le dit M. Pasteur, elle ne le serait plus si on pouvait entourer chaque cellule de tout l'air qui lui est nécessaire. Mais de quelque façon qu'il vive, le vibrion continuera à sécréter son poison, plus lentement peut-être, puisque ses fonctions s'exercent d'une façon incomplète. Et ce poison, aidé par ceux des microbes de la suppuration, produira une forme de septicémie aiguë. Nous ne nous arrêterons pas d'ailleurs sur l'étude de ces poisons, étude qui ne rentre pas dans les limites étroites qui nous sont tracées. Nous dirons seulement qu'on les a appelés successivement ptomaïnes, diastases et enfin toxalbumines, ce sont des poisons sécrétés par le corps même du microbe considéré dans son ensemble comme un noyau (voir pour plus de détails : *les Poisons bactériens*, par Gamaléia, Paris, 1892) par les uns, comme une cellule par les autres. Quoi qu'il en soit, l'action physiologique de ces poisons est encore peu connue, et cette étude paraît devoir être très ardue puisque tout récemment A. Rodet et J. Courmont (*Revue de médecine*, 10 février 1893) ont montré que les produits solubles du staphylocoque pyogène sont nombreux et que l'action des uns est parfois opposée à l'action des autres. C'est ainsi que ce même liquide peut contenir à la fois des poisons convulsivants et d'autres anesthésiants. Le fait important pour nous est que certains microbes sécrètent normalement et toujours des poisons, alors que d'autres n'en sécrètent que dans certaines conditions de milieu. Nos éléments anatomiques, que l'on peut comparer à des microbes, peuvent-ils dans des circonstances pathologiques acquérir les mêmes propriétés ? Et tout d'abord, nous savons que normalement elles fournissent un poison par le fait même de leur existence, et que ce poison est continuellement éliminé par nos différents émonctoires, par l'air expiré lui-même qui, comme l'a montré Brown-Sequard, contient un principe toxique puissant. De plus, le fait qu'après la mort le sang acquiert des propriétés lui permettant de déterminer la septicémie après inoculation, nous met en droit de penser que les morts partielles de notre corps ou même les ralentissements de nutrition d'une partie de notre corps changeant les conditions ordinaires de vie de nos cellules, celles-ci peuvent, comme ces microbes inoffensifs dont nous avons parlé plus haut, engendrer une septicémie plus ou moins chronique. Ceci n'est qu'une vue de l'esprit, mais l'observation pourrait la contrôler. Ne pourraient-elles pas la précéder quelquefois ? Pour les gangrènes il se passe localement ce qui, après la mort, se passe dans tout le corps. Il n'y a donc rien d'étonnant à ce qu'elles produisent la septicémie, d'autant plus que les microbes de la suppuration viennent encore ajouter leurs sécrétions. Quant aux phlébites, par suite de l'obstruction de la circulation en retour, il résulte un trouble dans le fonctionnement des éléments anatomiques desservis par cette veine, et ces microbes anatomiques peuvent ainsi produire la septicémie. Encore une fois, cette hypothèse est basée seulement sur la ressemblance des propriétés morphologiques et biologiques qui existe entre les cellules et les microbes, ressemblance sur laquelle il n'y a pas lieu d'insister ici. Tout changement de milieu peut donc amener un changement de propriété. Or, les cultures de microbe nous ont montré qu'un changement de milieu si minime, si peu important qu'il puisse paraître au premier abord, suffisait parfois pour arrêter ou favoriser le développement d'une colonie microbienne. C'est, partant de ces données, que nous pouvons donner une explication des expériences de Davaine; celles-ci nous montrent qu'une quantité infinitésimale de poison peut tuer un animal. Le poison septicémique, inoculé à un animal, change le milieu habituel des éléments anatomiques de cet animal, et ces éléments anatomiques peuvent sécréter alors une toxalbumine qui, ajoutant ses effets à ceux de la matière septique première, agira d'autant mieux sur les animaux suivants qu'il vient d'organismes semblables. Chaque cellule étant en état de fournir le même poison, plus ce poison sera pur, et il le sera d'autant plus qu'il aura passé par plus d'organismes, plus facilement il agira d'une façon catalitique pour ainsi dire. Peut-être est-ce des éléments du sang surtout que proviennent ces sécrétions de poisons, ptomaïnes ou autres. Il se produirait là, d'après notre hypothèse, un phénomène analogue à celui de cette cristallisation produite en masse dans une solution sursaturée d'un sel, pour peu que l'on y mette le moindre cristal de ce sel.

Pour nous, il n'existe donc qu'une septicémie, et cette septicémie mérite, par la plus ou moins grande rapidité de son évolution, l'épithète de suraiguë, d'aiguë ou chronique. Qu'elle soit la conséquence d'une maladie chirurgicale ou médicale, elle reconnaît toujours la même cause : un empoisonnement par les produits de sécrétion d'infiniment petits de quelque nature qu'ils soient.

H. ZILGIEN, *de Nancy*,
Professeur agrégé à la Faculté.

CHAPITRE XXIX

INFECTION PURULENTE

L'infection purulente ou pyohémie est un état morbide caractérisé par la formation d'abcès métastatiques dont le point de départ se trouve dans un foyer de suppuration.

Etiologie. — Les plaies à grand fracas anfractueuses, dont le pus par suite s'écoule mal ; toute suppuration développée dans une région vasculaire et surtout riche en réseaux veineux telles que l'utérus, la prostate, le rectum, le périoste, la moelle osseuse, favorisent l'apparition de cette complication. Mais comme toute suppuration peut lui donner naissance, on pourra la voir survenir, plus rarement il est vrai, engendrée par un foyer de suppuration interne, tel qu'une endocardite ulcéreuse, des phlegmasies viscérales suppurées, une ostéomyélite, etc.

L'infection purulente ne survient parfois qu'un long temps après que la suppuration existe. C'est que, sous l'influence de cette suppuration prolongée, la constitution du malade a très probablement été modifiée et a présenté alors les conditions de terrain nécessaires à l'éclosion de la pyohémie, tout comme ces conditions devaient préexister chez les individus qui sont atteints d'infection purulente dès les premiers jours de la maladie. Il est d'observation ancienne que, pour cette complication des suppurations comme pour toutes les autres complications, les individus alcooliques, diabétiques, surmenés et en général tous ceux qui ont une constitution défectueuse y sont particulièrement prédisposés. Le milieu dans lequel est soigné le malade agit d'ailleurs dans le même sens, et tout blessé qui se trouve dans des conditions hygiéniques mauvaises, dans des salles mal aérées et encombrées, à qui la propreté, les soins et une alimentation convenable font défaut, verra petit à petit son corps se débiliter et se prêter ainsi à l'invasion de l'infection purulente. Ces notions étiologiques, communes d'ailleurs à la septicémie, ne nous permettent pas de comprendre l'apparition de la pyohémie : du pus existe depuis un temps plus ou moins long en un point quelconque du corps et tout à coup, sans cause appréciable, l'infection purulente va éclater chez ce malade. Quelle est donc la pathogénie de cette affection ? Nous l'établirons plus facilement après en avoir étudié les symptômes et l'anatomie pathologique.

Symptômes. — Fait important à noter : la septicémie précède le plus souvent l'infection purulente. Par conséquent, il existe le plus souvent, du côté de la plaie des symptômes locaux que l'on peut considérer comme précurseurs ; de plus ces symptômes locaux, que nous connaissons, sont fréquemment accompagnés de phlébites et d'angioleucites. Un temps plus ou moins long après ces modifications du côté de la plaie et les symptômes généraux que la septicémie a pu provoquer, apparaît le signe « solennel » de l'infection purulente. C'est un frisson intense, prolongé et en tout semblable à celui de l'intoxication paludéenne ; les membres se rétractent, les dents claquent, la peau s'horripile, les mouvements respiratoires s'accélèrent et on en peut compter 30 à 40 par minute au lieu de 15. Pendant tout le temps que dure ce frisson, le malade éprouve une violente sensation de froid. Après quinze à trente minutes ces différentes sensations cessent : le malade éprouve alors une grande sensation de chaleur et le thermomètre peut indiquer 40 et 41° de température. En même temps se produisent des sueurs abondantes et visqueuses. L'apyrexie survient une ou deux heures après et à l'état d'anxiété, de peur de la mort, de malaise général succède un état de bien-être relatif. Seulement le malade a les traits altérés, la figure fatiguée et une soif très vive.

Cette période de calme peut ne durer que quelques heures comme elle peut durer deux jours. Dès qu'elle cesse et c'est toujours brusquement, se déroulent les mêmes symptômes que ceux énumérés plus haut. Ces accès qui peuvent se répéter plus ou moins souvent et à intervalles irréguliers, affaiblissent considérablement le malade, Sa température se maintient à 38 ou 39° avec exacerbation vespérale. Il maigrit rapidement ; sa peau devient terreuse puis subictérique et peut présenter des taches de purpura, presque toujours on la trouve recouverte d'écailles épidermiques ; le nez se pince et la langue devient sèche et rouge comme d'ailleurs toute la muqueuse buccale; l'haleine prend une odeur spéciale que les uns comparent à celle du pus et les autres à celle du foin humide et qui en tout cas est caractéristique de la pyohémie. A ce moment le malade est comme hébété, il ne répond pas aux questions, ne se plaint pas et refuse de manger ; pendant la nuit il a soit un délire tranquille soit une grande agitation. Souvent alors les signes physiques et fonctionnels révèlent l'existence de pneumonies ou de pleurésie presque toujours purulente d'emblée. En même temps surviennent des manifestations locales, toutes également dues à des abcès métastatiques qui ne se forme guère avant le septième jour de la maladie. On peut les rencontrer dans tous les points de l'organisme et en particulier dans les muscles, les parotides, le globe de l'œil, autour ou à l'intérieur des articulations, les gaines séreuses, les différents viscères, etc. Il est à remarquer que la constitution médicale du sujet influe beaucoup sur la localisation de ces abcès : chez les rhumatisants, par exemple on les rencontrera surtout au niveau des articulations, chez les alcooliques le foie sera leur siège principal, etc. De l'endocardite, des péricardites pourront s'observer.

Enfin sans même être le siège d'abcès, on trouvera toujours le foie les reins et la rate augmentés considérablement de volume et très sensibles à la palpation. Le motif de ce gonflement est dû, comme dans la scepticémie, à l'état d'altération du sang et du cœur.

Le malade s'affaiblira donc de plus en plus, des eschares ne tardent pas à apparaître au sacrum, l'adynamie s'accuse, une diarrhée fétide survient et le malade meurt dans le coma quinze à vingt jours après le premier frisson. Et cependant la mort n'est pas fatale, car de nombreuses observations donnent des exemples de guérison. Broca entre autres eut dans son service « un palefrenier qui, à la suite d'une morsure de cheval, eut vingt et un grands frissons, des troubles respiratoires intenses, un ictère prononcé, une arthrite purulente du coude, des phlébites étendues autour du foyer traumatique... ; il en réchappa. » (Reclus, *Traité de chirurgie*, 1890, t. I.)

Anatomie pathologique. — De même que l'étude des symptômes nous a montré que les élévations brusques et les chutes non moins soudaines de la température distinguent surtout la pyohémie de la septicémie, de même l'étude des lésions va nous montrer toutes les lésions de la septicémie plus celles qui correspondent aux élévations brusques du thermomètre. Et encore, ainsi que nous allons le voir, ces lésions nouvelles ne sont qu'une manière d'être des lésions septicémiques. Nous ne reviendrons donc pas sur la leucocytose et les autres modifications du sang, sur l'état du cœur, des vaisseaux, la stéatose des organes, etc., toutes lésions décrites plus haut. (V. *Septicémie.*) Nous ne parlerons ici que des abcès métastatiques.

Nous avons trouvé parmi les lésions provoquées par la septicémie des embolies capillaires simples dues à l'épaississement du sang et à la leucocytose ; dans la pyohémie, nous retrouvons ces mêmes embolies de même cause d'ailleurs, mais avec les microbes de la suppuration en plus. Cet abcès en formation, par suite, se retrouve aux endroits où nous avons signalé les infarctus simples de la septicémie c'est-à-dire dans les séreuses, le péritoine, la plèvre, les articulations, le tissu cellulaire sous-cutané, etc. De plus la septicémie augmentant la quantité de fibrine contenue dans le sang, ces abcès métastatiques contiendront d'épaisses fausses membranes qui tapisseront et cloisonneront les cavités purulentes. Le pus sera en outre strié de sang.

Les organes le plus souvent atteints seront naturellement ceux dont le réseau capillaire est fin et abondant. Ce seront tout d'abord les poumons ; là les abcès occupent surtout la base et font relief sous la plèvre ; puis le foie où les abcès se réunissent fréquemment pour former une poche assez considérable contenant un pus jaunâtre ; la rate qui en contient plus rarement et leur donne une teinte rougeâtre ; le cerveau où ils n'existent qu'à l'état de gouttelettes purulentes de couleur verdâtre ; le cœur, les muscles, la prostate, etc.

Ces abcès métastatiques dont la cause première est l'altération du sang et du cœur, commenceront donc par une embolie capillaire formée de globules blancs plus nombreux, à mouvements amiboïdes ralentis, et augmentés de volume. En amont de cette embolie existera une injection vasculaire, une ecchymose. Puis grâce à l'altération des vaisseaux, ceux-ci pourront se rompre sous la pression sanguine et le sang filant ainsi dans les tissus nous donnera un infarctus. Celui-ci sera de consistance dure et variable quant à sa forme et à son volume : arrondi dans le foie, il sera pyramidal dans le poumon et la rate. De l'inflammation se développera ensuite autour de ce véritable corps étranger et ce futur abcès métastatique aura à ce moment l'aspect suivant : coloration rouge foncé au centre formé du bouchon embolique et du sang épanché, coloration d'un rouge vif à la périphérie constituée par la zone inflammatoire. Le microscope montre en outre les microbes et les spores logés dans le bouchon embolique. Les spores qui ont pénétré dans l'intérieur du protoplasma des globules blancs s'y montrent sous forme de granulations plus ou moins volumineuses et très réfringentes. A un moment

donné survient la purulence de cet infarctus. Elle débute au centre
de l'infarctus, dans le bouchon embolique par un point jaunâtre,
ramolli, une vraie gouttelette de pus, qui augmentera rapidement
de volume pour donner l'abcès métastatique. Nous avons déjà vu
qu'il pouvait se réunir à ses voisins pour donner une collection plus
ou moins considérable.

En résumé, les globules blancs partis de la plaie, chargés des
microbes de la suppuration, à mouvements amiboïdes ralentis et
à tendance au fusionnement entre eux peuvent voyager dans tout
le corps jusqu'à ce que, arrêtés dans un capillaire, ils y forment
embolie, puis infarctus, puis abcès. Ajoutons que cette embolie peut
être favorisée par l'hypertrophie ou la karyokynèse des cellules de
l'endothélium vasculaire auxquelles les globules s'accolent.

Il nous reste à préciser les causes de cette migration des globules
purulents.

Pathogénie. — Une expérience de Chauveau démontre clairement
que c'est aux leucocytes que sont dus les abcès métastatiques et par
suite l'infection purulente.

Après avoir filtré du pus de bonne nature, frais et pur de toute
souillure, il injecte ce sérum ainsi rigoureusement débarrassé de tous
ses éléments figurés, et dans ces conditions il ne survient pas d'accidents ; si ce sérum provient d'un pus putride, son injection provoque
la septicémie sans abcès métastatiques et enfin du pus injecté en
totalité produit l'infection purulente avec ou sans septicémie suivant
son état de conservation. La physiologie pathologique nous confirme
ainsi ce que l'examen histologique des lésions nous avait déjà appris
à savoir que les globules blancs chargés de microbes forment des
embolies capillaires origines de l'infection purulente.

Nous ne rapporterons pas toutes les théories qui ont été avancées
depuis l'origine de la médecine jusqu'à nos jours pour expliquer
l'apparition de la pyohémie : un volume suffirait à peine. Qu'il nous
suffise de les résumer rapidement ; nous exposerons ensuite la façon
dont nous comprenons le mécanisme qui la produit.

Les anciens chirurgiens pensant que le pus était résorbé en nature
qu'il pénétrait dans le sang par les veines et les lymphatiques ouverts
au niveau de la plaie, donnaient à cette maladie le nom de résorption purulente. Cette théorie, basée sur ce fait que l'invasion de la
pyohémie est précédée des modifications que nous connaissons du
côté de la plaie, ne nous fait même pas entrevoir pourquoi alors se
produisent ces modifications du côté de la plaie. On objectait d'ail-

leurs à cette théorie défendue par Hunter, Boyer, Denonvillers, Velpeau, etc., que le pus dans le foyer n'est soumis à aucune pression et qu'il est difficile de comprendre dans ces conditions pourquoi il pénètre dans les veines. Un abcès s'ouvrant dans une veine est le seul cas qui puisse justifier cette théorie.

Dance, Cruveilhier, Sédillot, Broca, etc., imaginèrent alors la théorie de la phlébite suppurée, théorie reprise et complétée par Virchow. Il est de constatation fréquente, comme nous l'avons vu plus haut, que l'une des veines qui portent le sang du foyer purulent au cœur est enflammée ; cette veine se transforme alors en un cordon noueux dans lequel se forme du pus. Pour Cruveilhier et Broca c'était bien du pus et ils avaient raison quelquefois. En effet, les leucocytes chargés de germes pénétrant dans une veine peuvent se loger dans un nid valvulaire, s'y accoler ; sous l'influence de ce voisinage l'endothélium réagira, se gonflera ou proliférera et servira ainsi d'excellent terrain de culture au microbe de la suppuration apporté par les globules blancs. Pour Virchow, cet aspect de caillot veineux était le résultat d'une régression particulière du caillot, qui lui donnait l'apparence du pus : ce n'était donc qu'une matière puriforme. Quoi qu'il en soit, le caillot contenu dans cette veine, sans cesse battu par le flot sanguin, peut être entraîné en totalité ou en partie et, lancé dans le système circulatoire, il ne pourra dépasser les poumons. Après avoir passé par le cœur droit, arrêté par les poumons à travers les capillaires desquels il ne saurait passer, il y déterminera de gros infarctus. Peut-être même ces gros infarctus suppurés pourront-ils agir sur les veines pulmonaires comme le foyer primitif l'avait fait pour les veines de son voisinage, et de là partirait une embolie qui irait du cœur gauche dans un organe quelconque. Mais ce mécanisme même ainsi largement compris ne pouvait expliquer les multiples abcès métastatiques et la rapidité de leur apparition.

Wagner et Gosselin pensèrent qu'à la suite de fractures d'os les gouttelettes huileuses mises en liberté pouvaient aller former des embolies dans un point quelconque de l'organisme grâce à leur ténuité, qui leur permet de passer les capillaires. Mais cette théorie ne peut s'appliquer qu'aux pyohémies consécutives à des fractures.

Aujourd'hui nous savons que ces abcès sont dus à des microbes et que ces microbes tout en se servant le plus habituellement du globule blanc pour se faire transporter dans l'orgañisme, peuvent se servir tout aussi bien d'un autre véhicule, les gouttelettes graisseuses, un débris de caillot, etc. Par es modifications de propriété et de volume, le globule blanc est cependant de tous ses vecteurs celui qui favorisera le mieux le transport et la localisation de ces infiniment petits et enfin la formation du pus.

Seule la théorie de la phlébite explique pourquoi l'infection purulente survient et nous avons vu qu'elle n'était applicable qu'à la petite minorité des cas. La théorie actuelle nous fait comprendre le mécanisme de la formation des abcès métastatiques, mais reste muette sur les causes capables de mettre ce mécanisme en mouvement. Elle nous dit que la pyohémie se développe sous l'influence du déchirement mécanique de la membrane granuleuse ou de son affaissement produit par « des causes encore mal déterminées ». Mais combien de fois ne voyons-nous pas une plaie en pleine suppuration avoir sa couche de bourgeons charnus éraillée, déchirée par le fait du pansement ou des mouvements du malade, sans que cependant l'infection se produise. Il faut donc chercher autre chose.

Notons tout d'abord, avec Sédillot, que les symptômes de la pyohémie viennent toujours se greffer sur ceux de la septicémie et que par suite la pyohémie n'existe pas à l'état isolé mais seulement à l'état de septico-pyohémie. Tous les symptômes de l'infection purulente sont ceux de la septicémie, plus les élévations brusques de température qui correspondent à la suppuration des embolies de la septicémie simple. Or sous l'influence de cette septicémie qui précède, il se produira dans l'état général du malade des modifications dans le fonctionnement de tous ses éléments. Ces modifications seront d'autant plus vives que l'organisme sera plus débilité par les causes que nous avons énumérées au paragraphe de l'étiologie. Le travail de cicatrisation qui se faisait du côté de la plaie s'en ressentira naturellement : les bourgeons charnus mal nourris et par l'état d'empoisonnement du sang, et peut-être aussi par l'ablation embolique de quelques-uns de ses capillaires, s'affaisseront et les globules purulents pourront alors passer de cette couche inerte et sans vie dans le courant sanguin, parce qu'ils seront résorbés. Ils y pénétreront à la faveur soit des altérations des parois vasculaires au voisinage du foyer inflammatoire, ou par le fait de la septicémie, soit des ruptures de capillaires oblitérés par les embolies. Voilà, croyons-nous, les phénomènes dans lesquels il faut chercher « ces causes encore mal déterminées » dont parlent les auteurs. Il est vrai que cette théorie ne nous explique pas comment la septicémie peut alors exister sans pyohémie. Il ne s'agit peut-être là que de modifications plus ou moins profondes de l'organisme lui permettant de résister plus énergiquement à l'action du poison septique, ou d'une vitalité plus considérable et surtout plus durable des globules blancs qui tuent les microbes au lieu de se laisser tuer par eux.

Pour nous, par conséquent, la pyohémie est une complication de la septicémie favorisée par des états constitutionnels du malade, et que l'état actuel de la question ne nous permet pas encore de préciser.

Traitement. — D'après ce que nous venons de voir, il faudra traiter le malade comme nous l'avons indiqué à propos de la septicémie aiguë tant au point de vue de la médication interne que de la médication externe. Il faudra en particulier détruire le foyer d'infection et débrider largement la plaie au thermocautère. On recourra si cela est nécessaire à l'amputation du membre atteint. Mais le plus souvent ce traitement chirurgical est insuffisant, car au moment de l'intervention de nombreux abcès qui à leur tour deviendront foyers d'infection sont déjà développés ou en voie de développement dans différents points du corps. Le bistouri étant alors le plus souvent impuissant, pouvons-nous combattre le poison par une médication interne ? Divers antiseptiques, dont l'acide phénique en potion ou en lavement à la dose de 3 grammes en trois fois par jour, ont été donnés mais le plus souvent sans résultats satisfaisants ; l'arséniate de quinine, l'iodoforme, le salicylate d'ammoniaque n'ont pas donné de résultats beaucoup plus satisfaisants. Alphonse Guérin a beaucoup vanté l'emploi du sulfate de quinine. Mais, étant donnée l'action de ce médicament sur les globules blancs, dont il ralentit les mouvements, nous croyons qu'il favorisera l'arrêt de ces éléments dans les capillaires et aidera ainsi à la formation des abcès métastatiques. Il faudra donc recourir simplement aux médicaments que nous avons recommandés dans le traitement de la septicémie aiguë et surtout ne pas recourir à la ligature de la veine atteinte de phlébite. Cette opération est, d'après l'expérience de Velpeau, toujours funeste au malade. La prophylaxie voilà ce qui sauvera le plus sûrement le malade : empêcher le pus de croupir, tenir la plaie dans un état de propreté rigoureuse, se servir au besoin d'antiseptiques puissants, la créoline, le microcidine, etc., telles sont les précautions à prendre. Puis si la maladie se déclare, recourir à la médication interne de la septicémie aiguë et traiter les suppurations locales d'après les moyens habituels. On cherchera en même temps à soutenir le malade avec du thé, du café, de l'alcool, et surtout du jus de viande ; s'il vomit on le nourrira à l'aide de lavements.

Chaque symptôme enfin devra être traité pour peu qu'il devienne grave. Pendant le frisson on s'efforcera de réchauffer le malade et au besoin on lui fera prendre une potion avec 5 ou 15 centigrammes d'extrait d'opium. Dès le début de la maladie il sera bon d'administrer un purgatif au malade et dans la suite on continuera de favoriser l'évacuation du poison par tous les moyens signalés. (V. *Septicémie.*) Pour combattre les phénomènes nerveux et la tendance à faire de la fièvre, et en même temps pour activer la circulation, on pourra dans cette complication des foyers purulents utiliser les affusions d'eau froide. Les contre-indications de ce mode de traitement sont d'ailleurs les mêmes que dans la septicémie.

Tels sont les différents moyens à opposer à l'infection purulente dont le plus souvent, on ne pourra empêcher la terminaison fatale.

H. ZILGIEN, *de Nancy*,
Professeur agrégé à la Faculté,

CHAPITRE XXX

FIÈVRE PUERPÉRALE

La fièvre puerpérale est tantôt une septicémie simple, tantôt une septico-pyohémie qui se développe à la suite de couches.

L'étude de cette fièvre sera donc l'application à un cas particulier de ce que nous avons étudié d'une façon générale dans les deux chapitres précédents.

Historique. — Tant que les découvertes modernes sur la nature des maladies infectieuses n'eurent pas été faites, on invoquait les causes les plus diverses pour expliquer l'apparition de la fièvre puerpérale avec ses symptômes si variés : tantôt, et à juste titre d'ailleurs, on incriminait la rétention des débris ovulaires : c'était l'hypothèse d'Hippocrate ; tantôt le lait, qui, en s'épanchant dans les différents points de l'économie, y déterminait des accidents multiples, théorie analogue à celle de Gosselin dans l'infection purulente que les gouttelettes de graisse échappées des os devaient produire ; Cazeaux accusait une lésion locale, la métrite ou la péritonite, d'être le point de départ des différents symptômes de cette infection ; Strother (1718), qui crée la dénomination de fièvre puerpérale, et Dubois font jouer aux miasmes aériens le rôle de cause ; pour Eisenmann, cette fièvre est une variété d'érysipèle ; vers 1847, Semmelweiss et Tarnier pensent que cette maladie est une fièvre de résorption produite par la pénétration dans l'économie d'un agent extérieur, élément causal. C'est aux découvertes de Pasteur, qui montra que cette maladie est de nature microbienne, que l'on doit de connaître exactement cet élément causal. Comme nous le verrons dans la suite, il est cependant des cas qui ne semblent en aucune façon être dus aux microbes. En terminant ce rapide historique, constatons que chacune des hypothèses émises renfermait une part de vérité et ont chacune contribué à nous faire connaître ce que nous savons actuellement sur la nature de cette redoutable affection.

Symptômes. — Comme pour la septicémie aiguë, la période d'incubation de cette maladie varie de deux à dix jours. A cause de son siège, il est impossible de constater les modifications successives qui se passent du côté de la plaie utérine; cependant les modifications de sécrétion que nous observons et qui sont identiques à celles qui se passent pour une plaie en voie de complication septicémique, nous permettent de penser que les changements anatomiques sont de même nature. Les lochies, en effet, deviennent fétides, sanguinolentes, peu abondantes et constituent un des premiers symptômes de la maladie. De suite après, ou en même temps, survient un certain nombre de symptômes dont la variété est telle qu'une classification est nécessaire.

La fièvre puerpérale peut prendre les allures de la septicémie aiguë à marche rapide et la mort survient alors en vingt-quatre ou quarante-huit heures, sans que l'autopsie ne nous révèle la moindre lésion. Le sang seul présente les caractères de la septicémie aiguë. Pendant cette courte évolution on constate : un pouls dur d'abord et fréquent, puis rapidement mou et irrégulier; des inspirations fréquentes; une fièvre en général peu élevée précédée parfois d'un frisson; des vomissements bilieux et sanguinolents; une diarrhée séreuse, sanguinolente et très fétide. Le ventre reste souple et plat, les urines sont rares et souvent albumineuses. Pendant ce temps les symptômes généraux sont ceux de la fièvre typhoïde à prédominance tantôt ataxique, tantôt adynamique, et la malade meurt dans le coma.

On ne saurait méconnaître cette forme de la fièvre puerpérale, ni la confondre avec les rhumatismes articulaires puisqu'il n'existe pas d'inflammation du côté des articulations, ni avec la tuberculose aiguë et la stercorémie, étant donnée la nature des lochies. On pourrait plutôt la confondre avec la fièvre typhoïde dont les saignements de nez du début font défaut ici.

Dans une autre forme, nous retrouvons tous les caractères de la pyohémie avec ses frissons violents et successifs, la teinte subictérique de la peau, les symptômes prémonitoires de la septicémie et après une huitaine de jours l'apparition en divers points de l'économie de foyers suppurés, les mamelles, le vagin, etc., et les diverses manifestations cutanées.

Le foyer de suppuration, point de départ de l'infection, est dans la matrice. Autour de ce foyer on pourra souvent constater, soit par leurs symptômes, soit *de visu*, des lymphangites accompagnées d'adénites et des phlébites.

Quelquefois la pyohémie se fait d'une façon incomplète et le pus se cantonne dans le péritoine, dont l'infection se fait par les lymphatiques. Les symptômes produits par cette péritonite purulente cachent souvent par leur violence ceux de la métrite qui l'a engendrée. Dans d'autres cas, l'inflammation, au lieu de s'attaquer directement au péritoine, passe d'abord par le petit bassin, où elle détermine une pelvi-péritonite. En cas de péritonite, le ventre est excessivement douloureux et de plus il est gonflé et ballonné. On constate en outre les signes communs à toute péritonite : hoquets, vomissements alimentaires, puis bilieux, puis porracés, fièvre élevée, pouls fréquent, sécrétion lactée tarie, etc. Le seul signe qui permette de la distinguer des péritonites d'autre nature, c'est en dehors des caractères des lochies, une violente diarrhée qui habituellement fait défaut dans ce genre de maladie. Dans quelques cas on peut voir l'inflammation et la suppuration se propager aux plèvres et au péricarde par les puits lymphatiques.

L'inflammation de la matrice peut encore se propager par voisinage comme précédemment et se localiser dans les veines des membres inférieurs pour donner la phlegmatia alba dolens qui débute par une fièvre légère accompagnée d'une douleur vive dans la fosse iliaque avec irradiations dans la jambe et le mollet.

Dans certains cas enfin, la purulence se cantonne dans la matrice. On observe alors une douleur continue et localisée à la région sous-ombilicale. On l'exaspère par la pression de l'utérus et de l'utérus seulement. Cet organe ne se durcit pas d'ailleurs sous l'influence des douleurs et c'est ce qui permet de différencier cette métrite des tranchées. Le plus souvent la métrite se complique de pelvi-péritonite ou de phlegmon des ligaments larges. La pelvi-péritonite se révélera par une tuméfaction développée au niveau du cul-de-sac postérieur du vagin. Cette tuméfaction assez considérable pour déplacer l'utérus en avant et en haut, ou deviendra de plus en plus dure et se terminera par résolution, ou deviendra fluctuente pour donner un abcès. Celui-ci ou se résorbera, ou s'enkystera, ou s'ouvrira dans le péritoine, ou dans le rectum ou dans le vagin. Les phlegmons des ligaments larges sont en général d'un seul côté, le gauche le plus souvent, à cause de la déchirure plus fréquente du col de ce côté. La tuméfaction tombera dans le vagin et repoussera l'utérus de l'autre côté et en haut. Outre les destinées ultérieures de cette tuméfaction, destinées semblables à celles de la pelvi-péritonite, il peut en résulter un phlegmon de la fosse iliaque.

Les paralysies et les hémiplégies qui surviennent parfois dans les suites de couches et dont le pronostic est bénin en général, peuvent être dues soit à un processus septique qui favorise les embolies par épaississement du sang, soit à des manifestations névropathiques.— La septicémie puerpérale peut enfin se réduire à des manifestations cutanées. Cette forme de la maladie a été dénommée par les uns, Kaposi entre autres, scarlatine puerpérale, et érythème polymorphe par Hébra.

Pronostic. — Les lésions de la fièvre puerpérale sont donc de trois sortes : 1° celles qui rappellent la septicémie aiguë à marche rapide ; 2° celles qui ont la même allure que la pyohémie ; 3° celles qui, parties d'un foyer de suppuration génitale, s'étendent aux régions par voisinage ou par les lymphatiques. Le pronostic de ces manifestations de la maladie découle naturellement de cette classification.

C'est ainsi que la métrite, à moins de se compliquer de septicémie suraiguë à laquelle l'état puerpéral peut prédisposer, est la forme la plus bénigne de cette affection ; viendront ensuite les inflammations et suppuration d'origine lymphatique, propagées par voisinage et ensuite la pyohémie vraie avec son pronostic si grave.

Le milieu dans lequel vit la malade aura aussi son importance. Il est en effet d'observation courante qu'un cas isolé de fièvre puerpérale sera infiniment moins grave que s'il survient à la suite de plusieurs cas sérieux. N'est-ce pas sous une autre forme l'expérience de Davaine dont il a été parlé au chapitre de la *Septicémie?*

Étiologie et nature de la fièvre puerpérale.—Symptômes, marche, lésions, tout nous montre donc l'identité de cette maladie avec les septicémies et l'infection purulente. La fièvre puerpérale, somme toute, consiste tout entière dans ces complications des plaies implantées sur un terrain modifié par la grossesse et l'accouchement. Le point de départ en sera ou une suppuration qui, le plus souvent, existe dans la matrice ou la résorption de poisons provenant soit de débris ovulaires restés dans la matrice et se putréfiant, soit de la sécrétion de produits toxiques par les éléments anatomiques eux-mêmes. Mais avant de passer ces différentes causes en revue, examinons les différentes conditions générales qui peuvent en favoriser l'action.

Pendant la grossesse, le sang subit certaines modifications, qui semblent favoriser l'éclosion de la septicémie puerpérale. La misère, l'encombrement, les états constitutionnels et en général .toutes les causes capables d'affaiblir la puissance de résistance de l'organisme, comme un travail long et pénible, prédisposent également à la fièvre puerpérale. Mais un long et pénible travail peut aussi agir comme cause principale de l'infection, c'est-à-dire que sous son influence les éléments anatomiques surmenés se troubleront dans leurs fonctions normales et pourront sécréter des produits toxiques, par le seul fait d'un travail de décomposition moléculaire. Tous les chasseurs ne savent-ils pas que la chair d'un gibier forcé et fatigué à l'excès est impropre à l'alimentation et se putréfie rapidement?

Ces poisons animaux peuvent encore provenir de la résorption des produits de la putréfaction soit de fragments cotylédonnaires non expulsés, soit de l'enfant dans la matrice, s'il a succombé et si l'air est arrivé jusqu'à lui.

Telles sont les causes que l'on peut invoquer pour expliquer la forme septicémique. La forme purulente, que cette purulence soit localisée dans la matrice ou propagée au voisinage de cet organe, ou transportée par les globules blancs dans un point quelconque de l'organisme est provoquée par des microbes que nous allons énumérer. Le plus important, celui que l'on peut considérer comme l'élément morbigène de la septicémie, c'est le staphylocoque pyogène que M. Pasteur a découvert en 1880 et que l'on trouve dans l'air, l'eau des rivières, les poussières et même sur la peau de l'homme, faits qui ont leur importance pour la prophylaxie. Ce sont des coccus ronds de 9 à 12 μ qui se groupent en grappe. A côté du streptocoque on trouve un certain nombre d'autres microbes dont l'influence causale de la fièvre puerpérale est beaucoup moindre. Nommons le micrococcus en chapelet, le diplococcus et enfin des micrococcus en points isolés. A la suite de l'accouchement et de la délivrance, ces différents microbes trouveront les portes de l'organisme grandes ouvertes au niveau de la surface d'insertion placentaire, moins grandes au niveau des déchirures et des éraillures du col utérin, de la vulve, du vagin. Ils arriveront à ces portes amenés par un corps liquide si l'on se sert d'injections non stérilisées, ou par un corps solide tel que des instruments, les doigts, une canule, le contact du nourrisson atteint d'une suppuration quelconque, etc.; parfois ils se trouvent déjà cantonnés dans le vagin et dans le canal cervical avant l'accouchement, tout prêts à pénétrer dans l'organisme par la moindre solution de continuité ou à se développer dans le sang qui pourra stagner après l'accouchement et qui lui servira de milieu de culture.

La fièvre puerpérale peut-elle se communiquer dans les salles par l'air expiré? Nous pensons que l'air expiré qui normalement contient un poison violent, doit en contenir en quantité plus considérable chez une femme infectée de septicémie puerpérale puisque l'organisme cherche à se débarrasser de ce poison par tous les émonctoires. Ce poison, inspiré par toutes les autres femmes prédisposées à la maladie par leur état puerpéral, pourra agir à doses infinitésimales, les expériences de Davaine et de Vulpian nous ayant montré que la virulence septique s'accroît au fur et à mesure qu'elle passe par plus d'organismes. D'où la nécessité d'isoler les femmes atteintes de septicémie.

Traitement. — Dans la prophylaxie de la fièvre puerpérale, l'accoucheur aura, par suite de ces considérations pathogéniques, trois grandes séries de précautions à prendre : 1° veiller à ce qu'après la délivrance, la matrice soit vide ; 2° empêcher, par les moyens appropriés à chaque cas, que le travail par sa longue durée, ne cause l'épuisement de la femme ; 3° observer la plus rigoureuse asepsie.

Nous ne détaillerons pas ces différentes précautions à prendre. Qu'il nous suffise de rappeler que l'antisepsie à outrance est presque aussi dangereuse que la fièvre puerpérale elle-même et que le sublimé et l'acide phénique peuvent tuer à des doses minimes suivant la résistance des individus à ces toxiques. On s'efforcera de faire l'accouchement le plus aseptiquement qu'il sera possible et le chirurgien, dans les cas simples, n'emploiera les antiseptiques que pour ses mains et ses instruments. Si certaines conditions spéciales lui faisaient redouter l'infection puerpérale, il pourrait recourir à des agents inoffensifs et énergiques cependant, la résorcine et la microcidine, par exemple. Bon nombre d'accoucheurs obtiennent les résultats les plus favorables par la propreté et la propreté seule. Donc, après des couches normales, on ne se servira d'aucune injection antiseptique; après des couches qui peuvent faire craindre l'infection et, raison de plus quand elle existe, on recourra à des antiseptiques aussi efficaces que le sublimé et par contre nullement dangereux : la résorcine et la créoline en solution alcoolique à 5 ou 10 p. 100 et la microcidine à 4 ou 5 pour 1000 grammes d'eau. Ces injections devront être faites avec beaucoup de douceur pour éviter tout accident.

On abrégera enfin, dans la mesure du possible, la durée de l'accouchement. Donc, pour peu qu'il apparaisse que l'enfant, par suite d'un obstacle à l'accouchement, court des chances de mort, il faudra le sacrifier pour être certain de sauver la mère des accidents puerpéraux.

Que faut-il faire en présence d'une septicémie déclarée?

On procédera tout d'abord à l'inspection de la cavité utérine et l'on profitera de cette exploration pour en faire la désinfection. Au lieu de recourir à la sonde intra-utérine de Budin, d'un emploi souvent difficile, on recourra de suite à la curette irrigatrice, avec laquelle le nettoyage de la cavité utérine pourra être complet. A l'aide d'une pince à griffes on saisira la lèvre antérieure du col et, aidé par un assistant qui presse sur le fond de la matrice, on attire l'utérus en bas. Par cette manœuvre on aura redressé la courbe de cet organe et facilité l'introduction de la curette et le retour du liquide injecté. Ceci fait, on purge la curette de tout l'air qu'elle contient et on l'introduit dans l'utérus en se guidant sur l'index de la main droite. On racle alors toute la surface de la cavité utérine soit avec le côté mousse, soit avec le côté tranchant. Pendant toute l'opération et avant de retirer la curette, on laisse couler dans la matrice une quantité considérable (quatre à cinq litres) de solution de créoline ou de microcidine.

La femme étant ensuite placée dans une chambre bien aérée et fraîche, et soumise à un régime tonique consistant en alcool, lait et jus de viande, on combattra l'élément septicémique par une médication interne. On lui administrera dans ce but soit du salicylate de quinine, de soude ou d'ammoniaque, soit du benzoate de soude ou d'ammoniaque, soit surtout du sulfure de calcium donné jusqu'à saturation. — Boissons chaudes et diurétiques.

On s'occupera ensuite des symptômes. — La fièvre ne pourra être combattue dans la septicémie puerpérale comme dans d'autres formes de septicémie, les bains froids pouvant provoquer des hémorragies utérines. L'antipyrine et le sulfate de quinine seront alors employés.

Contre les vomissements on donnera soit la codéine, soit l'hydrochlorate de morphine, soit des injections sous-cutanées de lactate neutre de quinine. La glace sera aussi employée par morceaux que la malade laissera fondre dans sa bouche.

On combattrait une diarrhée trop violente et les douleurs abdominales par la codéine ou la morphine.

Les maux de tête et le délire seront calmés par la caféine et par le camphre monobromé.

Si enfin apparaissent les grands frissons ou le pus, on aurait recours à l'iodoforme, ou à l'arséniate de quinine, ou au salicylate d'ammoniaque.

La péritonite indique l'emploi de quelques sangsues que l'on appliquera aussi souvent qu'il sera nécessaire et en petite quantité, ou de glace dans une vessie en caoutchouc que l'on séparera de la peau par une flanelle, ou d'un vésicatoire. L'opium calme fort peu les douleurs abdominales et son action doit être aidée par les moyens précédents. La chaleur humide obtenue par les cataplasmes antiseptiques soulage quelquefois fort bien. Pour cela on imbibe d'épais replis de tarlatane d'une solution chaude d'acide borique; une fois placée sur l'abdomen, on la recouvre de taffetas gommé et d'ouate. La rétention d'urine qui accompagne souvent la péritonite sera combattue par l'ergotine, l'atropine et enfin le cathétérisme.

La chirurgie abdominale permet aujourd'hui une intervention de plus dans les cas de péritonite purulente : c'est la laparotomie avec lavage et drainage de la cavité péritonéale. Par une incision de 7 à 8 centimètres, dont 4 centimètres au-dessous de l'ombilic faite sur la ligne blanche, on arrive au péritoine que l'on ouvre sur une étendue de quelques centimètres, après avoir bien arrêté tout écoulement de sang. A l'aide d'une longue canule en caoutchouc adaptée à un système de pompe, on fait passer dans la cavité abdominale de l'eau bouillie jusqu'à ce qu'elle ressorte claire et on termine par une solution de microcidine qui servira de dernier lavage. Fermer la plaie avec du fil de soie en y laissant l'espace nécessaire pour le passage de deux gros drains qui plongent jusque dans le cul-de-sac de Douglas. Recouvrir la plaie d'un pansement aseptique.

Pendant les huit premiers jours, lavage quotidien de la cavité péritonéale avec une solution de microcidine; tous les deux jours seulement, dans la suite. Les drains, que l'on lave soigneusement à chaque pansement, pénètrent insensiblement de moins en moins et bientôt on peut les supprimer.

Grâce à cette opération, la mortalité dans la péritonite purulente n'est plus que de 13,3 p. 100.

Les suppurations autres (ligaments larges, fosse iliaque, articulations, etc.), produites par la septicémie puerpérale, seront traitées comme les collections purulentes de ces mêmes régions, produites par une autre cause.

On peut obtenir d'excellents résultats en faisant des injections sous-cutanées de sérum artificiel qui a la propriété de détruire les toxines microbiennes.

Le sérum de M. Hayem est ainsi composé :

Eau.	1 000 grammes.
Chlorure de sodium. . . . . :	5 —
Sulfate de soude . . . . : .	10 —

On fait en général deux injections sous cutanées de 40 grammes par jour.

H. ZILGIEN, *de Nancy*,
Professeur agrégé à la Faculté.

CHAPITRE XXXI

TÉTANOS

Définition et nature de la maladie. — Le tétanos est un empoisonnement spécifique produit par la pénétration d'un bacille pathogène, le *bacillus tetani*, ou de ses produits, dans les tissus de l'organisme.

J'ai démontré que cette forme particulière d'empoisonnement ne se produit jamais lorsque le bacille du tétanos pénètre dans les voies digestives ou dans les voies respiratoires; il se produit toujours lorsqu'il pénètre dans les solutions de continuité des tissus.

C'est à cause de cela que le tétanos est toujours une conséquence des blessures et qu'il ne se présente jamais spontanément ou comme le produit d'influences atmosphériques. — J'ai démontré que le tétanos rhumatismal n'existe point. Le tétanos est toujours traumatique, et la plupart du temps on le rencontre comme une complication des petites blessures produites par des intruments pointus aux extrémités inférieures ou aux mains.

Les études bactériologiques des dix dernières années ont jeté la plus vive lumière sur la nature du tétanos, maladie qui, jusqu'en 1884, était regardée comme une névrose des plus énigmatiques; et qu'aujourd'hui nous pouvons considérer, pour tout ce qui touche à son étiologie et sa pathogénie, comme une des mieux connues.

Symptomatologie. — Avant d'entrer dans l'étude de l'étiologie du tétanos, tâchons de faire connaître cette forme morbide en décrivant la symptomatologie qu'elle présente.

Le tableau le plus commun du tétanos se présente de la manière suivante.

Un individu, quelques jours après avoir reçu une blessure à un pied ou dans une autre partie du corps, commence par accuser une certaine raideur dans les muscles de la nuque, de la difficulté à ouvrir la bouche et une sorte de constriction au niveau des amygdales.

D'abord il n'attache aucune importance à ces sensations et il est bien loin de supposer qu'elles puissent avoir une relation avec la blessure précédente. Mais la raideur des muscles du cou devient toujours plus prononcée et la mâchoire inférieure, peu à peu, reste serrée contre la supérieure. Les lèvres et la langue ne sont pas en contracture, mais le patient ne peut pas ouvrir la bouche, aussi ne peut-il pas manger et parle-t-il avec peine.

Cet état peut durer de quelques heures à quelques jours; ensuite il se produit par intervalles des contractions toniques des muscles du tronc, contractions qui après s'étendent jusqu'aux extrémités, et de préférence aux extrémités inférieures.

Ces contractions générales se succèdent ensuite avec plus d'intensité et de fréquence; en même temps on remarque une tension spasmodique de tous les muscles inspirateurs, de sorte que l'individu subit à chaque accès une menace de suffocation.

La gravité, le cours, l'issue de la maladie proviennent de l'intensité et de la fréquence des accès.

Lorsque les accès sont peu fréquents ou ont peu d'intensité, la maladie marche plus lentement et laisse quelque espérance de guérison.

Lorsque les accès sont très intenses et qu'ils se succèdent avec plus de fréquence, la maladie marche rapidement et la terminaison est mauvaise.

Quelquefois la mort peut survenir un ou deux jours après le commencement des premiers symptômes, c'est-à-dire dès le premier obstacle à ouvrir la bouche.

Voilà les cas à cours très aigu, c'est-à-dire les cas les plus graves.

D'autres fois les accès se succèdent avec moins d'intensité que dans le cas précédent; mais cependant la mort peut arriver quelques jours après.

Quelquefois même les accès ne sont ni très intenses ni très fréquents, l'individu peut reposer pendant la nuit; dans ces cas la maladie se prolonge jusqu'à deux et même trois semaines. Après dix ou quinze jours environ de cet état, les accès se font toujours plus rares, jusqu'à ce qu'on remarque de quatre à cinq accès seulement dans les vingt-quatre heures, et ensuite encore moins; dans ces cas et de cette manière la maladie marche vers la guérison; de sorte que, après vingt à trente jours, on peut dire que l'individu est guéri.

Les premiers cas furent appelés *tétanos aigu;* les derniers, *tétanos chronique.*

Pour compléter la connaissance du tétanos par sa symptomatologie, nous devons ajouter quelques autres remarques.

L'état mental de l'individu n'est point troublé; au contraire, au commencement de la maladie, par les seules sensations qu'il éprouve il est bien loin de supposer à quel grave danger il est exposé. Parfois même il rit des premiers symptômes du trismus et de l'opisthotonos. Dans tous les cas, la lucidité de son esprit dure jusqu'à la fin.

Le malade ne peut pas manger et il a même quelque peine à déglutir et à causer. Il parle les dents serrées. Sur son visage on remarque un tiraillement permanent des angles de la bouche vers l'extérieur, de sorte que la physionomie prend l'aspect du *rire sardonique.*

La fonction respiratoire est profondément troublée durant les accès, de sorte que, à cause de la raideur des muscles respirateurs, la respiration reste suspendue, et le malade se sent suffoquer. Si l'accès dure longtemps le malade devient cyanosé; et c'est la répétition de ces accès qui porte la plus grande perturbation dans les fonctions de l'organisme et qui est une menace immédiate pour l'existence.

Le cœur bat avec plus de fréquence; la thermogénèse peut s'élever de quelques degrés, et quelquefois jusqu'à 42 degrés (Wunderlich). En réalité il ne s'agit pas d'un véritable état de fièvre, mais d'une plus grande production de calorique à cause de la plus grande activité et de la répétition des contractions musculaires.

En conséquence de cette élévation thermique on a quelquefois une abondante formation de sueur.

Si le tétanos marche avec moins de gravité, ces symptômes de température élevée et de sueur peuvent manquer complètement.

Les fonctions gastriques s'accomplissent sans altérations particulières. L'intestin, au contraire, est engourdi et l'on remarque ordinairement, dans le tétanos, une constipation presque invincible. La cause de celle-ci est surtout due à l'immobilité à laquelle sont condamnés les muscles abdominaux. Si l'on touche le ventre d'un tétanique et si l'on cherche à palper les viscères, on n'y réussit pas, parce que les muscles droits et obliques abdominaux sont tendus d'une manière permanente, même pendant la période de relâchement des autres muscles du corps.

En palpant les parois du ventre il semble qu'on touche une planche de bois. Cet état persiste jusqu'à la fin, même dans les cas de tétanos chronique.

L'excrétion de l'urine est elle-même entravée ; en réalité la sécrétion urinaire est aussi diminuée, surtout à cause de la difficulté de donner de la nourriture et des boissons à ces malades.

Quelquefois l'urine évacuée contient des traces d'albumine.

Les accès convulsifs tétaniques sont le plus souvent déterminés par les brusques impressions des agents extérieurs. Un bruit soudain, un choc au lit, une lumière vive, une tentative pour donner au malade de la nourriture ou des médicaments déterminent ordinairement l'accès.

Le malade est saisi comme d'une secousse imprévue, la tête est portée en arrière, les angles de la bouche sont tiraillés en dehors, le tronc s'engourdit, la respiration est suspendue, l'épine dorsale se courbe en arrière, les membres restent tendus et engourdis, à peu près comme dans l'état de raideur cadavérique.

Ces accès durent ordinairement quelques secondes ; ensuite, par degrés, les muscles se relâchent.

Il peut survenir plusieurs de ces accès en moins d'une heure ; ou bien seulement quelques-uns dans les vingt-quatre heures. C'est de cela que dépendent le cours et même les probabilités de guérison ou de mort du malade.

La succession de nombreux accès, qui empêchent chez le malade le repos et l'alimentation, l'épuisent, de sorte qu'après quelques jours il se trouve dans un profond état de prostration, et la mort peut arriver pendant un accès, par suffocation.

Etiologie. — Aucune discussion ne peut mieux expliquer les symptômes, le cours et les terminaisons du tétanos que la connaissance de son étiologie et de sa pathogénie.

Je passerai brièvement sur l'histoire de cette découverte, qui est un vrai triomphe pour la bactériologie.

Les premiers qui ont démontré que les produits de sécrétion des blessures ou plaies des tétaniques pouvaient reproduire le tétanos chez les animaux, furent les docteurs Carle et Rattone, de Turin, en 1884.

Ces expériences démontraient que le tétanos est une maladie inoculable, et par conséquent virulente.

Ce fut Nicolaïer, en 1884, qui démontra quel était ce virus, en inoculant de la terre de jardin sous la peau à des cobayes et à des lapins.

Il produisit chez beaucoup d'animaux le tétanos; en cultivant les matières recueillies dans le foyer d'inoculation, il y démontra l'existence d'un bacille particulier, en forme de soie, qui se sporifie à une extrémité avec une spore ronde, réfringente, d'un diamètre supérieur à celui du bacille, de sorte que le bacille sporigène prend l'aspect caractéristique d'une épingle ou d'une baguette de tambour.

Cette découverte de Nicolaïer fut bientôt confirmée par les recherches de Rosenbach, de Beumer, de Hochsinger, de Bonome, de Nocard, de Ohlmuller, de Bonardi, de Dal l'Acqua et Parietti, de Chantemesse et Widal, de Tizzoni et Cattani, de Babès et Puscarin, de Bossano, de Sanchez Toledo et Veillon et de beaucoup d'autres, et elle obtint une sanction absolue lorsque M. Kitasato (1889) réussit à obtenir la culture pure de ce microorganisme.

Les recherches expérimentales qui réussissent si bien sur les rats, les cobayes et les lapins mirent au jour avec la logique la plus convaincante, que le bacille de Nicolaïer est la seule et véritable cause du tétanos; que cette maladie peut se reproduire expérimentalement chez les animaux par les cultures *pures* dérivées des bacilles du tétanos tirés des plaies humaines.

Il n'y a donc plus de doute : le tétanos est une maladie due à l'action du bacille spécifique de Nicolaïer.

Pathogénie. — Mais ce bacille spécifique, comment agit-il? Les recherches de quelques auteurs, parmi lesquels Hochsinger, Shakspeare, etc., visaient à démontrer que ce microorganisme se répand dans l'organisme envahi et pénètre dans le torrent sanguin; au contraire les expériences de Beumer, Parietti et les miennes prouvèrent d'une manière sûre que le virus tétanogène ne pénètre pas dans le sang.

J'ai démontré, par une expérience qui ne permet pas le doute, que l'accès tétanique a lieu indépendamment de la pénétration du bacille dans le sang. Pour cela j'ai fait construire un petit vase de porcelaine poreuse de la capacité d'un demi-centimètre cube, et je l'ai rempli de culture de virus tétanogène impure. Ce très petit flacon fut fermé hermétiquement avec un bouchon de caoutchouc, de sorte qu'il ne pût absolument rien sortir du vase excepté le liquide qui filtrait par exosmose au travers des parois de porcelaine poreuse.

Cet appareil fut placé sous la peau d'un lapin, dans une ample poche dorsale. La blessure de l'animal guérit par première intention. Douze jours après, le lapin commença à replier le tronc du même côté, où avait été mis le tuyau. Le cinquième jour après le début du tétanos, ce lapin mourut avec tous les symptômes du pleuros-thotonos.

Nous savons que chez les animaux les premiers symptômes téta-niques, et les plus intenses, portent toujours sur les groupes de muscles voisins du point où l'on fit l'inoculation du virus. Chez l'homme, au contraire, l'affection n'a pas la tendance à se localiser dans le membre blessé, pas même au début, mais elle tend aussitôt à se généraliser.

Cette différence de marche du tétanos chez l'homme et chez les animaux d'essai (rats, cobayes, lapins), ne constitue aucune diffé-rence dans la nature des deux formes morbides.

L'expérience que je viens de décrire fut répétée chez d'autres lapins, toujours avec le même résultat, m'étant toujours assuré qu'autour du tuyau de grès il n'était sorti aucun bacille, mais seulement la partie filtrable liquide et vénéneuse de la culture même.

Cette expérience confirme encore davantage la théorie de Rosen-bach, qui est désormais acceptée généralement. Le bacille du tétanos demeure localisé à la place où il a été inoculé; il sécrète une subs-tance vénéneuse, qui, absorbée par les vaisseaux sanguins, va surtout empoisonner les centres nerveux, la moelle épinière et le cerveau, de manière à stimuler les centres moteurs et à produire les contrac-tions ou les paroxysmes tétaniques.

Ce n'est pas ici le cas de disputer sur la nature de la tétanotoxine : s'il s'agit d'un alcaloïde ou d'une albumine toxique, ou bien d'une diastase, comme le croient Vaillard et Vincent. Il nous suffit de savoir que c'est une substance douée d'une très grande puissance véné-neuse, qui a une action élective sur les centres nerveux moteurs.

Le tétanos est donc une maladie où l'infection reste localisée; et tous ses symptômes sont dus à l'empoisonnement qui en résulte.

Ces notions ont quelque importance pour ce qui a égard au traite-ment et à la prophylaxie.

Le virus inoculé ne produit pas tout de suite ses effets. Il lui faut une période d'incubation, pendant laquelle les spores se transforment en bacilles, et ceux-ci se multiplient et sécrètent la toxine spécifique; celle-ci est portée en cercle et elle a tendance à s'accumuler dans les centres nerveux où, lorsqu'elle atteint une certaine intensité, se produisent les phénomènes des contractions tétaniques.

Théorie fécale du tétanos. — J'ai démontré que le virus tétanique peut être absorbé par les animaux, même en très grande quantité, et ne leur être point nuisible.

J'ai aussi démontré le premier que les matières fécales des cobayes, des lapins, des chiens, des poulets, etc., sont souvent tétanigènes, sans que l'on ait donné artificiellement à ces animaux du virus tétanique dans les aliments.

Ces animaux absorbent naturellement le virus tétanique en ramassant leur nourriture sur le terrain des étables, des champs, des routes, terrain que les expériences de Nicolaïer, de Beumer, de Bossano, de Babès, de Frattini, de Manfred, et de cent autres démontrèrent contenir fréquemment des germes du tétanos.

Sanchez Toledo et Veillon démontrèrent même que les matières fécales des grands herbivores domestiques peuvent être spontanément tétanigènes.

En faisant des recherches expérimentales dans l'intention de voir si le virus tétanique trouve une culture facile dans les matières fécales dans le corps des animaux, j'ai pu me persuader que si à un animal, qui a des matières fécales non tétanigènes, on donne avec les aliments une petite quantité de virus tétanigène, ses matières fécales acquièrent la virulence tétanigène et la gardent pendant plusieurs jours.

Aussi est-il naturel de penser que ce sont justement les animaux, qui, avec leurs matières fécales, souvent tétanigènes, répandent le virus tétanique à la surface du sol, surtout des chemins, des places, des écuries, des champs engraissés, des jardins, etc.

Par cette théorie qui est fondée sur les faits expérimentaux et sur l'observation, nous nous expliquons très bien d'où peut venir l'infection dans tous les cas de tétanos, et comment peut être juste la théorie de Verneuil, c'est-à-dire qu'un animal peut donner le tétanos même s'il n'est pas tétanique.

Mais on voit aussi que la théorie *équine* de Verneuil, qui a tant contribué par ses vives discussions à rappeler l'attention des étudiants sur l'étiologie du tétanos, devait être insuffisante à expliquer tant de cas de tétanos qui n'avaient aucune relation avec le cheval.

Outre cela, la théorie fécale complète et rend plus rationnelle la théorie tellurique elle-même; car il ne suffit pas de savoir qu'à la surface du sol habité il y a des spores du virus tétanique, mais on explique par là comment et pourquoi la virulence du sol est entretenue, comment et pourquoi elle est plus grande dans certains endroits que dans d'autres.

En outre les spores du tétanos étant, comme beaucoup d'autres microorganismes, très résistantes à l'action de la dessiccation, de la lumière, de la température, etc., s'enlèvent facilement avec la poussière que le vent ou quelque autre cause que ce soit enlève dans les airs.

Schwarz et Bombicci ont démontré que les spores du tétanos se conservent longtemps soit dans l'eau, soit dans les poussières atmosphériques.

Ces poussières terreuses sont déposées et adhèrent facilement sur les objets et sur les parties découvertes du corps humain, et surtout sur celles qui sont le plus près du sol.

Il n'y a rien de plus clair, pour comprendre comment les blessures des parties découvertes, et surtout celles des jambes et des pieds, peuvent être exposées à l'infection tétanique.

Des différentes formes de tétanos. — Le virus tétanique est constitué par un bacille *anaérobie absolu*. Cela explique pourquoi les blessures de pointe, préférablement aux autres, sont celles qui donnent origine au tétanos. Dans la profondeur de ces blessures se trouvent réunies en effet les conditions pour les cultures anaérobies.

Les blessures de pointe sont aussi celles où reste facilement saisi un corps étranger, épines, petits morceaux de bois, débris de verre, terre, ou autres choses auxquelles adhèrent facilement les spores des microorganismes du sol.

Les blessures de pointe aux pieds sont sans comparaison les causes les plus communes de l'infection tétanique. Si le corps étranger était infecté de virus tétanigène et s'il est resté dans la blessure, il n'y a aucun doute que le tétanos va surgir. Cependant il m'est arrivé d'observer un petit enfant qui mourut de tétanos, après s'être blessé au pied avec un clou qui était exempt de virus tétanique, parce que, étant ensuite inoculé chez un lapin, il y demeura comme un corps étranger indifférent. Mais alors le corps piquant, s'il n'inocule pas lui-même le *virus*, enlève la couche d'épiderme protectrice, et ouvre une voie par laquelle il peut se frayer un chemin, surtout lorsque l'individu marche pieds nus.

Même des lésions relativement superficielles aux pieds et aux mains, pourvu que les parties restent facilement en contact avec la poussière du sol, peuvent s'imprégner de virus tétanigène ; mais ordinairement, dans ces cas, le tétanos a une marche plus modérée.

L'intoxication d'une plaie ou d'une blessure peut être faite aussi par les instruments chirurgicaux, par les pansements, par les mains mêmes du malade ou des infirmiers.

A cette catégorie appartiennent presque tous les cas de tétanos qui apparaissaient autrefois dans les hôpitaux.

Il est fort naturel qu'une pince ou une sonde, si elles ne sont pas désinfectées, puissent inoculer le virus tétanique d'un malade à un autre. Aussi eus-je l'occasion de voir deux cas de tétanos avec une issue mortelle, à la suite d'injections hypodermiques avec la seringue de Pravaz. Une dame qui travaillait à transplanter des fleurs dans son jardin et qui était morphinomane, se fit d'elle-même ces jours-là des piqûres de morphine. Elle doit avoir employé la seringue, les mains souillées de terre, parce qu'elle fut prise de tétanos mortel. J'ai pris de la terre des différents pots à fleurs cultivés par cette dame et je l'ai inoculée à plusieurs souris qui moururent de tétanos.

Le mode d'infection de la plaie ombilicale des nouveau-nés n'est pas différent. Dans les maisons des paysans, et même dans les hospices des enfants trouvés, s'ils sont mal dirigés, il peut se faire que pour traiter la plaie ombilicale on emploie des linges souillés de terreau ou de poussière. Désormais il est prouvé par de très nombreuses expériences, que dans le terreau qui est sur le pavé des habitations, dans les balayures des chambres, on trouve presque constamment le virus tétanique. Rien n'est plus facile pour les personnes qui n'en connaissent pas le danger que de ramasser à terre un linge tombé et sans aucun souci s'en servir pour panser une blessure.

Les mains sales des gens employés au traitement de certaines personnes, peuvent transporter accidentellement les spores du virus tétanigène. J'opine que le tétanos puerpéral a le plus souvent cette origine. Les sages-femmes de campagne se lavent rarement les mains avant d'assister aux accouchements; et dans la concavité qui se trouve sous le bord de leurs ongles se nichent des millions de germes, parmi lesquels il y en a de pathogènes.

Un médecin de campagne, m'annonçant qu'une paysanne était morte de *tétanos puerpéral*, m'envoya la terre du plancher de la chambre et des toiles d'araignée de la même habitation où la femme était morte. J'ai inoculé la terre et les toiles d'araignée sous la peau de quelques rats, et ceux qui avaient été inoculés avec les toiles d'araignées moururent de tétanos. Mais je ne pouvais pas supposer que des toiles d'araignée eussent pu s'introduire dans les organes génitaux de cette femme. Aussi j'écrivis au médecin pour qu'il fît couper le bord des ongles des mains de la sage-femme et du mari de la morte et qu'il me les envoyât. Ayant inoculé ces ongles à deux rats, celui inoculé avec les ongles de la sage-femme mourut de pyohémie, celui inoculé avec les ongles du mari mourut de tétanos. Le mari avait été chargé par la sage-femme d'exécuter la médication ordonnée à sa femme. Mais, avec ces ongles, quelle ino culation!

Les toiles d'araignées, que le peuple emploie souvent pour obtenir l'hémostase, peuvent être aussi des véhicules d'infection. — Belfonti et Pescarolo, Tamassia et Frattini, et moi-même, nous avons constaté que souvent les toiles d'araignée, surtout celles ramassées dans les écuries, contiennent du virus tétanique.

Tamassia et Frattini ont eu l'occasion de faire de cette notion une très belle application médico-légale. Un individu avait été blessé à la tête d'un coup de bâton. Les parents du blessé, pour arrêter le sang, mirent sur la blessure des toiles d'araignée. Quelques jours après, le tétanos apparaît et l'individu meurt. On a pu démontrer, grâce à ces progrès de la science, que l'agresseur n'était pas directement coupable de cette mort. C'est ainsi que les études sur le tétanos ont sauvé un innocent des galères!

Lorsque la blessure, qui forme la voie d'inoculation du virus tétanique, est à la tête et surtout au visage, la symptomatologie est un peu modifiée. Dans ces cas, le spasme tétanique se localise de préférence aux muscles du visage et à ceux du pharynx. L'individu à chaque paroxysme est saisi par une sorte d'atrésie à la gorge, avec menace de suffocation. Ces accès sont réveillés surtout par les tentatives de déglutition. C'est à cause de cela que l'on entrevit une certaine ressemblance entre cette forme de tétanos et l'hydrophobie, de sorte qu'il fut appelé *tétanos de la tête* (Kopftetanus) ou *tétanos hydrophobique* (Rose).

L'année passée j'ai observé un cas singulier. Un voiturier en claquant du fouet se blessa avec le bout de celui-ci près de l'angle de la bouche. La blessure était petite et superficielle; cependant il se déclara un tétanos hydrophobique qui en peu de jours conduisit cet individu à la tombe.

Nous devrions parler aussi d'une autre forme de tétanos dont parlent tous les auteurs, le *tétanos rhumatismal*. Après avoir observé beaucoup de cas de tétanos, même de ceux à cours bénin et guérissables, qui ordinairement sont jugés comme cas de tétanos rhumatismal ou spontané, ma conviction est que *le tétanos rhumatismal n'existe pas*. Tous les cas de tétanos spontané ou rhumatismal ne sont que des erreurs d'appréciation; le tétanos est toujours traumatique. Voici quelle est la genèse de cette erreur.

Pour mieux m'expliquer je vais décrire le cours habituel d'un tétanos qu'on appelle rhumatismal.

Le paysan B. C... s'aperçut peu à peu qu'il ne pouvait plus ouvrir librement la bouche et qu'il était saisi d'une raideur anormale du cou; mais il ne donna aucune importance à ces ennuis, jusqu'à ce que, quelques jours après comme ils augmentaient d'intensité, il appela le médecin qui d'abord demeura incertain sur la diagnose; au bout de deux jours il l'envoya à l'hôpital de Pavie avec le diagnostic de tétanos spontané (?). A l'hôpital il fut placé dans une salle de médecine et diagnostiqué aussi tétanos rhumatismal. On put s'assurer que, les semaines précédentes, lorsque le mal avait surgi, l'individu avait été plusieurs jours les pieds dans l'eau pour la semaille du riz. L'épithète de rhumatismal semblait donc tout à fait justifiée. Ce tétanos eut une marche peu aiguë. Il est vrai qu'il avait le rire sardonique, la mâchoire inférieure presque immobile, les parois abdominales raides, des accès répétés de contractions tétaniques; mais tout le tableau laissait à espérer une issue non léthale. Je vis le malade quatre jours après son entrée à l'hôpital, douze jours après le commencement de sa maladie, c'est-à-dire après le premier jour où il s'aperçut qu'il ne pouvait pas ouvrir librement la bouche. Je lui posai aussitôt des questions pour savoir s'il s'était accidentellement blessé. Il m'assura plusieurs fois qu'il ne s'était nullement blessé dans ces derniers temps. Alors je demandai à examiner les pieds, et, en examinant avec soin, je vis une petite croûte au talon gauche. Je détachai cette croûte et il en sortit une petite goutte de *pus*. Après d'insistantes questions, j'ai pu apprendre que cette petite blessure avait été produite par un pivot de maïs qui se trouvait dans le champ où le paysan avait travaillé et contre lequel il avait accidentellement heurté son pied nu. Ayant recueilli cette petite goutte de *pus* avec un peu de coton, on la porta dans le laboratoire, et telle qu'elle était, elle fut inoculée sous la peau d'un petit rat, qui mourut trois jours après de tétanos. En cherchant depuis quand était survenue la petite blessure du pied à laquelle le patient n'avait donné aucune importance, il en résulta qu'elle avait été produite environ quinze jours avant que surgissent les premiers symptômes du trismus. Lorsque je dis au malade que sa maladie actuelle dépendait de cette petite blessure, il se montra incrédule; non moins douteux était le médecin en chef qui le traitait; mais celui-ci comprit cependant son erreur aussitôt qu'il vit le résultat de l'expérience sur le rat.

Après ce cas, j'eus l'occasion d'en rencontrer plusieurs autres semblables, où un tétanos à marche bénigne ne pouvait avoir d'autre cause que de très petites blessures négligées des pieds ou des mains; petites blessures faites douze à vingt jours avant que le malade ait recours aux soins du médecin, et à cause de cela, le plus souvent en voie de guérison ou déjà cicatrisées.

Le virus tétanique, en effet, ne produit localement ni suppuration, ni douleur, ni rougeur. La suppuration, si elle a lieu, est due à d'autres microorganismes qui l'accompagnent. Les blessures tétanigènes, surtout les petites et chez les personnes grossières ou peu sensibles, passent presque inaperçues. Parfois, lorsque le tétanos surgit, elles sont même complètement cicatrisées, lorsqu'elles ne contenaient pas de corps étranger.

Si le médecin ou le chirurgien n'y donnent pas toute leur attention, elles leur échappent facilement et alors on dit que le tétanos est *spontané*, ou bien aussi *rhumatismal*, abusant encore une fois de cette épithète qui se prêtait si souvent à couvrir nos connaissances trop insuffisantes en étiologie.

Je me suis demandé s'il pouvait cependant y avoir un *tétanos spontané*, qui serait dû à la pénétration des spores du tétanos dans notre arbre respiratoire. Par des expériences exécutées sur les animaux en faisant pénétrer d'abondantes spores tétanogènes au moyen de l'air inspiré dans l'arbre bronchial, et en plongeant ensuite ces animaux dans l'eau, j'ai pu me convaincre que par cette voie le tétanos ne surgit jamais, pas même en injectant une culture tétanogène dans la lumière de la trachée.

D'ailleurs, j'avais déjà démontré que le virus tétanogène est tout à fait inoffensif dans les voies digestives. Il n'y a donc qu'une seule voie de pénétration, *la solution de continuité des tissus*. Aussi, je conclus et je soutiens que le tétanos rhumatismal ou spontané *n'existe pas*.

En cherchant bien, on trouve toujours une blessure d'entrée, quelque petite qu'elle soit. Cette blessure peut dater même de trois semaines avant le commencement des premiers symptômes du trismus.

Ordinairement, cette forme de tétanos se comporte d'une manière plus lente et plus bénigne, grâce certainement au peu de substance inoculée et à la petitesse de la blessure qui en forme la porte d'entrée.

Circonstances concomitantes. — Avec peu de différence de fréquence, le tétanos peut atteindre l'homme et la femme, les nouveau-nés, les adultes, et les vieillards. Toutes les circonstances qui favorisent les blessures des membres inférieurs prédisposent au tétanos. Aussi la fréquence bien connue du tétanos parmi les peuples méridionaux dérive-t-elle de leur plus grande habitude de marcher pieds nus. Et c'est aussi à cause de cela qu'il semble qu'on ait quelques cas de plus au printemps qu'en hiver, et parmi les personnes qui soignent les chevaux, parce que c'est surtout de ces animaux qu'on reçoit des blessures.

En temps de guerre, on a remarqué quelquefois de petites épidémies de tétanos parmi les blessés. Cela suffit pour prouver que la bataille a été livrée sur des champs engraissés ou sur un terrain riche en débris de matières fécales d'animaux, et que les blessures avaient été souillées de terre ou de matières fécales.

Les blessés, dans les tremblements de terre de Ligurie (7 février 1887), recueillis dans l'église du village de *Baiardo*, écroulée pendant que la population assistait à la messe, présentèrent beaucoup de cas de tétanos étudiés avec beaucoup de pénétration d'esprit par Bonome. Certainement ces blessures avaient été inoculées avec le terreau du plancher de cette église, car on sait bien que sur les planchers abondent ces germes.

Quant à la prédisposition individuelle, je crois qu'elle a bien peu d'influence. Si nous devons en juger par analogie par tout ce qui arrive avec certains animaux, je serais tenté de croire que toutes les personnes présentent une égale ou peu différente prédisposition pour le tétanos, une fois qu'elles sont inoculées. Je croirais même que le tétanos n'est pas une de ces maladies qui donnent l'immunité. Et cela est si vrai que Verneuil cite le cas d'un individu qui eut deux fois le tétanos. Et moi-même, j'ai vu deux fois des animaux d'essai, guéris du tétanos, mourir après une nouvelle inoculation.

Pronostic et terminaisons. — D'après ce qu'on a dit ci-dessus, nous pouvons formuler un pronostic en le basant sur les critériums suivants :

1° Région blessée et existence d'un corps étranger ou d'autres conditions d'infection dans la blessure ;

2° Traitement subi par la blessure pendant la période d'incubation ;

3° Durée de la période d'incubation ; rapidité de développement des symptômes tétaniques et gravité des accès.

Les blessures des extrémités inférieures, surtout des pieds, sont celles qui, le plus facilement, causent l'apparition du tétanos ; après il y a celle des parties découvertes du corps.

C'est surtout sur des pieds habituellement nus ou peu propres qu'il est facile de voir le virus tétanique adhérer à la peau et la blessure n'être autre chose qu'une occasion pour l'inoculer profondément. Cela survient quelquefois malheureusement à la suite de blessures causées par la coupure de cors aux pieds.

Souvent ces blessures faites avec des épines, éclats de bois, petits morceaux de verre, clous 'ou autres choses, contiennent le corps étranger profondément niché, ou bien elles sont souillées de terre ou ou de matières fécales.

J'ai plusieurs fois retiré des corps étrangers des blessures d'individus atteints de tétanos. Ceux-ci, placés sous la peau des lapins ou des cochons d'Inde, reproduisirent chez ces animaux le tétanos.

Si le corps étranger est retiré tout de suite après la blessure, on a certainement enlevé une cause de danger ; mais il n'est que trop vrai que le malade ne recourt pas toujours au chirurgien.

Lorsque, dans une blessure, on rencontre les circonstances ci-dessus, nous devons craindre l'apparition du tétanos après une période d'incubation qui, d'après mes observations, peut varier chez l'homme de cinq à dix-huit jours et peut-être davantage.

On peut compter pour acceptée cette indication prophylactique : la gravité du tétanos qui va surgir est en raison contraire de la durée de la période d'incubation. Lorsqu'elle dure moins de sept jours, le danger est très grand ; ordinairement il s'ensuit un tétanos à marche très aiguë, de deux ou trois jours, et mortel. Lorsque la période d'incubation dure de huit à quatorze jours, on aura un tétanos grave, mais non pas sans probabilité de guérison. Si la période d'incubation a dépassé quatorze jours, le tétanos prendra facilement un cours lent, qui dure de trois à quatre semaines, et l'on pourra avoir beaucoup de probabilités de guérison.

Cette plus grande ou plus petite rapidité d'évolution, et par conséquent de gravité, se remarque aussi dans la marche des symptômes. Lorsque le mal, dès les premières vingt-quatre heures, a acquis une certaine gravité, le pronostic doit être très réservé. Au contraire, dans les cas légers, même après avoir été pris de trismus et d'opisthotonos, l'individu peut quelquefois vaquer à ses affaires pendant quelques jours.

Quant au trismus des nouveau-nés et au tétanos puerpéral, l'issue est toujours fatale. Dans le tétanos qui surgit à la suite de fractures compliquées, le pronostic est aussi très réservé.

En additionnant plusieurs milliers de cas de tétanos rapportés par les statistiques et par les auteurs, il résulterait que sur cent cas de tétanos traumatique et rhumatismal ensemble (pour me servir de l'expression des auteurs), les terminaisons seraient dans cette proportion : 44 morts; 56 guéris. Ces moyennes résultent des statistiques des hôpitaux d'Italie sur 537 cas de tétanos traités dans les années 1883-85.

Diagnostic. — Si l'on fait attention à la lésion qui a précédé, à la période d'incubation parcourue, au trismus non associé à d'autres causes inflammatoires ou traumatiques locales, à son association avec les premiers symptômes de l'opistothonos, à l'état du ventre, le médecin doit soupçonner tout de suite le tétanos. Il ne se laissera pas tromper par les symptômes de l'acétonémie, de l'urémie, de l'éclampsie, qui ont pu quelquefois simuler des symptômes tétaniques. Stromeyer a appelé l'attention sur une erreur possible de diagnostic avec la rigidité de la mâchoire qu'on remarque parfois à la sortie des dernières dents molaires. Il suffit d'en rappeler la possibilité pour éviter facilement ces erreurs.

Il a été préconisé d'examiner le pus des plaies au microscope, pour découvrir s'il contenait le bacille de Nicolaïer. Mon expérience me porte à conclure que cette recherche ne donne presque jamais des conclusions sûres; le bacille du tétanos dans le pus n'existe presque jamais sous la forme caractéristique de bacille sporigène, seule condition dans laquelle il peut être distingué morphologiquement. Pour cela, dans les cas négatifs, on ne doit pas conclure pour la non-existence.

Il vaudrait mieux inoculer le pus à une souris blanche chez qui la période d'incubation est de un à deux jours. Le tétanos local qui se manifeste aussitôt est la plus sûre démonstration de l'existence du virus tétanique dans la plaie.

Anatomie pathologique. — A l'exception de quelque hyperhémie des méninges cérébrales et spinales, due aux efforts des convulsions tétaniques, on ne trouve rien autre chose dans le cadavre. La seule partie intéressante à être observée peut être l'endroit de la blessure. Pour prouver que la maladie était réellement le tétanos, si jamais il restait quelque doute, on pourrait inoculer une partie du contenu de la blessure, *pus* ou corps étranger, dans une poche cutanée d'un rat. Après deux ou trois jours, vous auriez la réponse.

Il y a deux ans, j'ai ouvert le cadavre d'une femme morte de tétanos. Je ne trouvai que l'état hyperhémique habituel du cerveau et de la moelle. Pour chercher s'il y avait des foyers de bacille téta-nigène dans les centres nerveux, j'ai enlevé des pièces différentes du cerveau et de la moelle avec des instruments stérilisés, et je les ai immédiatement semés sur le fond d'éprouvettes d'agar en haute couche, c'est-à-dire en conditions anaérobiques.

J'ai donc semé : des pièces de la queue de cheval, de la moelle des régions lombaire, dorsale et cervicale ; du corps olivaire, du pédon-cule cérébelleux, du quatrième ventricule et une partie du plancher du quatrième ventricule, des corps striés, de la toile choroïdienne, des éminences quadrigémines, de la paroi du troisième ventricule, du thalame optique droit, du corps restiforme, de la pie-mère et du nerf sciatique du même côté de la blessure du pied. Tous ces ense-mencements restèrent stériles, à l'exception de quatre qui présen-tèrent un développement de protéus et de micrococoques, dus à l'état cadavérique ; mais en aucune culture ne se développa un bacille du tétanos.

Aussi le bacille tétanigène, quand même le tétanos serait mortel, ne se transplante ni ne se développe dans les centres nerveux, ce qu'on aurait pu supposer *a priori* ; mais les recherches directes ont parfaitement démontré le contraire, ainsi qu'il résulte des expé-riences très exactes de Nocard sur le tétanos des animaux.

Prophylaxie. — La prophylaxie doit consister dans l'adoption, dans le traitement des blessures, de toutes les précautions chirurgi-cales qui préviennent et empêchent le développement des accès tétaniques.

Et comme ces accès commencent par le trismus et par l'opistho-tonos, et sont dus à l'accumulation dans les centres nerveux du poison sécrété par le bacille du tétanos, la prophylaxie doit surtout consister dans l'éloignement du foyer de culture du virus même, *avant* qu'il se soit sécrété et absorbé autant de tétanotoxine qu'il est nécessaire pour amener le trismus.

Ainsi plus tôt éloigne-t-on le foyer tétanigène, plus grande est l'espérance d'empêcher les accès. Heureusement, à la suite des expé-riences que j'ai exécutées sur les animaux, je me suis convaincu, que même quelques jours après la blessure, on pourra arriver à temps, tant que les premiers symptômes nerveux ne se sont pas présentés.

C'est pour cela que la prophylaxie doit consister dans l'éloigne-ment le plus tôt possible de toute trace de corps étrangers des blessures souillées par des substances qui peuvent contenir le virus tétanigène. Enfin, elle doit consister en une désinfection efficace et radicale de la blessure.

Pour cela, débridement de la blessure, extraction des corps étrangers (terre, épines, petits morceaux de bois ou de verre, etc.), raclage des parois de la partie blessée, lavage avec une solution de sublimé corrosif à 2 p. 1000, pansement de la blessure avec iodoforme.

L'usage des [solutions phéniquées, boriquées, salicylées ou bien de solutions de sulfo-phénate de zinc, de créoline ou d'autres, comme moyens désinfectants, ne donnent aucune garantie, à cause de la grande résistance des spores tétanigènes aux désinfectants communs.

L'emploi de l'iodoforme est intéressant, parce que mes expériences m'ont prouvé que l'iodoforme arrête le développement du bacille du tétanos, dans les cultures impures avec le clostridium fœtidum qui l'accompagne toujours en nature, et qui neutralise la virulence des substances tétanigènes inoculées avec le même remède. L'iodoforme, réduit par les bactéries anaérobies, se décompose et donne de l'*iode naissant* qui tue les bacilles et les spores du tétanos.

Lorsque la blessure de pointe est sinueuse ou profonde, et qu'il n'est pas possible de mettre à nu pour racler toute la surface, il faudrait, outre le lavage le plus parfait avec du sublimé au 2 p. 1000, remplir ses sinuosités avec de l'iodoforme et traiter par seconde intention, afin que le bacille du tétanos se développe moins facilement, puisqu'il est anaérobie. Le tétanos, dans les petites blessures de pointe, se développe ordinairement lorsqu'elles se cicatrisent, c'est-à-dire lorsque se produisent localement les conditions parfaitement anaérobies.

L'emploi de l'iodoforme est justifié aussi par l'observation, que dans les cliniques ou salles d'hôpitaux, où l'iodoforme est d'usage ordinaire dans le traitement des blessures ou des plaies, on n'a jamais de cas de tétanos.

Pour prévenir la diffusion du tétanos dans les salles des hôpitaux, il est aussi nécessaire de désinfecter toujours bien les instruments, et surtout de passer au feu les instruments et les objets de pansements qui ont servi pour les tétaniques.

Pour le pansement de la plaie ombilicale des nouveau-nés, il faut faire usage de gaze et de coton stérilisés, recommandant aux sages-femmes de se couper très bien les ongles avant tout et de se laver les mains comme il est prescrit par le règlement sur le service obstétrical.

La même propreté préliminaire devra naturellement être exigée pour l'assistance à l'accouchement et le traitement des femmes en couches. Tout instrument, tout moyen de tamponnement employé dans l'assistance des accouchements ne doit être employé qu'en conditions aseptiques. On doit avoir soin de ne pas poser partout ces objets avant de s'en servir. Il y a eu des cas de tétanos dus au fait d'avoir appuyé à terre un instrument d'obstétrique avant son application. Malheureusement, dans les maisons tristes et dépourvues des paysans, il est quelquefois difficile de trouver un petit espace propre.

On doit abandonner, comme absolument dangereuse, l'habitude populaire d'obtenir l'hémostase dans les petites blessures saignantes au moyen des toiles d'araignée.

Même dans le domaine vétérinaire, le tétanos, qui est si fréquent chez les poulains châtrés, peut devenir très rare si l'on a la prudence de désinfecter la peau avant d'opérer, et de se servir seulement d'instruments stérilisés.

Toute blessure des pieds, des mains, des jambes, surtout si elle est due à une pointe et si elle renferme un corps étranger, ou si elle a été en contact avec le sol, doit être considérée comme une blessure suspecte à l'égard d'une apparition possible du tétanos ; aussi, doit-elle être traitée avec les précautions ci-dessus.

Dans certains cas de fractures graves et compliquées, si une désinfection sûre est presque impossible et qu'il y ait un grave soupçon que la blessure puisse avoir été en contact avec un terrain et par conséquent qu'elle en soit souillée, on devra poser la question s'il ne vaut pas mieux amputer en temps opportun le membre, plutôt que d'exposer le malade à l'apparition du tétanos. L'amputation tardive, lorsque les symptômes des formes convulsives sont déjà commencés, serait très probablement inutile.

Le tétanos, lorsque le chirurgien a traité le blessé durant la période d'incubation et qu'il n'a pas fait les désinfections nécessaires des blessures, peut être imputé à la négligence de celui-ci.

Mais il n'est que trop vrai que le plus souvent celui qui néglige de désinfecter ou de protéger une blessure afin qu'elle ne s'infecte pas est le patient lui-même qui ne croit pas ces petites blessures dignes de médications spéciales ; et il ne recourt au médecin qu'après que le trismus s'est bien déclaré. Alors, il n'est plus possible de songer à la prophylaxie ; il faudra recourir aux moyens thérapeutiques. Le fait suivant prouve bien l'efficacité de la prophylaxie.

Une petite fille s'était planté un éclat de bois sous un ongle. L'éclat fut immédiatement retiré et mis sous la peau d'un lapin. La blessure de la petite fille fut traitée de la manière que nous avons indiquée ci-dessus. L'animal, après trois jours, eut le tétanos et en mourut; la petite fille guérit sans qu'on eût pris pour elle d'autres mesures prophylactiques. S'il y avait eu doute d'une désinfection incomplète on aurait pu la compléter; et, dans des circonstances plus graves, recourir à l'amputation du doigt.

D'autres mesures prophylactiques sont celles qui ont pour but d'entretenir la propreté des planchers des maisons et des pavés des rues et des places, outre la désinfection du pavé des écuries. Sur les planchers luisants de marbre ou de ciment ou de bois, il est moins facile de rencontrer le virus tétanigène. A Rome, dans une écurie où beaucoup de chevaux avaient contracté le tétanos et en étaient morts, le professeur Canalis fit exécuter la désinfection avec une forte solution de sublimé corrosif (5 p. 1,000) et l'endémie de tétanos cessa, suivant le Dr Valentini, vétérinaire.

Traitement. — Lorsqu'on n'a pas fait de prophylaxie à la suite d'une blessure souillée de virus tétanigène, ou bien lorsque la même prophylaxie a été incomplète, alors du cinquième au quinzième jour apparaît ordinairement le tétanos. Dès qu'on a fait le diagnostic, on doit recourir au traitement qui a pour objet :

1° De mettre le patient en état de n'être pas troublé ni par des bruits ni par des chocs, de le mettre pour cela dans une chambre isolée, semi-obscure, silencieuse, avec l'assistance d'une personne qui lui évite toute brusque impression ;

2° Enlever de la blessure tout corps étranger et toute matière souillante, et cela pour empêcher l'absorption ultérieure du virus. A cet effet, débrider, laver, racler, désinfecter et poudrer d'iodoforme la blessure.

3° Calmer le système nerveux pour rendre moins fréquents et moins intenses les accès convulsifs. Cet effet est obtenu préférablement avec le *chloral hydraté*, et comme il est difficile de donner le remède par la bouche, on le donne le plus souvent en lavement. Un ou 2 grammes de chloral hydraté doivent être dissous dans 100 grammes d'eau gommeuse. On peut employer ainsi jusqu'à 6 ou 10 grammes de chloral dans les vingt-quatre heures en plusieurs lavements.

Le chloral peut être remplacé par les bromures.

4° Le calme du système nerveux peut être procuré par d'autres remèdes : les opiacés, la semi-chloroformisation, ou bien le curare, la nicotine, la ciguë, le chanvre indien, l'atropine, etc. L'opium peut être donné jusqu'à 50 à 80 centigrammes par jour et même davantage ; la morphine jusqu'à 20 centigrammes, la chloroformisation fut parfois portée avec avantage jusqu'à la narcose complète.

Le professeur Baccelli obtint une action calmante dans le tétanos par des injections hypodermiques d'acide phénique au 2 p. 100 ; une toutes les deux heures.

5° On devra faciliter les sécrétions de la sueur et de l'urine, espérant que les sécrétions, surtout celle de la sueur, emporteront de l'organisme le poison chimique sécrété par le bacille tétanigène.

Pour cela, on emploiera les bains chauds ou mieux encore les injections hypodermiques de pilocarpine à la dose d'un centigramme chacune, une toutes les trois heures (Dr E. Casati).

6° Soutenir les forces du malade en lui faisant absorber lentement du vin de Marsala, du bouillon concentré, du jaune d'œuf délayé avec du sucre et du vin généreux, du lait et d'autres aliments liquides.

7° Surveiller les fonctions évacuatrices de l'intestin et de la vessie, qui sont ordinairement engourdies à cause de l'état spasmodique des muscles abdominaux, et pour cela les favoriser par des moyens adaptés ou bien par des lavements évacuants et par le cathétérisme.

8° Eviter le transport des malades à distance sur des chars qui communiquent des secousses, et éviter aussi tous les moyens de traitement comme les vésicants, les pointes de feu sur la colonne vertébrale, la glace, etc., parce que, étant d'une efficacité bien douteuse, ils causent beaucoup de dérangement aux malades et rendent plus fréquents et plus dangereux les accès.

9° Quelques chirurgiens conseillent l'amputation du membre blessé à la première apparition du trismus. Nous venons de voir avec quels moyens on peut obtenir la complète désinfection de la blessure, ce qui doit logiquement être préféré soit à cause de la moindre gravité, soit à cause d'une indication plus étendue, à la destruction d'un membre. J'ai pris une portion d'une plaie déjà tétanigène d'une femme morte de tétanos, chez laquelle le dernier jour de sa vie on avait désinfecté le foyer tétanique. J'ai mis de ces tissus sous la peau d'un animal d'essai. Cet animal n'a pas eu le tétanos ni aucune autre maladie. Cela démontre que la désinfection, comme je la propose, rend la plaie parfaitement amicrobe et inoffensive.

D'ailleurs, il est prouvé que l'amputation tardive ne réussit pas à arrêter les progrès des convulsions tétaniques. Cependant, lorsqu'il s'agit de fractures compliquées et souillées de matières suspectes de contenir du virus tétanique, ou quand, à cause d'une blessure, même petite, avec pénétration de *pus* virulent le long des gaines des tendons et qu'il est difficile d'obtenir une parfaite désinfection, dans ces cas, le chirurgien pourra intervenir par une prompte amputation de la partie blessée.

10° Après les expériences de Behring, de Kitasato, de Tizzoni et Cattani, on peut songer à une sérothérapie du tétanos; mais cette méthode a besoin d'études ultérieures de laboratoire avant d'être introduite dans la pratique avec une certitude d'applications utiles.

J. SORMANI, *de Pavie*,

Professeur à l'Université, directeur de l'Institut d'hygiène.

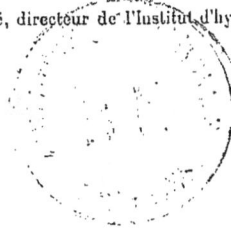

TABLE DES MATIÈRES

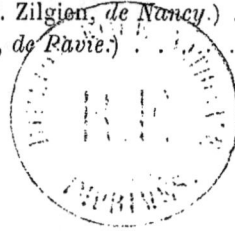

LISTE ALPHABÉTIQUE DES COLLABORATEURS

ÉVREUX, IMPRIMERIE DE CHARLES HÉRISSEY

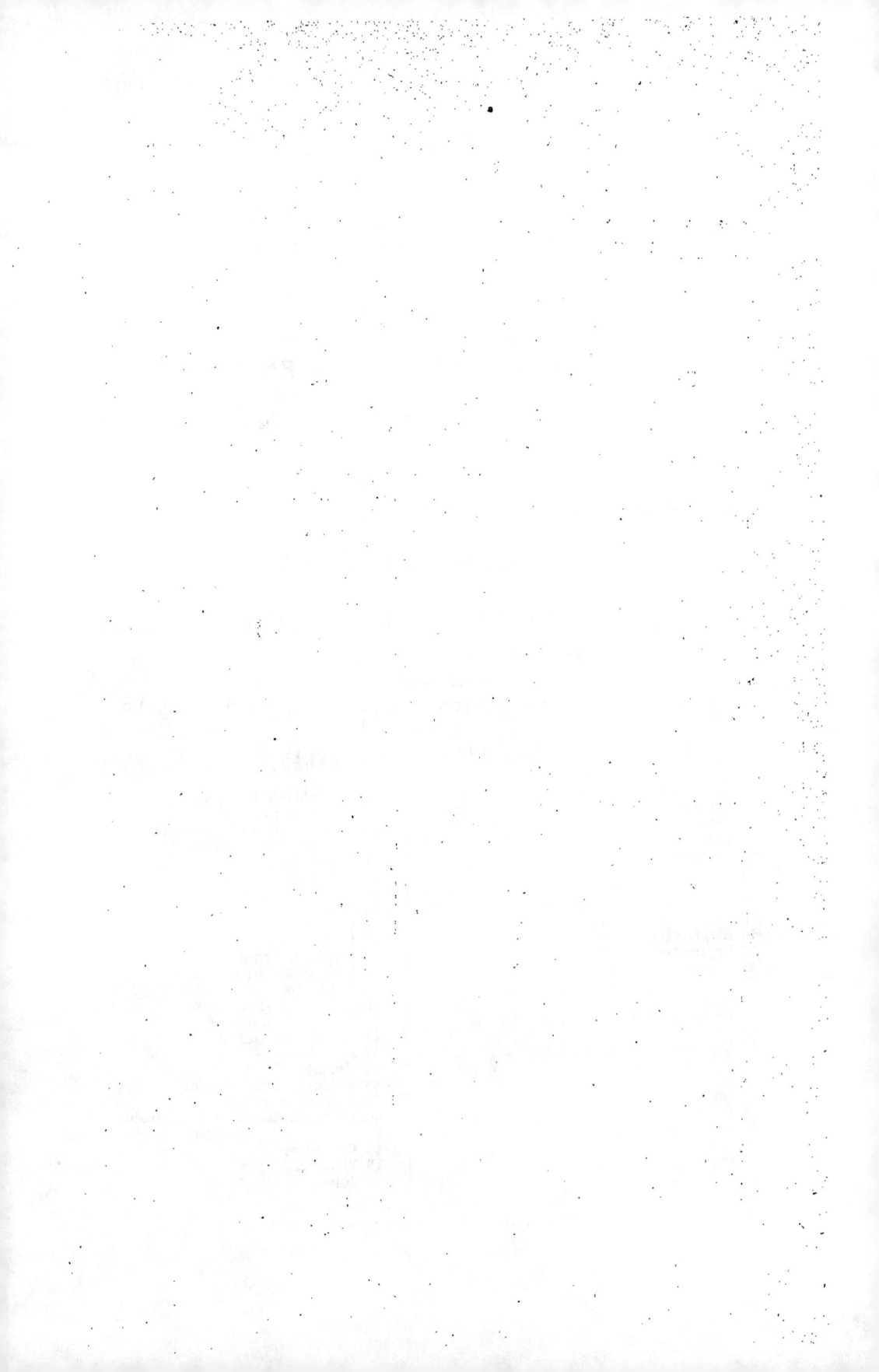

Librairie A. MALOINE, 91, boulevard Saint-Germain, Paris

PRÉCIS ICONOGRAPHIQUE

DES

MALADIES DE LA PEAU

PAR

Le Docteur E. CHATELAIN (de Paris)

OUVRAGE ACCOMPAGNÉ DE

50 PLANCHES HORS TEXTE EN COULEURS

Représentant les principales maladies de la peau

REPRODUITES D'APRÈS NATURE

Par Félix MÉHEUX

DESSINATEUR DES SERVICES DE L'HÔPITAL SAINT-LOUIS

Fort vol. grand in-8°, relié toile, tête dorée. — Prix . . . . **25 fr.**

MOMENCLATURE

DES

50 PLANCHES EN COULEURS

Dessinées d'après nature par F. MÉHEUX

Gravées par MICHELET

Imprimées en chromo-typographie par CHAMEROT et RENOUARD

CONTENUES DANS

LE PRÉCIS ICONOGRAPHIQUE DES MALADIES DE LA PEAU

ÉVREUX, IMPRIMERIE DE CHARLES HÉRISSEY